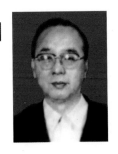

张文博，男，1933—2016年，山东省烟台市人。1956年毕业于山东大学医学院。1956—1978年在青岛医学院附属医院内科工作，1978年至今在滨州医学院附属医院心内科工作，1983年任内科主任医师，1987年任内科学教授，自1993年始享受国务院特殊津贴。曾任《临床心电学杂志》编委会学术指导委员会委员，中国医药生物技术协会心电学技术分会专家委员。自20世纪60年代初开始，张文博教授重点从事心内科并兼管心电图室工作。他治学严谨，勤于笔耕，曾发表论文200余篇，主编了《心律失常的诊断和治疗》《如何分析心律失常》《心电图鉴别诊断学》《心血管病的当今问题》等15部专著，主译了《冠心病心电图学》，参编了《心电图学》《新概念心电图》《心电学进展》《现代心脏内科学》等10部专著，主审《充血性心力衰竭》等4部专著。张文博教授写作的特点是"厚积薄发,深入浅出"。他编写的专著力求"内容新颖，通俗易懂，篇幅少，信息量大"。因此，受到了广大读者的欢迎和好评。张文博教授主编的专著多次获得山东省教委科技进步奖，由其担任副主编的《现代心脏内科学》获卫生部科技进步二等奖。由于他编写的心电学专著对临床推广及普及心电图知识、提高心电图诊断水平起到了显著的作用，2002年被心电图应用临床100周年纪念大会组委会(中国)授予"心电学特殊贡献奖"，2004年被中国心电学会授予"心电学特殊功勋奖"，2005年被中华医学会授予"心电学终身成就奖"，2015年获第十届"黄宛心电学奖"。

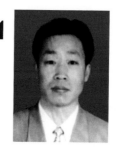

李跃荣，男，1963年生。主任医师、内科学教授、医学硕士、硕士研究生导师。1983年毕业于滨州医学院医疗系，1997年在武汉同济医科大学（现为华中医科大学附属同济医学院）获得内科学心血管病专业临床医学硕士学位。现任滨州医学院附属医院心内科副主任。李跃荣教授20余年来一直从事心血管疾病的医疗、科研及临床教学工作。在滨州地区率先开展了心脏永久起搏器置入术、冠状动脉造影术、经皮冠状动脉腔内成形术、冠状动脉内支架置入术、室上性心动过速的射频消融术、心脏瓣膜狭窄球囊扩张术等介入手术。在《充血性心力衰竭学》（第2版）《心电图诊断手册》（第3版）《实用心血管病综合征》书中任副主编；参编了《心脏瓣膜病学》《临床心内科讲座》等医学专著7部；在《临床心血管病杂志》《国外医学·心血管疾病分册》《中国心血管病杂志》《中国现代医药》《山东医药》《滨州医学院学报》等医学期刊发表研究论文30余篇。参加了全国临床心血管疾病多中心研究2项，主持山东省卫生厅科研课题1项、滨州市科委科研课题2项。获山东省教育厅自然科学类科研成果二等奖1项，滨州市科技进步奖一等奖2项。李跃荣教授现任山东省介入心脏病学会委员、山东省心脏起搏与电生理学会委员、中国保健科技协会委员、中国心电信息学分会委员等职。

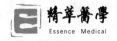

张文博 李跃荣◎主编

心电图 诊断手册

Electrocardiogram
Diagnostic Manual

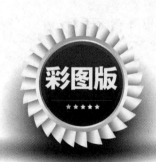

彩图版
★★★★★

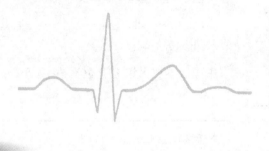

化学工业出版社

·北京·

本书以图表为主,用形象化的方式系统介绍了心电学的基础知识,正常和变异心电图,心电向量图的基本概念,各种心脏疾病、药物作用与电解质紊乱时的异常心电图表现,各种心律失常的心电图表现,心律失常的鉴别诊断,具有预防猝死价值的心电图改变,心电图的分析和诊断要点,心电图的应用范围、限度和诊断时容易发生的失误等。本版为全新彩图版,将所有心电图全部重绘,更典型、更一目了然,配以详解及要点归纳,便于读者理解和掌握。本书图片精美,内容深入浅出,指导性强,可作为各级内科医师、心血管科医师、心电图医师、急诊科医师、麻醉医师、各科护士及进修生、医学生的参考书,也可作为心电图培训教材。

图书在版编目(CIP)数据

心电图诊断手册:彩图版/张文博,李跃荣主编.—北京:化学工业出版社,2017.4(2024.11重印)

ISBN 978-7-122-29010-6

Ⅰ.①心… Ⅱ.①张…②李… Ⅲ.①心电图-诊断-手册 Ⅳ.①R540.4-62

中国版本图书馆 CIP 数据核字(2017)第 024119 号

责任编辑:杨燕玲
责任校对:宋 玮　　　　　　　　　装帧设计:史利平

出版发行:化学工业出版社(北京市东城区青年湖南街 13 号　邮政编码 100011)
印　　装:大厂回族自治县聚鑫印刷有限责任公司
850mm×1168mm　1/32　印张 19½　彩插 1　字数 547 千字　2024 年 11 月北京第 1 版第 9 次印刷

购书咨询:010-64518888　　　　　　售后服务:010-64518899
网　　址:http://www.cip.com.cn

凡购买本书,如有缺损质量问题,本社销售中心负责调换。

定　　价:38.00 元

"谨以此书献给在出版过程因病故去的主编张文博教授"

目　录

第三篇 心 律 失 常

第四篇　总结与复习

第一篇

心电学基础

第一章 绪 论

第一节 心电学的历史回顾和展望

一、曙光时代

1887年英国生理学家 Waller 应用毛细血管电流计在人体描记出心电图,这是人类历史上第一份心电图,但由于严重干扰导致波形扭曲无法在临床应用。当时医学界也未认识到心电图的临床意义和价值。1903年荷兰生理学家 Einthoven 应用改进的弦线电流计在人体首次描记出清晰准确的心电图,此后,他对心电图学进行了一系列的研究,提出心电图计算基础"Einthoven 三角"理论,创建了双极肢体导联心电图系统等。因此,Einthoven 当之无愧地被称为"心电图之父"。在 Einthoven 双极肢体导联基础上,1933年 Wilson 创建了单极胸前导联,1942年 Goldberger 又创建了单极加压肢体导联,这样就形成了多年来临床应用的常规12导联体系。

二、群 星 灿 烂

从 20 世纪初叶至 20 世纪 50 年代,可以说是心电学群星灿烂的时代。这个时代是由一代宗师 Wenkebach 开始的。他早在 1898 年心电图发明之前就应用脉搏图进行心律失常的分析,提出房室传导阻滞的"文氏现象"或称"文氏周期"。之后,Wenkebach 又应用心电图对心律失常进行了许多卓有成效的研究,并对心脏的传导系统进行了深入的研究,发现了结间束的存在。与此同时,另外一位心电学大师 Lewis 的研究使心电图学发展到了一个新阶段。首先是在他的研究基础上,Wilson 创建了胸前单极导联,Lewis 对心律失常做了多方面的研究,比如,确定心脏跳动的肌原学说,提出窦房结是心脏的起搏点;心房纤颤的发生机制、室性心动过速的发生过程(室性早搏—室速—室颤)。他并提出了差异性传导、电交替及室性融合波等概念。此外,Wiggers、White、Kaufman 和 Rothberger 等学者对心电图学特别是心律失常也作出了不可磨灭的贡献。

在这个群星灿烂的时代,人才辈出,其中特别值得纪念的是 Katz、Langerdorf、Pick 和 Schamroth。由于他们的辛勤劳动和潜心的研究,心电图学成为了一门成熟的学科。他们创建了心电图各种正常数值,建立了房室肥大、心肌梗死和各种心律失常的诊断标准,这些标准一直沿用至今。他们用了几十年的时间,通过对体表心电图仔细的观察、深入的思考、反复推敲和精辟的推理分析,提出了一系列心脏传导系统的电生理现象和假说,这些假说被日后发展起来的心内电生理检查——证实。今天我们根据上述大师们建立的理论体系和推理方法,通过对常规心电图的分析,对多数复杂心律失常及其合并的电生理现象,可以作出较为正确的诊断。

三、百 花 齐 放

从 20 世纪 60 年代至今可以说是心电学的百花齐放时代。笔者认为至少体现在以下 4 个方面:

(一)体表心电图本身的发展

①Rosenbaum 等提出左束支分支(半支)阻滞的概念及诊断标准。

②与病理性 Q 波有同等诊断价值的等同性(等位性)Q 波被提出。

③根据急性心肌梗死患者心电图改变与冠状动脉造影、血清心肌生化标志物对比,提出一些诊断急性心肌梗死的新指标,通过对体表心电图进行分析,可较为准确地判断出冠状动脉闭塞的具体部位。

④Epsilon 波对致心律失常性右室心肌病的诊断意义、特发性 J 波与猝死的关系被阐明。

⑤Brugada 综合征、短 QT 综合征被报道。我国学者张莉等报道根据遗传性长 QT 综合征的心电图改变可判断出其基因分型。

⑥Wellens(1978)-Kindwall(1988)根据室性心动过速患者体表心电图与电生理检查资料对比,提出室性心动过速的体表心电图诊断新指标,其准确性可达 85%。

⑦Brugada 等根据对 554 例宽 QRS 心动过速(室性心动过速 384 例,室上性心动过速合并室内差传 170 例)体表心电图与心电生理检查对比研究,提出了 4 步分步式诊断流程图,其敏感性为 98.7%,特异性为 96.5%。Brugada 等又通过对室性心动过速与逆向型折返性心动过速(室上性心动过速经旁路前传)的鉴别,提出了 3 步分步式诊断流程图。

⑧Vereckie(2007)根据 287 例 453 次单形性宽 QRS 心动过速体表心电图与心电生理检查对比,提出了新的诊断流程图。2008 年 Vereckie 又根据 483 例心电图(其中室性心动过速 351 份,室上性心动过速 112 份,预激性心动过速 20 份)与心电生理检查对比,提出了仅根据 aVR 导联 QRS 波形变化诊断室性心动过速。新的诊断流程图不仅正确性高于 Brugada 诊断流程图,而且具有简单、快捷的特点,特别适用于诊断急症危重患者。

(二)心电检测技术的飞跃发展

由于电子技术的发展、遥测技术和计算机的引入,近几十年来,

心电检查技术有了飞跃发展,弥补了常规心电图的不足,重点举例如下:

1. 动态心电图(Holter) 可以连续记录24～72h的心电活动,对一过性心律失常和心肌缺血有较大的诊断价值。

2. 遥测心电图 这是遥测遥感技术在心电图领域的应用,近者可用于CCU、ICU病房监测;远者可遥测数千里之外,甚至宇航员的心电活动。

3. 电话传输心电图 定时和心脏事件发生时,由患者佩戴的心电监测器经电话输送至心电监护中心,通过电脑处理,显示和打印出患者的心电图,供医生分析诊断,做出处理意见。

4. 食管导联心电图 可清晰地显示出心房的电活动,对诊断房室传导阻滞、室性心动过速与室上性心动过速合并差异性传导的鉴别都有很大的价值。

5. 负荷试验心电图 通过运动,药物增加心脏负荷,可探测出静息状态下不出现的心肌缺血、心律失常等。

6. 体外环路心电记录仪 通过触发记录到症状发作时的心电图,可记录到2～4周的心电信息,对发作不太频繁的心律失常有较大的价值。

7. 置入式动态心电监测仪(ILR) 监测时间可长达14～24个月,对不明原因的晕厥发作诊断价值较大。

8. 起搏心电图 人体置入心脏起搏器后,由于起搏器的多样化、智能化和复杂化,使起搏心电图呈多样化和复杂化,与常规心电图明显不同,掌握起搏心电图的特点,可了解起搏器功能是否良好。

(三)派生心电图

1. 窦房结心电图 可用无创方法,由体表直接纪录窦房结的电活动。用于评价窦房结的起搏功能和传导功能,对诊断窦性心律失常很有价值。

2. 体表希氏束电图 用于判断房室传导阻滞定位的诊断、预激综合征的电生理学分型和心脏电生理学研究都有极大的价值。

3. 心腔内心电图 凡经体表心电图及各种非创性电生理检查

不能确定的各种心律失常,都可以进行心腔内心电图检查。临床电生理检查和射频消融术中最常用的为希氏束电图、心房电图、心室电图和旁路电图。通过心腔内心电图检查,对房室传导阻滞的定位诊断、心动过速发生机制的鉴别、异位节律点起源部位和旁路定位等都有很大的价值。

4. 心室晚电位　利用信号叠加技术在体表测定心室晚电位对室性心律失常的发生机制、心肌梗死预后的评估和预测心脏性猝死均有较大的价值。

5. 体表电位标测图　体表电位标测是常规心电图导联的扩展。针对常规心电图的不足之处,扩大胸部导联,从 $V_1 \sim V_6$ 肋间上下向左胸和右胸扩展电极,连续记录体表各瞬间的心电活动,收集全部数据,并以同步瞬间心电标测图的方式供临床分析。体表电位标测对心肌梗死、心肌病、糖尿病性心肌病、心肌梗死与心肌病的鉴别诊断、预测心肌梗死患者发生心脏性猝死都有较大的价值。

(四)与心电有关的治疗措施

1. 体外电转复　1952 年 Zoll 首次用交流电做体外电击除颤获得成功。Lown 对电复律技术进行了潜心的研究和改进。1962 年应用新的直流电除颤器进行电转复获得成功,提高了电复律的成功率和安全性。从此,体外电除颤广泛应用于临床抢救心搏骤停和各种心动过速。至今,Lown 等研制的直流电击除颤器抢救成功的危重患者是无法计数的。Bernard Lown 这一光辉的名字将永载医学史册。Lown 对心律失常有过许多杰出的研究,由于他对心脏性猝死的研究曾获得诺贝尔奖。

2. 人工心脏起搏器　人工心脏起搏器是 20 世纪医学的重大成果之一,是几代人辛勤劳动、苦心研究的结果。由于起搏器的应用,三度房室传导阻滞患者不仅可提高生活质量,而且其寿命与常人无异。起搏器对病窦综合征和其他类型缓慢性心律失常也有确切的疗效。近年来,起搏技术发展很快,由第一代固定频率型发展至第二代按需型,又发展至生理性起搏,达到自动程控。

3. 置入型心律转复除颤器(ICD)　Mirowski 在 1966 年首次提

出 ICD 的设想,遭到很多人的责难和讥笑,他坚持不懈地努力,对目标执着地追求,经过 10 余年艰苦的动物实验研究,1980 年首次在人体植入医学史上第一例 ICD,以后屡经改进,设计不断完善,功能日趋复杂。当前 ICD 具有感知、刺激、起搏、除颤等多种功能。ICD 对患有危及生命的室性心律失常患者,不仅能显著降低心脏性猝死的发生率,且能降低总死亡率。

4. 射频消融术　1982 年 Scheinman 首次经导管电极用直流电消融房室交接区,成功地形成永久性完全性房室传导阻滞,使一例顽固性室上速得到根治。后经改进使用射频(RF)作为能源,同时改进了消融导管结构,使导管消融术的安全性和成功率均有显著提高。当前临床上已广泛开展射频消融术,对顽固性室上速、室速、心房扑动取得显著的疗效;对心房纤颤也取得了初步的疗效。

四、前景辉煌

心电图走过了近 110 年的光辉历程,但心电图绝不是一位步态蹒跚的百岁老人,而是一位充满活力的"壮年"。由于检测技术的发展,派生心电图的兴起,使心电图应用范围日趋扩大,功能更加完善。心电图不仅在心血管病诊断方面发挥着重要的作用,对某些心血管疾病和心律失常的治疗也有指导价值。体表心电图本身也在不断发展,一些陈旧的观点逐渐被摈弃,一些新理念和新诊断指标不断被提出,内容更加充实,理论更加完整,科学性也在逐渐提高。心电图像一棵具有强大生命力的大树,百年来不断茁壮地成长,枝叶茂密,硕果累累。因此,可以断言,在可以预见的未来,它会继续发展,前景一定绚丽辉煌!

第二节　心电图的临床应用价值和限度

一、心电图的应用价值

心电图主要反映心脏电激动过程,因而是诊断心肌电生理变化——心律失常的一个重要方法,90%以上的心律失常通过体表心电图分析可以作出诊断;此外,对心肌缺血、心肌梗死、某些先天性心脏病、获得性心脏病及电解质紊乱,心电图均有不同程度的诊断价值。临床遇到出现心悸、呼吸困难、晕厥、昏迷、休克及软弱无力等症状的患者时,应及早描记心电图,心电图可能提供诊断线索。体表心电图对以下一些情况常有重要诊断价值。

(一)提供诊断线索和病因诊断的心电图改变

①严重高血钾可危及生命,心电图常有明显改变,开始出现 T 波高耸、基底部变窄,血钾继续升高可引起 QRS 增宽,P 波消失,最后出现"正弦波"和心脏停搏。

②不明原因的软弱无力,在老年人可能由于"无症状性心肌梗死"所致,心电图常可提供诊断依据。低血钙、低血钾均可引起肌无力,前者可引起 ST 段及 Q-T 间期延长;后者可引起 U 波增高,TU融合,ST 段压低及 Q-T 间期延长。

③主动脉瓣狭窄有时杂音不够典型,大多数病例心电图可出现左心室肥大表现,对诊断颇有帮助。

④某些基因突变所致的家族性肥厚型心肌病,在超声心动图证实有左心室肥厚之前,心电图已有变化,因此,心电图可作为筛选肥厚型心肌病的重要方法。

⑤心尖肥厚型心肌病心电图表现类似冠心病,但其 ST 段压低和 T 波深倒置($V_3 \sim V_6$ 导联最明显)无动态变化,为其重要特点。

⑥房间隔缺损患者在肺动脉瓣听诊区闻及的收缩期杂音与功能性杂音不易鉴别,如果心电图出现 rSR' 型右室肥大合并电轴右偏,则高度提示房间隔缺损的可能。

⑦Ebstein 畸形(三尖瓣下移畸形)如出现典型的心电图改变,如巨大 P 波、P-R 间期延长及右束支传导阻滞等,单凭心电图即可确诊。

⑧根据心电图胸前导联 R/S 比例及 T 波变化可以鉴别法洛四联症和重度肺动脉狭窄。前者 $V_2 \sim V_4$ 导联呈 rS 型(S 波占优势),T 波直立,而后者 $V_1 \sim V_4$ 导联均呈 Rs 型(R 波占优势),T 波倒置。

⑨心电图不仅可对右位心做出确切的诊断,还可以鉴别真性右位心(全内脏转位)及孤立型右位心(单纯心脏转位)。

⑩心电图对二尖瓣狭窄常可提供诊断线索。例如,二尖瓣型 P 波合并右心室肥大、心房纤颤合并电轴右偏、I 导联的 P 波与 QRS 波群等高等。

⑪心电图对慢性肺心病也可提供诊断线索。例如,肺型 P 波、QRS 低电压与胸导联 R 波递增不良同时存在。I 导联的 P、QRS、T 均呈等相波或波形微小也提示慢性肺气肿及慢性肺心病。

⑫一些不易解释的突发疼痛,如面颊部疼痛、肩痛及上腹部痛等,特别发生在老年人,可能是心肌梗死的反映,应及时描记心电图。

⑬胸痛时间>30min,心电图新出现左束支传导阻滞,高度提示急性心肌梗死,有的学者主张应立即开始溶栓治疗。

⑭心肌梗死 2 个月后 ST 段抬高持续存在,提示室壁瘤的存在。

⑮心电图一般不能反映心功能变化,但在急性心肌梗死患者出现 PTF-V$_1$ 绝对值增大,通常反映左心功能减退,根据其变化,可作为判断预后的指标之一。

⑯急性心肌梗死后新出现的左、右束支阻滞提示预后不良。前间壁心肌梗死合并右束支阻滞易于发生迟发性心室颤动。

⑰不明原因的突发呼吸困难患者如心电图新出现急性右心室负荷过重表现如 S$_1$Q$_{\text{III}}$T$_{\text{III}}$、右束支传导阻滞、V$_1$～V$_3$ 导联 ST 段呈弓背状、T 波倒置等,高度提示其为急性肺动脉栓塞。

⑱不易解释的头痛、昏迷患者心电图出现尼加拉(Niagara)瀑布样 T 波和 Q-T 间期明显延长,提示颅内病变的存在。

⑲对不明原因的晕厥患者应仔细阅读分析其心电图,注意有无 Brugada 波,明显的 J 波或 Epsilon 波,如出现以上的波形,提示晕厥为心源性。

⑳青少年发生不明原因的晕厥,应注意心电图有无 Q-T 间期延长,如有 Q-T 间期明显延长,提示其为遗传性长 Q-T 综合征。对诊断有怀疑者,应测定 QT$_d$,注意 T 波有无切迹、变形。Q-T 间期缩短

(≤300ms)也可能诱发恶性室性心律失常、晕厥及猝死,值得注意。

㉑双分支传导阻滞(如右束支阻滞合并左前分支阻滞)患者出现晕厥,应疑有间歇性三分支传导阻滞,应采用动态心电图监测,必要时进行心内电生理检查。

㉒QRS 低电压伴有颈静脉充盈及脉压变窄,提示心脏压塞。

㉓不明原因的心脏扩大伴完全性电交替(P、QRS 波均发生电交替),提示癌性心包积液。

㉔T 波低平或浅倒置而不伴 ST 段改变,再合并 QRS 低电压及窦性心动过缓,提示甲状腺功能减退。

㉕肢导联 QRS 相对低电压,胸导联 QRS 高电压及胸导联 R 波递增不良三联征,提示扩张型心肌病。

㉖颈静脉不规则出现炮波,反映房室脱节(右心房收缩时三尖瓣处于关闭状态),如出现于心动过缓患者,提示其为三度房室传导阻滞;如出现于宽 QRS 心动过速患者,提示其为室性心动过速。

㉗瘦长型青年人出现非特异 ST-T 改变和频发性室性期前收缩,提示有二尖瓣脱垂的可能,应仔细听诊注意心前区有无喀喇音及做超声心动图检查。

㉘昏迷患者出现心电图 Q-T 间期缩短,提示高血钙的可能,应进一步检查。

㉙不明原因发作心悸患者,心电图看到 QRS 波起始部位出现预激波(δ 波),高度提示其为预激综合征伴发阵发性心动过速。

㉚对发作胸痛、呼吸困难的患者,心电图上看到新出现的 J 波(Osborn 波),类似早期复极综合征,可能为急性心肌梗死的先兆,应留院观察。

(二)指导临床治疗的作用

1. 指导急性心肌梗死(AMI)的治疗 急性心肌梗死根据有无 ST 段抬高分为 ST 段抬高型心肌梗死(STEMI)和非 ST 段抬高型心肌梗死(NSTEMI)。前者应采用溶栓治疗,后者应采用抗血小板药物和抗凝剂,溶栓治疗有害无益。溶栓治疗后根据 ST 段是否迅速回降及出现再灌注性心律失常可判断溶栓是否成功。AMI 恢复期根据运动试验结果还可指导患者进行康复治疗。

2. 对不稳定型心绞痛应进行危险度分层，从而采用相应的治疗措施　对不稳定型心绞痛进行危险度分层，除病史、体征、血清生化标志物外，心电图改变是重要的标志之一。根据心绞痛发作时有无心电图改变，有无 ST 段压低、T 波倒置及其程度，可分为低度、中度和高度危险组。

3. 指导和监测抗心律失常药物的应用　临床对心律失常患者根据心电图诊断一般采用经验用药，用药过程中经常描记心电图，注意 P-R 间期、QRS 时间和 Q-T 间期有无变化和有无新的心律失常出现，以决定药物的疗效、有无促心律失常作用发生，从而增减药物剂量。必要时采用动态心电图对心律失常的变化做出定量估计。

4. 射频消融术前准备和术后随访　射频消融前仔细阅读、分析心电图，大体上可对常见的快速性心律失常做出诊断，如房室结折返性心动过速、房室折返性心动过速、房性心动过速、心房扑动、心房颤动和室性心动过速，并能初步判定旁路的位置和房性心动过速、室性心动过速的起源部位，从而缩短射频消融时间。

5. 了解人工心脏起搏器及 ICD 工作情况　通过体表心电图可以判断起搏器的感知和起搏功能是否良好，结合磁铁试验，还能大致了解电池能源是否耗竭。

二、心电图的局限性

心电图阴性不能排除心脏病，许多严重心脏病心电图无明显改变。临床疑有急性心肌梗死，决不能因一次描记心电图无改变而排除，必须及早采用其他检查方法及进行心电图复查。以下一些疾患心电图可能无明显变化。

①以往患过心肌梗死，特别是下壁心肌梗死、前间壁心肌梗死，心电图可能不遗留任何痕迹，不能因为心电图正常或无明显改变而排除以往患过心肌梗死的可能。

②急性心肌梗死的心电图可能无明显改变，常见的原因为：

a. 描记时间过早;b. 心肌梗死范围比较局限;c. 特殊部位心肌梗死如正后壁、高侧壁心肌梗死,常规导联不能反映;d. 左束支传导阻滞、预激综合征合并心肌梗死,心肌梗死图形被掩盖。

③50%以上冠心病患者休息时心电图正常,运动试验敏感性仅为65%(单支冠状动脉病变患者仅40%运动试验阳性)。因此,运动试验阴性不能排除冠心病,甚至不能排除严重冠心病。

④心电图诊断左心室肥大敏感性为50%,特异性为90%;诊断右心室肥大敏感性为30%,特异性为85%,因此,即使明显的左心室肥大或右心室肥大患者心电图也可以完全正常。

⑤一过性心律失常如期前收缩、阵发性心动过速或房室传导阻滞,常规心电图很难"捕捉"到,应采用动态心电图监测及经电话传输等。

⑥急性肺栓塞、心包炎时心电图常可无改变或无明显改变。

(张文博)

参 考 文 献

[1] 郭继鸿.心电图学.北京:人民卫生出版社,2002:3-12.

[2] 郭继鸿.新概念心电图.2版.北京:北京医科大学出版社,2002:474-516.

[3] 张开滋,郭继鸿,刘海洋,等.临床心电信息学.长沙:湖南科学技术出版社,2002:1090-1292.

[4] 张文博,尹兆燦,刘传木.心电图精萃.北京:科学技术文献出版社,1995:31-53.

[5] 张文博,李跃荣.心电图诊断手册.3版.北京:人民军医出版社,2006:1-10.

[6] Wu JC,Child JS.Common congenital heart disorders in adults.Curr Probl Cardiol,2004,29:638-700.

[7] Kamineni R.Alpert JS .Acute coronary syndromte:Initial evaluation and risk stratification.Progr Cardiovasc Dis,2004,46:379-390.

[8] Vereckei A,Durays G,Szesi G,et al.New algorithm only lead aVR for differential diagnosis of wide QRS complex tachycardias. Heart Rhythm,2008,5:89-98.

第二章　心电学基础知识

生命的维持依靠心脏不停地跳动,即心脏有规律地收缩和舒张,而心房和心室的收缩和舒张又依赖于心脏的电激动过程。心脏电激动起源于窦房结,沿特化的传导系统下传,引起心房、心室兴奋和机械性收缩。假若心脏不能及时发出电激动,则心脏就会陷于停搏。人体体液中充满电解质,具有导电性能,心脏电激动过程产生的微弱电流可通过体液传至身体表面,应用电极和特殊仪器(心电图机)在体表加以记录所得即为体表心电图。

第一节　心脏解剖学

心脏在体内的位置决定了体表任何心电图电极所记录的心电活动波形。当患者平卧时,心脏为一圆锥形结构,处于相对水平位置,心房位于基底部,心室位于心尖部。由于心脏沿长轴旋转,右心房、右心室偏前,而左心房、左心室偏后。室间隔几乎与额面平行,而并非与侧面平行。左心室游离壁约占左心室周径300°,朝向上、后、下。

一、心脏细胞的组成

心脏细胞包括起搏点细胞、特化的传导系统和心肌细胞。

(一)起搏点细胞

心脏激动起源于窦房结,通过特化的传导系统下传。窦房结宛如一个奇妙的小"电池",在神经系统调节下,不断地发放电脉冲(激动),传导系统则犹如心脏的"电线"。正常情况下,只有窦房结按时发放激动,控制心脏活动,成为心脏的最高起搏点,除窦房结外,起搏点细胞还存在于心房、房室交接区和心室内,称为次级(低位)起搏点。正常情况下,次级起搏点细胞均处于潜在状态,当其激动尚未"成熟"之前,即被窦房结下传的激动所释放(除极),只有当窦房结不能及时发放激动或激动下传受阻时,次级起搏点(最多见的是房室交接区)才有机会发出激动,作为逸搏起搏点取代窦房结,控制心脏活动。

(二)特化的传导系统

特化的传导系统开始于窦房结。窦房结位于右心房上部,它发出的激动通过3条结间束即前、中、后结间束传至房室结,另有一条Bachman束与左心房相连。激动在房室结短暂停留后进入希氏束,希氏束向下分成左右束支,左束支主干很短,主要分为左前和左后两个分支,最后左右束支分成细小的分支形成心室末梢传导系统,称为浦肯野纤维(图2-1)。

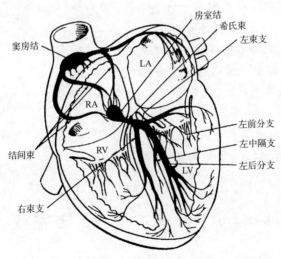

图 2-1 心脏的传导系统
RA—右心房;RV—右心室;LA—左心房;LV—左心室

(三)心肌细胞

心脏细胞除起搏点细胞和特化的传导系统外,还有心房肌细胞和心室肌细胞。心房肌细胞和心室肌细胞是心脏细胞的主要成分,它们除具有传导性和兴奋性外,还具有收缩性。窦房结发出的激动传至心房肌,心房肌兴奋引起心房肌机械性收缩,激动通过浦肯野纤维传至心室肌,心室肌兴奋引起心室肌机械性收缩。

二、心脏激动的传导过程

心脏激动按一定的顺序进行传导(图 2-2),而且在传导系统各个部位的传导速度相对恒定,如传导时间过度延长多属病理情况。激动由窦房结发出后,很快由结间束传至房室结,约需 0.03s,传导过程中心房除极产生 P 波。激动在房室结有一生理性"耽搁"(0.07～0.10s),其目的是让心室延迟收缩,以便心房有充分的时间将血排入心室。激动通过房室结后,迅速进入希氏束、左右束支、浦肯野纤维传至心室,0.03～0.04s。激动沿左右束支几乎同步进入心室,故左右心室同时除极产生QRS波群。

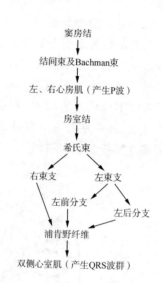

图 2-2　心脏激动正常传导顺序

第二节　心电产生的基本原理

体表心电图是心房肌细胞和心室肌细胞动作电位在体表的反映。但体表心电图并非单个心肌细胞动作电位的反映,而是绝大多数心房肌细胞和心室肌细胞除极和复极综合的反映。由于整个心房肌和心室肌细胞的除极或复极过程都是在瞬间完成的,因此,体表心电图与心肌细胞动作电位图有对应关系(图 2-3)。下面将从单个心肌细胞的除极和复极开始讨论。

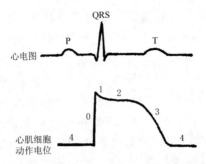

图 2-3 心肌细胞动作电位与体表心电图对应关系

一、心肌细胞的膜电位

(一)心肌细胞的静息膜电位

心肌细胞静息状态时细胞内外电位差约 90mV,若以细胞外液的电位为 0,细胞内电位约为 −90mV,称为极化状态。跨膜电梯度的存在,主要是由于细胞内的阴离子浓度高于细胞外,这一不均匀的分配则是由细胞膜上的钠泵完成的。

(二)心肌细胞的动作电位与体表心电图的对应关系

心肌细胞受到一定强度的刺激(阈刺激)时,细胞膜的通透性发生改变,大量的阳离子进入细胞内,细胞内电位由 −90mV 变为 +30mV,这一过程称为除极。随即进入细胞内的阳离子由细胞内逸出,细胞内电位又逐渐变负,恢复至极化状态,这一过程则称为复极。

心肌细胞动作电位包括 5 个时相:0 相为除极,1、2、3 相为复极,4 相为静息期。细胞动作电位 5 个时相与体表心电图均有对应关系。以心室肌为例,0 相及其在心室内扩布过程相当于心电图的 R 波,1 相相当于心电图的 J 点或 J 波,2 相相当于心电图的 ST 段,3 相相当于心电图的 T 波,4 相相当于心电图的基线。整个心室动作电位时程相当于心电图的 Q-T 间期。

二、电偶学说

心肌细胞的除极和复极犹如一对电偶(由电源、电穴组成)在移动,逐渐扩展到整个心肌细胞。心肌细胞处于静息状态时,细胞膜外面排列一定数量带正电荷的阳离子,细胞膜外的电位高于细胞内[图 2-4(1)],但此时细胞膜表面无电位差,也无电流产生,相当于细胞动作电位的 4 相。当细胞膜表面受到一定强度刺激时,膜通透性发生改变,膜外的阳离子大量进入膜内,于是膜内的电位高于膜外,称为除极[图 2-4(2)、(3)],相当于细胞动作电位的 0 相。已开始除极的部位由于丧失正电荷而电位变负(电穴),与其邻近尚未除极的部位仍带正电荷(电源),两者之间存在电位差而有电流产生,电流由电源流入电穴。如此电源丧失正电荷很快变为电穴,从而形成一对电偶,电源在前,电穴在后,迅速向整个心肌细胞扩展。心肌细胞除极完了,进入胞膜内的阳离子移至膜外,膜内外的离子又恢复原来的排列,细胞又恢复原来的极化状态,这一过程称为复极[图 2-4(4)],相当于细胞动作电位的 1、2、3 相。复极过程与除极过程一样,也可看成一对电偶在移动,刚开始复极的一点与其邻近尚未复极部分之间也存在电位差,因而也有电流产生。不同于除极,复极时电穴在前,电源在后。除极过程较快,产生频率较高的心电波形,如心室除极产生 QRS 波群,而复极过程较慢,产生频率较低的心电波形,如心室复极产生 T 波。

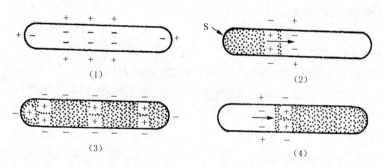

图 2-4　心肌细胞的除极和复极

(1)心肌细胞处于极化状态;(2)心肌细胞开始除极(S 代表一定强度的刺激);(3)心肌细胞除极结束;(4)心肌细胞开始复极

心肌细胞除极或复极过程中,当电源对着探测电极时,描记出向上的波折(正向波);而当电穴对着探查电极时,描记出向下的波折(负向波);当电偶移动至探查电极所在,电源刚好通过探查电极时,电极受正性电位的影响最大,描记出最大的正向波;当电穴到达并通过探查电极时,电极受负性电位的影响最大,电位由最高点突降至最低点,描记出最大的负向波。随后,电偶继续向前移动,电穴逐渐远离探查电极,负向波逐渐变小,回至基线(图 2-5)。当波折由最高点降至最低点称为本位曲折。本位曲折反映激动到达电极的时间。临床采用的胸壁电极与心脏有相当的距离,故其发生的曲折称为类本位曲折(intrinscoid deflection,ID)。自 QRS 波群开始至ID 开始,反映激动自心室内膜传至外膜所用的时间,称为室壁激动时间(ventricular activation time,VAT)(图 2-6)。

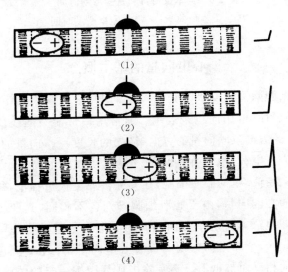

(1)

(2)

(3)

(4)

图 2-5　应用电偶学说解释心肌细胞除极

(1)一对电偶移动,电源对着电极,产生向上的波折;(2)电源位于电极之下,描记出最大的正向波;(3)电穴位于电极之下,电位由最高点降至最低点,描记出最大的负向波;(4)电穴逐渐远离电极,负向波逐渐变小,回至基线

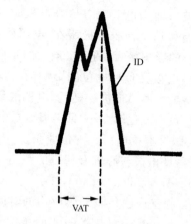

图 2-6 类本位曲折和室壁激动时间

ID—类本位曲折；VAT—室壁激动时间

三、心电向量的基本概念

　　心肌细胞除极或复极过程中产生的电力（电偶）具有一定的方向、大小和极性，可用向量来表示。通常用一带箭头的线段（箭矢）示意，箭头的方向反映向量的方向，箭矢的长度反映向量的大小，箭矢前端代表正电荷（电源在前），箭矢尾端代表负电荷（电穴在后）。心房、心室含有大量的心肌细胞，在其除极或复极过程中，每一瞬间产生无数的心电向量，由于心肌细胞排列各不相同，其产生的心电向量朝向四面八方。这些方向不同的心电向量通过物理学合力的原则，可形成一个净电力或瞬时综合心电向量，大约 90％以上的电力由于方向相反而被抵消。心室除极或复极按一定的顺序进行，每一瞬间除极或复极的心肌细胞数目和方向均不相同，因此，其产生的瞬时综合心电向量方向、大小也不相同。心房、心室除极或复极过程中，产生许多方向、大小不同的瞬时综合向量，这些瞬时综合心电向量可以综合成一个总的向量（平均综合心电向量），分别称为心房除极向量（P 向量）、心室除极向量（QRS 向量）和心室复极向量（T

向量）。P 向量的方向主要向左下稍偏后,QRS 向量主要分为两部分:起始向量反映室间隔除极,指向右前偏上或偏下,终末部分反映左心室除极(右心室除极向量被抵消),指向左后下。T 向量指向左前下,与 QRS 向量之间夹角一般不超过 60°。

第三节　电极和导联

　　将电极置于体表任何两点,再用导线与心电图机的正负两极相连,就可构成电路,此种连接方式和装置称为导联。临床对电极安放部位及连接方式做了统一规定,这样才能判断各个导联的图形是否正常并进行对比。

　　目前临床常用的导联有肢体导联和胸导联。肢体导联的电极分别置于左上肢(LA)、右上肢(RA)和左下肢(LL),右下肢(RL)接地线。肢体导联实际上反映肢体与躯干连接部位的电位变化,左右上肢反映左右肩部,而左下肢反映左大腿。如左大腿截肢后,电极安放在截肢部位以上,描记的图形并无变化。肢体导联属于额面导联,因其反映上下和左右方位的心电变化;而胸导联属于横面导联,因其反映前后及左右方位的心电变化。肢体导联进一步又分为双极肢体导联(标准导联)和单极加压肢体导联。

一、临床惯用导联(常规导联)

(一)标准导联

　　标准导联是最早采用的导联,是一种双极导联,即测定的为两个电极之间的电位差。其连接方式分为以下 3 类。

　　1. 标准第一导联(标志符号为 I,L$_1$,1)　左上肢连接心电图机导线的正极,右上肢连接负极,所测得电位是两上肢电位之差。当左上肢的电位高于右上肢,描记出向上的波形,反之,则描记出向下的波形。

　　2. 标准第二导联(标志符号为 II,L$_2$,2)　左下肢连接心电图机导线的正极,右上肢接负极。左下肢电位高于右上肢,描记出向上的波形,反之,则描记出向下的波形。

3. 标准第三导联(标志符号为Ⅲ,L_3,3) 左下肢连接心电图机导线的正极,左上肢接负极,如左下肢电位高于左上肢,描记出向上的波,反之,则描记出向下的波。

根据 Einthoven 方程式:

$$I=LA-RA, II=LL-RA, III=LL-LA$$
$$I=LA-RA$$
$$\frac{III=LL-LA}{I+III=LL-RA=II}$$

由此可知,Ⅰ导联的波形,包括 P 波、QRS 波群和 T 波,加上Ⅲ导联相应波形的代数和应等于Ⅱ导联。初学者应养成习惯,在观察 3 个标准导联心电图时,比较一下 3 个导联各波的振幅(一般选用 QRS 波)。如果Ⅱ导联的 QRS 波不等于Ⅰ导联与Ⅲ导联 QRS 波的代数和,则说明电极安放有错误或标记错误(图 2-7)。

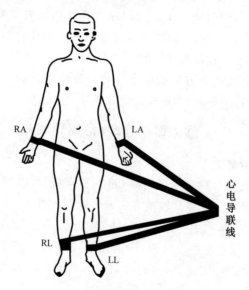

图 2-7　标准导联连接方式

(二)加压肢体导联

加压肢体导联为单极导联,所测定的为探查电极所在部位心脏的电位变化。将双上肢和左下肢 3 点连接到中心点(中心电站),此中心电站的电位接近于零($RA+LA+LL=0$),可看作无干电极。将心电图的正极连接探查的肢体,负极与中心电站相连,就构成单极肢体导联,设法将所描记的波形增大 50%,就成为加压单极肢体导联(aVR、aVL、aVF)。

1. 加压单极右上肢导联(aVR)　探查电极置于右上肢,负极与中心电站相连。

2. 加压单极左上肢导联(aVL)　探查电极置于左上肢,负极与中心电站相连。

3. 加压单极左下肢导联(aVF)　探查电极置于左下肢,负极与中心电站相连。

初学者也应养成习惯,对比 3 个加压单极肢体导联波形,如 3 个导联 QRS 波的代数和不等于零,也说明电极安放不当或标记错误。

[附]-aVR 导联　位于 $+30°$,Ⅰ、Ⅱ导联之间,反映左心室下侧壁心电向量,新近受到重视,因其可反映其他导联探测不到的左心室下侧壁部分。目前心电图机尚无-aVR 导联的设置,根据 aVR 导联的倒影可以推测-aVR 导联波形改变。-aVR 导联对诊断心肌缺血、心肌梗死等都很有价值(图 2-8)。

(三)胸导联

将探测电极置于胸壁不同部位,负极与中心电站相连,就构成胸导联。胸导联为单极导联。V_1、V_2 导联电极位于右心室之上,V_4、V_5、V_6 导联位于左心室之上,V_3 导联位于室间隔之上(图 2-9)。胸导联电极安放的部位如下:

1. V_1 导联　电极置于胸骨右缘第 4 肋间。

2. V_2 导联　电极置于胸骨左缘第 4 肋间。

3. V_3 导联　电极置于 V_2 与 V_4 导联之间。

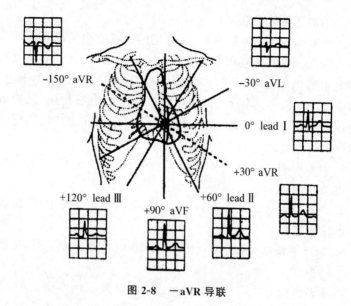

图 2-8 —aVR 导联

图 2-9 胸导联电极安放部位

MCL—锁骨中线；AAL—腋前线；MAL—腋中线；①、②、③、④、⑤、⑥分别代表 V₁、V₂、V₃、V₄、V₅、V₆ 导联电极安放的部位

4. V_4 导联 电极置于第 5 肋间左锁骨中线。

5. V_5 导联 电极置于 V_4 导联同一水平左腋前线处。

6. V_6 导联 电极置于 V_4 导联同一水平左腋中线处。

二、特 殊 导 联

下面介绍的特殊导联,用于怀疑有某些心脏疾患时采用。

(一)右胸导联(右胸附加导联)

将探查电极置于右胸壁相当于 $V_3 \sim V_6$ 的部位,可形成 $V_{3R} \sim V_{6R}$ 导联。右胸导联对右心室肥厚、右位心及右心室梗死有较大的诊断价值。因右心室梗死常伴发于下壁心肌梗死,故急性下壁心肌梗死患者描记心电图时,右胸导联应作为常规导联。

(二)后壁导联

将探查电极置于左腋后线、左肩胛线及后正中线与 V_4、V_5、V_6 导联同一水平,分别称为 V_7、V_8、V_9 导联,对诊断后壁心肌梗死有辅助诊断价值。

(三)改良的 CL 导联(MCL 导联)

这是目前常用的监护导联,MCL_1 导联正极置于 V_1 位置,负极置于左肩附近,MCL_6 导联正极置于 V_6 位置,负极置于左肩附近,地线均连接于右肩附近。MCL_1 导联的波形类似 V_1 导联,MCL_6 导联的波形类似 V_6 导联(图 2-10)。

(四)升高或降低 1~2 个肋间描记胸导联

$V_1 \sim V_6$ 导联在胸前安放的肋间均有严格的规定,有时为了诊断某些疾病,需升高或降低 1~2 个肋间描记胸导联。例如,对疑为高侧壁心肌梗死的患者,Ⅰ、aVL 导联改变不明显时,可升高 1~2 个肋间描记 V_5、V_6 导联;慢性阻塞性肺气肿患者有时 $V_1 \sim V_4$ 导联均呈 QS 型,V_5、V_6 导联 r 波很小,酷似前壁心肌梗死,降低 1 个肋间描记胸导联,$V_1 \sim V_4$ 导联可能出现 r 波而呈 rS 型,V_5、V_6 导联 r 波可增大(参见图 7-21);左前分支阻滞患者,V_1、V_2 导联在 rS 型波之前可能出现小 q 波,升高 1 个肋间描记 V_1、V_2 导联,q 波更加明显,降低一个肋间描记 V_1、V_2 导联,q 波可能消失。新近

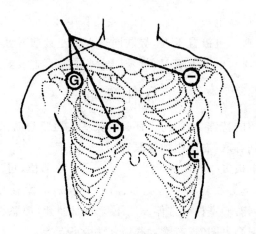

图 2-10　改良的 CL 导联(MCL 导联)
+—正极安放部位；-—负极安放部位；G—接地线部位

Antzelevitch 等报道，升高 1～2 个肋间描记 V_1～V_3 导联可增加某些患者 Brugada 波的检出率。如图 2-11，第 4 肋间描记 V_1～V_3 导联时，ST 段抬高呈马鞍状，上升至第 3 肋间、第 2 肋间描记，V_1～V_3 导联呈现典型的 Brugada 波。

（五）Lewis 导联

Lewis（S_5）导联能较好地反映心房电活动，显示 P 波，对 P 波不清晰的心律失常，加测 Lewis 导联颇有帮助。将心电图机导联选择器置于 I 导联，将右臂电极和左臂电极置于胸部不同部位（通常左臂电极置于胸骨右缘第 5 肋间，右臂电极置于胸骨柄处），当其与心房除极向量相平行时，P 波显示最清楚。

（六）食管导联

将探测电极通过橡皮管送入食管内，正极与左上肢导线相连，负极与右上肢导线相连，用 I 导联进行描记，即可描记到食管导联心电图。食管导联对诊断心律失常很有价值，对确定阵发性室上性心动过速的发生机制，鉴别室上性心动过速合并室内差传与室性心动过速等均有很大的价值。

以上将后壁导联和右胸导联称为特殊导联，是基于临床惯用 12

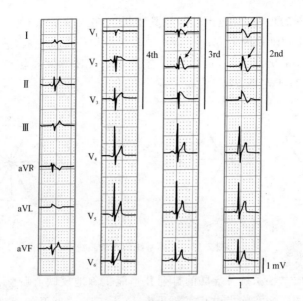

图 2-11　升高 1～2 个肋间描记 V_1～V_3 导联

导联作为常规导联。当前对疑有急性心肌梗死的患者提倡用 15 导联（常规 12 导联＋V_{4R}、V_8、V_9），或 18 导联（常规 12 导联＋后壁导联和右胸导联）。据观察，15 或 18 导联可使急性心肌梗死检出率增加 12%。

三、肢体导联各导联之间的相互关系

根据心电图创建者 Einthoven 的假想，标准导联的 3 个导联犹如等边三角形的 3 条边，而心脏正位于等边三角形的中心。尽管上述假说与事实有出入，但为临床心电图学所接受，并以此为基础形成三轴系统和六轴系统。如图 2-12 所示，(1) 图为 3 个标准导联形成 Einthoven 三角；如将 3 个标准导联的导联轴均向中心点平行地推移（3 个导联的相互关系不受影响），则形成三轴系统[(2) 图]；若将 3 个加压单极肢导联加进去[(3) 图]，6 个导联轴形成的"钟表面"称为六轴系统[(4) 图]。每个导联轴之间距离为 30°，正负两极相距 180°。导联轴正负极所在方位取决于电极正负极所在部位。Ⅱ、Ⅲ、

aVF 导联的正极均在左下肢,故其正极均在六轴系统下方,而其负极则位于六轴系统上方;Ⅰ、aVL 导联正极均位于左上肢,故其正极位于六轴系统左上方,负极位于右下方。aVR 导联正极位于右上方,负极位于左下方。

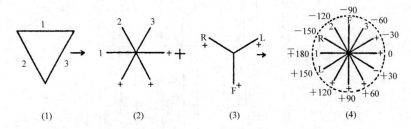

(1)　　　　(2)　　　　(3)　　　　(4)

图 2-12　三轴系统和六轴系统

　　额面六轴系统各导联的排列并不能正确地反映心脏除极顺序。实际上额面心室除极由基底部开始,应从 aVL 导联开始,继则向Ⅰ、−aVR、Ⅱ、aVF、Ⅲ 导联推进。故额面导联的排列应如图 2-13。有人倡用 F 导联系统,用 F_1、F_2、F_3、F_4、F_5、F_6 分别代表 aVL、Ⅰ、−aVR、Ⅱ、aVF、Ⅲ 导联。图 2-14(1)图用传统方式排列额面导联,(2)图用 F 导联排列方式排列额面导联,可以看出(2)图能更好地反映 P、QRS、T 波的顺序演变,如同横面导联 $V_1 \sim V_6$。

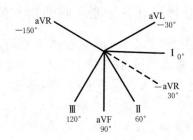

图 2-13　额面导联的重新排列及 F 导联系统

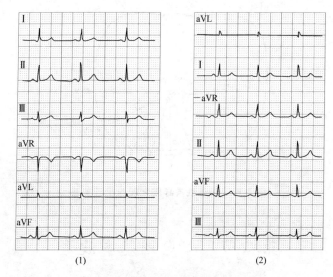

图 2-14 额面导联不同排列的心电图

四、胸导联各导联之间的相互关系

胸导联反映横面或水平面心电向量的变化,牢记各导联的方位及正负极方向对了解正常心电图各波的形成和病理心电图波形的变化十分重要。胸导联不像肢体导联分布的那么规律,大体上可以这样记忆,即 V_2 导联位于 $\pm 90°$,而 V_6 导联位于 $0° \sim \pm 180°$,V_1 导联位于 V_2 导联右侧 $30°$ 左右,在 V_2 与 V_6 导联之间分布着 V_3、V_4 和 V_5 导联。$V_1 \sim V_4$ 导联前方是正极,后方为负极,而 V_5、V_6 导联左方为正极,右方为负极(图 2-15)。胸导联电轴测定在临床上应用不广。

胸导联从 $V_1 \sim V_6$ 导联能很好地反映心脏在横面的除极顺序,从 $V_1 \sim V_6$ 导联,反映由右心室到左心室,QRS 顺序演变,R 波由小变大,S 波由深变浅,再加上后壁导联和右胸导联能更全面地反映心室在横面的除极顺序。

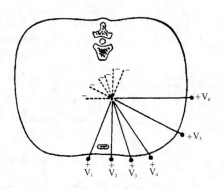

图 2-15　胸导联各导联之间的相互关系

第四节　心电图基本波形

一、心电图各波形成的原理

正常心电图各导联波形的方向大不相同,有的波形向上(正向波),有的波形向下(负向波),有的波形呈双向波。前已述及,当探查电极对着电源时,描记出向上的波,当探查电极对着电穴时,描记出向下的波。将此说法"移植"到临床心电图学,可以这样说,当除极向量朝向某导联的正极时,在该导联描记出向上的波;当除极向量朝向某导联的负极时,则在该导联描记出向下的波;当除极向量方向与某导联垂直时,则描记出双向波。若能记住上述"法则",只要了解心脏除极的方向,就可预测在任何导联产生的波形(图 2-16)。

①当心房或心室除极向量朝向某导联的正极时,必定在该导联产生正向 P 波或 QRS 波群。正常情况下,心房除极方向向下、向左,故在 Ⅱ 导联产生正向 P 波,心室除极方向向左,故在 Ⅰ 导联产生正向 QRS 波群。

②当心房或心室除极方向朝向某导联的负极时,则在该导联描记出负向 P 波或 QRS 波群。正常情况下,心房除极方向朝向 aVR 导联的负极,故在 aVR 导联产生负向的 P 波;当房室交接区的激动

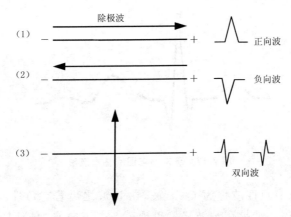

图 2-16　心电图波形形成的三条基本法则
(1)除极波朝向导联的正极,出现正向波;
(2)除极波朝向导联的负极,出现负向波;(3)除极
波与导联垂直,出现双向波

使心房逆向除极时,除极的方向向上、向右,朝向Ⅱ导联的负极,故在Ⅱ导联产生负向 P 波。如果心室除极方向背离任何导联,必定在该导联产生负向 QRS 波群。

③如果心房或心室除极向量的方向与某导联垂直时,则通常在该导联产生小的双向波,双向 P 波(先负后正或先正后负)或双向 QRS 波群(RS 型或 QR 型)。

二、心电图的基本波形

Einthoven 选择 P、Q、R、S、T、U 等英文字母代表心电图各个波形,一般用大写英文字母标记＞5mm 的波,用小写英文字母标记＜5mm 的波(图 2-17)。

(一)P 波
反映心房肌除极产生的电位变化。

(二)QRS 波群
反映心室肌除极产生的电位变化,在 P 波之后出现,为心电图中最高大和最快速的波形。其命名规则如下:第 1 个向上的波为 R

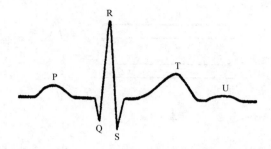

图 2-17　正常心电图的基本波形

波,其前若有负性波称为 Q(q)波,在 R 波之后若有负性波紧随出现,称为 S 波;如果在 S 波之后出现第 2 个正向波,称为 R′(r′)波。在 R′(r′)波之后出现 S 波则称为 S′波。如果在 R(或 r)波之后无 S 波,则第 2 个向上的波仍称为 R′(r′)波,此 QRS 波群称为 rR′或 Rr′型。如果 QRS 波群只有直立的正向波称为 R 型,只有向下的负向波称为 QS 型(图 2-18)。

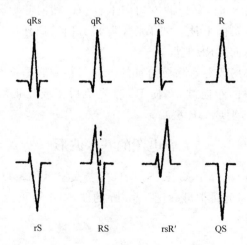

图 2-18　QRS 波群命名的法则

(三)ST 段

QRS 波群与 T 波之间连接部分称为 ST 段,反映心室除极终了和复极开始之间的电位变化。

(四)T 波

反映心室复极时电位变化。

(五)U 波

机制不明,可能反映浦肯野纤维复极电位变化。

第五节　心电轴与心电位

心电轴是指平均综合心电向量在额面上的主导方向。心房除极向量在额面上的主导方向称为 P 电轴。心室除极向量在额面上的主导方向称 QRS 电轴,心室复极向量在额面上的主导方向则称为 T 电轴。心电图学笼统提到的心电轴指 QRS 电轴。正常人左心室除极向量占优势,故 QRS 电轴在额面朝向左下,位于 $0°\sim+90°$。

一、心电轴的测量方法

QRS 电轴的测量方法很多,常用的有坐标图法、三角系统法和目测法。目测法简单易行,最为实用。下面介绍两种常用的目测法。

(一)根据Ⅰ、aVF 两个相互垂直的导联判断电轴

①第一步先决定电轴位于哪一象限(图 2-19)。Ⅰ、aVF 导联 QRS 波群均以 R 波为主,电轴在正常象限($0°\sim+90°$)。Ⅰ导联以 R 波为主,aVF 导联以 S 波为主,电轴位于左上象限($0°\sim-90°$)。Ⅰ导联以 S 波为主,aVF 导联以 R 波为主,电轴位于右下象限($+90°\sim\pm180°$)。Ⅰ、aVF 导联均以 S 波为主,则电轴位于"无人区"($-90°\sim\pm180°$)。

②第二步寻找出现最小的波(等向波)的导联,在已决定的象限内测定与该导联垂直的方位,即为 QRS 电轴。

下举两图说明(图 2-20)。

例 1　如图 2-20(1),Ⅰ导联 QRS 波群以 R 波为主,aVF 导联以 S 波为主,电轴位于左上象限。最小的波形位于 aVR 导联,与 aVR 导联垂直的方位在左上象限内为$-60°$,故该患者的 QRS 电轴为$-60°$。

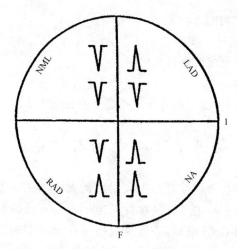

图 2-19   根据 Ⅰ、aVF 导联 QRS 波决定电轴所在象限

NA—正常电轴；LAD—电轴左偏；RAD—电轴右偏；NML—无人区

例 2   如图 2-20（2），Ⅰ导联以 S 波为主，aVF 导联以 R 波为主，电轴位于右下象限内，双向波位于 aVR 导联，与 aVR 导联垂直的方位在右下象限内为＋120°，故该患者的 QRS 电轴为＋120°。

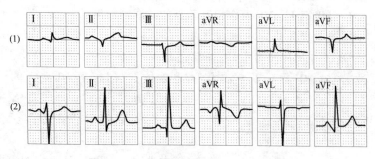

图 2-20   心电轴测量（根据 Ⅰ、aVF 导联）

（二）根据 Ⅰ、Ⅱ、Ⅲ 导联进行目测

Ⅰ、Ⅱ、Ⅲ 导联均以 R 波为主，电轴位于正常象限。Ⅰ、Ⅱ、Ⅲ 导联均以 S 波为主，电轴位于"无人区"。Ⅰ导联以 R 波为主，Ⅲ 导联以 S 波为主，电轴位于左上象限，若Ⅱ导联的 R＜S，则电轴在－30°

以左。Ⅰ导联以 S 波为主,Ⅲ导联以 R 波为主,电轴位于右下象限,若Ⅲ导联的 R 波＞Ⅱ导联的 R 波,说明电轴在＋100°以右。记住 −30°和＋100°电轴的诊断标准是很重要的,因为−30°以左反映电轴显著左偏,而＋100°以右在成人多为电轴异常右偏,多有病理意义(图 2-21)。

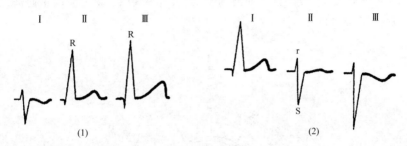

图 2-21　心电轴的目测法(根据Ⅰ、Ⅱ、Ⅲ3 个导联)
(1)电轴右偏在＋100°以右;(2)电轴左偏在−30°以左

根据上述方法也可测出 P 电轴与 T 电轴。

二、心电轴偏移的临床意义

心电轴明显偏移多见于病理状态,但偶可见于正常人,必须结合临床资料与年龄进行判断。一般的规律是婴幼儿电轴右偏,正常儿童电轴有时可达＋120°,随着年龄增长电轴逐渐左偏。正常老年人,电轴有时达−30°。

(一)电轴显著左偏(−30°以左)

多属病理状态,常见的病因有:①左前分支阻滞;②左心室肥厚;③慢性阻塞性肺气肿(假性电轴左偏);④下壁心肌梗死;⑤预激综合征。

(二)电轴异常右偏(＋100°以右)

常见于:①儿童;②左后分支阻滞;③右心室肥厚;④慢性阻塞性气肿;⑤侧壁心肌梗死;⑥预激综合征。

(三)"无人区"电轴(−90°～±180°)

Ⅰ、aVF 导联的 QRS 波主波均以负向波为主时(S 波＞R 波)，反映 QRS 电轴位于无人区。无人区电轴进一步可分为两部分：①−90°～−150°：这部分心电图特征为Ⅰ、Ⅱ、Ⅲ、aVF 导联 QRS 波均以负向波为主；②−150°～±180°：这部分心电图特征为Ⅰ、Ⅱ、aVF 导联 QRS 波均以负向波为主，而Ⅲ导联 QRS 波主波以正向波为主(图 2-22)。

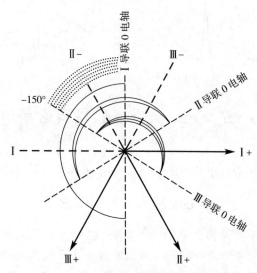

图 2-22　"无人区"电轴的进一步分区

图中显示了Ⅰ、Ⅱ、Ⅲ导联的导联轴，与其分别垂直的跨 O 点的各导联的 O 位电轴线，并以一道、二道、三道的半弧线分别显现了Ⅰ、Ⅱ、Ⅲ导联主波向下的区域。可以看出，−90°～−150°是Ⅰ、Ⅱ、Ⅲ导联共同主波向下区，而−150°～−180°仅是Ⅰ、Ⅱ导联主波向下区，Ⅲ导联在此区主波向上(引自参考文献 6)

无人区电轴在临床可见于以下两类情况：

1. **窦性心律伴无人区电轴**　常见的病因为心尖部心肌梗死、先天性心脏病引起的右心室肥厚、慢性肺气肿等(图 2-23)。

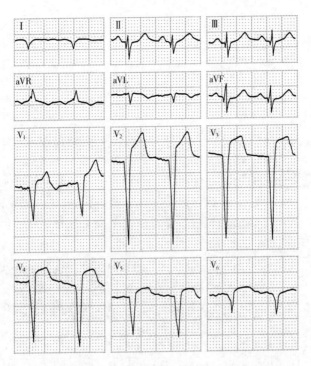

图 2-23 急性广泛前壁心肌梗死。$S_1S_2S_3$ 综合征

患者男性 44 岁,急性广泛前壁心肌梗死第 5 天心电图。由于心尖部心肌梗死,QRS 电轴指向右上方(无人区),出现 $S_1S_2S_3$ 综合征,Ⅰ、Ⅱ、Ⅲ、aVF 导联 QRS 波均以负向波为主,aVR 导联呈 R 型(引自参考文献 6)

2. 宽 QRS 心动过速伴无人区电轴　宽 QRS 心动过速伴无人区电轴高度提示其为室性心动过速,房颤心电图出现的宽 QRS 波群伴无人区电轴,提示该 QRS 波群为室性异位搏动,而非其他病因(图 2-24)。

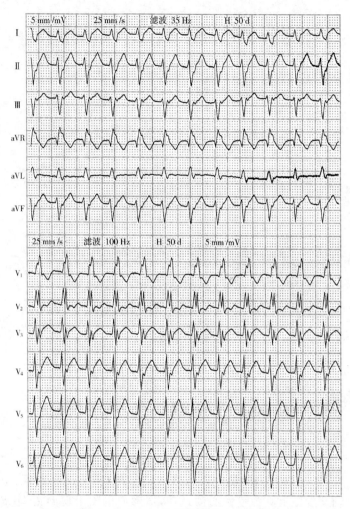

图 2-24 宽 QRS 心动过速伴无人区电轴

患者 7 岁女性,因发作心动过速入院。QRS 时间>0.12s,心率 200/min。Ⅰ、Ⅱ、Ⅲ、aVF 导联 QRS 波均以负向波为主,aVR 导联呈 qR 型,QRS 电轴位于无人区。V_1、V_2 导联呈 rsR′型,V_5、V_6 导联呈 rS 型,心内电生理检查证实为起源于左后分支分布区的左室间隔室速

三、心电轴与心电位

当前心电学教科书很少提及"心电位"概念,本书不再介绍。所谓横置位心电位实际上是指 QRS 电轴呈水平方向,而垂直位心电位实际上是 QRS 电轴呈垂直方向。

(张文博 程艳丽)

参 考 文 献

[1] 张文博,李跃荣.心电图诊断手册.3 版.北京:人民军医出版社,2006: 12-36.

[2] 崔长琮.心电图导联系统.见:郭继鸿.心电图学.北京:人民卫生出版社, 2002:94-95.

[3] Sgarbossa EB,Wagner GS.Electrocardiography.In Topol EJ(ed).Textbook of Cardiovascular Medicine. 2nd ed. Philadelphia:Lippincott Williams & Wilkins,2002:1329-1354.

[4] Sgarbossa EB,Barold SS,Pinski SL,et al. Twelve-lead electrocardiography:The ad-vantage of orderly frontal lead display including lead-aVR.J of Electrocardiolo-gy,2004,37:141.

[5] Antzelevitch C,Brugada P,Brugada J,et al.Brugada syndrome:From cell to bedside.Curr Probl Cardiol,2005,1:11.

[6] 郭继鸿,张海澄.动态心电图最新进展.北京:北京大学出版社,2005: 371-374.

[7] 张文博.心电图诊断的线索和误区.北京:人民军医出版社,2010:263-264.

第三章　正常心电图与正常变异心电图

第一节　正常心电图

一、心电图描记质量的评估

拿到一份心电图后,首先要评估一下描记质量是否合乎要求。描记质量太差的心电图常可影响正确诊断,引起误诊和漏诊。应观察的事项如下:

1. 定准电压是否合乎标准　要求 1mV＝10mm,必要时也可改变定准电压,如 1mV＝5mm,必须加以注明。

2. 阻尼是否适当　定准电压方形波四角锐利,无曲折圆钝,表示阻尼适当;如方形波上升及降落开始处有圆钝,表示阻尼过度;如出现曲折,表示阻尼不足。阻尼不当可使波形扭曲,造成 ST 段压低的假象(图 3-1)。

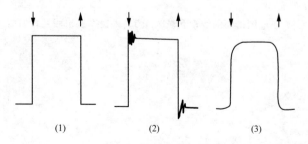

(1)　　　　　　　(2)　　　　　　　(3)

图 3-1　阻尼试验

(1)阻尼适当;(2)阻尼不足;(3)阻尼过度

↓—加上电压;↑—去除电压

3. 基线是否稳定　基线不稳常可影响 ST 段的正确判断。

4. 有无交流电干扰及肌肉震颤　交流电干扰或肌肉震颤均可造成假象,应注意排除。

5. 导联线有无连接错误　最常见的错误是左右上肢导联线连接颠倒,肢体导联图形改变类似右位心(Ⅰ导联的 P、QRS、T 波均呈倒置),但胸导联图形正常,一般不难识别。

二、心电图的测量

(一)波形及间期测量

心电图纸有粗细两种纵线和横线,纵线之间间距反映时间,横线之间间距反映振幅(电压),细线之间间距为 1mm,粗线之间间距为 5mm,当纸速为 25mm/s 时,纵线之间的小格为 0.04s,大格为 0.20s;当定准电压 1mV＝10mm 时,横线之间的小格为 0.1mV,大格为 0.5mV。必要时纸速可调快,定准电压可增大,应加以说明(图3-2)。

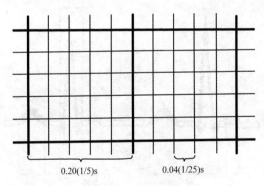

0.20(1/5)s　　　0.04(1/25)s

图 3-2　心电图图纸

测量心电图时,应明确定准电压是否合乎标准。测量正向波的振幅时,应从等电位线(或称基线)上缘量至波顶,测量负向波的振幅(深度)时,应从等电位线下缘量至波底。等电位线一般以 T-P 段的延线为标准。T-P 段是指 T 波结束至 P 波开始的一段时间。心动过速时 T、P 波可重叠,此时可以两个相邻心搏的 Q(R)波之间的连线作为等电位线。描写一个波形的振幅时,可用 mm 表示,也可用 mV 表示,一般教科书惯用 mm。测量各波的间期时,应自该波起始部分的内缘量至终了部分内缘,应选择振幅最大、波形清楚的导联进行测量(图 3-3,图 3-4)。

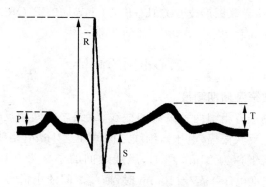

图 3-3　心电图波形振幅的测量

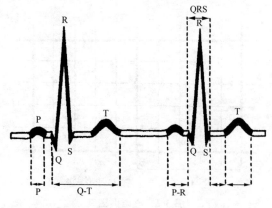

图 3-4　心电图各波及间期的测量

(二)心率的测量

1. 当心律正常时,测量 P-P 间期(相邻的两个 P 波之间的间距)或 R-R 间期(相邻的两个 QRS 波群之间的间距)均可。如 P-P 间期与 3 个大格(0.60s)相等,心率应为 100/min,P-P 间期与 4 个大格

(0.80s)相等,则心率为75/min,依次类推(图3-5)。

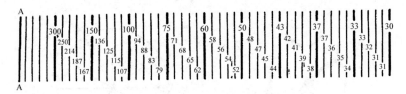

图 3-5　根据 R-R 间期测量心率

2. 当心律不规整时,测量 6s(30 个大格)内的 P-P 间期数×10＝? /min(心房率),R-R 间期数×10＝? /min(心室率)。

三、正常心电图的波形、波段及间期

(一)P 波和 Ta 波

1. P 波　P 波反映左右心房除极时电位变化。由于窦房结位于右心房上部,心房除极从右心房开始,然后再传至左心房,中间有一段时间左右心房重叠除极。P 波一般是圆滑的,使用高灵敏度的心电图机并加大增益时描记,可见到 P 波中间出现切迹,切迹前第一波峰反映右心房除极,切迹后第二波峰反映左心房除极,中间部分反映左右心房共同除极,双峰间距<0.04s。

正常情况下,心房除极的方向由右向左、由上向下,先向前,再转向后,总的除极方向朝向左下偏后。心房除极方向朝向Ⅱ导联的正侧和 aVR 导联的负侧,故在Ⅱ导联产生正向的 P 波,aVR 导联产生负向的 P 波(图3-6)。当左心房负荷增加时,P 电轴偏上,Ⅱ导联可能出现双向或倒置的 P 波;当右心房负荷增加时,P 电轴偏右,Ⅰ导联可能出现双向或倒置的 P 波,但 aVR 导联的 P 波始终是倒置的。因此诊断窦性 P 波的标准是 aVR 导联倒置,V_5、V_6导联 P 波直立。其他导联 P 波对诊断无影响。V_1导联的 P 波有时可双向,先正后负,正向波反映右心房除极,负向波反映左心房除极,代表 V_1 导联的终末向量(P terminal force-V_1,PTF-V_1 或 Ptf-V_1)。正常情况下,V_1 导联的终末负向波不甚明显,其时间(s)和振幅(mm)的乘积,即 PTF-V_1(绝对值)不超过 0.02mm·s,当其>0.03～0.04mm·s 时,反映左心房肥大或左心功能不全(图3-7)。

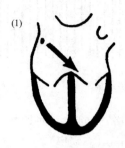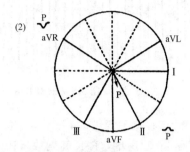

图 3-6　正常窦性心律心房除极的方向

(1)心房除极方向,从右心房朝向房室交接区及左下肢;
(2)心房除极向量在六轴系统的表现,因其朝向Ⅱ导联正极,故在Ⅱ导联产生正向 P 波,因其背离 aVR 导联的正极,故在 aVR 导联产生负向 P 波

正常情况下,P 波时间(限)< 0.11s,振幅< 2.5mm(0.25mV),在同一导联内 P 波的形态应该是一致的,有时由于呼吸运动可引起 P 电轴改变,导致 P 波形态变化,多见于Ⅲ、aVL 导联,此种 P 波形态变化不伴有 P-P 间期变化,屏住呼吸时即可消失。

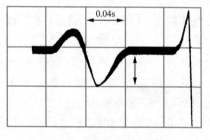

图 3-7　PTF-V₁ 的测量

V₁ 导联 P 波呈双向,先正后负,负向波的时间为 0.04s,深度为 0.8mm,其乘积绝对值为 0.032mm·s

2. Ta 波　心房复极时产生的电位变化称为 Ta 波,较 P 波显著为小,方向与 P 波相反。心房除极结束到复极开始的一段时间称为 P-Ta 段,相当于心室除极后的 ST 段。正常情况下,P-Ta 段与 P-R 段重叠,Ta 波隐藏于 QRS 波群和 ST 段,不易辨

认。心率增快,心房除极向量增大时,心房复极向量也增大,P-R 段表现为下斜型压低。有时由于 P-R 段压低,造成 ST 段相对性抬高的假象;Ta 向量也可延伸至 ST 段起点,造成 ST 段压低的假象(图3-8)。

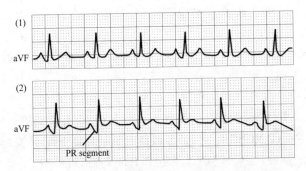

图 3-8 由于 P-R 段压低造成 ST 段相对性抬高

(1)正常心电图;(2)由于 P-R 段压低造成 ST 段抬高的假象,实际上 ST 段与 T-P 段位于同一水平,并无抬高

(二)P-R 间期、P-R 段及 R-P 间期

1. **P-R 间期** 从 P 波开始到 QRS 波群开始的时间称为 P-R 间期,反映窦房结发放的激动通过心房、房室交接区、希氏束、左右束支到达心室的时间。正常 P-R 间期为 0.12~0.20s,不同导联测量的 P-R 间期可略有差异。P-R 间期与年龄、心率有关。婴幼儿 P-R 间期较短,老年人 P-R 间期较长;心率快时 P-R 间期缩短,心率慢时 P-R 间期较长。因此,在判定 P-R 间期是否正常时,应结合患者的年龄和心率考虑。

正常情况下,同一份心电图各个心搏的 P-R 间期(特别在同一导联内),应该是恒定不变的。若有个别心搏 P-R 间期突然缩短,反映该心搏房室脱节(分离),即 P 波与其后的 QRS 波群无传导关系;若有个别心搏 P-R 间期突然延长,反映房室结干扰现象(心房激动抵达房室结时正处在相对不应期,故传导时间延长)。如果所有的心搏 P-R 间期均呈缩短,可能为交接性心律或预激综合征;如果所有的心搏 P-R 间期均呈延长,可能为一度房室传导阻滞;如果所有的心搏 P-R 间期长短不一,反映房室脱节(分离),心房、心室分别由不同的起搏点所控制。当心率增快合并 P-R 间期延长时,P 波可与 T 波重叠,应注意辨认。

2. P-R 段　从 P 波结束到 QRS 波群开始的一段时间为 P-R 段。P-R 段是初学者阅读心电图时容易忽略的内容,P-R 段有时可提供重要诊断线索。P-R 段实际上反映 P-Ta 段的变化,正常情况下,与心电图的"基线"(T-P 段的延线)位于同一水平,有时略呈下斜型压低,心动过速时特别明显。如果 P-R 段明显压低(特别呈水平型)或抬高均为病理现象,可见于心房梗死、急性心包炎等。

3. R-P(P⁻) 间期　自 QRS 波群起始至后继 P(P⁻)波起始之间的间距称为 R-P(P⁻)间期。测量 R-P 间期对诊断一些心律失常有重要的意义。

①鉴别文氏型和莫氏型二度房室传导阻滞:文氏型二度房室传导阻滞,随着 R-P 间期逐渐缩短,P-R 间期逐渐延长。这是因为心房激动逐渐落入房室结相对不应期的更早期,故传导时间逐渐延长。而莫氏型房室传导阻滞多位于希氏束下,相对不应期无延长,而有效不应期延长,心房激动或落入兴奋期获得下传,或落入有效不应期而受到阻滞,P-R 与 R-P 无关。

②鉴别房室结折返性心动过速(AVNRT)和房室折返性心动过速(AVRT):前者 R-P⁻ 间期较短,常＜70ms,后者 R-P⁻ 间期＞70ms,而且常＞110ms。

③提示房室结双径路的存在:如果 R-P 间期缩短,P-R 间期成倍的延长,提示激动沿慢径路下传,反映房室结存在双径路。

(三)QRS 波群

1. 各导联 QRS 波形特点　心室除极过程比较复杂,但简单地说,心室除极向量可分为两个时相:第一时相反映室间隔除极,由于室间隔左心室面先激动,故室间隔的除极方向自左向右,自后向前,持续时间 0.02s 左右,振幅较小;第二时相反映左右心室自心内膜向心外膜除极,正常心脏左心室占优势,右心室除极向量被抵消,故第二时相除极向量事实上反映了左心室除极向量,其方向是向左后下。

(1)胸导联:第一时相心室除极向量指向右前,朝向 V_1、V_2 导联的正极,V_5、V_6 导联的负极,故在 V_1、V_2 导联出现起始的间隔性 r 波,在 V_5、V_6 导联出现起始的间隔性 q 波。间隔性 q 波的时间<0.04s(正常≤0.02s),振幅 0.1~0.2mV,并小于后继 R 波的 1/4。第二时相心室除极向量指向左后,朝向 V_1、V_2 导联的负极,V_5、V_6 导联的正极,故在 V_1、V_2 导联出现终末的 S 波,V_5、V_6 导联出现终末的 R 波(图 3-9)。自 V_1 导联到 V_5 导联,r 波逐渐增高,S 波逐渐降低,称为正常的 R 波递增。V_3 导联或 V_4 导联的 R/S=1,称为过渡区(移行区)。正常人有时"过渡区"在 V_2 导联提早出现,或在 V_5 导联延迟出现。总之,胸导联的 QRS 波形比较规律,V_1、V_2 导联呈 rS 型,V_3、V_4 导联呈 RS 型,V_5、V_6 导联呈 qR 型。自 V_1~V_5 导联,R 波呈正常递增。病理情况下,上述波形可发生变化。例如,右心室肥大时,右心室占优势,左心室除极向量被抵消,第二时相心室除极向量方向可变为向右前,在 V_1、V_2 导联出现高大的 R 波;前壁心肌梗死时,胸导联正常 R 波消失,正常 R 波递增规律可发生改变。

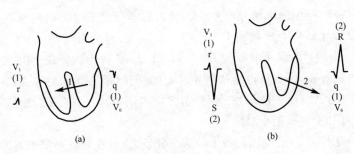

图 3-9　正常心室除极

(a)心室除极第一时相;(b)心室除极第二时相

(2)肢体导联:肢体导联的 QRS 波形不像胸导联那么规律,比较恒定的为 aVR 导联,由于心室除极向量主要方向向左,朝向 aVR 导联的负极,故在 aVR 导联总是出现负向波为主的 QRS 波群(rS

型、QS 型、Qr 型),T 波通常也呈倒置。其他导联的 QRS 波形则取决于 QRS 电轴的方向。①QRS 电轴呈垂直方向:心室除极向量主要向下,故在 Ⅱ、Ⅲ、aVF 导联出现高 R 波,通常呈 qR 型。②QRS 电轴呈水平方向:心室除极向量主要水平向左,故在 Ⅰ、aVL 导联出现高大 R 波,通常呈 qR 型。

2. Q 波(q 波)　前已述及,间隔性 Q 波可见于 V_5、V_6 及某些肢体导联(视心电轴而定),Q 波时间<0.04s,电压小于后继 R 波的 1/4。V_1、V_2 导联绝不会出现 Q 波,V_3 导联也很少出现 Q 波,V_4 导联常可出现 Q 波。胸导联出现的 Q 波应遵循以下规律:Q_{V_3}<Q_{V_4}<Q_{V_5},否则多为病理现象。

3. QRS 波群时间简称 QRS 时间(间期)　QRS 时间变异较大,通常为 0.06~0.08s,在肢体导联应<0.10s,在胸导联应<0.11s。QRS 时间≥0.12s,多为病理性,反映心室除极时间延长,可见于束支阻滞或室性异位心搏。正常 QRS 波群升支(R 波升支)和降支(S 波)通常是光滑锐利的,偶尔出现轻微的粗钝或切迹,多无病理意义。

4. QRS 波群电压　QRS 波群的电压(振幅)在各个导联是不同的,肢体导联电压较低,胸导联电压较高。电压增高多见于心室肥大除极时产生的电动力增大。QRS 波群电压过低也为病理现象。6 个肢体导联每个导联的 R+S 均<0.5mV,称为肢导联 QRS 低电压;6 个胸导联每个导联的 R+S 均<1.0mV 称为胸导联 QRS 低电压。肢导联 QRS 低电压和胸导联 QRS 低电压往往同时存在,统称为 QRS 低电压。偶尔,肢导联 QRS 低电压与胸导联 QRS 高电压并存,可见于扩张型心肌病。

QRS 波群的电压在各个导联变异较大,但在同一导联内基本上是一致的,有时由于呼吸运动引起 QRS 波群电压变化,其特点为随呼吸 QRS 波群电压逐渐增大,尔后又逐渐减小,不伴有 QRS 波形变化。在某些情况下,可见到 QRS 波形及(或)电压发生交替性变化,称为电交替,可见于心包积液、某些阵发性心动过速。

5. 室壁激动时间(达峰时间)　自 QRS 波群开始至 R 波顶峰(类本位曲折)的时间称为 VAT,反映室壁激动时间;若有 R′波或 r′

波,则应量至 R′或 r′波的顶峰。正常 V_1 导联的 VAT<0.03s,V_5 (V_6)导联的 VAT<0.05s。

(四)J 点

QRS 波群结束与 ST 段交接处称为 J 点。正常 J 点位于等电位线上,上下偏移不超过 1mm。心动过速时由于心室尚未完全除极,部分心室已开始复极,致使 J 点发生偏移。若 QRS 波群呈 R 型或 qR 型时,J 点可向上移位;若 QRS 波群呈 rS 型或 QS 型时,J 点可向下移位。正常情况下,心室除极由心内膜→M 细胞→心外膜进行,复极时由心外膜→心内膜→M 细胞进行,最后除极的心外膜先复极。因此,心室某个部位可发生除极和复极重叠,重叠时间约为 10ms,若重叠时间过宽,可形成明显的 J 波(Osborn 波),可见于低温等(图 3-10)。

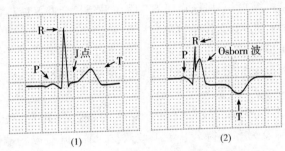

图 3-10　正常 J 点及 J 波(Osborn 波)

(1)正常 J 点;(2)J 波

(五)ST 段

从 J 点到 T 波开始这一段时间称为 ST 段,反映心室复极的早期。测量 ST 段应从 J 点后 0.04s 处量至 T 波开始。ST 段抬高应从等电位线上缘量至 ST 段上缘,ST 段压低则应从等电位线下缘量至 ST 段下缘。正常 ST 段多与等电位线重叠,但可发生轻度偏移,ST 段抬高在肢体导联可达 1mm,在 V_1～V_2 导联可≥2～3mm;ST 段压低除Ⅲ导联外,其他导联均不应>0.5mm(图 3-11)。

正常人 ST 段可因 J 点移位而发生偏移,当 J 点明显上移时,可

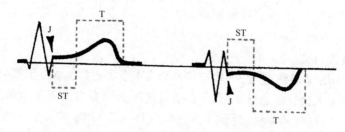

图 3-11　正常心电图 J 点、ST 段和 T 波

出现 ST 段抬高(凹面向上),可见于早期复极综合征;当 J 点明显下移时,ST 段可呈上斜型压低(快速上升型 ST 段压低),此时在 J 点之后 0.08s 处测量,ST 段并无压低。

正常 ST 段时限为 0.05～0.15s,低钙血症 ST 段可延长,高钙血症 ST 段可缩短,心肌缺血时 ST 段水平延长合并 ST-T 交接角变锐(正常情况 ST-T 交接角较钝)。

(六)T 波

T 波反映心室复极时的电位变化,对 T 波的观察,应注意以下 3 个方面。

1. 形态　正常 T 波双支是不对称的,前支(升支)长,上升缓慢,后支(降支)短,下降较快。T 波双支对称,顶端或底端尖锐,称为"冠状 T",反映心肌缺血。T 波一般是光滑的,正常幼儿 T 波偶尔可出现切迹或呈双峰,胸导联比较明显,有时可被误诊为 TU 融合或 PT 融合(图 3-12)。长 QT 综合征患者 T 波常出现明显的切迹或双峰。在某些病理情况下,T 波电压及(或)极性可发生交替性变化(T 波电交替),反映心肌电生理状态不稳定,有发生恶性心律失常的危险。

2. T 波方向(极性)　T 波在各个导联方向是不同的,主要取决于 QRS 波群的方向。当 QRS 波群以正向波为主时(如 qR 型、R 型),T 波通常直立;当 QRS 波群以负向波为主时(如 rS 型、QS 型),则 T 波通常倒置。正常 T 波在 aVR 必定倒置,Ⅲ、V_1、V_2 导联常呈倒置,V_3、V_4 导联 T 波偶可倒置,多见于瘦长型年轻人或妇女。若

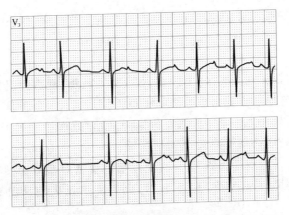

图 3-12　双峰 T 波

注意 T 波的第二波峰(T')与 QRS 波群之前的 P 波形态明显不同,而且 T'-P 与 P-T' 间距有明显差异,在房性心动过速时,P'-P 间期很少如此不整;有时包含 QRS 波群的 P'-P 间期可短于不包含 QRS 波群的 P'-P 间期

V_3 导联 T 波倒置,其右的导联(V_1、V_2)T 波也应倒置,否则为异常现象。V_1、V_2 导联的 T 波可直立,但其电压不应超逾 V_5、V_6 导联的 T 波电压,$T_{V1} > T_{V5(V6)}$ 可能为冠状动脉供血不足的早期表现。Ⅰ、Ⅱ、V_5、V_6 导联 T 波应该是直立的,如果倒置,多为异常现象。

3. T 波电压　在以 R 波为主的导联,若 T 波电压$<1/10R$,通常为病理情况。T 波电压增高一般无病理意义。若 T 波电压过度增高,高于 R 波,特别是突然发生,伴有 T 波形态变化(如"冠状 T")多为病理性。

(七)Q-T 间期

自 QRS 波群开始至 T 波结束称为 Q-T 间期,反映心室除极和复极时间的总和(电收缩时间)。Q-T 间期随心率而变化,心率愈慢,Q-T 间期愈长;心率愈快,Q-T 间期愈短。因此,临床心电图学提出 Q-Tc(c 代表英文 corrected,意为"修正"),以纠正心率对 Q-T

间期的影响。正常的 Q-Tc<0.43～0.44s。求 Q-Tc 的公式为:

$$Q\text{-}Tc = \frac{Q\text{-}T\ \text{间期}}{\sqrt{R\text{-}R\ \text{间期}}}$$

许多因素可影响 Q-T 间期,如 I_A 类药物、低血钾、低血钙、心肌缺血、蛛网膜下腔出血等都可使 Q-T 间期延长。Q-T 间期延长使心室肌复极不均一,容易诱发折返激动,导致严重室性心律失常。洋地黄、高血钙则可使 Q-T 间期缩短。

束支传导阻滞患者 Q-T 间期包括了增宽的 QRS 波群,此时测量 J-T 间期(自 J 点至 T 波终了时间),能更正确地反映心室复极时间。

(八)U 波

U 波也是初学者阅读心电图容易忽略的内容,U 波有时也可提供重要诊断线索。U 波位于 T 波之后,下一个 P 波之前,为一圆钝的单相波,在 V_2、V_3 导联最明显。U 波产生的机制不甚明确,可能是由于浦肯野纤维复极所产生。U 波的电压为 0.05～0.2mV,一般不超过 0.2mV,小于同导联 T 波振幅的 25%。U 波时限为 0.16～0.25s,平均 0.20s。正常 U 波的方向一般与 T 波一致,在 aVR 导联倒置,Ⅲ、aVF 导联偶尔倒置,其他导联均应直立。临床常见的 U 波异常有以下两种情况。

1. U 波倒置　常见的病因为心肌缺血(参见图 8-1),左心室舒张期容量负荷过重。运动试验后 U 波由直立变为倒置,高度提示心肌缺血。

2. U 波振幅增高　某些疾病时 U 波振幅>0.15～0.2mV,有时甚至于与 T 波等高。常见的病因如下。

(1)低钾血症:这是 U 波增高最常见的病因,U 波高耸,常与 T 波等高,形成驼峰状(图 3-13),应与 T 波双峰相鉴别。有时 U 波振幅与 P 波、T 波相等,形成 TUP 现象(图 3-14),酷似心房纤颤。

(2)先天性长 QT 综合征:U 波可能增高与 T 波融合,此时 Q-T 间期与 Q-U 间期难以区分,只能笼统的称为 QTU 间期。

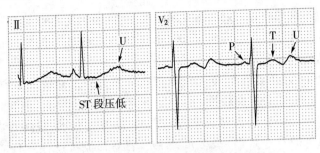

图 3-13　低钾血症

Ⅱ 导联 ST 段压低，TU 融合，无法分辨其分界线，V₂
导联 U 波高于 T 波呈驼峰状

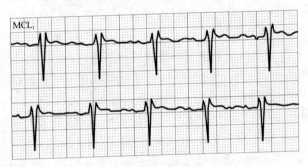

图 3-14　TUP 现象

U 波与 T 波、P 波等高，粗看之下，似乎基线不稳
定，酷似心房颤动；仔细观察，P 波、T 波与 U 波顺序发
生，十分规律

（3）抗心律失常药物：特别是 Ⅰ、Ⅲ类抗心律失常药物可能引起
U 波增高、变形，此时如伴有 Q-T 间期延长，应警惕药物的毒性
作用。

（4）颅内出血：U 波可能增高，常伴发于尼加拉瀑布样 T 波。

（5）其他病因：如低钙血症、洋地黄作用、甲状腺功能亢进、运动
后等。

（九）Q-T 间期离散度

Q-T 间期离散度（Q-T interval dispersion，Q-Td）测定不是心电

图分析的常规内容,遇到 Q-T 间期延长者(服用抗心律失常药物或疑为长 QT 综合征),应测定 Q-Td,可协助判断 Q-T 间期延长的临床意义。

Q-Td 是指各导联 Q-T 间期存在的差异。正常情况下,V_2、V_4 和 V_3 导联 Q-T 间期最长,Ⅰ、aVL 导联 Q-T 间期最短,但其间的差值<20～30ms。在某些病理情况下,Q-Td 明显加大,反映心室各个部位复极的不一致性(离散度)加大,容易形成折返性室性心律失常。Q-Td 已成为反映心肌电生理状态、预测猝死危险性的重要指标之一。

测定 Q-Td 的方法有目测法和计算机测定法,后一种方法更为迅速、准确,两种测定方法相对误差为 0.3%～0.5%。使用的心电图机最好为 12 导联同步描记,若无条件,使用一般心电图机也可。应选择 T 波与基线交接清晰的导联进行测量,一般至少测量 9 个导联,其中至少应包括 3 个胸导联,每个导联测量 3～5 个 Q-T 间期,求其平均值,然后将长的 Q-T 间期减去最短的 Q-T 间期,其差数即为 Q-Td。为避免心率对 Q-T 间期的影响,可测量 Q-Tcd,为避免 QRS 时间对 Q-T 间期的影响,也可测定 JTcd。测定 Q-Td 时,受测者应该是窦性心律,记录纸速 25mm/s,标准电压为 10mm/mV。根据国内报道,Q-Td 正常值目测法为 30～50ms,计算机测量为 20～50ms。

Q-Td 增大的临床意义为:①服用抗心律失常药物后出现 Q-T 间期延长,若 Q-Td 同时增大,发生促心律失常作用的危险性较大,若 Q-Td 不增大,则危险性较小;②可疑遗传性(特发性)长 Q-T 综合征若合并 Q-Td 明显增大,则诊断可以肯定;③一些高危患者如急性心肌梗死、充血性心力衰竭若出现 Q-Td 明显增大,提示发生猝死的危险性较大。

当前不少学者对 Q-Td 的临床意义及测量方法存在着争议,以上内容仅供读者参考。

(十)T 波峰末间期(Tp-Te)

1. **基本概念**　长期以来,人们认为心室除极的顺序为心内膜→

心外膜,而心室肌复极的顺序为心外膜→心内膜。这主要是根据
Burgress(1972)研究的结果。20世纪90年代Sicourin等应用玻璃
微电极测定犬心室肌从心外膜到心内膜动作电位时,发现心室肌中
层肌细胞具有独特的电生理特性,将其命名为M细胞。M细胞的
研究进一步补充了既往的概念,即心室肌细胞除极的顺序为心内
膜→M细胞→心外膜,而复极的顺序则为心外膜→心内膜→M细
胞。这是由于心室肌各个层面复极结束时间(动作电位时程)不同
所致。心外膜复极最快,于心电图T波顶峰(Tp)结束,其后是心内
膜;最后是中层M细胞,在T波复极结束(Te)时结束。因此,Tp-
Te代表跨室壁不同层面细胞复极的离散度,简称跨室壁离散度
(TDR)(图3-15)。

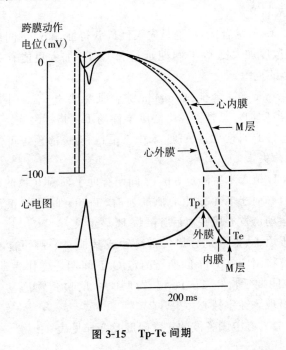

图 3-15　Tp-Te 间期

Tp-Te间期相对应于心室的相对不应期,此期内心脏兴奋性差
别很大(从零上升到100%),心肌兴奋性变化快,变化幅度大。心室

相对不应期延长及其离散度加大,预警心脏性猝死的价值明显优于心室总不应期(有效不应期+相对不应期,相当于 Q-T 间期)延长作用。

2. 测定指标及正常值

(1)Tp-Te 间期测定:从 Tp 上缘与等电位线上缘的交点量至 Te 的距离,倒置 T 波从最低谷下缘垂直与等电位线下缘的交点量至 Te 的距离。正常 Tp-Te 值为 80～100ms。

(2)Tp-Te 离散度:12 导联最长 Tp-Te 与短 Tp-Te 差值,正常为(30±15)ms。

3. 临床意义　临床研究显示,长 Q-T 综合征、Brugada 综合征、急性心肌梗死、CABG 术中 Tp-Te 延长都预告可能发生恶性心律失常,特别是 TdP。

(1)长 Q-T 综合征:不论是先天性或获得性,Tp-Te 间期延长和 Tp-Te 离散度加大比 Q-T 间期延长和 Q-Td 加大更能有效地反映发生 TdP 的危险。

(2)Brugada 综合征:Brugada 综合征患者 Tp-Te 间期延长和 Tp-Te 离散度加大是预测发生心脏事件的重要指标之一。

(3)急性心肌梗死、CABG 术中 Tp-Te 延长都预告可能发生恶性室性心律失常。

(4)ICD 植入术后测定 Tp-Te 间期有助于预测 ICD 的疗效。

(5)冠心病患者不发生心肌缺血时,Tp-Te 间期与正常人无显著差别,运动诱发心肌缺血后 Tp-Te 明显延长。

(6)服用 Ⅰ、Ⅲ 类抗心律失常药物或其他对心脏可能有毒性的药物时,应将测定 Tp-Te 间期与测定 Q-T 间期一样作为常规检查,如 Tp-Te 间期延长和 Tp-Te 离散度加大,反映药物已发生毒性反应,可能出现恶性室性心律失常。

正常成人心电图各波的正常限度及变异见表 3-1。

表 3-1　正常成人心电图各波的正常限度及变异

导联	P	Q	R	S	ST	T
Ⅰ	直立	小（<0.04s 及 1/4R）	占优势	无或<R	通常位于等电位线,可+1~ −0.5mm①	直立
Ⅱ	直立	小或无	占优势	无或<R	通常位于等电位线,可+1~ −0.5mm	直立
Ⅲ	直立、平坦、双向或倒置	小或无,也可增大（>0.04s 及 1/4R）	无或占优势,取决于额面电轴	无或占优势,取决于额面电轴	通常位于等电位线,可+1~> −0.5mm	直立、平坦、双向或倒置
aVR	倒置	小、无或增大	小或无,取决于额面电轴	占优势,可能呈 QS型	通常位于等电位线,可+1~ −0.5mm	倒置
aVL	直立、平坦、双向或倒置	小、无或增大,取决于额面电轴	小、无或占优势,取决于额面电轴	无或占优势,取决于额面电轴	通常位于等电位线,可+1~ − 0.5mm	直立、平坦、双向或倒置
aVF	直立	小或无	小、无或占优势,取决于额面电轴	无或占优势,取决于额面电轴	通常位于等电位线,可+1~ −0.5mm	直立、平坦、双向或倒置
V₁	双向、倒置、平坦或直立	无,可呈 QS型	r<S	S波占优势	0~+3mm	直立、双向、平坦或倒置
V₂	双向、直立或倒置	无,可呈 QS型	r<S	S波占优势	0~+3mm	直立、双向、平坦或倒置
V₃	直立	小或无	R≤S	S≥R	0~+3mm	直立
V₄	直立	小或无	R≥S	S≤R	等电位线,+1~ −0.5mm	直立
V₅	直立	小	R波占优势	S<V₄	等电位线	直立
V₆	直立	小	R波占优势	S<V₅	等电位线	直立

　①ST 段+1mm 表示 ST 抬高 1mm;ST 段−0.5mm 表示 ST 段压低 0.5mm;0 表示 ST 段无偏移。

第二节　正常变异心电图

正常变异心电图是指心电图出现一些不寻常的改变(表 3-2)，但无病理基础。初学者必须明确认识到，正常心电图并不意味着无器质性心脏病，心电图出现一些异常的改变也不一定反映有器质性心脏病。正常变异心电图可能为一过性，多由于饮食(特别是高糖饮食)、吸烟、深呼吸、过度换气、电极安放不当等因素所引起。常见的改变有 ST 段压低、T 波倒置、暂时性房室传导延迟等。描记心电图前让受检者休息 15min，消除紧张情绪，30min 内不吸烟，1~2h 不进食，描记心电图时平静呼吸，电极安放部位应准确(住院患者反复描记心电图应在胸部电极安放部位作一标记)，可避免上述的一些伪差，必要时可在适宜状态下重复描记。另有一些患者由于体型(如过度肥胖)、心脏在胸腔中位置的变化、胸廓畸形、气胸、自主神经功能紊乱等因素，心电图可出现一些持续性改变如位置性 Q 波、胸导联高电压、早期复极综合征、单纯 T 波倒置综合征等，这些心电图改变易与病理性心电图发生混淆，可造成误诊和误治。鉴别正常变异心电图与病理性心电图不能单纯依靠心电图改变特点，还必须结合患者的临床资料如年龄、性别、有无临床症状等进行分析。有时，还需描记心电向量图，超声心动图等协助鉴别。

表 3-2　常见的正常变异心电图

1. 一过性"肺型 P 波"
2. P 波时间正常，出现切迹
3. 位置性 Q 波
4. 胸导联高电压
5. 胸导联 R 波递增不良
6. $S_1S_2S_3$ 综合征
7. 室内传导阻滞(室上嵴形)
8. 由于迷走神经张力增高引起的一过性房室传导阻滞
9. 早期复极综合征
10. 单纯 T 波倒置综合征

一、QRS 波群的正常变异

(一)位置性 Q 波

正常人由于室间隔除极向量指向右前,可在 V_5、V_6 导联产生间隔性 Q 波。在肢体导联,间隔性 Q 波的出现与心电轴方向有关:在 QRS 电轴呈水平方向时,间隔性 Q 波出现于 Ⅰ、aVL 导联;在 QRS 电轴呈垂直方向时,间隔性 Q 波出现于 Ⅱ、Ⅲ、aVF 导联,间隔性 Q 波的时间<0.04s,振幅(深度)<1/4R 波。

无心脏疾患者由于心脏位置变化等因素可在某些导联出现异常 Q 波,Q 波时间≥0.04s 及(或)深度>1/4R 波,称为位置性 Q 波。位置性 Q 波易误诊为心肌梗死。

1.Ⅲ导联或 aVL 导联出现异常 Q 波(QS 型或 Qr 型)　根据 2000 年 ESC/ACC(欧洲心脏病学会/美国心脏病学院)公布确定的心肌梗死诊断标准为:①Q 波时间≥30ms,深度>0.10mV;②上述改变出现于 2 个或 2 个以上导联。由此可见,单独一个导联出现异常的 Q 波,心肌梗死的可能性很小。

(1)Ⅲ导联出现异常 Q 波:正常成人特别是肥胖体型者在Ⅲ导联出现异常 Q 波者颇不少见,据 Simon 报道,20%的 26～57 岁的健康人在Ⅲ导联可出现明显 Q 波而呈 QS 型、Qr 型或 QR 型。这可能是由于额面 QRS 电轴位于+10°～+30°,当 QRS 环体顺钟向运行,起始向量可投影于Ⅲ导联轴甚至 aVF 导联的负侧,故Ⅲ导联甚至 aVF 导联都可能出现起始的 Q 波。深吸气后屏住呼吸再描记,由于膈肌下降,QRS 有某种程度向下偏移,QRS 起始向量投影在Ⅲ、aVF 导联的负侧成分减少,因而Ⅲ导联、aVF 导联的 Q 波缩小甚至消失。Ⅲ导联单独出现 Q 波,于深吸气后明显缩小或消失,一般无病理意义。对可疑病例,可描记心向量图,进行动态观察。

(2)aVL 导联出现异常 Q 波:单独 aVL 导联出现异常 Q 波,而且 P 波与 T 波均呈倒置,可能是由于额面 QRS 电轴位于+90°左右,QRS 向量环大部分投影于 aVL 导联的负侧,而且 P 环与 T 环也投影于 aVL 导联的负侧。此时,aVR 导联出现与 aVL 相似的异常

Q 波,Ⅲ、aVF 导联出现高 R 波。单独 aVL 导联出现异常 Q 波,Ⅰ导联和左胸导联无异常的 Q 波,且 aVL 导联无 ST 段抬高及 T 波深倒置(>5mm),一般属于正常变异而无病理意义。

2. Ⅲ、aVF 导联出现异常 Q 波(QS 型、Qr 型、QR 型)　Ⅲ、aVF导联出现异常 Q 波,可能由于体位性因素所引起,也可能为病理性。根据吸气时 Q 波缩小作为两者的鉴别诊断依据并不十分可靠。更重要的鉴别依据是:①Ⅲ、aVF 导联有无明显的 ST-T 改变;②Ⅱ导联有无 Q 波;③aVR 导联的 QRS 波形。如果Ⅲ、aVF导联均出现异常 Q 波,并伴有 ST 段抬高,T 波深倒置(>5mm),则很可能是下壁心肌梗死。如果Ⅱ导联同时出现 Q 波,即使十分微小的 Q 波,高度提示其为下壁心肌梗死。aVR 导联的 QRS 波形变化对鉴别诊断也很有帮助。如果 aVR 导联呈 rS 型(反映起始向量向上),则下壁心肌梗死的可能性较大;如果 aVR 导联出现 QR型,则提示其为正常变异;如果 aVR 导联出现 QS 型,则无鉴别诊断价值。新近 Warner 提出,下壁导联 QRS 终末向量对诊断下壁心肌梗死也很有价值。下壁心肌梗死患者下壁导联的 R 波可能比较宽阔,有切迹。比较Ⅰ、Ⅲ导联,若Ⅲ导联的 R 波比Ⅰ导联延迟结束(≥20ms),则诊断下壁心肌梗死的敏感性为 53%,特异性为100%。对心电图难以诊断的病例,可描记心向量图和进行超声心动图检查(图 3-16,图 3-17)。

3. V_1、V_2 导联出现 QS 型　正常人由于心脏位置的变化可能在 V_1、V_2 导联出现 QS 型,这可能由于 QRS 电轴呈水平方向而且合并明显顺钟向转位,室间隔除极向量与 V_1、V_2 导联轴相垂直,故V_1、V_2 导联无起始的 r 波而呈 QS 型,V_{3R}、V_{4R} 也呈 QS 型。V_1、V_2 导联出现 QS 型合并 V_5、V_6 导联无起始的 Q 波很可能是室间隔梗死或左中隔支阻滞。如仅有 V_1、V_2 导联呈 QS 型,而且具有以下心电图特点,可能属于正常变异:①QS 型仅见于 V_1、V_2 导联,而不出现于其左的导联;②QS 型波形光滑锐利,无切迹和顿挫;③降低一个肋间描记可能出现 rS 型;④无明显的 ST-T 改变。对可疑病例尚需进一步检查如超声心动图、核素心室造影,必要时进行冠状动脉造影。

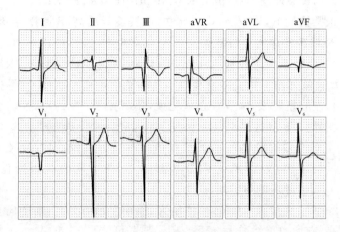

图 3-16　位置性 Q 波

Ⅲ、aVF 导联均出现明显 Q 波,aVR 导联呈 QR 型,反映起始向量并非向上,故非下壁心肌梗死

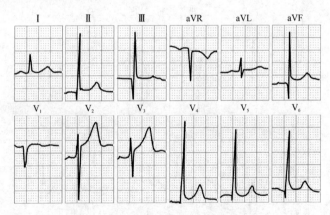

图 3-17　早期复极综合征引起的 Q 波

图示正常变异引起的 Q 波。本例为过早复极综合征。Ⅱ、Ⅲ、aVF 导联出现深而窄的 Q 波,考虑系"垂直位心脏"所引起,无病理意义

（二）R 波递增不良（poor R wave progression，PRWP）

正常情况下，从 $V_1 \sim V_{5(6)}$ 导联，R 波逐导增高，S 波逐导变浅，称为 R 波正常递增。如果从 $V_1 \sim V_{5(6)}$ 导联，R 波不能逐导递增，称为 R 波递增不良。按照 Zemma 的诊断标准，$R_{V3} < 3mm$，$R_{V3} \leqslant R_{V2}$ 为 R 波递增不良。R 波递增不良多见于前壁心肌梗死（等位性 Q 波）、左心室肥大、C 型右心室肥大，还可见于 7% 的正常人，属于正常变异。Zemma 提出以下鉴别诊断标准。

1. C 型右心室肥大　QRS 环体向右后方移位，向右前及向左的向量均减小，$V_1 \sim V_{5(6)}$ 导联均呈 rS 型，Ⅰ导联的 R 波降低（< 4mm），而Ⅰ导联的 S 波增深（> 1mm）。

2. 左心室肥大　QRS 环体增大，偏向左后方、向右前的向量虽然减小，左向力仍然增大。$V_1 \sim V_{3(4)}$ 导联可能呈 rS 型，V_5、V_6 导 R 波突然增大，> 25mm，Ⅰ导联的 R 波增大，> 4mm，Ⅲ导联的 S 波增深（图 3-18）。

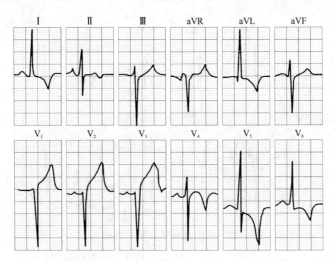

图 3-18　左心室肥大引起的胸导联 R 波递增不良

3. 前壁心肌梗死　前壁心肌梗死 QRS 向量前向力及左向力均减低，故Ⅰ导联的 R 波 < 4mm，V_3 导联的 R 波 < 1.5mm，

同时伴有胸导联复极异常,如 T 波深倒置,ST 段抬高等(图 3-19)。

4. 正常变异 7%正常人可出现胸导联 R 波递增不良,QRS 环体偏向左后,但前向力和左向力仍有某种程度的保留,故Ⅰ导联的 R 波>4mm,V_3 导联的 R 波>1.5mm,既无胸导联复极异常,也无左胸导联的 QRS 电压增高。

(三)$S_I S_{II} S_{III}$ 综合征($S_1 S_2 S_3$ 综合征,假性电轴左偏)

Ⅰ、Ⅱ、Ⅲ导联均出现明显的 S 波,称为 $S_I S_{II} S_{III}$ 综合征。这是由于 QRS 终末向量指向右上方,位于 $-90°$~$-150°$,投影在Ⅰ、Ⅱ、Ⅲ导联轴负侧之故,aVR 导联往往同时出现终末 R 波。

1. 发生机制 Schamroth 认为本综合征发生于右心室占优势的情况,主要由于右心室漏斗部及流出道肥厚,造成右心室电优

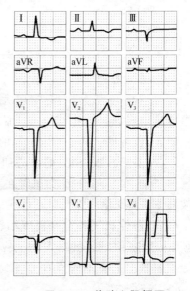

图 3-19 前壁心肌梗死、胸导联 R 波递增不良

V_1、V_2 导联呈 QS 型,V_3 导联出现微小的 r 波,V_4 导联呈 Qr 型,由于前壁心肌梗死引起胸导联 R 波递增不良

势。故临床多见于右室肥大、心尖部心肌梗死(梗死向量背离心尖部指向右上方)等。

2. 诊断标准 关于本综合征有两种诊断标准:①Ⅰ、Ⅱ、Ⅲ导联均出现明显的 S 波,S 波不一定大于 R 波,S 波也不一定超过 0.3mV;②Simonson 诊断标准:S 波在标准导联应超过正常年龄组的上限,S 波>R 波。如果按照前一种诊断标准,本综合征十分常见,约见于 20%正常人,属于正常变异,如果按后一种诊断标准,则正常人十分少见,多属病理情况(表 3-3)。

表 3-3　Simonson 诊断 $S_I S_{II} S_{III}$ 综合征标准

年龄(岁)	S_I (mV)	S_{II} (mV)	S_{III} (mV)
20～29	0.4	0.5	0.6
30～39	0.4	0.4	0.8
40～59	0.3	0.4	0.8

3. 常见原因

(1)右心室肥大:右心室肥大特别是右心室漏斗部及流出道肥厚容易出现 $S_I S_{II} S_{III}$ 综合征。临床多见于慢性肺心病引起的右心室肥大,也可见于其他原因引起的右心室肥大。

(2)前壁心肌梗死:前壁心肌梗死特别是累及心尖部时可能出现 $S_I S_{II} S_{III}$ 综合征。此类患者在 I、II、$V_4 \sim V_6$ 导联出现病理性 Q 波及 ST-T 变化。急性期还可观察到 $-aVR$ 导联 ST 段抬高。

(3)慢性肺气肿合并极度顺钟向转位:常可出现 $S_I S_{II} S_{III}$ 综合征,由于电轴极度左偏(实际上应属重度右偏),可能被误诊为左前分支阻滞。主要不同点在于本综合征 $S_{II} > S_{III}$,而左前分支阻滞 $S_{III} > S_{II}$(图 3-20)。

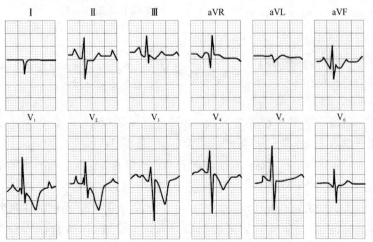

图 3-20　慢性肺气肿合并右心室肥大引起的 $S_I S_{II} S_{III}$ 综合征

（4）其他病因：本综合征偶可见于自发性气胸，可能由于气体包绕心脏造成心尖向后转位所致（图 3-21）。

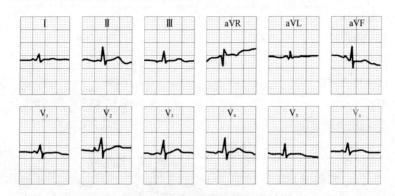

图 3-21　$S_I S_{II} S_{III}$ 综合征

患者为左侧自发性气胸。Ⅰ、Ⅱ、Ⅲ导联均出现明显的 S 波；aVR 导联出现终末 R 波；$V_1 \sim V_6$ 导联均呈 RS 型或 rs 型，QRS 电压明显降低。$S_I S_{II} S_{III}$ 综合征考虑由于气体包绕心脏，造成心尖向后转位所致

（5）正常变异：多见于健康年轻人，可能由于婴儿期右心室电优势持续存在之故。Ⅰ、Ⅱ、Ⅲ导联均出现明显的 S 波，但不一定达到上述的 Simonson 的诊断标准，心电图除 3S 外，无其他异常改变，临床也无器质性心脏病证据。

（四）室上嵴形

V_1 导联出现 RsR' 型或 rsr' 型，QRS 时间 < 0.12s，称为室上嵴形，约见于 2.5% 健康青年人。其发生机制一般认为是由右心室流出道室上嵴延迟除极所致。

室上嵴形可能被误诊为右束支阻滞。两者的鉴别要点见表 3-4。

室上嵴形的 $r'(R'$ 波）容易被误认为 J 点抬高而诊断为 Brugada 波，室上嵴形不伴有 ST 段抬高及（或）ST 段形态改变为其重要特点。

表 3-4   室上嵴形与右束支阻滞的鉴别诊断

	室上嵴形	右束支传导阻滞
r′(R′)/r(R)	<1	>1
低一肋间描记	r′(R′)波可能消失	r′(R′)波持续存在
V_{3R}、V_{4R} 导联	r′(R′)波可能消失	r′(R′)波仍然存在
I、V_5、V_6 导联的 S 波	<0.04s	可能>0.04s
ST-T 变化	多无	V_1 导联 ST 段压低、T 波倒置
其他心电图改变	多无	可能有 P 波和 QRS 波群异常
追踪观察	多年不变	可能有变化

(五)胸导联高电压

1. **右胸导联高电压**　某些胸壁菲薄的儿童、青年人由于右心室占优势，V_1、V_2 导联可出现高 R 波（R 波>10mm，R/S>1），可被误诊为右心室肥大。其与右心室肥大的鉴别要点为：①临床无引起右心室肥大的病因；②肢体导联 QRS 波电压无变化；③QRS 电轴无明显右偏；④右胸导联无 ST-T 改变。

2. **左胸导联高电压**　某些胸壁菲薄的儿童、青年人在 V_5、V_6 导联出现高 R 波（R>25mm），可被误诊为左心室肥大。其与左心室肥大的不同点为：①临床无引起左心室肥大的病因；②肢体导联 QRS 波电压多系正常；③左胸导联无 ST-T 改变。

二、ST 段的正常变异

(一)早期复极综合征(early repolarization syndrome, ERS)

早期复极综合征是比较常见的心电图改变，Parisi 等（1971）报道成人发生率为 1%～2.5%。既往认为本综合征完全属于正常变异心电图，近年来发现其可能伴发冠心病和肥厚型心肌病，并发现当其呈家族性发病时可能发生猝死。因此，临床遇到早期复极综合征心电图时，应注意其有无家族性发病（占 1%～3%），有无器质性心脏病症状等，切勿忽视其可能伴发的器质性心脏病。但从总体发病情况来看，本综合征更多见于正常人，多数属于正常变异。

1. **发病机制**　本综合征的主要发病机制是由于心室某一部分在整个心室除极尚未结束之前提早发生复极所致。提早发生复极的部位多位于左心室前壁心外膜。J波(点)反映心室复极开始,由于某部心室提早复极,故J波可出现于QRS终末部分结束之前。由于左心室前壁心外膜提早复极,可使动作电位2相缩短,3相提前,因而出现ST段上斜型抬高。ST段抬高与心率密切相关。当心率减慢(睡眠、服用普萘洛尔等),增加心肌复极的不一致,ST段抬高更加明显;而当心率增速(运动、注射阿托品、异丙肾上腺素、吸入亚硝酸异戊酯)使心肌复极趋于一致,抬高的ST段可回至基线。至于家族性ERS的发病机制可能与基因突变有关。

2. **心电图表现**　典型的心电图改变有以下特点。

(1)ST段抬高:ST段抬高在J点处即开始呈凹面向上或上斜型抬高,罕有呈凸面向上者。ST段抬高在$V_3 \sim V_5$导联最明显,可高达3～4mm,在V_6导联很少超过2mm,如超过2mm,提示其为病理性,在肢体导联一般也不超过2mm,ST段抬高不伴有相对应的导联ST段压低。

(2)出现明显J波:65%的病例出现J波,多呈尖峰型,也可呈顿挫型(R波降支出现顿挫、切迹)。J波在$V_3 \sim V_5$导联最明显。家族性ERS患者J波特别明显,可能属于特发性J波范畴。

(3)T波高大:胸导联T波通常高大,双支对称,有时可高达1.0mV,类似超急期心肌梗死。少数病例T波可呈倒置,双支不对称,口服普萘洛尔可转为直立(变异型)。

(4)心电图改变相对稳定:为本综合征特征之一,ST段抬高持续数日、数月甚至数年不变,有时由于交感神经张力改变或其他因素可引起ST段轻微变化,无规律性。

(5)对运动试验的反应:见发病机制。

(6)对过度换气的反应:快速过度换气15s之后,胸导联的高大T波可转为倒置,类似"冠状T",这可能由于交感神经兴奋引起心肌不同部位复极不协调的缩短有关。

（7）其他改变：左胸导联 QRS 电压可能增高，"过渡区"可能出现于 V_2 导联。偶尔下壁导联、左胸导联可出现深而窄的 Q 波（图 3-22，图 3-23）。

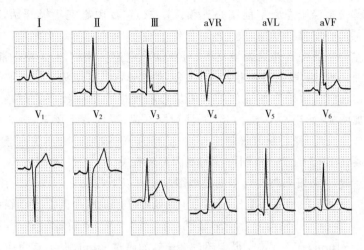

图 3-22　早期复极综合征（一）

Ⅰ、Ⅱ、Ⅲ、aVF、$V_3 \sim V_6$ 导联均见 ST 段抬高，呈斜直型，部分导联可见 J 波

3. 识别高危型 ERS　少数 ERS 患者可能发生猝死、运动试验时诱发出 TdP 等，提示 ERS 与恶性室性心律失常有一定的联系。电生理学研究显示，ERS 的 ST 段抬高发生机制与 Brugada 综合征相似，也是由于心外膜细胞 1 相末瞬时外向钾电流（I_{to}）增强所致。但其 I_{to} 密度明显低于 Brugada 综合征，故心律失常事件发生率也明显低于 Brugada 综合征。目前认为具有以下特点 ERS 患者可能属于高危型：①出现头晕，特别是发作晕厥者；②有青年猝死家族史、家族性 ERS，或家族中有 Brugada 综合征患者；③J 波和 ST 段抬高出现于下壁导联、侧壁导联和下侧壁导联；④J 波振幅≥0.20mV。高危型 ERS 猝死危险性较大，程序电刺激如能诱发出 VT/VF，可考虑植入 ICD（表 3-5）。

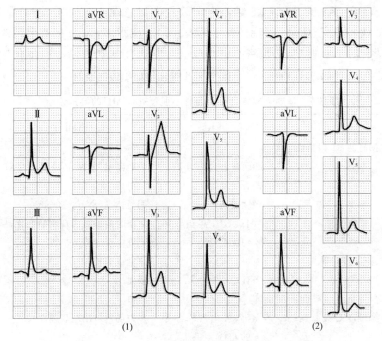

(1)　　　　　　　　　　　　　　　　(2)

图 3-23　早期复极综合征(二)

(1)运动试验前描记，Ⅱ、aVF、V_3 ～V_6 导联 ST 段均明显抬高，尤以 V_3 导联为著，呈凹面向上；(2)运动试验后描记，各导联 ST 段均降至基线

表 3-5　良性 ERS 与恶性 ERS 的鉴别诊断

	良性 ERS	恶性 ERS
ERS 家族史	无	可能有
猝死家族史	无	可能有
症状	无	可有头晕，发作晕厥
ST 段抬高的导联	多见于 V_3 ～V_5 导联	可见于下壁、侧壁、下侧壁导联
ST 段抬高和 J 波的 稳定性	稳定	可能变化
J 波振幅	<0.20mV	可≥0.20mV
运动试验	ST 段可降至基线	可能诱发 TdP
程序电刺激	（－）	可诱发出 VT/VF

4. 鉴别诊断   ERS 的心电图改变类似急性心肌梗死（AMI）和急性心包炎,应加以鉴别（表 3-6,表 3-7）。应指出,AMI 的心电图改变有时不够典型,必须将心电图改变与临床症状和血清心肌生化标志物结合起来进行考虑,不能单凭心电图改变进行鉴别。

表 3-6   早期复极综合征与急性心肌梗死(AMI)的鉴别诊断

	ERS	AMI
抬高的 ST 段特点		
形态	凹面向上,紧接 J 波之后出现	凸面向上,紧接 R 波降支之后出现
程度	轻度抬高	明显抬高,常可＞10mm
稳定性	数日、数月甚至数年可无变化	数小时内即可出现明显变化,1周内可能降至基线
ST 段时限	缩短	正常或延长
J 波	多有	多无
对应性 ST 段压低	无	多有
病理性 Q 波	无,偶可出现深而窄的 Q 波	多数病例可出现病理性 Q 波
冠状 T 波	罕有,多在过度换气之后出现	常可出现

表 3-7   早期复极综合征与急性心包炎的鉴别诊断

	ERS	急性心包炎
抬高的 ST 段特点		
范围	$V_3 \sim V_5$ 导联最明显,肢体导联也可出现	除aVR、V_1 导联外,其他导联均出现 ST 段抬高
稳定性	相对稳定,数日、数月甚至数年不变	变化较快,数日内即可发生变化,1～2 周可恢复正常
V_6 导联 ST 段抬高	少见	多见
V_6 导联 ST/T 比值	＜0.25	＞0.25

续表

	ERS	急性心包炎
V_1 导联 ST 段压低	少见	常可见到
P-R 段	无变化	ST 段抬高的导联 P-R 段压低，ST 段压低的导联 P-R 段抬高
J 波	明显	不明显
心率	可出现窦性心率过缓	常出现窦性心率过速

（二）Ediken 型 ST 段抬高

1954 年 Ediken 曾报道一组患者右胸导联 ST 段呈马鞍状抬高，临床无明显症状，心电图无其他异常改变，他认为属于正常变异，Schamroth 称之为 Ediken 型 ST 段抬高（图 3-24）。Ediken 型 ST 段抬高的特点是，ST 段仅轻度抬高，在 $V_2 \sim V_3$ 导联最明显，其后 T 波多呈直立，低—肋间描记，抬高的 ST 段可回降至基线，形态也恢复正常（图 3-25）。笔者 10 余年前曾见到 1 例中年男性因 V_2 导联 ST 段抬高疑诊急性前间壁心肌梗死住院观察，患者无胸痛及其他症状，观察 1 周，ST 段无任

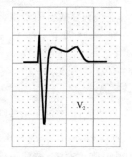

图 3-24　Edeiken 型 ST 段抬高放大图

何变化，后想到 Ediken 型 ST 段抬高，低—肋间描记，抬高的 ST 段降至基线，形态也恢复正常。以后随访多年，每次描记心电图，V_2 或 V_3 导联出现 ST 段抬高，低—肋间描记可恢复正常。

根据新近 ESC 制订的 Brugada 综合征诊断标准，Ediken 型 ST 段抬高可能属于 2 型或 3 型 Brugada 波。虽然有学者认为 2 型、3 型 Brugada 波多属正常变异，为慎重起见，对出现 Ediken 型 ST 段抬高者，应仔细追问病史，注意有无晕厥发作史，有无青年猝死家族史，升高 2 个肋间描记 $V_1 \sim V_3$ 导联，注意 ST 段抬高形态及程度有无改变。

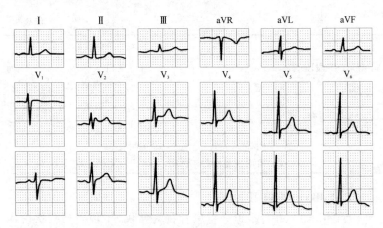

图 3-25　Ediken 型 ST 段抬高

胸导联上图常规部位描记，V_2、V_3 导联 ST 段抬高；胸导联下图低—肋间描记，V_2、V_3 导联 ST 段恢复正常

三、功能性 T 波变化

功能性 T 波变化包括 T 波倒置、T 波高耸和双峰 T 波等，其中以 T 波倒置最为常见，常易误诊为心肌炎和冠心病等。多数功能性 T 波异常心电图改变有一定特点，但仍应结合病史和临床资料做出判断。

（一）功能性 T 波倒置

1. 持续性幼年型 T 波（单纯性 T 波倒置综合征）　婴幼儿V_1～V_3 导联 T 波倒置十分常见，少数人此种现象可持续至成年，称为持续性幼年型 T 波，正常成年人发生率 0.5%～0.42%，女性相对多见。心电图改变有以下特点：①T 波倒置仅见于 V_1～V_4 导联，其他导联 T 波无改变；②T 波倒置的深度≤5mm；③深吸气、口服钾盐可能使倒置的 T 波转为直立（图 3-26）。

2. 两点半综合征（half-past-two syndrome）　系额面 QRS-T 夹角增大的一种表现。正常人额面 QRS-T 夹角一般不超过 45°，但有时可≥90°。瘦长体型者额面 QRS 电轴可为 90°（类似钟表的长针指向 6），而 T 电轴可指向－30°（类似钟表的短针，指向 2），其表现类似

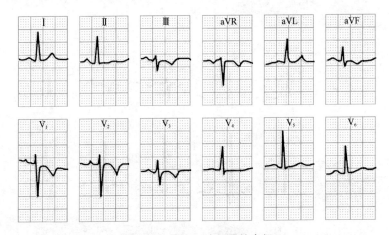

图 3-26　单纯 T 波倒置综合征

$V_1 \sim V_3$ 导联 T 波倒置，V_4 导联 T 波低平，V_5、V_6 及肢体导联 T 波无变化。患者为 24 岁女性，其心电图改变如同 7～8 岁儿童

钟表的两点半。两点半综合征一词首先为 Schamroth 所倡用，以后其他学者相继引用。本综合征多见于瘦长体型者临床无器质性心脏病证据。心电图改变有以下特点：①Ⅱ、Ⅲ、aVF 导联 QRS 波群主波向上，T 波倒置；②QRS 电轴与Ⅰ导联相垂直，故Ⅰ导联出现等相波（R＝S）；③口服钾盐（5g 左右）或运动后 T 波可转为直立（图 3-27）。本综合征Ⅱ、Ⅲ、aVF 导联有时可能出现小 q 波，应与下壁心肌梗死相鉴别（表 3-8）。

表 3-8　两点半综合征与下壁心肌梗死的鉴别

	两点半综合征	下壁心肌梗死
年龄、体型	青年人居多，瘦长体型	中年以上居多，可能为肥胖型
临床症状	无	可有心绞痛
心脏病证据	无	可能有冠心病或冠心病易患因素
T 波形态	双支不对称	双支可能对称，呈冠状 T
aVR 导联起始的 r 波	无	多有
口服钾盐	T 波可转为直立	不变或加重

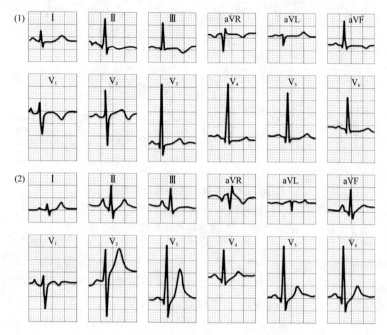

图 3-27 两点半综合征,$S_I S_II S_III$综合征

(1)Ⅱ、Ⅲ、aVF 导联的 QRS 波群呈 qRs 型,T 波倒置,QRS 电轴指向+80°,T 电轴指向-30°;(2)运动后描记,T 波恢复直立,QRS 电轴不变,T 电轴指向+30°。两图均出现 $S_I S_II S_III$ 综合征,患者为二尖瓣后叶脱垂(引自:Leo Schamroth. The electrocardiography of coronary artery disease.1985)

3. **心尖现象(孤立性 T 波倒置综合征)** 多见于瘦长型年轻人,发生机制可能由于心尖与胸壁之间的接触或压力(特别当探查电极紧压于胸壁时),干扰心室肌的复极过程,致使 T 波倒置。其心电图改变有以下特点:①T 波倒置多见于 V_4 导联,偶见于 V_4、V_5 导联;②右侧卧位时由于心脏与左胸壁脱离接触,T 波可转为直立(图 3-28)。

4. **人为性因素** 左侧肋骨切除者胸导联可出现 T 波倒置,这类

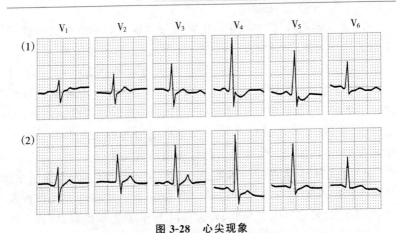

图 3-28 心尖现象

(1)平卧位描记;(2)右侧卧位描记

似直接从心外膜描记心电图。Littman 曾描记 1 例肋骨切除者心电图出现 T 波深倒置,U 波明显,类似尼加拉(Niagara)瀑布样 T 波(图 3-29)。

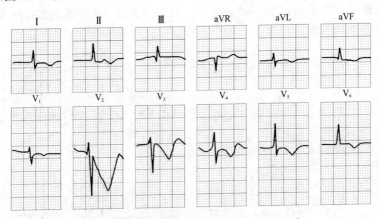

图 3-29 左侧肋骨切除引起的巨大倒置 T 波

患者为 50 岁男性,因缩窄性心包炎行手术治疗及肋骨切除,相当于 V_2、V_3 导联部位因肋骨切除而胸壁塌陷,V_2、V_3 导联 T 波深倒置,其他导联 T 波浅倒置

5. 过度换气后 T 波倒置 正常人过度换气后可出现胸导联 T 波低平甚至倒置,在过度换气后 20s 最明显,正常人发生率为 11%,少数人过度换气后的 T 波异常,可能系换气动作使潜在的"幼年型 T 波"明朗化。心电图运动试验如引起过度换气,其 T 波倒置与心肌缺血无关,应加以鉴别。过度换气引起 T 波倒置的机制不明,可能由于呼吸性碱中毒或交感神经兴奋早期引起心肌复极不协调的缩短有关,事前服用 β 受体阻滞药可能预防其发生。

6. 直立性 T 波异常 多见于心脏神经官能症患者,女性居多。其发生机制可能与直立时交感神经兴奋有关。其心电图改变特点为:①T 波倒置多见于 II 导联,若卧位时 II 导联 T 波倒置,则直立位时或深吸气时 T 波倒置可加深;若站立时 II 导联 T 波倒置,卧位时或深呼气时 T 波可转为直立;②口服普萘洛尔可防止直立性 T 波倒置的发生。

7. 餐后 T 波倒置 部分健康人于餐后〔(特别是热量>5021kJ,1200 千卡)〕30min,I、II、$V_2 \sim V_6$ 导联 T 波可转为低平甚至倒置。空腹描记心电图 T 波可转为直立。餐中加钾盐 3g 可能防止餐后 T 波异常的发生。正常人于喝冷水后也可出现 T 波倒置(图 3-30)。

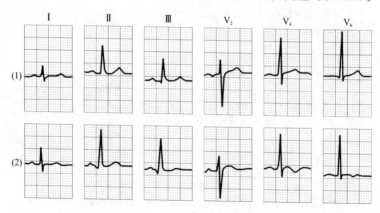

图 3-30 餐后 T 波倒置

(1)空腹时描记;(2)餐后描记

8. β受体功能亢进综合征　青年女性居多,常伴有自主神经紊乱的表现,如心悸、出汗、血压波动等。其心电图改变特点为:①T波低平、倒置多见于Ⅱ、Ⅲ、aVF导联。也可见于胸导联,常伴有ST段压低。②直立位描记心电图T波倒置更加明显。③口服普萘洛尔20~40mg后30min、60min描记心电图,ST-T常可明显改善或恢复正常。对中年以上男性患者常需进一步检查,如采用多巴酚丁胺超声心动图试验等,心电图运动试验可出现假阳性诊断价值不大。

9. 惊恐、忧虑等情绪刺激引起的T波异常　某些无器质性心脏病者由于情绪刺激等可引起T波倒置,多见于Ⅱ、Ⅲ、aVF导联。当情绪平静后或口服普萘洛尔后,T波可转为直立,T波倒置持续时间短暂,为一过性,不成为明显的临床问题。

10. 早期复极综合征　少数ERS患者ST段抬高的导联T波不是高耸而呈倒置,有时T波深倒置>5mm,类似"冠状T",注意到ST段抬高的特点不难识别。口服钾盐可使T波转为直立,过度换气可使T波倒置加深,对可疑病例应行动态观察和进一步检查。

11. 心动过速后T波倒置　阵发性室上性心动过速或阵发性室性心动过速发作终止后,可出现短暂时间的T波倒置,有时可伴有ST段轻度压低。目前认为此种T波改变属于电张调整性T波,与心肌电生理特性、钾离子通道改变引起的复极改变有关,与心肌缺血、损伤无关。也有学者对上述观点提出异议。其心电图改变特点为:①T波倒置程度不一,可深可浅,有时可伴有ST段压低,但罕有ST段抬高者;②T波倒置可出现于任何导联;③T波倒置持续时间不定,从数日到数月。对心动过速后T波倒置者临床意义的判断,应根据具体情况而定。患者若为无器质性心脏病年轻人,发作阵发性室上性心动过速后出现短暂性T波倒置多无临床意义。若患者为中老年人,或于阵发性室性心动过速后出现T波倒置且持续时间较长,心肌缺血、心肌损害难以排除,应做进一步检查并行追踪观察。

(二)功能性T波增高

对T波增高(T波高耸)缺乏明确的诊断标准,一般认为肢导联的T波振幅>6mm,胸导联的T波振幅>10mm特别是高于同导联R波振幅者为 T 波增高。T 波增高虽可见于一些病理状态如超急期心肌梗死、心内膜下心肌缺血、高钾血症等,但更多见于正常变异如早期复极综合征、迷走神经张力增高等非病理状态。对 T 波增高临床意义的判断,应结合患者的临床情况,有无症状,有无其他心电图改变,必要时进行动态观察。功能性 T 波增高有以下特点可供参考:①T 波增高多见于胸导联,可伴有 R 波增高,ST 段凹面向上抬高,J 点上移;②T 波增高双支不对称;③休息或口服钾盐后 T 波可能恢复正常(图 3-31)。

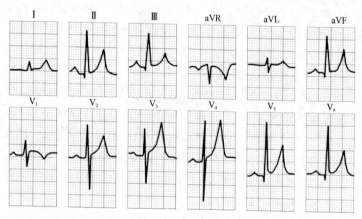

图 3-31　早期复极综合征引起的 T 波高耸

(三)双峰 T 波

T 波出现两个尖峰称为双峰 T 波,反映左右心室复极不同步(一般为右心室复极延迟)或心室前后壁复极不同步,多见于病理状态如右束支传导阻滞、右心室负荷加重的先心病(双峰 T 波出现于 $V_1 \sim V_2$ 导联)、心肌缺血和心肌缺血伴有左心室肥大等(双峰 T 波出现于 V_5、V_6 导联)。长 Q-T 综合征特别是遗传性(特发性)长 Q-T 综合征常出现 T 波变形,也可出现双峰 T 波,往往伴有 Q-T 间期明显延长。健康儿童在 V_1、V_2 导联常可出现双峰 T 波,反映右心室电优势。偶尔,双峰 T 波可见于甲状腺功能亢进、某些中枢神经系统疾患等,可能反映交感神经张力改变引起心室复极过程的变化,无临床意义。判断双峰 T 波的临床意义,应结合患者的年龄、双峰 T 波出现的导联、有无 QT 间期延长和器质性心脏病综合考虑(参见图 3-12)。

四、属于正常变异的心律失常

(一)正常人夜间睡眠时出现的心律失常

正常人夜间睡眠时由于迷走神经张力亢进,可能出现一些心律失常,如窦性心动过缓,低于 40/min,并可出现长达 2.5～3s 的窦性停搏,短暂的交接性逸搏及交接性逸搏心律;有时还可能出现房室传导阻滞,如一度房室传导阻滞、文氏型二度房室传导阻滞等。以上的心律失常在训练有素的运动员更易出现,甚至在白天描记心电图也可出现类似情况。

(二)游走心律

心脏的起搏点不稳定称为游走心律,常见的有:①窦房结内游走心律;②心房内游走心律;③窦房结-交接区游走心律;④交接区内游走心律。

1. 窦房结内游走心律

①P 波形态每搏可有轻度差异,如果起搏点游走于窦房结头体尾不同部位,P 波形态差异可十分显著,但不会出现逆传型 P 波。

②P-R 间期也有差异,但均位于 0.12～0.20s。

③P-P 间期不规整,多伴有窦性心律不齐,与呼吸有关或无关(图 3-32)。

2. 心房内游走心律

①P 波形态多变,有时可呈逆传型。

②P-R 间期差异明显,但 P-R 间期不会<0.12s。

③P-P 间期可不规整,P 波频率<100/min。

3. 窦房结-交接区游走心律

①随着节律点由窦房结、心房游走至交接区,P 波形态可由直立、变形转为倒置。交接区的激动逆传至心房产生的 P 波称为逆行 P^- 波,其形态在 Ⅱ、Ⅲ、aVF 导联倒置,aVR、V_1 导联直立。

②P-R 间期也由于节律点游走发生变化。窦性 P 波与房性 P' 波的 $P(P')$-R 间期均>0.12s,交接区产生的逆行 P^- 波可位于

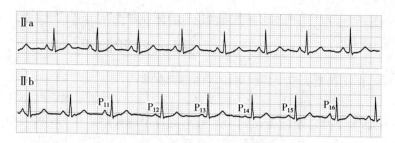

图 3-32　窦性心律不齐和窦房结内游走性节律点(连续描记)

上行心电图 P 波频率约 73/mm，P 波形态每搏无改变。

下行心电图心率下降至 63~68/min，P_{12}~P_{15} 的形态不尽相同(振幅下降)，但仍呈直立(引自参考文献 10)

QRS 波群之前(逆传心房早于下传心室)，P^--R 间期＜0.12s；逆行 P^- 波也可埋没于 QRS 波群中(逆传心房与下传心室同时发生)；逆行 P^- 波还可位于 QRS 波群之后，R-P^- 间期一般＜0.16s(下传心室早于逆传心房)。应指出，逆行 P^- 波的 P^--R 间期或 R-P^- 间期并非代表房室传导时间。P^--R 间期只反映心房除极比心室除极提早的时间，而 R-P^- 间期则反映心室除极比心房除极提早的时间。

③随着节律点游走至交接区，P-P 间期与 R-R 间期延长，心率减慢(图 3-33)。

4.交接区内游走心律

①交接区内不同部位节律点轮替发出激动，P 波均呈逆行，可能位于 QRS 波群之前、之后或与 QRS 波群重叠。

②QRS 波群时间正常，R-R 间期多呈规整(图 3-34)。

上述的游走心律心电图改变有时十分复杂，但多属正常变异，预后良好。

(三)某些异位心律

窦房结以外的起搏点发放的激动称为异位心律。异位心律可能属于正常变异，有些可能为病理性。

1.冠状窦性心律　Schamroth 认为系心房下部心律，其心电图

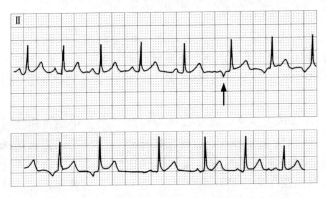

图 3-33 窦房结-交接区游走性节律点

上图开始 5 个心搏为窦性心搏,P 波直立,P-P 间期稍不匀齐,0.60~0.64s,从第 6 个心搏开始,P 波转为倒置,P⁻-P⁻间期 0.70s,一直到下图第 3 个心搏 P 波转为直立,倒置的 P⁻波可能起源于交接区,也可能起源于心房下部。下图 P₃可能为房性融合波

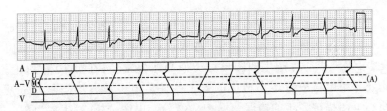

图 3-34 交接区内游走性节律点

P 波为逆行,QRS 时间正常,心室率约 86/min,为加速的交接性心律。起搏点在交接区内上中下不同部位游走。当起搏点位于上方,逆传夺获心房较早,P⁻波位于 QRS 波群之前。当起搏点位于中部。心房心室几乎同时除极,P⁻波埋没于 QRS 波群之中,当起搏点位于下方,逆传夺获心房较迟,P⁻波位于 QRS 波群之后(引自参考文献 10)

改变特点为:

①P 波呈逆传型,Ⅱ、Ⅲ、aVF 导联 P 波倒置,aVR 导联 P 波直立,V₁ 导联 P 波负正双向,Ⅰ、V₅ 导联 P 波低平、直立。

②P'-R 间期>0.12s。

也有人认为其为交接性心律伴一度前向传导阻滞。此种心律失常多呈一过性,增加心率、变换体位、甚至于描记心电图过程中即可转为窦性心律。大多数患者无心脏病证据或病理原因,预后良好。

2. 房性逸搏心律或交接性逸搏心律　当窦房结自律性过低或传出阻滞时,潜在起搏点心房或交接区可发出一次或多次的逸搏形成逸搏心律。房性逸搏心律或交接性逸搏心律可能为生理性或病理性。这取决于窦房结自律性过低,是由于一过性迷走神经功能亢进或是病态窦房结综合征所致。如属前者,持续时间短暂,一般不引起症状,尽管心电图改变十分复杂,预后良好。如属后者,窦性心律十分缓慢,而且持续存在,常可引起头晕,甚至晕厥发作,常需安放人工心脏起搏器。

第三节　电极放置不当引起的人工伪差

心电图描记过程中,由于人为性因素造成一些人工伪差(artefacts),易与病理心电图相混淆,造成误诊。由于交流电干扰、肌肉震颤、体位移动等产生的图形可类似心律失常,将在第 10 章讨论。此处介绍电极放置不当造成的人工伪差。电极放置不当是最常见的心电图描记发生的错误。据 11 432 份心电图分析,发生率为 2%。估计每年全球描记心电图的人数为 30 亿,则有 600 万份可能发生电极放置不当引起的人工伪差。

一、左右上肢导联反接

这是最常见的导联线接错,左右上肢导联线反接产生的心电图在肢体导联酷似右位心。I、aVL 导联 P、QRS、T 波均呈倒置,aVR导联图形类似正常的 aVL 导联,P、T 波往往直立,但胸导联 R 波仍呈正常递增是其与右位心相鉴别的要点。

二、上下肢导联反接

　　将上肢导联线错接到相应的下肢,Ⅰ导联的两个上肢导联线分别接到左右两个下肢,由于两个下肢无电位差,故Ⅰ导联出现等电位线,而Ⅱ、Ⅲ、aVF导联QRS波形向下,酷似心肌梗死。图3-35上图系上下肢导联线反接,开始误诊为急性心肌梗死,由于Ⅰ导联呈直线状,始想到上下肢导联线接错。下图系肢体导联线正常连接后描记。应指出,任何病理心电图很少出现直线状波形,如出现直线状波形,应想到上下肢导联线反接的可能。

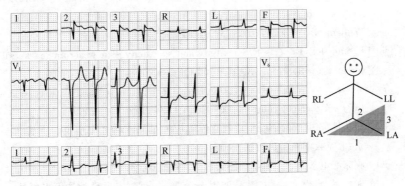

图3-35　上下肢导联线反接

三、胸部电极位置不当

　　据观察,胸部电极位置相差2cm(升高或降低)就会产生明显心电图波形异常如R波振幅、ST段、Q波和"过渡区"的改变。电极位置放置过高可产生QS型,R波振幅降低,误诊为心肌梗死,因此,描记心电图时胸部电极放置的位置一定要准确,住院患者反复描记心电图应将胸部电极位置做一标记以利前后对比。

(马　慧　王云文)

参 考 文 献

[1] 张文博,李跃荣.心电图诊断手册.3 版.北京:人民军医出版社,2006: 37-75.

[2] 张文博.心电图鉴别诊断学.西安:陕西科学技术出版社,1987:108-123.

[3] 张文博,尹兆灿,刘传木.心电图精粹.北京:科学技术文献出版社,1995: 8-30.

[4] 张开滋,郭继鸿,刘海洋,等.临床心电信息学.长沙:湖南科学技术出版 社,2002:215-244.

[5] Sgarbossa EB, Wagner GS. Electrocardiography. In Topel EJ (ED). Textbook of Cardiovascular Medicine. 2nd ed. Philadelphia: Lippincott Williams & Wilkins,2002:1329-1354.

[6] Fromm RE,Roberts R.Sensitivity and specificity of new serum markers for mild cardionecrosis.Curr Probl Cardiol,2001,28:247-297.

[7] Wilde AA,Antzelevitch C,Borggrefe M,et al.Proposed diagnostic criteria for the Brugada Syndrome.Eur Heart J,2002,23:1648-1660.

[8] 崔长琮.心电图的细胞生理和遗传学基础.见郭继鸿主编.心电学进展.北 京:北京大学医学出版社,2002:18-35.

[9] 临床心电学杂志编辑部一图解概念.临床心电学杂志,2009;18(6):470.

[10] 龚仁泰,张松文,心电图 P 波形态诊断学.合肥:安徽科学技术出版社, 2009:276-280.

[11] Boineau JP.The early repolarition variant-normal or a marker of heart disease in certain subjects.J Electroeardiol,2007,40(1):3e11-3e16.

[12] 王红宇.T 波峰末间期.临床心电学杂志,2008,17(4):277-279.

[13] 鲁瑞.早期复极综合征的临床新评价.临床心电学杂志,2010,19(6): 321-323.

第四章 心电向量图的基本概念

本章介绍心电向量图的一些基本概念,其目的不是要求读者学会阅读与分析心电向量图,而是学会用心电向量的概念去理解和解释心电图,从而加深对心电图正常波形与病理波形的理解。

第一节 心电向量图的产生原理

一、心电向量的形成

心房、心室除极或复极过程中产生无数的电动力,这些电动力既有方向(向),又有大小(量),故可用物理学的"向量"概念来表达。通常用带箭头的线段(箭矢)示意,箭头的方向反映向量的方向,箭矢的长度反映向量的大小,箭矢前端代表正电荷(电源在前),箭矢尾端代表负电荷(电穴在后),若以 0.01s 为时间单位,在此时间内有无数的心肌细胞在进行电活动,其产生的电动力方向不尽相同,有一些方向相反,可相互抵消;有一些方向相同,又可以叠加,最后可归并成一个合力即综合向量(图 4-1),称为瞬间综合心电向量。每 0.01s 内除极(或复极)的心肌细胞数目和方位均不相同,因此,瞬间综合心电向量的方向和大小也在不断地变化着。按发生的顺序,将不断变化的各个瞬间综合心电向量在空间运行的轨迹连接起来,就可以形成一个空间心电向量环。如此可求得 P 向量环、QRS 向量环、T 向量环等(图 4-2,图 4-3)。

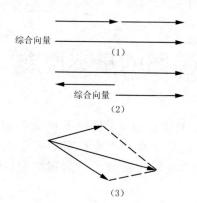

图 4-1 综合向量示意图

（1）两个向量方向相同则相加；（2）两个向量方向相反则相减；（3）两个向量方向不同则形成夹角，则采用平行四边形法则求出综合向量

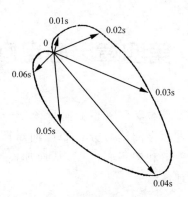

图 4-2 心电向量环形成示意图

6个箭矢分别代表 0.01～0.06s 6 个连续的瞬间综合向量，将 6 个箭头顺序连接起来，便形成一个心电向量环

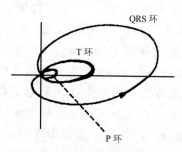

图 4-3 P 环、QRS 环和 T 环示意图

二、心电图与心电向量图之间的关系

心电图与心电向量图是用不同的方法反映同一事物——心脏的电活动，两者密切相关。心电图是空间心电向量环在相关的平面上投影而形成的。

(一)一次投影和二次投影

心脏是一个立体器官,其产生的心电向量存在于空间之中,形成空间向量环。对一个立体的事物,可以通过 3 个互相垂直的平面来表达它。3 个平面由 3 个轴所构成,即左右轴(X 轴)、上下轴(Y 轴)和前后轴(Z 轴)。X 轴与 Y 轴构成额面(左右、上下)、X 轴与 Z 轴构成横面(左右、前后)、Z 轴与 Y 轴构成侧面(前后、上下)。通过 3 个平面的观察,可以确定各个瞬间综合心电向量在空间的方位,从而推断空间心电向量环的立体形象,空间心电向量环投影在 3 个互相垂直的平面上,形成不同平面的心电向量环,如额面心电向量环、横面心电向量环和侧面心电向量环,这就是一次投影(图 4-4)。平面心电向量环再投影在相关的导联轴(指导联正负两极之间假想的连线)上,则形成体表心电图,这就是二次投影。例如心房除极产生的 P 向量环投影在额面、横面和侧面,就分别形成额面 P 向量环、横面 P 向量环和侧面 P 向量环。额面 P 向量环投影在相关的导联(肢导)上,就形成肢体导联的 P 波;横面 P 向量环投影在相关的导联(胸导联)上,就形成胸导联的 P 波。当前临床惯用的导联没有与侧面相关的,食管内导联可与侧面相关,只在特殊情况下采用。综上所述,根据投影概念,可以从心电向量图大体上描绘出心电图来,反过来,也可从心电图大体上画出心电向量图来。

(二)平面向量环在导联轴上投影的测绘

下面介绍平面向量环在导联轴上的投影。任何一个平面向量环在导联轴上的投影就是从环体的最远端向导联轴做垂线,垂线与导联轴相交点与导联轴中点的距离即为心电图波形的高度和深度,若位于导联轴的正侧,则为正向波,若位于导联轴的负侧,则为负向波。现以图 4-5 为例,QRS 向量环逆钟向运行(箭头指示运行方向),起始向量最远端向 I 导联轴上做垂线,其与导联轴中点的距离,即为起始波的振幅,因其位于导联轴的负侧,故描记出负向波(Q 波),最大向量最远端向 I 导联轴做垂线,其与导联轴中点的距离即为该波的振幅,因位于导联轴的正侧,故描记出 R 波,终末向量最后回到起点,终末向量最远端向导联轴做垂线,其与导联轴中点重合,

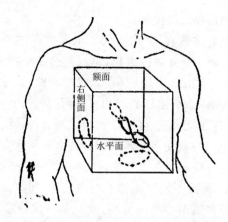

图 4-4   空间心电向量环在 3 个平面上的投影

故位于等电位线。如此该 QRS 向量环投影在 I 导联轴上，描记出
qR 波形。依照上述方法，该 QRS 向量环投影在 II 导联轴上，描记出
qRs 波形，投影在 III 导联轴上，也描记出 qRs 波形。为加深初学者
对二次投影的理解，下面再介绍 2 例 QRS 向量环在相关导联轴上的
投影。

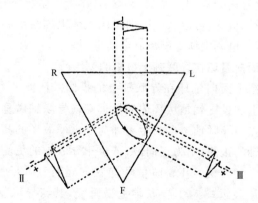

图 4-5   额面 QRS 向量环在标准导联轴上投影的测绘

(三)QRS 向量环在相关导联轴上的投影

1. 额面 ORS 向量环在肢体导联轴上的投影   图 4-6 为一正常

的额面 QRS 向量环,起始和终末向量都很小,位于右上象限,环体呈长圆形,位于左下象限,整个 QRS 环顺钟向运行。QRS 环起始向量投影在Ⅰ导联的负侧,产生一小的 q 波;环体大部分投影在Ⅰ导联的正侧,产生一大 R 波,终末向量较小,也投影在Ⅰ导联的负侧,故产生一终末的 S 波,如此额面 QRS 向量环投影在Ⅰ导联产生 qRs 波。同理,QRS 向量环在Ⅱ、Ⅲ、aVF 均产生 qR 波。QRS 环的起始向量和环体大部分均位于 aVL 导联的正侧,故产生一 R 波,终末向量投影在 aVL 导联的负侧,故产生终末的 S 波,故呈 Rs 型。QRS 环大部分投影在 aVR 导联的负侧,而起始与终末向量投影在 aVR 的正侧,故产生 rSr′型。QRS 向量与Ⅱ导联轴平行,在Ⅱ导联投影最大,故Ⅱ导联 R 波最高,QRS 电轴在 60°左右。

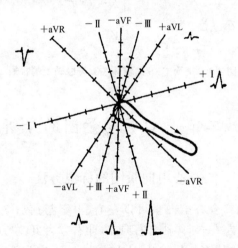

图 4-6　额面 QRS 向量环在肢体导联轴上的投影

2. 横面 QRS 向量环在胸导联轴上的投影　图 4-7 为一正常横面的 QRS 向量环,环体呈卵圆形,呈逆钟向运行,起始向量位于右前,投影在 V_1、V_2 导联轴的正侧,故在该导联产生起始的 r 波;投影在 V_5、V_6 导联的负侧,故在该导联产生起始的 q 波。环体的大部分和终末向量投影在 V_1、V_2 导联的负侧,故产生终末的 S 波,故 V_1、V_2 导联呈 rS 型;环体大部分投影在 V_5、V_6 导联的正侧,终末向量投影在 V₅、V₆ 导联的负侧,故 V₅、V₆ 导联呈 qRs 型。环体的前半部分投影在 V₃、V₄ 导联的正侧,后半部分投影在 V₃、V₄ 导联的负侧,故 V₃、V₄ 导联呈 RS 型。由于环体逆钟向运行,从 V₁～V₆ 导联,R 波逐渐增高,S 波逐渐变浅。

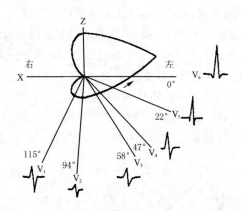

图 4-7   横面 QRS 向量环在胸导联轴上的投影

第二节   心电向量图的分析

一、心电向量图的标记方法

各个瞬间综合心电向量可以左右、上下与前后 3 个方位来确定。X 轴表示左右方向,轴自右向左,即右方为负,左方为正。Y 轴表示上下方向,其轴自上向下,其上方为负,下方为正。Z 轴表示前后方向,其方向由后向前为右侧面,前方为正,后方为负;左侧面自前向后,后方为正,前方为负。

3 个投影面由 3 个互相垂直的轴交叉所组成。①上横面:从受检者的头部观察,故称为上横面,由 X 轴与 Z 轴构成;②前额面:从受检者的前面观察,故称为前额面,由 X 轴与 Y 轴构成;③侧面:可从受检查的左侧面或右侧面观察,国内惯用右侧面,由 Z 轴与 Y 轴构成。

各个平面有 4 个象限,一般按真实方位命名。例如,横面的 4 个象限,以顺钟向方向为序,依次称为左前、右前、右后和左后象限。各平面角度的标记方法,以水平线的左端为 $0°$ 以此为起点,水平线以下为 $0°\sim+180°$,水平线以上则为 $0°\sim-180°$。

二、空间心电向量图的分析方法

对心电向量图的分析,分定性与定量分析。前者包括对 3 个平面上 P 环、QRS 环及 T 环的形态、方位、大小、运行方向、运行速度等进行定性描述;后者包括对各环(段)的运行时间、各环最大向量的方位(单位度数)及振幅(单位 mV)等进行定量检测。本节重点介绍定性分析。

对心电向量图的观察,首先辨别出 E 点(等电点),E 点为心电向量图机示波管电子束在描出 P 环之前稳定不动时所形成之点,相当于心电图的 TP 段,X、Y、Z 3 个坐标轴均通过此点以形成额面、侧面和横面 3 个互相垂直的面。心电向量图的时间标记用辉点或泪点,每个辉点相当于 $2\sim2.5$ms。辉点的钝端向前为环的运行方向。运行速度是按各光点间的距离来确定,如光点密集,表示运行速度缓慢;光点稀疏,表示运行速度快。当正常运行的环与某一个投影面垂直时,在该面上可表现为运行缓慢。环的振幅测量应用直角边法,以直角边信号长度代表 1mV 电压。

1. P 向量环的分析 对 P 向量环的分析,包括在 3 个投影面上的形态、运行方向、最大 P 向量的方位(角度)和振幅(毫伏)。一般的心电向量检查,不对 P 向量环进行描述。

2. QRS 向量环的分析 对 QRS 环的分析包括。①环的形态:一般可用阔叶、卵圆、圆形、狭长、"8"字形描述。应注意环的轮廓是否光滑,有无扭结、粗钝或"蚀缺",如有改变,应记录其所在的部位及持续时间。②环的运行方向:可分为顺钟向、逆钟向或"8"字形运行,"8"字形又可分为先逆后顺,或先顺后逆两种。③环的运行速度:应 3 个平面同时观察。④环的划分:QRS 环可分为起(初)始向量(Q 环)、环体[R 环,又可分为离心支和归(回)心支]与终末向量(S环)。其终点不一定与原点 O 相重合,而终止于 J 点。⑤最大 QRS 向量:以 QRS 环起点"O"到 QRS 环最远点的向量,应测量它的振幅与方位。最大 QRS 向量出现时间为 0.04s 左右。最大 QRS 向量的方位通常与平均电轴是一致的。⑥半面积向量:从 E 点出发,作一条能将 QRS 面积分为二等份的线,此线即代表半面积向量的方位和振幅,半面积向量的意义与最大 QRS 向量相同。⑦最长度与最宽度:最长度也称长轴,是环两端最远点的连线,最宽度是指环的最宽处。⑧QRS 时间:自 QRS 环开始至其终止所占有的总时间,按辉点计算,单位一般用毫秒(ms)。⑨向力及其时间:向力或称向量,可分为起始、最大与终末向力三部分。向力的大小以毫伏(mV)为单位,时间仍以辉点来计算,以 ms 为单位(图 4-8)。

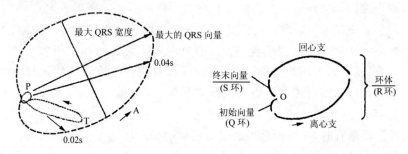

图 4-8　QRS 环的测量和划分

3. ST 向量的分析　当 QRS 环不闭合时,从 QRS 的起点"O"至其终点"J"的连线,即 ST 向量。观察 ST 向量应注意其大小及方位。

4. T 向量环的分析　对 T 向量环的观察,应注意其形态、运行方向及速度,最大 T 向量的方位、大小、长宽比值、最大 T 向量与最大 QRS 向量比值。

第三节　正常心电向量图

一、P 向 量 环

心房除极产生 P 向量环。P 环可分为 3 个主要成分：P_1 由右心房除极所产生，其产生的向量向前下略偏左；P_2 由右、左心房除极所产生，其产生的向量向下略偏前，比 P_1 更向左；P_3 为左心房除极所产生，其产生的向量向下并向左后。P 波振幅很小，必须高度放大，才能识别。心房复极产生的 T_a 向量环，其方向与 P 向量环相反，因其比 P 向量环还小，一般不易辨认(图 4-9)。

1. 额面 P 向量环　额面 P 向量环最大，多呈狭长形或梨形，形态比较恒定，逆钟向运行，位于左下象限，最大向量平均为 65°。

2. 横面 P 向量环　横面 P 向量环最小，变异较大，多呈椭圆形，少数呈"8"字形，最大向量在 0°左右。

3. 侧面 P 向量环　侧面 P 向量环位于下方，偏前或偏后，多呈狭长形，最大向量平均为 85°(图 4-9)。

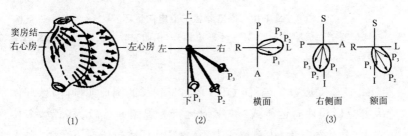

图 4-9　心房除极与 P 向量环的形成

(1)心房除极；(2)心房除极的 3 个主要向量；(3)P 向量环在 3 个平面上的投影(引自：黄大显.现代心电图学,1999)

二、QRS 向量环

心室除极过程形成 QRS 向量环。QRS 向量环包括以下 6 个主要成分:①室间隔除极向量:由室间隔左心室面开始,其向量朝向右前,偏上或偏下;②左右心室心尖部除极,由于左心室除极向量明显大于右心室,右心室除极向量被抵消,综合向量方向朝向左前下;③左心室前壁除极,向量方向朝向左前下;④左心室侧壁除极,向量方向朝向左下偏后;⑤左心室后壁除极,向量方向朝向左后下;⑥左右心室基底部除极,向量方向朝向后上,偏左或偏右(图 4-10)。

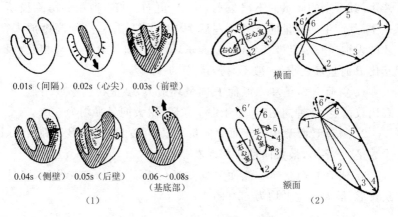

0.01s(间隔)　0.02s(心尖)　0.03s(前壁)

0.04s(侧壁)　0.05s(后壁)　0.06～0.08s (基底部)

横面

额面

(1)　　　　(2)

图 4-10　心室除极的心电向量环

(1)心室除极顺序;(2)QRS 环形成原理(引自:黄大显.现代心电图学,1999)

1. **额面 QRS 环**　额面 QRS 环多呈狭长的圆形或柳叶状,环体绝大部分做顺钟向运行或"8"字形运行。起始向量较为分散,多位于右上,其次为左上,少数位于左下。QRS 环体位于左下象限,最大向量平均为 20°～70°,终末向量一般向右、偏上或偏下。

2. **横面 QRS 环**　横面 QRS 环多呈横置的阔叶形、椭圆形或三角形。环体绝大部分做逆钟向运行,起始向量多在右前,少数为左前;环体位于左前象限与左后象限之间,最大 QRS 向量分布范围较大,95% 位于＋30°～－30°;终末向量位于左后或右后,在右后象限的面积正常不超过 15%。

3. 侧面 QRS 环　右侧面 QRS 环多为卵圆形,绝大多数环体做顺钟向运行,起始向量位于前上,少数位于前下,最大 QRS 向量 95％为 60°～135°。左侧面 QRS 环多呈逆钟向运行,其他与右侧面大致相同。

三、ST 向 量

自心室除极完毕至心室复极开始的短暂时间内,心向量图上表现为 QRS 环的起点(O)与终点 (J)重合,使 QRS 环闭合,然后 T 环开始,此段时间相当于心电图的 ST 段。少数正常人 QRS 环不闭合,其终点移至起点的左前方,偏上或偏下。自起点至终点 J 的连线称为 ST 向量。若 ST 向量朝向左前,引起 $V_1 \sim V_3$ 导联 ST 段抬高;若 ST 向量朝向右后,则引起胸前导联

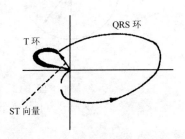

图 4-11　ST 向量和 T 环(横面)
ST 向量朝向右后方

ST 段压低,急性心肌梗死时可出现明显的 ST 向量(图 4-11)。

四、T 向 量 环

T 向量环由心室复极所产生,它比 QRS 环小,外形狭窄,呈长圆形或腊肠形,运行方向与 QRS 环一致。T 环分为 3 个主要成分:①T_1 由室间隔及左心室心尖部复极所形成,其向量方向朝向左前下;②T_2 由左右心室心尖部及左心室侧壁复极所形成,其向量方向仍朝向左前下;③T_3 由左心室心尖部和左心室侧壁继续复极所形成,方向继续向左,整个 T 向量环朝向左前下。

五、QRS-T 夹角

最大 QRS 向量与最大 T 向量之间形成的夹角为 QRS-T 夹角,分正负两种。当 QR5-T 夹角位于最大的 QRS 向量顺钟向侧为正夹角;位于最大 QRS 向量逆钟向侧为负夹角。

成人 QRS-T 夹角在横面和额面均为正夹角,在横面上不超过60°,在额面上不应超过45°,右侧面上 QRS-T 夹角正常范围较大,一般在110°(图 4-12)。

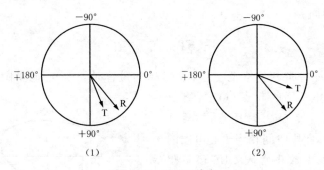

图 4-12 QRS-T 夹角

(1)正夹角;(2)负夹角

(张文博)

参 考 文 献

[1] EK Chung. Vectorcardiography. Hagerstown:Harper&Row Publishers,1974.

[2] 林绍芳,宋洪发,曹钧.心电向量图学.北京:人民卫生出版社,1983.

[3] 陆振纲,刘池,赖世忠,等.临床心电向量图学.广州:广东科技出版社,1982.

[4] 张文博,何随荣.心电向量图.见:陈国伟,郑宗锷主编.现代心脏内科学.长沙:湖南科学技术出版社,2002:136-159.

第二篇

P-QRS-T和U波的异常

第五章 房室肥大

第一节 心房肥大

心房肥大的心电图改变不仅反映心房肥大（通常以扩大为主，很少发生心房壁肥厚），也可能反映心房压力、容量负荷增加或心房内传导阻滞，甚至可能反映上述因素的合并存在。因此，判断心房肥大心电图改变的临床意义时，必须结合临床资料进行考虑。

一、右心房肥大

(一)病因

慢性肺心病是引起右心房肥大最常见的病因，故右心房肥大的心电图改变常被称为"肺型P波"。某些先天性心脏病也常引起右心房肥大，其心电图改变称为"先天性P波"。"先天性P波"与"肺型P波"不是完全相同的。许多生理性和病理性因素都可引起一过性"肺型P波"，如运动、心动过速、胸腔内压力增加、心房内传导阻滞、急性右心室心肌梗死、肺栓塞等；甲状腺功能亢进症也可引起"肺型P波"。

（二）心向量图及心电图改变

右心房肥大时,P 向量环向前下增大,额面 P 电轴右偏。心电图表现为:①P 波电压在下壁导联(Ⅱ、Ⅲ、aVF)明显增高,常≥0.25mV。肺气肿合并 QRS 低电压时,P 波电压超过同导联 R 波电压 1/2 时,即反映右心房肥大。②V₁、V₂ 导联的 P 波≥0.15～0.20mV。③额面 P 波电轴≥+85°。④P 波时间正常,<0.11s(图 5-1,图 5-2)。⑤V₁ 导联 R/S>1(无右束支阻滞),如增加这一指标,可增加上述诊断指标的特异性。

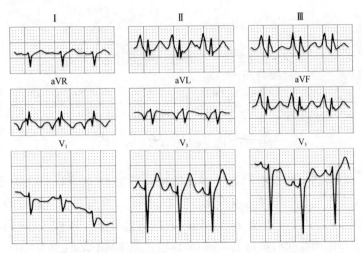

图 5-1　右心房肥大,右心室肥大(一)

Ⅱ、Ⅲ、aVF 导联 P 波高而尖,电压>0.25mV,QRS 电轴右偏,
V₁～V₅ 导联呈 rS 型,提示合并右心室肥大

Jeffrey 等根据心电图与超声心动图对比,提出 V₂ 导联 P 波>0.15mV,额面 QRS 电轴>+90°,V₁ 导联 R/S>1(无右束支传导阻滞),诊断右心房肥大敏感性为 24%～35%,特异性为 100%。

（三）鉴别诊断

1. 假性"肺型 P 波"　左心房肥大时下壁导联 P 波电压也可能增高类似"肺型 P 波"。仔细观察,不难发现增高的是 P 波第二波峰(反映左心房除极),而不是第一波峰(反映右心房除极),V₁ 导联

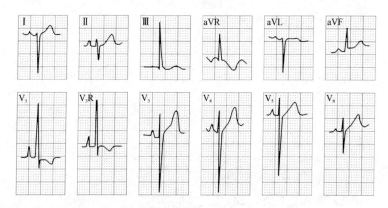

图 5-2　右心房肥大,右心室肥大(二)

V_1、V_3R 导联 P 波呈直立型,电压>0.2mV,肢体导联 P 波变化不明显,QRS 电轴右偏,V_1、V_3R 导联呈 Rs 型,R 波>1.0mV,提示合并右心室肥大

PTF-V_1 绝对值≥0.04mm·s,患者合并高血压,故可能同时出现左心室肥大的心电图改变(图 5-3)。

2. **低钾血症**　低钾血症可能出现 P 波增高,但还可出现低钾血症的其他心电图改变,如 U 波增高、TU 波融合、ST 段压低和 Q-T 间期延长等。

3. **"先天性 P 波"**　某些先天性心脏病引起的右心房扩大,心尖上抬,右心房趋向于水平方向,P 电轴在＋60°～－30°,很少超过＋60°,因此,投影在Ⅰ、Ⅱ、aVL 导联的正侧,故Ⅰ、Ⅱ导联的 P 波>Ⅲ、aVF 导联的 P 波。在横面导联的投影则与肺型 P 波无明显不同。

4. **一过性"肺型 P 波"**　急性右心室梗死,肺动脉栓塞由于急性右心室负荷过重导致右心房内压力增高,可出现一过性"肺型 P 波",持续时间短暂,结合临床及其他心电图改变,不难做出判断。

5. **心房梗死**　心房梗死可产生高大变形的 P 波,酷似心房肥大,但心房梗死常可出现 P-R 段明显压低或抬高,这在心房肥大十

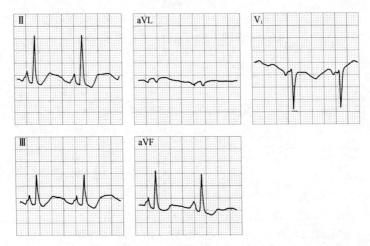

图 5-3　假性"肺型 P 波"

Ⅱ、Ⅲ、aVF 导联 P 波高而尖,仔细观察,P 波第二波峰增高。此外,V₁ 导联 P 波呈双向,PTF-V₁ 绝对值>0.04mm·s,患者实际上为左心房肥大

分少见。

(四)临床意义及评价

心电图出现"肺型 P 波"不一定反映右心房肥大,必须结合临床资料进行分析判断。"肺型 P 波"如果合并右心室肥大的心电图改变,则右心房肥大的可能性大为增加。一过性肺型 P 波可能见于右心房压力负荷一时性增加的疾患如急性右心室梗死、肺栓塞等。偶尔,"肺型 P 波"可间歇出现,多与心率增速有关,反映间歇性右心房内传导阻滞,多无病理意义。

二、左心房肥大

(一)病因

二尖瓣病变特别是二尖瓣狭窄是引起左心房肥大常见的病因,故左心房肥大的心电图改变常被称为"二尖瓣型 P 波"。左心功能不全引起左心房负荷增加、左心房内传导阻滞也可引起"二尖瓣型 P 波"。

(二)心向量图及心电图改变

左心房肥大时 P 向量环向左后上增大,环体时间延长。心电图表现为:①P 波增宽,P 波时间>0.11s;②Ⅰ、Ⅱ、aVL、$V_4 \sim V_6$ 导联 P 波呈双峰,峰间距>0.04s;③PTF-V_1 绝对值≥0.04mm·s;④P 波/P-R 段>1.6(图 5-4,图 5-5)。⑤合并房性心律失常。

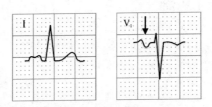

图 5-4 左心房肥大

Ⅰ导联 P 波增宽,出现双峰,峰间距>0.04s,V_1 导联 P 波呈双向,PTF-V_1 负值增大,深度>1mm,宽度>0.04s,其乘积(绝对值)>0.04mm·s

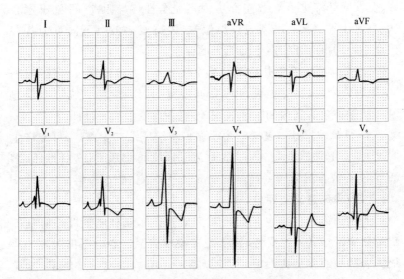

图 5-5 二尖瓣型 P 波,左心房肥大

患者为风湿性心脏病二尖瓣狭窄。P 波明显增宽,呈双峰,峰间距>0.04s,在Ⅰ、aVR、V_5、V_6 导联最明显。V_1、V_2 导联呈 rSR' 型,ST 段压低,T 波倒置。QRS 电轴右偏。PTF-V_1 绝对值>0.04mm·s

Munuswmay 等根据 M 型超声心动图与心电图对比分析,提出左心房肥大的心电图诊断标准中,V_1 导联终末负向 P 波>0.04s 最为敏感,而以 P 波呈双峰,峰间距>0.04s 最为特异,详见表 5-1。

表 5-1 根据超声心动图评估左心房肥大心电图诊断标准

心电图标准	敏感性(%)	特异性(%)
V_1 导联终末负向波时间>0.04s	83	80
V_1 导联终末负向波振幅>0.10mV	60	93
双峰 P 波峰间距>0.04s	15	100
P 波最大宽度>0.11s	33	88
P 波时间/P-R 段>1.60	31	64

(三)鉴别诊断

1. **左心房内不完全性传导阻滞** 左心房内 Bachman 束发生断裂、变性或纤维化可导致左心房内不完全性传导阻滞,可见于冠心病、高血压等。其心电图表现类似"二尖瓣型 P 波",不同点为各种检查手段均不能证实左心房肥大的存在。

2. **左心功能不全引起左心房负荷增加** 心电图常可出现 PTF-V_1 绝对值增大,有时也可出现 P 波增宽和双峰 P 波。临床有引起左心功能不全的病因和临床表现,心电图改变多为一过性。

3. **慢性缩窄性心包炎** 由于瘢痕组织压缩二尖瓣环,可能产生"二尖瓣型 P 波",除"二尖瓣型 P 波"外,常可出现 QRS 低电压,多数导联 T 波普遍低平倒置。鉴别诊断主要依据临床资料。

(四)临床意义及评价

心电图诊断左心房肥大相对准确。临床疑有风湿性心脏病二尖瓣狭窄而杂音不够清楚时(哑型二尖瓣狭窄),心电图出现左心房肥大合并右心室肥大改变,对诊断是一个有力的支持。PTF-V_1 绝对值增大不仅是诊断左心房肥大的一项敏感指标,在很多场合,有其特殊的诊断价值。例如急性心肌梗死患者出现 PTF-V_1 绝对值增大,反映左心功能不全,随着病情变化而改变;慢性肺心病患者出现 PTF-V_1 绝对值增大反映合并冠心病。

三、双侧心房肥大

(一)病因

风心病联合瓣膜病变,左至右分流的先天性心脏病并发肺动脉高压是常见的病因。

(二)心向量图及心电图改变

双侧心房肥大时,仍是右心房除极在先,左心房除极在后,双侧心房肥大的除极向量变化均可显示出来。心房除极向量先向右前下增大,后又转为向左后增大,环体时间延长。心电图表现为:①P波电压增高,Ⅱ、Ⅲ、aVF 导联 P 波电压≥0.25mV;②V_1 导联 P 波呈双向,起始部分高而尖,≥0.15mV,终末部分宽而深,PTF-V_1 绝对值≥0.04mm·s;③P 波时间>0.11s(图 5-6,图 5-7)。

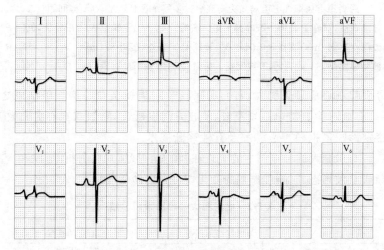

图 5-6 双侧心房肥大

Ⅰ、Ⅱ、aVL、V_4~V_6 导联 P 波呈双峰,第一波峰明显高于第二波峰,峰间距>0.04s;V_1 导联 PTF 绝对值>0.04mm·s;V_2 导联 P 波呈直立型,电压>0.20mV。同时还可能合并双侧心室肥大

(三)鉴别诊断

某些先天性心脏病如 Ebstein 畸形或并发严重肺动脉高压时,

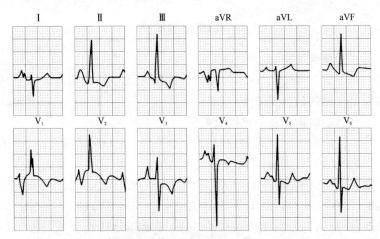

图 5-7   双侧心房肥大,右心室肥大

　　患者患有风湿性心脏病二尖瓣狭窄。多数导联 P 波呈双峰,峰间距>0.04s,
仔细观察,双峰 P 波第一波峰高于第二波峰。V_1、V_2 导联 P 波先正后负,负向 P
波深度达 0.5mV,宽度>0.04s。V_3 导联 P 波直立,接近 0.4mV。V_1、V_2 导联 R
波明显增高,ST 段压低,T 波倒置。额面 QRS 电轴明显右偏

可引起右心房显著肥大,右心房除极时间延长至左心房除极结束之
后,心电图除 P 波电压增高外,P 波时间也延长,酷似双侧心房肥大。
鉴别诊断依据超声心动图及其他诊断技术。

　　心房肥大的心电图主要表现在Ⅱ和 V_1 导联,观察分析Ⅱ导联和 V_1
导联 P 波形态、时间和振幅的变化即可做出诊断(图 5-8,表 5-2)。

表 5-2   心房肥大心电图诊断总结

	右心房肥大	左心房肥大
P 波形态	P 波高尖	P 波双峰可呈 M 形
P 波时间	正常	>0.11s,V_1 导联终末负向 P 波>0.04s
P 波最大振幅	Ⅱ导联振幅最高可>0.25mV	V_1 导联终末负向 P 波深度可>0.10mV
P 电轴	额面 P 电轴偏右,横面 P 电轴偏前,P 环向前方增大	额面 P 电轴偏左,横面 P 电轴偏后,P 环向后方增大

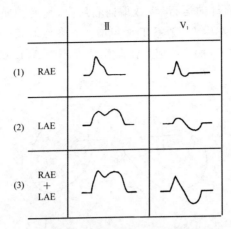

图 5-8　心房肥大（Ⅱ、V₁导联）

RAE—右心房肥大；LAE—左心房肥大

第二节　心室肥大

一、右心室肥大

心电图诊断右心室肥大远不如超声心动图准确，假阴性率很高。这主要因为左心室的厚度约为右心室的 3 倍。右心室轻、中度肥大时，其产生的除极向量被左心室产生的除极向量所抵消，故右心室肥大必须达到相当严重程度时，才会出现心电图改变。但心电图诊断右心室肥大的特异性较好，而且可能提供病因诊断的线索。与解剖诊断相比，心电图诊断右心室肥大的敏感性为 30%（超声心动图为 93%），特异性为 85%（超声心动图为 95%）。

（一）病因

引起右心室肥大的常见病因为先心病（如肺动脉狭窄、房间隔缺损）、慢性肺心病和风湿性心脏病二尖瓣狭窄等。

（二）心向量图及心电图改变

1. 心向量图改变　右心室肥大时，在横面 QRS 环体多向右前方增大,可呈顺钟向运行;少数偏向右后方,呈逆钟向运行。ST 向量和 T 环偏向左后方,QRS-T 夹角增大。在额面 QRS 环体偏向右下方,QRS 电轴右偏。心向量图改变常可分为 A、B、C 3 型,与心电图改变密切对应(图 5-9)。

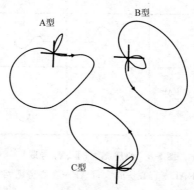

图 5-9 右心室肥大的横面心向量图改变

A 型,QRS 环体绝大部分位于前方,环体顺钟向运行;B 型,QRS 环体 2/3 位于左前方,1/3 位于左后方,小部分位于右后方,环体逆钟向运行;C 型,QRS 环体大部分位于右后方,环体逆钟向运行

2. 心电图改变 右心室肥大共有的心电图改变为 QRS 波群电压增高、ST-T 改变、额面 QRS 电轴右偏等。此外,根据心电图改变还可进行分型诊断。

(1)QRS 波群电压增高:右心室肥大可表现为:①$Rv_1 > 1.0mV$,$Rv_1 + Sv_5 > 1.2mV$;②aVR 导联呈 qR 型或 QR 型,R 波$> 0.5mV$;③V_5、V_6 导联 $R/S < 1$;④V_1 导联出现 q 波呈 qR 型,反映右心室重度肥厚。

(2)额面 QRS 电轴右偏:右心室肥大时,QRS 电轴明显右偏,超过$+100° \sim +110°$,为诊断右心室肥大必不可缺的条件。

(3)ST-T 改变:右心室肥大时除极过程延长,心外膜下心肌除极尚未结束时,心内膜已经开始复极,复极由心内膜向心外膜进行,改变了正常的复极顺序,故引起右胸导联 ST 段压低,T 波倒置,有时 Ⅱ、Ⅲ、aVF 导联也可出现 ST 段压低和 T 波倒置。

(4)室壁激动时间(VAT):右胸导联 VAT$> 0.03s$,仅有辅助诊断价值。

（5）右心室肥大的分型诊断：①收缩期负荷过重型（相当于心向量图 A 型右心室肥大）：V_1、V_2 导联呈 R 型、Rs 型或 qR 型，$Rv_1 >$ 1.0mV，ST 段压低，T 波倒置。此型心电图改变的常见病因为先天性心脏病肺动脉狭窄、法洛四联症等（图 5-10）。②舒张期负荷过重型：右胸导联呈 rSR′ 型，类似右束支阻滞，QRS 时间≤0.12s，ST 段压低，T 波倒置。常见的病因为先天性心脏病房间隔缺损（图 5-11）。③rS 型右心室肥大（相当于心向量图 C 型）：$V_1 \sim V_6$ 导联均呈 rS 型，$V_1 \sim V_3$ 导联可能出现 qR 型或 QS 型，右胸导联可能出现 ST 段压低，T 波倒置，额面 QRS 电轴右偏，多见于慢性肺心病（图 5-12）。

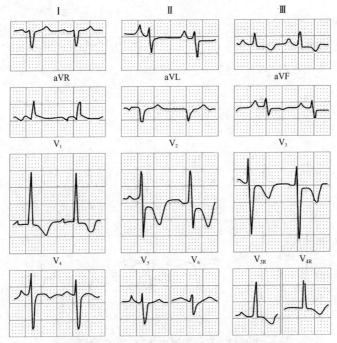

图 5-10　右心室肥大（收缩期负荷过重型）
　　患者为先天性心脏病法洛四联症，V_1、V_{3R}、V_{4R} 导联呈 R 型，V_1、V_{3R} 的 R 波 >1.0mV，$R_{aVR} >$0.5mV，V_1、V_{3R}、V_{4R}、V_2、V_3 导联 ST 段压低，T 波倒置，额面 QRS 电轴右偏

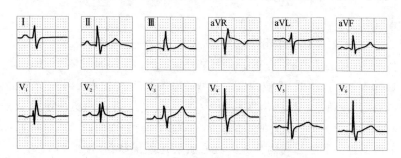

图 5-11　右心室肥大(舒张期负荷过重型)

患者为先天性心脏病房间隔缺损,V_1、V_2 导联呈 rsR' 型,QRS 时间$\geqslant 0.12s$,V_1 导联 ST 段压低,T 波倒置,额面 QRS 电轴右偏

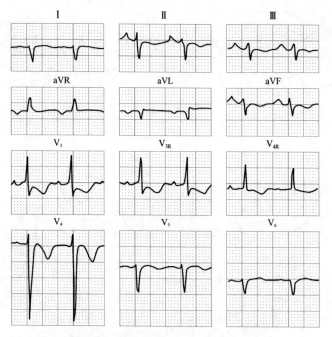

图 5-12　右心室肥大,$S_1 S_2 S_3$ 综合征

V_1、V_{3R}、V_{4R} 导联呈 Rs 型,ST 段压低,T 波倒置,Ⅰ、Ⅱ、Ⅲ、V_5、V_6 导联均出现明显 S 波,aVR 导联出现迟晚的 R 波,R 波接近 $0.5mV$

当前不少学者倡用计分法诊断右心室肥大(表 5-3)。

表 5-3　计分法诊断右心室肥大

条件	记分
(1)QRS 电轴右偏＞＋110°	2
(2)R_{aVR}＞0.5mV	1
(3)$R_{II,III,aVF}$＞2.0mV，R_{III}＞R_{aVF}＞R_{II}	1
(4)Rv_1＞1.0mV	
①呈 qR 型、R 型	2
②呈 rSR′型、Rs 型、RS 型	1
③V_1～V_6 呈 rS 型	1
(5)继发性 ST-T 改变	1
(6)右心房肥大	1

总分为 5 分或 5 分以上者诊断为右心室肥大,4 分者诊断可疑右心室肥大,仅有右胸导联 R 波＞1.0mV 者诊断为右心室高电压

(6)急性右心室负荷过重:多见于急性肺动脉栓塞(肺血管截断面积＞30%),心电图可出现右胸导联 T 波倒置,ST 段压低或轻度抬高,QRS 电轴右偏,顺钟向转位,一过性右束支传导阻滞,肺型 P 波等。

(三)鉴别诊断

1. **左后分支阻滞**　右心室肥大常出现 QRS 电轴右偏,应与左后分支阻滞相鉴别。左后分支阻滞胸导联 QRS 波群无明显改变,可能伴有下壁、后壁心肌梗死。

2. **正后壁心肌梗死**　右心室肥大 V_1、V_2 导联常出现高 R 波,应与正后壁心肌梗死相鉴别。正后壁心肌梗死 V_1、V_2 导联 R 波增宽(0.04～0.06s),T 波高耸,描记后壁导联可出现病理性 Q 波。

3. **前间壁心肌梗死**　右心室肥大 V_1 导联可出现 qR 型,有时 V_1～V_3 导联均出现 QS 型,应与前间壁心肌梗死相鉴别。右心室肥大与前间壁心肌梗死不同点如下:①前者降低一个肋间描记 V_1～V_3 导联,可能出现 rS 型,后者持续不变;②前者 V_1～V_3 导联 ST 段

压低,T 波倒置,后者 ST 段可呈弓背向上抬高,且有一定演变规律;
③前者(特别是慢性肺心病)随着病情好转,$V_1 \sim V_3$ 导联 QS 型可转
变为 rS 型,后者持续数月数年不变;④前者多伴有 QRS 电轴右偏、
"肺型 P 波",后者多无此改变。

(四)临床意义及评价

心电图诊断右心室肥大敏感性差,但特异性强,对某些心脏疾
患可有病因诊断价值。肺动脉瓣区闻及类似功能性杂音的患者心
电图出现 rSR′型右心室肥大,高度提示房间隔缺损。不明原因的呼
吸困难患者心电图出现急性右心室负荷过重表现,高度提示肺栓
塞。肺动脉狭窄和法洛四联症均出现右心室肥大,根据 $V_1 \sim V_4$ 导
联 QRS 波群和 T 波改变,有助两者的鉴别。

二、左心室肥大

心电图诊断左心室肥大的敏感性高于右心室肥大,但假阴性和
假阳性机会仍较多。近年来有一些新的诊断指标用于临床,可提高
左心室肥大的诊断准确性。

(一)病因

引起左心室肥大的机制不外乎收缩期负荷过重和舒张期负荷
过重。前者常见的病因为高血压病、主动脉狭窄,后者常见的病因
为主动脉瓣关闭不全、左至右分流的先天性心脏病等。在一定时间
内,前者以心室肥厚为主,后者以心室扩大为主,最后心室肥厚与扩
大同时存在,统称为心室肥大。

(二)心向量图和心电图改变

左心室肥大时,QRS 环体向左后增大(偏上或偏下),环体时间
轻度延长,可能出现朝向右前的 ST 向量,QRS-T 夹角增大,可达
$180°$。表现在心电图上为 QRS 波群电压改变。ST-T 改变和 QRS
电轴偏移等。

1. QRS 波群电压的改变　左心室肥大时,心肌纤维增粗、增
长,产生的电动力增大,反映在左心室面导联上可出现以下改变。

(1)胸导联 QRS 波群电压改变:①$R_{V_5(V_6)} > 2.5 \text{mV}$,$R_{V_6} > R_{V_5}$

时可靠性更大;②S_{V_1}>2.5mV,S_{V_2}>2.9mV;③R_{V_5}+S_{V_1}>4.0mV（男）或>3.5mV（女）。胸导联诊断指标敏感性强,特异性差。

(2)肢体导联 QRS 波群电压改变:①当 QRS 向量偏向左上时,R_{aVL}>1.2mV,R_I>1.5mV,R_I+S_{III}>2.5mV,均提示左心室肥大;②当 QRS 向量偏左下时,Ⅱ、Ⅲ、aVF 导联出现高 R 波,R_{aVF}>2.0mV,R_{II}>2.5mV,R_{III}>1.5mV 也提示左心室肥大。肢体导联诊断指标敏感性差,特异性较强。

2. QRS 时间、室壁激动时间延长 左心室肥大时 QRS 时间轻度延长,0.10~0.11s,同时室壁激动时间(VAT)延长,>0.05s。这两个指标仅有辅助诊断价值。

3. QRS 电轴左偏 约有 65% 的左心室肥大者电轴轻度左偏,一般不超过-30°。其重要性远不如电轴右偏诊断右心室肥大。

4. ST-T 改变 多数左心室肥大病例 ST-T 改变属于继发性。由于心室肥厚,室壁激动时间延长,当整个心室除极尚未结束时,部分心室肌已开始复极,致使 ST 段发生偏移,在左胸导联表现为 ST 段凸面向上型压低,T 波倒置或双向;在右胸导联表现为 ST 段凸面向下型斜直型抬高,T 波高耸(图 5-13,参见图 3-18)。至于 T 波与 QRS 主波方向相反的机制,一般认为是由于心室内压力负荷过重,心室复极由心外膜先复极改为由心内膜先复极,复极过程不同于除极过程,电偶的移动是电穴在前,电源在后。少数左心室肥大病例 ST-T 改变是由于心肌缺血或其他因素所致。心肌缺血不一定是由于冠状动脉病变,而是由于冠状动脉直径的增加与心肌纤维重量增加不匹配等因素,典型的心肌缺血心电图改变为 T 波呈冠状 T(对称性倒置),但有时不一定出现典型心电图改变,与继发性 ST-T 改变不易鉴别。从临床角度来看,左心室电压增高合并 ST-T 改变(特别形态比较典型),高度提示左心室肥大,很少有假阳性。

5. 其他改变 ①有学者提出 aVR 导联 S 波>1.5mV,与 R_{aVL}+S_{V_3}>2.4mV(男)或 1.8mV(女)连用时,可提高左心室肥大诊断的敏感性至 69%,特异性并无降低;②胸导联 R 波递增不良:

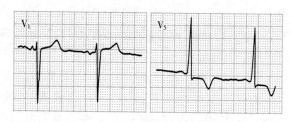

图 5-13　左心室肥大 ST-T 改变

Rv$_5$＋Sv$_1$＞4.0mV，V$_1$ 导联 ST 段抬高，呈下凸
型，V$_5$ 导联 ST 段压低，呈上凸型，T 波倒置

V$_1$、V$_2$ 甚至 V$_3$ 导联均呈 QS 型；③V$_5$、V$_6$ 导联 Q 波缩小或消失，反映左中隔支阻滞或向左后向量增大抵消了起始向右前向量；④U 波倒置：多见于舒张期功能不全者。

　　6. **左心室肥大的分型诊断**　Cabrera 等首先提出，收缩期负荷过重型和舒张期负荷过重型左心室肥大，心电图表现有所不同。由于两型的主要不同点在于 ST-T 改变，容易受到很多因素的影响而发生改变，所以，根据心电图改变区分两型左心室肥大，仅有参考价值。

　　(1)收缩期负荷过重型：左心室发生向心性肥厚，在以 R 波为主的导联出现 ST 段压低，凸面向上，T 波倒置。也有学者对此型左心室肥大诊断为"左心室肥大并劳损"(图 5-14)。

　　(2)舒张期负荷过重型：左心室发生离心性肥厚，以心室扩张为主，在 R 波为主的导联出现深窄的 q 波，ST 段轻度抬高，凹面向上，T 波高尖(图 5-15)。

　　还可应用计分法诊断左心室肥大(表 5-4)。

　　总分达到 5 分肯定为左心室肥大，4 分为可能左心室肥大。

　　(三)鉴别诊断

　　1. **左胸导联高电压**　见第三章第二节正常变异心电图。

　　2. **右心室肥大**　某些右心室肥大者 Ⅱ、Ⅲ、aVF 也出现高 R 波，但 R$_{Ⅲ}$＞R$_{aVF}$＞R$_{Ⅱ}$，QRS 电轴明显右偏。

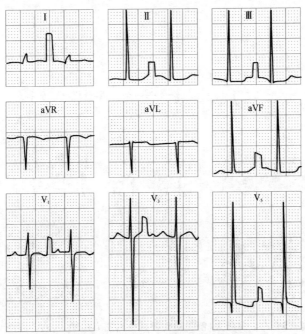

图 5-14 左心室肥大(收缩期负荷过重型)

$Rv_5 > 2.5mV$, $Rv_5 + Sv_1 > 4.0mV$, V_5 导联 ST 段压低, T 波倒置

表 5-4 记分法诊断左心室肥大

诊断条件	计分
(1)QRS 电压达到下列一项者	3 分
①肢导联的最大 R 波或 S 波≥2.0mV	
②V_1 或 V_2 最深的 S 波≥3.0mV	
③V_5 或 V_6 的 R 波≥3.0mV	
(2)劳损型 ST-T 改变	
①未用洋地黄者	3 分
②服用洋地黄者	1 分
(3)Ptf-V_1 绝对值≥0.04mm·s(无二尖瓣狭窄者)	3 分
(4)QRS 电轴左偏−30°或以左	2 分
(5)QRS 时间>0.09s	1 分
(6)V_5 或 V_6 的 VAT>0.05s	1 分

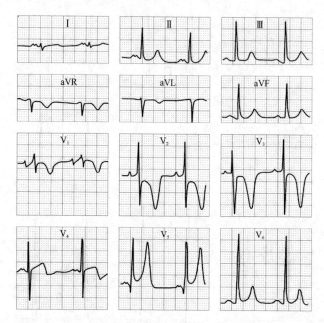

图 5-15 左心室肥大(舒张期负荷过重),左心房肥大,右心室肥大

Ⅰ、Ⅱ、V_4、V_5 导联 P 波增宽,并呈双峰,峰间距>0.04s,PTF-V_1 绝对值增大;Rv_6>2.5mV,V_5 导联 ST 段轻度抬高,T 波高耸,提示左心室肥大(舒张期负荷过重型),额面 QRS 电轴右偏,提示合并右心室肥大

3. 前间壁心肌梗死 某些左心室肥大者 V_1、V_2 甚至 V_3 导联出现 QS 型,可能被误诊为前间壁心肌梗死。其与前间壁心肌梗死不同点为:①QS 型波不会累及 V_4 导联,也不会出现于Ⅰ、aVL 导联;②QS 型波光滑锐利,无顿挫;③可伴有右胸导联 ST 段斜直型抬高和 T 波高耸,且稳定不变;④降低一个肋间描记 V_1～V_3 导联,可能出现 rS 型;⑤ V_5、V_6 导联无病理性 Q 波,R 波电压增高。

4."B 型"预激综合征 "B 型"预激综合征在左胸导联可出现高 R 波及继发性 ST-T 改变,注意到 P-R 间间缩短及预激波的存在,不难鉴别。

(四)临床意义和评价

心电图诊断左心室肥大虽不如超声心动图准确可靠,但操作简便,花费较少,而且重复性好。由于心电图诊断左心室肥大敏感性差,用于评估主动脉瓣病变和二尖瓣关闭不全的程度,结果均不满意。但心电图诊断左心室肥大特异性较好,心电图出现左心室肥大的明确表现,高度提示器质性心脏病的存在。新近一些研究资料显示,某些家族性肥厚型心肌病心电图改变可出现于超声心动图之前,故心电图可作为筛选肥厚型心肌病的重要手段。

三、双侧心室肥大

双侧心室肥大时产生的心电向量可互相抵消,因此,心电图诊断双侧心室肥大敏感性很差。

(一)病因

常见的病因为风湿性心脏病联合瓣膜病变、左至右分流的先天性心脏病合并肺动脉高压(艾森曼格综合征)。

(二)心向量图及心电图改变

双侧心室肥大时,左右心室产生的心电向量互相抵消,可表现为正常或大致正常心电图;如果一侧心室产生的向量占优势,则表现为该侧心室肥大图形,通常以左心室肥大多见。常见的心电图表现如下:

①心电图同时出现右心室肥大和左心室肥大的一项和多项诊断指标。

②胸导联出现左心室肥大的图形,同时出现以下心电图改变之一者:a. 额面 QRS 电轴右偏超过 $+90°$;b. 显著顺钟向转位;c. V_1 导联 R/S$>$1、$V_{5(6)}$ 导联 R/S$<$1;d. 右心房肥大;e. aVR 导联 R$>$Q 波,R 波$>$0.5mV(图 5-16,参见图 5-15)。

③Katz-Wachtel 征 V_3、V_4 或两个肢体导联 QRS 波群呈双向(RS 型),R+S$\geqslant$2.5mV。

(三)临床意义及评价

心电图诊断双侧心室肥大,敏感性差,但特异性较好,新近 Jain

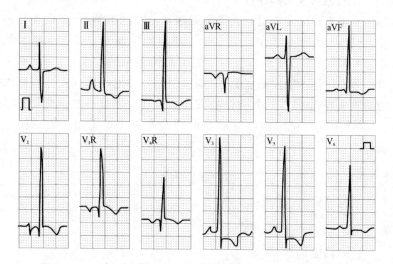

图 5-16　双侧心室肥大

V₁ 导联呈 qR 型,R 波电压>1.0mV,V₅ 导联 R 波电压>2.5mV,
V₁~V₆ 导联均出现 ST 段压低,T 波倒置,额面 QRS 电轴接近＋90°

等报道与超声心动图对比,心电图诊断双侧心室肥大的敏感性仅为 24.6%,但特异性为 86.4%。一些左至右分流的先天性心脏病出现双侧心室肥大,提示出现肺动脉高压和 Eisnmenger 综合征。

（张文博　张寿涛）

参 考 文 献

[1]　张文博,李跃荣.心电图诊断手册.3 版.北京人民军医出版社,2006,89-109.

[2]　张文博.心房肥大和心室肥大心电图.见郭继鸿主编.心电图学.北京:人民卫生出版社,2002:89-109.

[3]　黄永麟.左心室肥厚心电图诊断的回顾和评价.见郭继鸿主编.心电图学进展.北京:北京医科大学出版社,2002:61-64.

[4]　Sgarbossa EB,Wagner GS.Electrocardiograhy.In Topol EJ(ed).Textbook

of Cardiovascular Medicine. 2nd ed. Philadelphia：Lippincott Williams &.
Wilkins，2002：1329-1354.

[5] Wagner GS. Marriot's Practical Electrocardiography. 9th ed. Baltimore：
Williams &. Wilkims，1994；58-73.

[6] 龚仁泰,张松文,心电图 P 波形态诊断学.合肥：安徽科学技术出版社,
2009：74-79.

第六章 室内传导阻滞

室内传导阻滞又称室内阻滞,可分为束支传导阻滞和分支传导阻滞。

第一节 束支传导阻滞

一侧束支传导阻滞时,激动沿对侧束支传导,先使同侧心室除极,然后激动通过室间隔逆传至束支阻滞侧心室使其除极,左右心室由同步除极变为先后除极,因而心室除极时间明显延长;同时由于心室除极顺序发生变化,导致了 QRS 波形变化。应指出,心电图上出现完全性束支传导阻滞图形,并不意味该侧束支完全不能传导激动。实验证明,双侧束支传导时间相差 0.04~0.06s 时,束支传导较慢侧心室就被传导较快侧束支逆传的激动所除极,因而呈现传导较慢侧束支阻滞图形。此外,室内传导与心率密切相关,当心率增速,心动周期缩短时,可能出现室内传导阻滞。因此,评估室内传导阻滞的意义时,必须注意其与心率的关系,当心率过快(>160/min)时,出现室内传导阻滞多属功能性,而当心率在正常范围(60~100/min)内或稍增速时就出现束支传导阻滞图形,往往反映该侧束支受损,不应期异常延长。

一、右束支传导阻滞

(一)心室除极过程的变化

右束支传导阻滞(right bundle branch block,RBBB)时,激动沿左束支下传,故室间隔除极仍由左心室面开始,随继左心室除极,然后激动通过室间隔传至右心室,右心室最后除极。心室除极第一、二向量(图 6-1 中 1、2)仍如正常,不同点为右心室最后单独除极,因无方向相反的向量抵消,产生较大的朝向右前的第三向量(图 6-1 中3),在 V_1、V_2 导联产生 R′波,在 V_5、V_6 导联产生宽 S 波。

(二)心向量图及心电图改变

右束支阻滞时横面心向量图改变最具特征性,起始 0.06s 内 QRS 环体运行如同正常,0.06s 以后 QRS 环归心支向右前移位,运行迟缓,形成朝向右前的附加环,QRS 环体时间≥0.12s。出现向左后的 ST 向量,QRS-T 夹角增大(图 6-2～图 6-4)。心电图表现为:

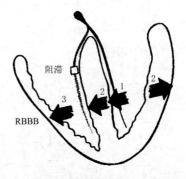

图 6-1　右束支传导阻滞时的心室除极过程

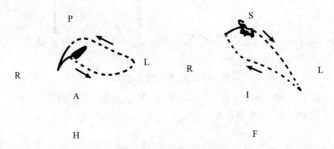

图 6-2　右束支传导阻滞的心向量图改变

H 为横面,F 为额面;横面,QRS 环逆钟向运行,起始 0.06s 运行正常,终末向量运行迟缓,形成位于右前的附加环;额面,QRS 环顺钟向运行,终末向量运行迟缓,位于右上

①各导联 QRS 时间≥0.12s(不完全性 RBBB QRS 时间0.10～0.12s)。

②V_1、V_2 导联出现 rSR′型、rR′或 qR 型,V_5、V_6 导联出现 qRs 型,S 波>0.04s。V_1 导联 VAT>0.05s。

③V_1、V_2 导联出现继发性 ST-T 改变,ST 段压低,T 波倒置。

④aVR 导联出现 qR 型或 QR 型,Ⅰ、aVL 导联出现宽 S 波,>0.04s。

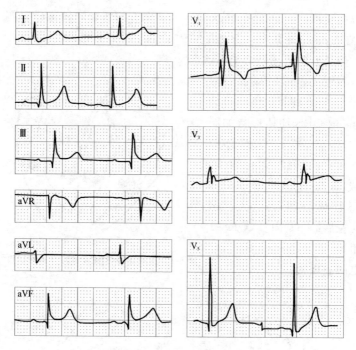

图 6-3   右束支传导阻滞

各导联 QRS 时间＞0.12s，V₁ 导联呈 rSR′型，VAT＞0.05s；
Ⅰ、aVL、V₅ 导联出现宽 S 波，＞0.04s，V₁ 导联 T 波倒置

⑤QRS 电轴位于正常范围或轻度右偏。

(三)临床意义

①一些正常人可出现 RBBB，RBBB 不一定是病理性。

②右侧心脏受累的疾患可引起 RBBB，如房间隔缺损、慢性肺部疾患伴有肺动脉高压、肺动脉狭窄和肺栓塞（肺栓塞引起的 RBBB 为一过性）。

③传导系统慢性退行性变。

④心肌缺血、梗死。急性心肌梗死患者出现新的 RBBB，预后不良，病死率明显增高。

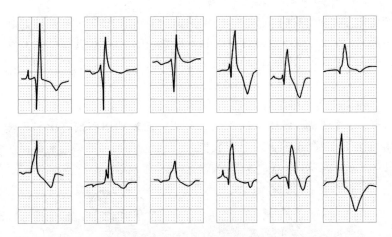

图 6-4　右束支传导阻滞 V₁ 导联 QRS 波群的不同形态

V_1 导联呈 rSR′ 型、rR′ 型或 qR 型，共同的特点为终末高 R 波，VAT 明显延长

二、左束支传导阻滞

(一)心室除极过程的变化

左束支传导阻滞(left bundle branch block，LBBB)时，激动由右侧束支下传，故室间隔除极不是由左心室面开始，而是由右心室面开始，产生向左后的向量，同时，右心室游离壁除极，产生向右前的向量。由于室间隔除极向量占优势，故心室起始除极向量朝向左后(图 6-5)，在 V_1 导联产生负向波，V_6 导联产生正向波。激动通过室间隔后向左心室传播，引起左心室游离壁除极，继续产生朝向左后的向量。简单地说，大部分 LBBB 患者起始向量与终末向量都朝向左后，故产生单向波，在 V_1 导联产生 QS 型，V_6 导联

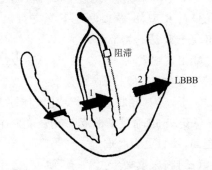

图 6-5　左束支传导阻滞时的心室除极过程

产生 R 型。大约有 30%的病例可能由于右心室游离壁除极早于室间隔右心室面,故产生向右前的起始向量,在 V₁ 导联可能产生 r 波(V₅、V₆ 导联不出现 q 波)。

（二）心向量图及心电图改变

左束支传导阻滞时 QRS 环朝向左后,振幅增大,环体中部及终末部分运行迟缓,环体时间≥0.12s。ST 向量朝向右前,QRS-T 夹角可达 180°(图 6-6)。心电图表现为:

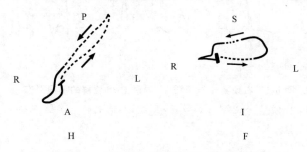

图 6-6   左束支传导阻滞心向量图改变

H 为横面,F 为额面;QRS 环朝向左后,振幅增大,

环体中部及终末部分运行迟缓,环体时间＞0.12s,ST

向量朝向右前,QRS-T 夹角 180°

①QRS 时间≥0.12s(不完全性 LBBB QRS 时间 0.10～0.12s),V₅ 导联 VAT＞0.06s。

②V₁、V₂ 导联呈 QS 型(30%病例可呈 rS 型,r 波极小),V₅ V₆ 导联呈宽 R 型,R 波顶峰或下降支可出现切迹(不完全性 LBBB 切迹出现于 R 波起始部分),Ⅰ、V₅、V₆ 导联无 Q 波。

③出现继发性 ST-T 改变。V₅、V₆ 导联 ST 段压低,T 波倒置,V₁、V₂ 导联 ST 段抬高(斜直型),T 波高耸。

④Ⅰ、aVL 导联的波形变化大体同 V₆ 导联。

⑤QRS 电轴在正常范围或轻度左偏(图 6-7、图 6-8),若电轴明显左偏,预后更为严重。

（三）临床意义

不同于 RBBB,LBBB 罕见于正常人,通常反映器质性心脏病的

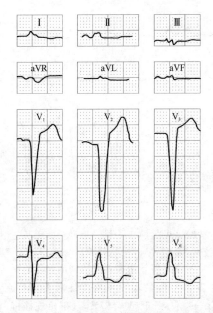

图 6-7　左束支传导阻滞

各导联 QRS 时间均＞0.12s，V₅、V₆ 导联出现宽 R 波并有顿挫，ST 段压低，T 波倒置；V₁～V₃ 导联呈 QS 型，ST 段呈斜直型抬高，T 波高耸

存在或传导系统退行性变。急性胸痛患者新出现 LBBB 高度提示急性心肌梗死。LBBB 患者多伴有左心室肥大。引起 LBBB 的心血管病有高血压、心瓣膜病（主动脉狭窄或关闭不全）、各种类型的心肌病、冠心病、急性心肌梗死等。急性心肌梗死患者出现新的 LBBB，可能为完全性房室传导阻滞的先兆，病死率增高。左束支传导阻滞患者如发作晕厥或近似晕厥，应进行动态心电图监测，注意有无间歇性完全性房室传导阻滞。

三、非特异性室内传导阻滞

有时心电图 QRS 时间＞0.12s，但其图形既不符合右束支传导阻滞，又不符合左束支传导阻滞，故称非特异性室内传导阻滞。

一般认为非特异性室内传导阻滞是由于心室肌均匀一致的传

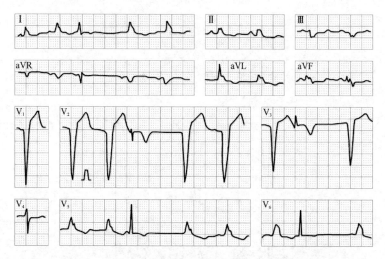

图 6-8　左束支传导阻滞合并室间隔起源的期前收缩

各导联大多数心搏呈现左束支传导阻滞的特点,QRS 时间＞0.12s。Ⅰ、aVL、V_5、V_6 导联呈宽 R 波,顶部出现挫折,V_1、V_2 导联呈 rS 型,r 波极为微小,V_5、V_6 导联 ST 段压低,T 波倒置,V_1、V_2 导联 ST 段呈斜直型抬高,T 波高耸。Ⅰ、aVR、V_2、V_5 导联第三个心搏,V_3、V_6 第二个心搏系起源于室间隔顶部的期前收缩,因其位于左束支阻滞部位之下,与左右束支等距,故 QRS 时间、形态正常

导减慢所致,可见于高钾血症、钠通道阻滞剂作用等,也可能由于局部心肌传导减慢、传导系统复合性延缓所引起。有些药物如三环类抗抑郁药可引起具有特色的室内传导阻滞,QRS 波群的终末向量在＋130°～＋270°,也属于非特异性室内传导阻滞(图 6-9、图 6-10)。

四、伪装性右束支传导阻滞

右束支传导阻滞有时胸导联表现相当典型,V_1、V_2 导联呈 rSR′型合并 ST-T 改变,V_5、V_6 导联出现宽 S 波,但肢体导联表现类似左束支传导阻滞,Ⅰ、aVL 导联呈 R 型,无终末 S 波。故有学者称其为伪装性右束支传导阻滞。

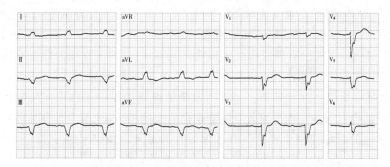

图 6-9 非特异性室内传导阻滞

患者,男性,71 岁,患有终末期心脏病和心房颤动。QRS 时间 168ms,呈类似左束支传导阻滞图形,但 QRS 波群终末部分迟缓,又类似右束支传导阻滞

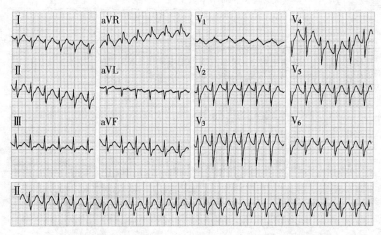

图 6-10 非特异性室内传导阻滞——三环类药物中毒

14 岁女孩服用过量三环类抗抑郁药引起意识丧失,瞳孔散大。心电图示宽 QRS 心动过速,心率 145/min,QRS 时间 150ms,QTc 570ms,QRS 波形类似右束支传导阻滞、但右胸导联无 rSR′三相波,QRS 终末向量(I 导联深宽 S 波,aVR 导联终末宽 R 波)右偏+130°~+270°,提示三环类药物中毒(引自参考文献 10)

　　"伪装性"右束支传导阻滞不同于一般的右束支传导阻滞：①多患有严重的器质性心脏病如心肌梗死、心肌纤维化、左心室肥大等，图6-11患者可能患有糖尿病性心肌病；②60％的病例可发展为完全性房室传导阻滞。如伴有 P-R 间期延长，或伴有黑矇、晕厥等症状，应考虑植入永久性人工起搏器。心电图改变的机制可能由于右束支传导阻滞朝向右前与左前分支传导阻滞朝向左上的 QRS 终末向量有某种程度的抵消，表现为I、aVL 导联或 V₅、V₆ 导联不出现终末的 S 波。

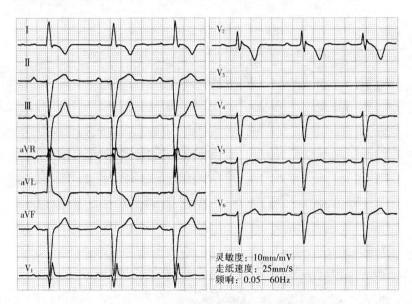

图 6-11　"伪装性"右束支传导阻滞伴 P-R 间期延长

　　图 6-11 患者为 19 岁女性，患糖尿病 5 年，发作黑矇半个月，加重3d 入院。入院诊断：①糖尿病酮症酸中毒；②完全性房室传导阻滞（入院描记心电图为完全性房室传导阻滞）。次日描记心电图如图6-11，V₁、V₂ 导联呈 rSR′型，ST 段压低，T 波倒置，V₄～V₆ 导联呈 rS 型，S波宽大，呈典型的右束支传导阻滞型。但肢体导联表现类似左束支传导阻滞型，I、aVL 呈 R 型，无 q 波，I导联有小 S 波，aVL 导联无 S 波，II、III、aVF 导联均呈 rS 型，电轴明显左偏。另外，本例患者还有一度房

室传导阻滞(P-R 间期 0.30s 左右)。患者的心电图表现为典型的"伪装性"右束支传导阻滞,可能为三分支传导阻滞,右束支合并左前分支传导阻滞为完全性,左后分支有时为一度阻滞,有时为完全性阻滞,故心电图有时出现完全性房室传导阻滞,发作黑矇。

第二节　分支传导阻滞

过去认为,左束支只有 2 个分支即左前分支和左后分支,故分支传导阻滞也称为半支阻滞。1972 年,Demoulin 等通过心脏组织学检查证实左中隔支的存在。左束支的 3 个分支均分布于左心室心内膜面,心室激动时 3 个分支几乎同时除极。左前分支和左后分支的起始向量方向相反,故相互抵消,因而心室除极的起始向量是通过左中隔支进行的。左中隔支附着于室间隔左心室面,除极向量的方向朝向右前。左前分支分布于左心室前上壁,左后分支分布于左心室后下壁,正常情况下两者产生的综合向量朝向左后下。左中隔支传导阻滞只影响到起始向量,左前分支或左后分支传导阻滞影响到整个 QRS 环的平均方向。这是由于未阻滞的一侧分支分布的区域先除极,然后逆传至阻滞侧分支分布的区域使其除极。3 个分支之间均有丰富的网状纤维相连,传导速度较快,故分支传导阻滞时心室总的除极时间无明显延长,如有延长、也不超过 10ms,但心室除极过程发生变化,故出现 QRS 波形的变化。

一、左前分支传导阻滞

(一)心室除极过程的变化

左前分支传导阻滞(left anterior fascicular block,LAFB)时,左心室后下壁首先除极,产生向下偏右的向量,在下壁导联产生 r 波,在 I、aVL 导联产生 q 波,然后向上传至左前分支分布的区域,因无方向相反的向量抵消,产生较大的朝向左上的向量,在下壁导联产生 S 波,在 I、aVL 导联产生 R 波(图 6-12)。

(二)心向量图及心电图改变

左前分支传导阻滞的心向量图改变主要反映在额面上,QRS 环

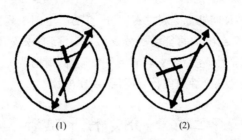

图 6-12　左束支分支传导阻滞时心室除极过程

(1)左前分支传导阻滞;(2)左后分支传导阻滞

逆钟向运行,起始向量朝向右下,最大 QRS 向量朝向左上,环体时间略呈延长。ST 向量较小,QRS-T 夹角略增大。心电图表现为:

①Ⅰ、aVL 导联出现 qR 型,Ⅱ、Ⅲ、aVF 导联出现 rS 型。

②QRS 电轴左偏-45°以左。

③aVL 导联 VAT>0.045s(反映左心室上侧壁延迟除极)(图6-13)。

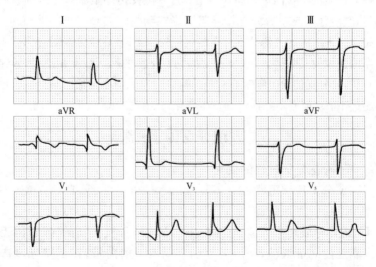

图 6-13　左前分支传导阻滞(一)

Ⅰ、aVL 导联呈 qR 型,Ⅱ、Ⅲ、aVF 导联呈 rS 型,aVL 导联 VAT>0.045s,QRS 电轴-45°以左

④同步描记Ⅱ、Ⅲ导联，aVR 和 aVL 导联，Ⅲ导联的 R 波波峰早于Ⅱ导联出现，aVL 导联的 R 波波峰早于 aVR 导联出现（图 6-14）。此为诊断左前分支传导阻滞的重要依据，其重要性超过电轴左偏的程度。

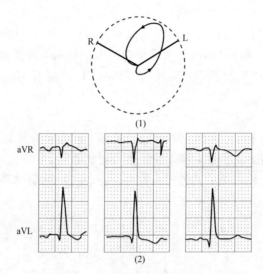

图 6-14　左前分支传导阻滞（二）

（1）左前分支阻滞 QRS 向量环，由右下逆钟向转向左上，先投影在 aVL 的正侧，然后投影在 aVR 的正侧；（2）为 3 幅左前分支传导阻滞心电图，aVL 导联的 R 波波峰早于 aVR 导联出现

（三）临床意义

左前分支传导阻滞少见于正常人，多见于病理状态如心肌炎、冠心病及各种器质性心脏病。

二、左后分支传导阻滞

（一）左后分支传导阻滞时心室除极过程的变化

左后分支传导阻滞（left posterior fascicular block，LPFB）时，左心室前上壁首先除极，产生向左上的向量，在Ⅰ、aVL 导联产生 r 波，在Ⅱ、Ⅲ、aVF 导联产生 q 波，然后向下传至左后分支分布的区

域左心室后下壁,产生向下偏右的向量,在Ⅰ、aVL 导联产生 S 波,
在Ⅱ、Ⅲ、aVF 导联产生 R 波(图 6-12)。左心室后下壁面积小于左
室前上壁,故 LPFB 产生的电轴右偏不如 LAFB 的电轴左偏明显。

(二)心向量图及心电图改变

左后分支传导阻滞时的心向量图改变也主要反映在额面上,
QRS 环顺钟向运行,起始向量朝向左上,最大 QRS 向量朝向右下。
ST 向量不甚明显,QRS-T 夹角可略增大。心电图表现为:

①Ⅰ、aVL 导联呈 rS 型,Ⅱ、Ⅲ、aVF 导联呈 qR 型,Q 波时
间<0.04s。

②QRS 电轴右偏,+100°以右。

③出现 $S_I Q_Ⅲ T_Ⅲ$,即Ⅰ导联出现 S 波,Ⅲ导联出现 Q 波及 T 波倒置。

④左后分支传导阻滞无特征性心电图改变,在确定诊断时必须
除外引起电轴右偏的其他疾病如右位心、垂位心、急性肺动脉栓塞、
右心室肥大及侧壁心肌梗死等(图 6-15)。

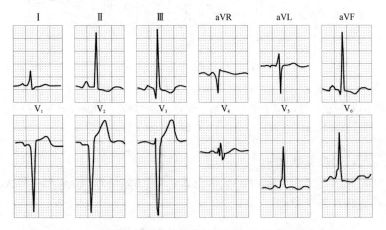

图 6-15　左后分支传导阻滞合并不完全性左束支传导阻滞

Ⅱ、Ⅲ、aVF 导联呈 qR 型,出现 $S_1 Q_Ⅲ T_Ⅲ$,QRS 电轴+100°,提示
左后分支传导阻滞。此外,V_5、V_6 导联 R 波起始部分可见到切迹,ST
段压低,T 波倒置,V_1、V_2 导联呈 QS 型,ST 段呈斜直型抬高,T 波高
耸,QRS 时间 0.11s,以上改变提示不完全性左束支传导阻滞

(三)临床意义

左后分支传导阻滞罕见于正常人,多见于器质性心脏病如冠心病、心肌病和高血压病等。

(四)鉴别诊断

急性肺动脉栓塞(APE)当前临床十分常见,其主要的心电图改变之一为 $S_I Q_{III} T_{III}$,而 $S_I Q_{III} T_{III}$ 也是左后分支传导阻滞常见的心电图改变。两者的鉴别见表 6-1。

表 6-1　急性肺动脉栓塞与左后分支传导阻滞的鉴别

	急性肺动脉栓塞	左后分支传导阻滞
临床症状	多出现呼吸困难、胸痛	不定
肢导联 QRS 电压	低电压	电压正常
III 导联 Q 波	可能>0.04s	<0.04s
胸导联 T 波倒置	多有	不定

三、左中隔支传导阻滞

(一)心室除极过程的变化

左中隔支多由左束支主干发出,也可能由左前分支或左后分支发出,分布在室间隔左心室面中部,左中隔支传导阻滞时,左束支的激动只能通过左前和左后两个分支传布,故向右前的初始向量消失,因而在 V_5、V_6 导联可无 q 波出现,右胸导联 r 波消失而呈 QS 型、QR 型或 qR 型。此后通过浦肯野纤维或已激动的心肌向周围传播,传到中隔支及其分布区域,从而使室间隔及左心室前壁开始除极,综合向量指向前左下方,造成环体明显向前移位,QRS 环最大向量角>+30°~+45°,前向面积>总面积的 2/3。胸前导联出现高 R 波,右胸导联 R/S>1(图 6-16)。左中隔传导支阻滞由于激动通过浦肯野纤维吻合网分布,QRS 时间无明显延长。QRS 电轴也无明显偏移。

(二)心电图表现

Nakaya 将左中隔支传导阻滞分为 A、B 两型,但两型的表现有时重叠。

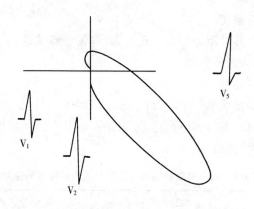

图 6-16　左中隔支传导阻滞,横面 QRS 向量环及胸导联 QRS 波形

1. A 型左中隔支传导阻滞　此型患者左中隔支起源于左束支主干。主要心电图表现为:①右胸导联出现高 R 波,R/S>1,R_{V_2}>R_{V_6};②Ⅰ、aVL、V_5、V_6 导联 q 波甚小(<0.1mV)甚至消失;③QRS 时间通常≤0.10s;④QRS 电轴通常无偏移(图 6-17)。

2. B 型左中隔支传导阻滞　此型患者左中隔支多起源于左后分支。主要心电图表现为:①右胸导联 r 波消失,出现 QS 型、QR 型或 qR 型。不伴有 ST-T 改变;②QRS 时间通常≤0.10s;③QRS 电轴通常无偏移(图 6-18)。

左中隔支传导阻滞的心电图表现常有变异,呈多态性,常被误诊和漏诊。要提高其诊断正确率,除提高诊断意识外,还应注意:①胸前导联的电极位置必须放置准确;②最好描记心向量图进行对比;③密切结合临床排除一些预后更为严重的其他疾病。

图 6-17 提早出现的 QRS 波群时间<0.12s,其前无相关的 P 波,为交接性期前收缩,其 QRS 形态与窦性 QRS 波不同点为:①右胸导联 R 波高大,R_{V_2}>R_{V_6};②V_5、V_6 导联无起始的 q 波,因此为 A 型左中隔支室内差异性传导。

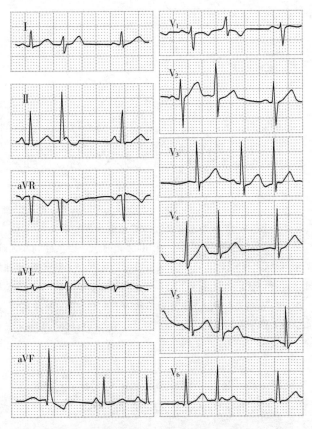

图 6-17　交接性期前收缩伴 A 型左中隔支室内差异性传导

（引自刘尚武）

　　以上介绍了束支传导阻滞及分支阻滞的心向量图与心电图改变。希望初学者能在理解心向量变化的基础上，掌握束支传导阻滞与分支传导阻滞的心电图诊断指标，因为这不仅对正确诊断束支传导阻滞及分支传导阻滞十分重要，对鉴别宽 QRS 心动过速也很有帮助。宽 QRS 心动过速的心电图改变如果呈典型的束支及分支传导阻滞图形，则可能为室上性合并室内差传，如果不呈典型的束支及分支传导阻滞图形，则室速可能性较大。

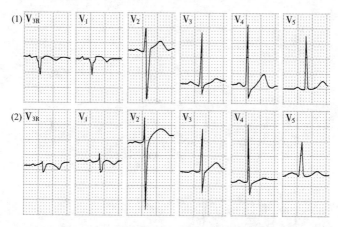

图 6-18　B 型左中隔支传导阻滞形成与消失

图(1)(2)描记相差 1 个月。图(1)描记时患者因急性胸痛入院。V_{3R}、V_1 导联出现 QS 型，V_5 导联无 q 波，但不伴有 ST-T 演变，心肌酶谱正常，诊断不稳定型心绞痛；图(2)为 1 个月后出院前描记，V_1、V_2 导联呈 rS 型，V_5 导联出现 q 波。回顾诊断为 B 型左中隔支传导阻滞，可能因急性心肌缺血而诱发，随着病情好转而消失(引自鲁端)

第三节　双分支传导阻滞和三分支传导阻滞

双分支传导阻滞(bifascicular block)是指左束支的两个分支均发生传导阻滞，或右束支传导阻滞合并左前分支或左后分支传导阻滞，后两种情况在临床上较易做出明确诊断；三分支传导阻滞(trifascicular block)则是指右束支及左束支的两个分支均发生传导阻滞。

一、右束支传导阻滞合并左前分支传导阻滞

(一)心室除极过程变化

心室除极向量可分为 3 个时相：第一时相除极向量向下偏右，在 Ⅰ、aVL 导联产生 q 波，在 Ⅱ、Ⅲ、aVF 导联产生 r 波；第二时相除

极向量向左上,在Ⅰ、aVL 导联产生 R 波,在Ⅱ、Ⅲ、aVF 导联产生 S 波;第三时相除极向量向右前,可偏上、偏下或位于水平线,在Ⅰ、aVL、V_5、V_6 导联产生宽钝 S 波,在 V_1、V_2 导联产生 R′波,在Ⅱ、Ⅲ、aVF 导联偶可产生 r′波。

(二)心向量图及心电图改变

右束支传导阻滞合并左前分支阻滞的心向量图改变为:①额面反映左前分支传导阻滞的特点。QRS 环逆钟向运行,起始向量朝右下,最大 QRS 向量朝向左上。②横面反映右束支传导阻滞的特点。终末向量运行迟缓,形成朝向右前的附加环。ST 向量朝向左后,QRS-T 夹角增大。心电图表现为:

①QRS 时间≥0.12s。

②Ⅰ、aVL 导联呈 qRs 型,Ⅱ、Ⅲ、aVF 导联呈 rS 型,偶可呈 rSr′型。

③V_1、V_2 导联呈 rsR′型,或 rSR′型,V_5、V_6 导联呈 qRs 型。

④QRS 电轴左偏>−45°(图 6-19)。

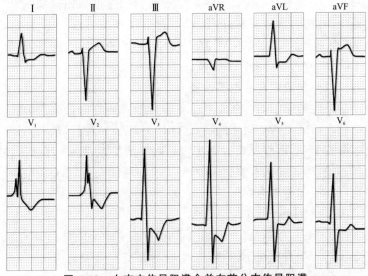

图 6-19　右束支传导阻滞合并左前分支传导阻滞

各导联 QRS 时间>0.12s,V_1 导联呈 rSR′型,Ⅰ、V_6 导联呈 qRs 型,S 波明显,Ⅱ、Ⅲ、aVF 导联呈 rSr′型,QRS 电轴−60°以左

(三)临床意义

RBBB 合并 LAFB 罕见于正常人,几乎均为病理性,常见的病因为冠心病、心肌病、传导系统退行性变等。急性心肌梗死患者出现 RBBB 合并 LAFB,应警惕其可能演变成完全性房室传导阻滞。RBBB 合并 LAFB 者发作晕厥或近似晕厥,应进行动态心电图监测,注意有无间歇性三分支传导阻滞(左后分支呈间歇性传导阻滞)引起完全性房室传导阻滞。RBBB 合并 LAFB 者如伴有 P-R 间期延长或二度房室传导阻滞,反映左后分支也可能发生传导障碍,日后发生三分支传导阻滞危险性较大。

二、右束支传导阻滞合并左后分支传导阻滞

(一)心室除极过程的变化

心室除极向量可分三个时相:第一时相向量向左上,在Ⅰ、aVL 导联产生 r 波,在Ⅱ、Ⅲ、aVF 导联产生 q 波;第二时相向量向右下(+100 以右),在Ⅰ、aVL 导联产生 S 波,在Ⅱ、Ⅲ、aVF 导联产生 R 波;第三时相向量向右前,在Ⅰ、aVL 导联使 S 波继续加深、加宽,在 V_1、V_2 导联产生 R′波,在 V_5、V_6 导联产生宽 S 波,Ⅱ、Ⅲ、aVF 导联可无明显影响,也可能产生 r′波。

(二)心向量图及心电图改变

右束支传导阻滞合并左后分支传导阻滞的心向量改变为:①额面反映左后分支传导阻滞的特点,QRS 环顺钟向运行,最大 QRS 向量朝向右下;②横面反映右束支传导阻滞的特点:QRS 环终末向量运行迟缓,形成朝向右前的附加环。ST 向量朝向左后,QRS-T 夹角增大。心电图表现为:

①QRS 时间≥0.12s。

②Ⅰ、aVL 导联呈 rS 型,Ⅱ、Ⅲ、aVF 导联呈 qR 型或 qRr′型。

③V_1、V_2 导联呈 rSR′型,V_5、V_6 导联呈 qRs 型。

④QRS 电轴右偏>+100°。

⑤应除外引起电轴右偏的其他疾病如垂位心、右心室肥大、侧壁心肌梗死等(图 6-20)。

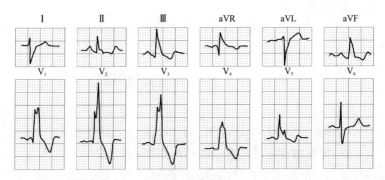

图 6-20 右束支传导阻滞合并左后分支传导阻滞

各导联 QRS 时间＞0.12s，V_1、V_2 导联呈 qRR′型（R′波＞R 波），
Ⅰ、aVL、V_6 导联出现明显 S 波，Ⅱ、Ⅲ、aVF 导联呈 qR 型，QRS 电轴
＋100°以右

（三）临床意义

右束支传导阻滞合并左后分支传导阻滞均为病理性，病因及临
床意义同 RBBB 合并 LAFB。

三、右束支传导阻滞合并左中隔支传导阻滞

（一）心室除极过程的变化

心室除极过程分为 3 个时相：第一时相除极向量向左后，Ⅰ、
V_5、V_6 导联起始 Q 波消失，V_1、V_2 导联 r 波消失或无改变；第二时
相除极向量继续向左后，V_1、V_2 导联出现 S 波，V_5、V_6 导联出现 R
波，第三时相除极向量转向右前形成附加环，在 V_1、V_2 导联形成 R′
波，V_5、V_6 导联形成宽 S 波。

（二）心向量图及心电图改变

心向量图如同右束支传导阻滞，不同点为起始向量朝向左后，
心电图表现如下：

①右束支传导阻滞的心电图表现。

②V_1、V_2 导联 r 波消失或变小，V_5、V_6 导联无起始的 Q 波。

（三）临床意义

临床比较少见，多为病理性，见于冠心病、心肌病、传导系统退行性变等。

四、三分支和四分支传导阻滞

三分支传导阻滞是指右束支、左前分支及左后分支均发生传导阻滞，可形成十分复杂的心电图。下举几种常见的类型。

①三分支均发生持久性三度传导阻滞，引起完全性房室传导阻滞，与下述的双侧束支传导阻滞无法区别。

②两分支三度传导阻滞并 P-R 间期延长，例如右束支传导阻滞加左前分支阻滞或左后分支传导阻滞合并 P-R 间期延长。从理论上讲，此种情况也可能由于双分支传导阻滞合并一度房室结传导阻滞所致，但从发病概率来看，最可能的是另一分支发生一度传导阻滞（图6-21），即双分支持久性三度传导阻滞，一分支一度传导阻滞（图 6-11，图 6-21）。

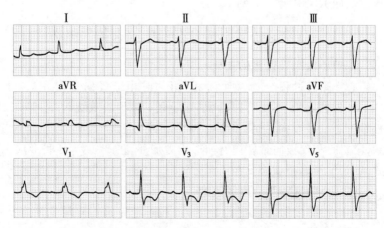

图 6-21　右束支传导阻滞合并左前分支传导阻滞伴 P-R 间期延长

各导联 QRS 时间＞0.12s，V_1 导联呈 rR′型，Ⅱ、Ⅲ、aVF 导联呈 rS 型，Ⅰ、aVL 导联呈 qR 型，QRS 电轴－45°以左，P-R 间期 0.26s

③两分支三度传导阻滞合并间歇性 QRS 脱漏。此种情况最可能的解释是另一分支发生二度传导阻滞,即双分支持久性三度传导阻滞,一分支二度传导阻滞。

④一分支持久性三度传导阻滞,另两个分支发生间歇性传导阻滞。最常见的情况是右束支传导阻滞合并交替性左前分支传导阻滞、左后分支传导阻滞和(或)QRS 脱漏(图 6-22)。

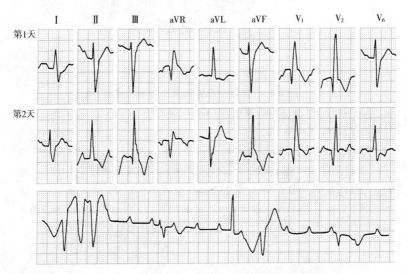

图 6-22　急性前壁心肌梗死合并三分支传导阻滞

急性前壁心肌梗死。第 1 天示右束支合并左前分支传导阻滞,第 2 天示右束支合并左后分支传导阻滞,P-R 间期无明显变化。下行心电图出现完全性房室传导阻滞,室性起搏点不稳定,并发室性期前收缩、室性心动过速(引自参考文献 10)

⑤四分支传导阻滞是指右束支、左前分支、左后分支及左中隔均发生传导阻滞,心电图除前三分支传导阻滞表现外,必须有左中隔支传导阻滞的表现,此种情况临床十分少见(图 6-23)。

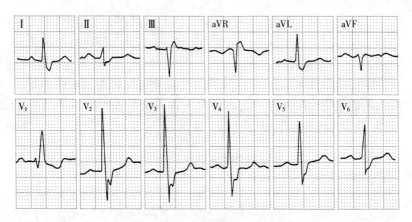

图 6-23   窦性心律伴四分支传导阻滞

具有四分支传导阻滞的特点。①QRS 时限>0.12s，V_1 导联呈 rSR′型并伴有继发性 ST-T 改变。I、aVL、V_5、V_6 导联出现终末的宽 S 波，符合右束支传导阻滞；②I导联呈 qRs 型，III导联呈 rS 型，QRS 电轴−45°，符合左前分支传导阻滞；③胸导联均呈高 R 波，Rv_2>Rv_6，V_5、V_6 导联无起始的 q 波，符合左中隔支传导阻滞；④窦性心律，心率 63/min，P-R 间期 0.22s（正常高限 0.20s），为一度房室传导阻滞，从发生的概率考虑，P-R 间期延长可能由于左后分支传导延缓所致。因此，本例心电图为窦性心律伴四分支传导阻滞（引自英俊歧）

第四节   双侧束支传导阻滞

左右束支均发生传导阻滞，称为双侧束支传导阻滞（bilaterial bundle branch block，BBBB）。左右束支均可发生一度、二度、三度传导阻滞。

①双侧均发生一度传导阻滞，程度相同，仅表现为 P-R 间期延长，与房室结一度传导阻滞不易鉴别。如两侧束支传导速度不等，传导时间相差 0.04～0.06s 时，则表现为一侧束支传导阻滞图形（传导较慢侧），P-R 间期则为传导较快侧束支传导时间（图 6-24）。

②双侧束支传导阻滞时，由于双侧束支传导速度不等、阻滞程度

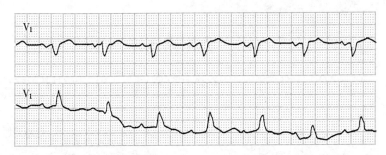

图 6-24　双侧束支一度传导阻滞

　　上图示左束支传导阻滞，P-R 间期 0.18s，很难确定有无双侧束支传导阻滞。下图为数日后描记，出现右束支传导阻滞，P-R 间期 0.28s，因此，可以推断双侧束支一度传导阻滞的存在。上图左束支传导时间比右侧束支延迟 0.04～0.06s，故出现左束支传导阻滞，P-R 间期 0.18s 为右束支传导时间。下图右束支传导时间进一步延迟，比左束支延迟 0.04～0.06s，故出现右束支传导阻滞，P-R 间期 0.28s 为左束支传导时间

　　不等、传导比例不同步可形成十分复杂的心电图。此类心电图在临床上相对少见，本书不拟深入讨论。下举 2 例说明（图 6-25，图 6-26）。

　　图 6-25 图 B 长 V₁ 导联可见 P 波按规律出现；第 1 个 P 波沿左束支下传，故呈右束支阻滞型；第 2 个 P 波沿右束支下传，故呈左束支阻滞型；第 3 个 P 波在左右束支均受到阻滞（受阻的 P 波位于 T 波与基线交接处），故其后无 QRS 波群。本例左右束支均呈 3∶1 传导阻滞，但不同步，传导速度相等，P-R 间期均为 0.20s。

　　图 6-26 也为双束支 3∶1 传导阻滞，不同步，传导速度也不相同。图中第 1 个心搏呈右束支阻滞型，P-R 间期 0.16s。束支阻滞图形反映传导较慢侧束支（右束支），而 P-R 间期反映传导较快侧束支（左束支）传导时间。第 2 个心搏呈左束支阻滞型，P-R 间期 0.22s。第 3 个 P 波在左右束支均受到阻滞。括弧中的数字和符号为推想的情况。第 1 个心搏右束支不能下传，可能反映传导完全中断（∞），也可能传导时间为 0.20～0.22s，比左束支传导时间延长 0.04～0.06s。同理，第 2 个心搏左束支不能下传，可能反映传导完

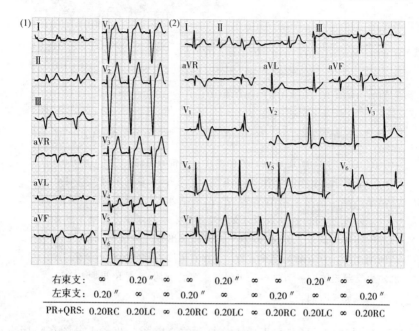

右束支:	∞		0.20″	∞	∞		0.20″	∞	∞		0.20″	∞	∞		∞
左束支:	0.20″		∞	∞		0.20″	∞		∞	0.20″	∞		∞	0.20″
PR+QRS:	0.20RC	0.20LC	∞	0.20RC	0.20LC	∞	0.20RC	0.20LC	∞	0.20RC

图 6-25   双束支非同步,等速,3∶1 阻滞

录自同一患者的不同时间。图(1)窦性心律,P-R 间期 0.20s,呈完全性左束支阻滞图形;图(2)长 V₁ 导联可见 P 波按规律出现,QRS 波群形态交替呈右、左束支阻滞图形,呈 3∶2 房室传导阻滞,P-P 间期相等,P-R 间期恒定在 0.20s,未下传的 P 波位于 T 波降支与基线交接处(引自参考文献 9)

全中断(∞),也可能传导时间为 0.26s,比右束支传导时间延长0.04s。本图左右束支传导阻滞图形交替出现,且伴有不同的 P-R间期,符合双束支传导阻滞的诊断。右束支传导阻滞除二度Ⅱ型3∶1阻滞外,还可能为二度Ⅰ型 3∶2 阻滞或二度Ⅱ型 3∶2 阻滞。假若第 1 个心搏右束支传导时间为 0.20s(括弧中推想的情况),第 2个心搏右束支传导时间为 0.22s(实际传导时间),第 3 个心搏传导受阻,则符合二度Ⅰ型 3∶2 阻滞。假若第 1 个心搏右束支传导时间为 0.22s,第 2 个心搏右束支实际传导时间为 0.22s,P-R 间期无变化,第 3 个心搏传导受阻,则符合二度Ⅱ型 3∶2 阻滞。左束支阻滞除二度Ⅱ型3∶1阻滞外,也可能为二度Ⅰ型 3∶2 阻滞。假若第 2 个

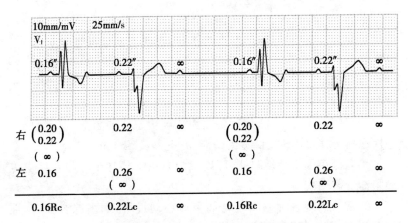

图 6-26　双束支二度(3∶1)阻滞,非同步,不等速

(引自参考文献 6)

心搏左束支传导时间为 0.26s(括弧中推想的情况),第 1 个心搏左束支传导时间为 0.16s,P-R 间期逐渐延长而发生传导受阻,则符合二度 Ⅰ 型3∶2阻滞。

③双侧束支均发生三度传导阻滞,引起完全性房室传导阻滞。间歇性出现左束支传导阻滞和右束支传导阻滞,往往反映双侧束支均有病变,日后发生双侧束支三度传导阻滞的可能性很大,应考虑安放人工心脏起搏器。

第五节　Lev 病

Lev 病是一种老年退行性疾病,心脏左侧纤维支架发生硬化,最后累及双侧束支发生明显的纤维化和硬化。本病主要心电图表现为束支传导阻滞,故放在本章讨论:

本病的临床特点为心瓣膜(二尖瓣、主动脉瓣)、冠状动脉、主动脉弓和心包均发生钙化,心脏大小正常,心功能正常或基本正常。可出现心悸、胸闷、气短等症状,双侧束支发生完全性传导阻滞时可发生阿-斯综合征甚至猝死。

本病的心电图改变主要反映双侧束支传导阻滞,可表现为:

①双侧束支传导延迟、但程度相等,表现为 P-R 间期延长,QRS 正常。

②一侧束支完全阻滞,对侧束支不完全性阻滞,表现为左束支或右束支传导阻滞合并一度、二度房室传导阻滞。

③双侧束支完全性阻滞:表现为三度房室传导阻滞,房室脱节,室性逸搏心律,QRS 波群宽大畸形,心室率≤40/min。

④双侧束支交替性阻滞:可表现为右束支传导阻滞与左束支传导阻滞交替出现。

⑤常可出现各种心律失常如窦性心动过缓,病窦综合征、房性期前收缩、心房纤颤及非特异性 ST-T 改变。

(张文博　林　钦)

参 考 文 献

[1] 张文博,李跃荣.心电图诊断手册.3 版.北京:人民军医出版社,2006: 110-131.

[2] 郭继鸿.Lev 氏病.见郭继鸿主编.心电图学.北京:人民卫生出版社,2002: 668-679.

[3] Wagner GS.Marriot's Practical Electrocardiography.9th ed.Baltimore: Williams & Wilkins,1994:78-96.

[4] Marriot HIL ECG/PDO.Baltimore:Williams & Wilkins,1994:51-66.

[5] Sgarbossa EB,Wager GS.Electrocardiography.In Topol EJ(ed).Textbook of Cardiovascular Medicine.2nd ed.Philadelphia:Lippinectt Williams & Wilkins,2002,1329-1354.

[6] MacAlpin RN.In search of left septal fascicle block.Am Heart J,2002, 144:948.

[7] 张文博.心电图诊断的线索和误区.北京:人民军医出版社,2010: 337-348.

[8] 吴晔良,龚仁泰.危重症心电图及临床处理.合肥:安徽科技出版社,2003: 143-169.

[9] 王永权.双侧束支主干阻滞的心电图分析.临床心电学杂志,2007,16(5): 389-394.

[10] Fisch C.Electrocardiography of arrhythmias.Philadelphia:Lea&Febiger,1990:86-88.

[11] 郭继鸿,洪江主译.周氏实用心电学.5版.北京:北京大学医学出版社,2004:116.

[12] Jeakins RD.Gerred.S(张七一,张鹏,魏轶,译).心电图实例解析.2版.北京:人民卫生出版社,2006:178-179.

第七章　提供诊断线索和病因诊断的心电图改变

根据 P-QRST-U 波的异常,不仅可诊断房室肥大或室内传导阻滞,对临床常见的心血管病如冠心病、心肌病、心肌炎、心包炎、急慢性肺心病和先天性心脏病等也有不同程度的诊断价值。除心血管病外,心电图对电解质紊乱、药物作用、颅内病变、低温、某些内分泌病可能提供病因诊断的指标或诊断线索。近年来,发现一些心电图波形如 Brugada 波、Epsilon 波、Osborn 波和 T 波电交替等对预测恶性室性心律失常和猝死的发生也有相当价值。冠心病包括心肌缺血和心肌梗死是心电图诊断的重点内容,也是本书的重点之一,另辟专章介绍。另外,具有预测猝死价值的一些心电图波形将在第十九章进行讨论。

第一节　具有诊断意义的一些心电图表现

一、尼加拉瀑布样 T 波(CVA 型 T 波)

1954 年 Burch 首先报道了脑血管意外特别是蛛网膜下腔出血患者心电图可出现巨大倒置 T 波,故被称为脑血管意外(CVA)型 T 波,2001 年 Hurst 将 CVA 型 T 波形象地命名为尼加拉(Niagara)瀑布样 T 波,随即广泛地被引用。

(一)尼加拉瀑布样 T 波的心电图特点

①多数导联特别是左胸及中胸导联出现 T 波深倒置,倒置的深度＞10mm,甚至 20mm 以上。Ⅲ、aVR 导联可出现 T 波直立。少数患者 T 波直立高大而非倒置。

②倒置的 T 波基底部宽阔,有如瀑布的开口处,底部较钝,

双支不对称,降支与 ST 段融合,升支与 U 波融合,有时显示向外膨隆。

③T 波改变于发病数小时后出现,演变迅速,可持续数日、数周而消失。

④U 波明显,幅度常>0.15mV,可直立或倒置,倒置的 U 波常与 T 波的升支融合,使其外形变得不规则。

⑤Q-T 间期或 QTU 间期明显延长,(TU 波常无法区分),Q-Tc 或 QTUc 可>0.70s。

⑥个别病例可出现病理性 Q 波及 ST 段抬高。

(二)尼加拉瀑布样 T 波的发生机制

发生机制迄今尚不十分肯定,一般认为是由于交感神经过度兴奋引起儿茶酚胺大量分泌,导致所谓"儿茶酚胺风暴"的发生有关。过量的儿茶酚胺可刺激下丘脑星状交感神经节,也可能直接作用于心室肌影响心室的复极过程,引起 T 波改变及 Q-T 间期延长。动物实验和临床资料都支持上述的观点。临床见到的脑血管意外,阿-斯综合征发作过后,胃溃疡迷走神经干切除术后的 T 波改变都与交感神经过度兴奋有关。发生尼加拉瀑布样 T 波改变患者尸检资料显示,少数病例出现心内膜下心肌缺血、坏死,这提示部分患者可能同时存在心脏器质性损害。

(三)临床常见病因

1. 颅内疾患　颅内疾患是引起尼加拉瀑布样 T 波改变最常见的病因。各种颅内疾患和神经外科手术操作都可能引起 T 波改变,按其发生的频度依次为蛛网膜下腔出血、脑实质出血、头颅外伤、神经外科手术操作、颅内感染和颅内肿瘤。图 7-1 系 10 岁儿童,因头痛、呕吐半月入院,心电图示 $V_1 \sim V_4$ 导联 T 波深倒置,基底部明显增宽,双支不对称,V_1 导联 T 波升支向外膨隆,Q-T 间期明显延长(>0.60s)。颅脑 CT 检查证实左颞叶有占位性病变,手术证实为脓肿。术后 2 周描记心电图,$V_1 \sim V_4$ 导联 T 波呈浅倒置,Q-T 间期缩短至 0.40s 左右。(图 7-1,图 7-2)。

2. 阿-斯综合征发作过后　完全性房室传导阻滞或多束支传导

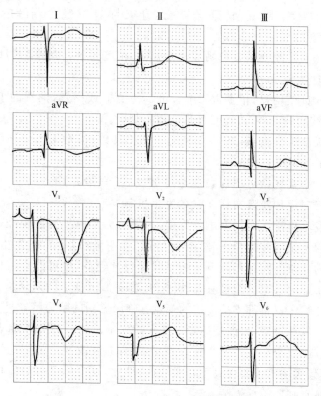

图 7-1　颅内病变引起的尼加拉瀑布样 T 波

阻滞患者发生室速、室颤后可出现尼加拉瀑布样 T 波,持续时间一般短暂(图 7-3)。

3. 其他病因　各种急腹症、胃溃疡迷走神经干切除术后、肺动脉栓塞、二尖瓣脱垂都可能出现尼加拉瀑布样 T 波。

(四)鉴别诊断

T 波深倒置除尼加拉瀑布样 T 波,还可见于急性心肌梗死(Q 波型心梗演变过程、无 Q 波型心梗)、心尖肥厚型心肌病和个别右心室肥大病例,后两种疾病引起的 T 波深倒置持续长时间不变为其特点。急性心肌梗死引起的 T 波深倒置易与尼加拉瀑布样 T 波发生混淆,两者的鉴别见表 7-1。

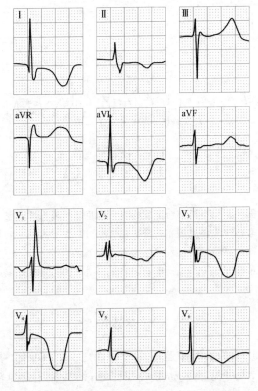

图 7-2　蛛网膜下腔出血引起的尼加拉瀑布样 T 波

表 7-1　尼加拉瀑布样 T 波与急性心肌梗死 T 波的鉴别诊断

	尼加拉瀑布样 T 波	急性心肌梗死 T 波
T 波形态	宽大畸形，双支不对称	多呈典型的"冠状 T"
T 波倒置导联	分布广泛	局限于数个相关导联
T 波演变	较速	稍慢
Q-T 间期	明显延长	轻度延长
U 波	明显	一般不明显
病理性 Q 波	罕见	常见
ST 段抬高	罕见	常见
CK-MB 升高	罕见	几乎均升高

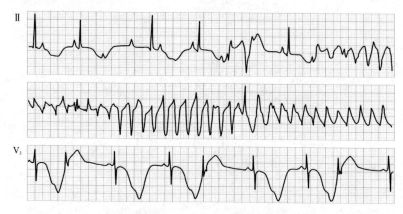

图 7-3　阿-斯综合征发作过后的尼加拉瀑布样 T 波

　　患者基本心律为高度房室传导阻滞,落在 T 波上的一次室性期前收缩诱发了心室扑动、颤动及晕厥。V₃ 导联为晕厥发作后的心电记录,完全符合尼加拉瀑布样 T 波的特征(引自:Schamroth.L.The Disorders of Cardinc Rhythm,1971)

二、电交替现象

　　电交替现象为心肌细胞电生理特性之一,可见于心肌细胞除极和复极过程,也可见于激动形成和传导过程,临床常见的情况为心肌细胞的除极和复极过程发生电交替。在起搏点不变的情况下,心电图各波段发生交替性电压及(或)波形(有时包括极性)的变化即为电交替。常见的情况是 2:1 电交替,即每隔一次心搏出现一次电压及(或)波形的变化。电交替可分为完全性电交替和不完全性电交替两类,前者是指 P 波、QRS 波群、可能包括 T 波均发生交替性变化,后者仅指一种波段发生交替性变化。近年来 T 波电交替特别受到注目,因其与恶性心律失常和猝死的发生有密切的关系。下面重点介绍完全性电交替和 QRS 波群电交替。

(一)完全性电交替

　　P 波和 QRS 波群每隔一次心搏发生一次交替性变化称为完全性电交替。

　　1. 发生机制　因完全性电交替多见于心包积液,推测其发生机制可能由于心包积液时心脏受周围组织和纵隔的制约作用减弱,故可在心包腔内较为自由地周期性摆动,导致心电向量发生交替性变化。这一观点已得到临床观察的支持。一些学者对心包积液发生完全性电交替患者进行心电和超声心动图同步观察,发现心脏摆动的次数恰好是患者心率的1/2。抽液后心脏摆动消失,电交替随即消失。一般认为积液量大,心包内压力高,黏稠度高,心率增快时易于发生电交替,心包穿刺抽液后电交替往往消失。

2. 临床意义　Marriot认为完全性电交替几乎毫无例外地见于恶性心包积液,笔者的经验也如此,所见的数例心包积液出现完全性电交替者均为恶性心包积液。完全性电交替还可见于严重左心室功能不全,与交替脉同时出现。有人认为完全性电交替可能诱发恶性室性心律失常引起猝死,值得警惕(图7-4、图7-5)。

图7-4,患者60岁,男性,肺癌转移至心包,引起恶性心包积液伴完全性电交替。QRS与P波电压高低交替比较明显,T波低平,电压交替不够明显。各导联(aVR导联除外)ST段均轻度抬高,P-R段压低,aVR导联ST段压低,P-R段抬高,反映心包炎改变。

(二)QRS波群电交替

QRS波群电交替主要指QRS波群的振幅及(或)形态(极性)也可能包括R-R间期发生交替性变化。QRS时间发生长短交替性变化见于交替性预激综合征,交替性束支传导阻滞,不在本文讨论范畴。

1. 发生机制　QRS波群电交替发生的机制不十分明确,而且不同的情况发生机制也不一致。一般认为心动过速发生的QRS波群电交替是由于心率过快,舒张期缩短,引起心肌及传导系统不同程度缺血致使不应期显著延长,当激动通过该处发生2:1传导阻滞或不完全性除极和(或)复极而发生电交替。至于顺向型房室折返性心动过速为何较易发生QRS波群电交替,一些学者推测此类患者传导系统可能存在解剖或功能上的差异,而这些差异导致心室率快,由于激动发生交替性功能性传导延迟而发生电交替。至于其具体发生机制,迄今仍不十分清楚。

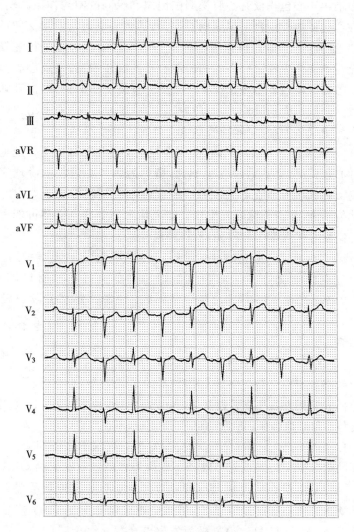

图 7-4 恶性心包积液伴完全性电交替

（引自参考文献 10）

2. 临床意义 QRS 波群电交替可能与其他波群一起发生电交替，如完全性电交替，也可能单独存在。阵发性心动过速出现 QRS

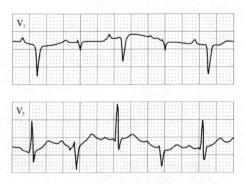

图7-5　心包积液引起的完全性电交替

P波和QRS波发生2∶1电交替，V_1导联特别明显

波群电交替者颇不少见。按照Josephson的意见，阵发性心动过速的QRS波群电交替诊断标准应为：①R波振幅高低至少应相差1mm以上；②持续时间应＞10s。按照这个标准，阵发性室上性心动过速心率＜180/min时，发生QRS波群电交替，房室折返性心动过速的可能性为92%，有较大的诊断价值。心率缓慢时也可能出现QRS波群电交替，此类患者多患有严重的器质性心脏病（图7-6）。

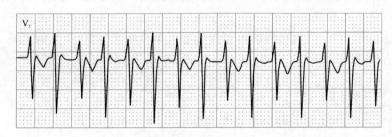

图7-6　房室折返性心动过速伴有QRS波群电交替

（三）T波电交替　见第十九章。

三、QRS低电压

肢体6个导联R＋S均＜5mm（0.5mV），胸前6个导联R＋S均＜10mm（1.0mV）称为QRS低电压。QRS低电压是常见的心电

图改变,可见于多种疾病。

(一)发生机制

1. 心肌电动力降低　当心肌由于缺血、坏死、退行性变而发生广泛纤维化时,大量心肌细胞死亡,残存的能够进行除极的心肌细胞数量大为减少,产生的电动力显著降低,致使 QRS 电压降低。

2. 传导因素　心肌产生的电动力并无降低,但在传至体表的过程中发生"短路"(例如心包积液、全身水肿),或者由于传导阻力增加(例如过度肥胖、肺气肿),致使传至体表的电流减少,因而 QRS 电压降低。

(二)临床意义

QRS 低电压的临床意义应结合临床情况进行判断。过度肥胖而无器质性心脏病证据的人出现 QRS 低电压一般无临床意义。肺气肿、心包积液、胸腔积液和全身水肿的患者,由于心脏产生的电动力传至体表发生异常,并不反映心脏本身的病变。扩张型心肌病在一定时间内出现肢体导联 QRS 低电压,而胸导联可能出现 QRS 高电压(左心室肥大),待至病变晚期肢体导联与胸导联均可出现 QRS 低电压。广泛心肌梗死出现 QRS 低电压反映病变已届晚期,心脏移植可能是惟一有效的治疗措施。慢性缩窄性心包炎也常出现 QRS 低电压,发生机制很可能由于心肌本身发生萎缩,产生的电动力降低之故。

四、低　温

低温常有比较特异的心电图改变,心电图对低温有较大的诊断价值。

(一)发生机制

低温时,Ca^{2+}-ATP 酶活性下降,ATP 水解作用下降,肌浆网摄取 Ca^{2+} 能力下降,引起细胞内 Ca^{2+} 浓度上升,造成细胞内 Ca^{2+} 积聚。细胞内 Ca^{2+} 增多导致细胞膜内电位升高,可使平坦的 ST 段形成一个向上的 J 波(Osborn 波),低温还可延迟左心室心肌的除极和复极,破坏交感神经和迷走神经的平衡,促发恶性室性心律失常。

(二)心电图改变

①R 波降支与 ST 段连接部位向上凸起,形成 J 波(Osborn 波)。低温性 J 波具有以下特点:a. 不管 QRS 波群主波方向如何,J 波均呈直立(aVR 导联除外);b. J 波主要发生在左胸导联,平均向量向左、向后;c. J 波的振幅、持续时间、J 波分布的导联与低温程度相关;d. J 波与心率相关,心率加快时 J 波可消失。

②P-P 间期、P-R 间期、QRS 时间、ST 段和 Q-T 间期均呈延长。

③出现窦性心动过缓、室性期前收缩,当体温低于 30℃时可能发生室性心动过速、心室纤颤(图 7-7)。

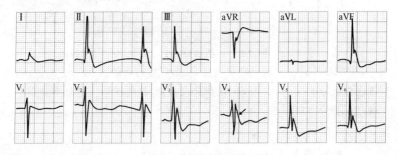

图 7-7 低温的心电图表现

大部分导联出现 J 波(箭头所示),ST 段和 QT 间期均示延长,心率 50/min

第二节 临床常见心血管疾病的心电图改变

一、心 肌 炎

心电图诊断心肌炎敏感性和特异性均较差,有相当数量的心肌炎患者心电图正常或基本正常,即使心电图有明显改变,也必须密切结合临床,方能作出诊断。

①房室传导阻滞。一度房室传导阻滞最为多见,有时也可发生二度和三度房室传导阻滞。

②室内传导阻滞。左右束支传导阻滞或分支传导阻滞均可出

现,有时可出现双分支传导阻滞。

③ ST-T 改变。部分导联或大部分导联出现 ST 段压低,T 波平坦,双向或倒置(图 7-8)。

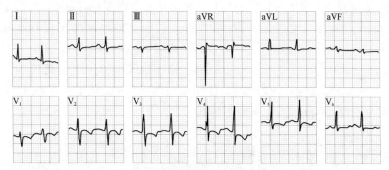

图 7-8　心肌炎(ST-T 改变)

患者 2 个月前患过上呼吸道感染,之后感到胸闷、心悸。心电图示窦性心动过速,$V_3 \sim V_6$ 导联 ST 段轻度压低,肢体导联 T 波低平,胸导联 T 波倒置或双向

④Q-T 间期延长。

⑤出现各种心律失常如室性期前收缩、室上性期前收缩、非阵发性交接性心动过速、阵发性房性心动过速和阵发性室性心动过速。

一些年轻心肌炎患者可反复发作短阵性房性心动过速,心房率一般为 $100 \sim 150/min$,可伴有二度房室传导阻滞,文氏现象或 2∶1 传导阻滞。应用抗心律失常药物一般无效,反可加重房室传导阻滞。卧床休息可使发作减轻,心肌炎恢复后大多消失。

⑥常出现窦性心动过速,有时也可出现窦性心动过缓、窦房阻滞等。

⑦暴发性心肌炎或称急性重症心肌炎可出现损伤型 ST 段抬高及病理性 Q 波。

暴发性心肌炎出现类似急性心肌梗死心电图改变者并不罕见,笔者已见过数例(图 7-9)。由于患者出现持续性胸痛、心肌酶升高和心电图改变,有时不易与急性心肌梗死相鉴别。不同点为心肌炎患者发病年龄较轻,发病前有病毒感染史(呼吸道或消化道),多无冠心病易患因素,超声心动图可见室壁运动普遍性减弱而非节段性改变。

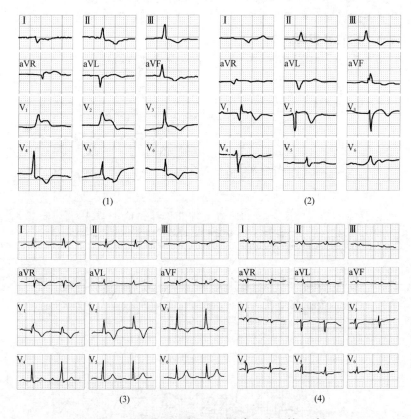

图 7-9 暴发性心肌炎（ST 段抬高及病理性 Q 波）

患者女性,34 岁,因突发呼吸困难 3d 入院。发病前 1 周有上呼吸道感染及腹泻病史,体检有急性左侧心力衰竭的体征,诊断暴发性心肌炎

(1)图:入院即刻描记。$V_1 \sim V_3$ 导联呈 R 型,ST 段呈弓背向上抬高,其他导联 ST 段压低,T 波倒置。P 波十分微小,与 QRS 波群无传导关系。QRS 波群为交接性。心率 45～50/min(本图未能清楚显示心律变化)

(2)图:入院后 1 周描记。P 波较前增大,仍呈房室脱节。V_1、V_2 导联出现病理性 Q 波,V_3 导联呈 rS 型,抬高的 ST 段明显降低,T 波转为倒置,其他导联 ST 段压低较前减轻,T 波倒置变浅

(3)图:入院后 2 周描记。窦性心律,一度房室阻滞,V_1、V_2 导联 Q 波明显缩小,V_3 导联呈 R 型,ST 段已降至基线,T 波倒置较前加深,其他导联 ST-T 改变基本恢复正常

(4)图:入院后 3 周描记。窦性心律,P-R 间期恢复正常,各导联 ST-T 改变基本恢复正常,但 QRS 电压明显降低。超声心动图仅见室壁运动减弱,未见心包积液

为加强读者对急性重症心肌炎心电图进一步认识，下面引用文献报道的 1 例典型病例。

图 7-10，30 岁女性，因突发晕厥入院。急查心电图[图 7-10(1)

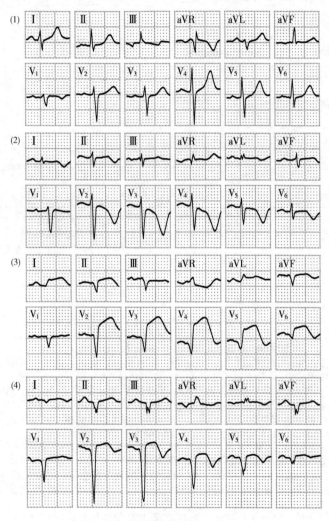

图 7-10　急性重症心肌炎心电图

（引自参考文献 11）

图]大致正常。次日因活动后心悸复查心电图[图 7-10(2)图],Ⅲ、aVR 导联 T 波转为直立,aVF 导联 T 波双向,其余导联 T 波均呈深倒置,类似冠状 T 波。第 3 天突发心前区剧痛向背部放射,伴恶心、呕吐及大汗淋漓。描记心电图[图 7-10(3)图]类似 AMI,Ⅰ、Ⅱ、aVL、aVF 导联 ST 段轻度抬高,V_2~V_6 导联出现明显 Q 波(或胚胎型 r 波),ST 段明显抬高,呈弓背形或墓碑形。当日描记心电图[图 7-10(4)图]ST 段明显回降,V_1~V_6 导联均呈 QS 型。本例心电图出现了 AMI 的各种心电图改变,仅其演变不符合典型的 AMI 演变规律。

[附]　1995 年全国心肌炎、心肌病专题研讨会成人病毒性心肌炎的诊断参考标准。

1~3 周有过病毒感染,急性期中出现以下心电图改变之一者:

1. 房室传导阻滞、窦房传导阻滞或束支传导阻滞。

2. 2 个以上导联 ST 段呈水平型或下垂型压低≥0.05mV,或多个导联 ST 段抬高,或出现病理性 Q 波。

3. 多源、成对室性期前收缩,自主性房性或交接性心动过速,持续性或非持续性室性心动过速,心房或心室扑动、颤动等。

仅有 T 波改变(低平、倒置)、频发性房性、室性期前收缩,或无明显病毒感染史者,必须具备病原学依据、左室收缩功能减弱表现或早期心肌酶增高,才能确诊。

二、心　肌　病

(一)肥厚型心肌病

本病以左心室壁肥厚为主,主要病理改变为心肌纤维异常粗大,排列紊乱。临床最常见的为非对称性室间隔肥厚,比较少见的为对称性左心室肥厚和心尖肥厚。非对称性室间隔肥厚和心尖肥厚心电图表现各有一定特点。

1. 非对称性室间隔肥厚　由于室间隔异常肥厚,向右前的起始向量增大,在前侧壁常可出现异常的 Q 波,V_1 导联产生高大的 R 波;由于左心室壁肥厚,左心室除极及复极均呈异常,可出现左心室肥大,左心房肥大(左心房排血阻力增加)及 ST-T 改变。常见的心电图改变如下：

(1) Ⅰ、aVL、V_5、V_6、Ⅱ、Ⅲ、aVF 导联均可出现深而窄的 Q 波，同导联 T 波直立(心肌梗死出现 Q 波的导联 T 波往往倒置)。约见于 50%的病例，为本病特征性心电图改变(图 7-11)。

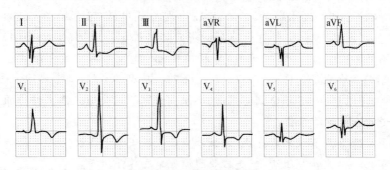

图 7-11　肥厚型心肌病

Ⅰ、aVL、V_5、V_6 导联出现深而窄的 Q 波，T 波直立；V_1~V_3 导联 R 波明显增高，T 波倒置

(2) V_1、V_2 导联出现高 R 波，T 波倒置，酷似右心室肥大，注意到左胸导联的异常 Q 波，不致误诊。

(3) 50%左右病例可出现左心室肥大心电图改变，少数病例可出现"二尖瓣型 P 波""假性肺型 P 波"。

(4) 心律失常见于半数以上病例，常见的为心房纤颤、阵发性室上速、频发性室性期前收缩、室速等。本病患者 50%以上死亡方式为猝死，与心律失常的发生有关。

(5) 病变晚期左心室后壁明显肥厚，向左后的向量与室间隔向右前的向量可发生某种程度抵消，病理性 Q 波可缩小甚至消失。

2. 心尖肥厚型心肌病　心肌肥厚局限于心尖部，室间隔无明显肥厚，常见的心电图改变如下：

(1) ST-T 改变：胸前导联出现 ST 段显著压低(可达 0.5mV)，T 波深倒置(可达 1.0mV)，在 V_2~V_5 导联最明显，酷似心肌缺血型 T 波倒置。不同点为本病的 ST-T 改变可持续多年不变。

(2) V_2~V_6 导联可能出现高 R 波，无病理性 Q 波。

（3）Q-T 间期延长（图 7-12）。

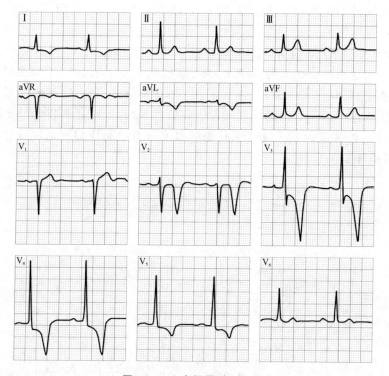

图 7-12　心尖肥厚型心肌病

V_3~V_5 导联 ST 段明显压低，V_2~V_4 导联 T 波深倒置，V_3、V_4 导联 R 波明显增高

典型的心尖肥厚型心肌病，V_4 导联 R 波振幅最高，T 波倒置最深，$R_{V4} > R_{V5} > R_{V3}$，$T_{V4} > T_{V5} > T_{V3}$。

（二）扩张型心肌病

本病的主要病理改变为左心室和左心房扩大，室壁变薄，心肌细胞肥大、变性、坏死、纤维化和瘢痕形成。常见的心电图改变如下：

1. P 波异常　主要表现为"二尖瓣型 P 波"，也可出现双房肥大的改变。有时肢体导联的 P 波振幅几乎与 QRS 波振幅相等，为本病心电图特征之一。

2. QRS 波群改变　尸检显示绝大多数病例有左心室肥大，但生前心电图显示左心室肥大改变者仅见于 1/3 病例，这可能由于并发束支传导阻滞，心肌广泛纤维化和左右心室肥大产生的向量相互抵消所致。有时胸导联出现左心室肥大，而肢体导联出现相对 QRS 低电压，此外，胸导联还可出现 R 波递增不良或逆向递增。Marriot 认为，肢体导联相对 QRS 低电压（6 个肢体导联 R＋S 均＜8mm）＋胸导联 QRS 高电压（$R_{V5(V6)}$＋S_{V1}≥35mm）＋胸导联 R 波递增不良或逆向递增为扩张型心肌病的特征性改变（图 7-13）。

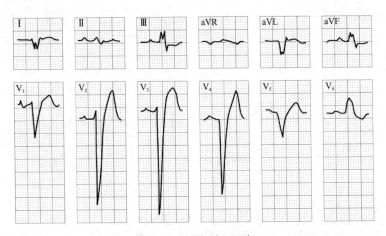

图 7-13　扩张型心肌病

本图显示了扩张型心肌病的特征性心电图改变：肢体导联相对 QRS 低电压，胸导联 QRS 高电压及 R 波逆向递增。此外，本图还显示了左束支传导阻滞合并电轴右偏

少数病例 V_1～V_4 导联出现病理 Q 波呈 QS 型，类似前壁心肌梗死，这可能由于心肌纤维化丧失电动力之故。

3. 室内传导阻滞和房室传导阻滞　左束支传导阻滞见于 20％的病例，左前分支传导阻滞也比较常见，右束支传导阻滞相对少见。少数病例可出现左束支传导阻滞合并电轴右偏，Marriot 认为这也是扩张型心肌病比较特征的心电图改变。一度房室传导阻滞常见，

二、三度房室传导阻滞比较少见。

4. ST-T 改变　左心室肥大均伴有继发性 ST-T 改变,少数病例胸导联无心室肥大心电图表现,仅出现 ST 段压低,T 波低平倒置。

5. 心律失常　Holter 心电图显示,多数病例可出现心律失常,最常见的为室性异位搏动,其次为心房纤颤。

(三)应激性心肌病

本病具有以下特点:①女性多见,且多为绝经期后妇女;②发病前多有强烈的精神刺激;③发病症状与心电图改变酷似 AMI;④冠脉造影基本正常;⑤血清心肌生化标志物仅轻度升高;⑥超声心动图和心室造影可见左心室心尖部和心室中部运动消失,心底部代偿性运动增强,左心室心尖部呈球囊状心肌运动不协调改变(apical balloning syndrome);⑦转归一般良好,心室收缩功能一般 4~6 周恢复,心电图也可恢复正常。

心电图改变可能由于儿茶酚胺分泌过多引起的心肌损伤和冠脉痉挛所致。心电图改变与 AMI 不同点如下:①ST 段抬高分布的导联比较广泛,前壁与下壁均可波及;②病理性 Q 波相对少见(15%),且出现较晚;③$V_1 \sim V_3$ 导联 ST 段抬高比 V_5、V_6 导联明显;④ST 段抬高回落较快;⑤Q-T 间期(Q-Tc)延长明显。

图 7-14,64 岁女性,因心悸、胸闷 1h 就诊。心电图示 Ⅰ、Ⅱ、aVL、aVF 导联 ST 段抬高 0.05~0.1mV,$V_2 \sim V_6$ 导联 ST 段抬高 0.3~0.4mV。血清心肌生化标志物:CK-MB 56.3ng/ml,Myo 451ng/ml,TnI 5.16ng/ml。即刻进行冠状动脉及左心室造影,结果显示左主干、前降支、旋支及右冠状动脉均正常。超声心电图检查:第 1 天左心室心尖部向外呈瘤样膨出,心尖部心室壁运动消失,第 5 日心尖部心室壁运动减低,第 2 周室间隔及心尖部心室壁运动减低,血清心肌生化标志物于第 5 日降至正常范围。

本例患者发病开始即出现 ST 段抬高,血清心肌生化标志物

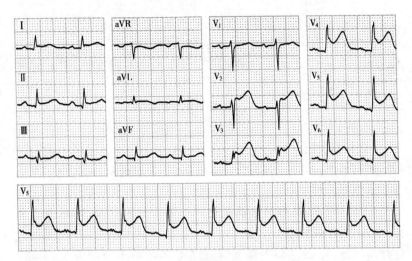

图 7-14　应激性心肌病心电图
（引自参考文献 12）

有动态演变,符合 AMI。但以下几点与 AMI 不同:①ST 段抬高分布范围广泛;②抬高的 ST 段回降迅速。未经介入干预治疗的条件下,第 2 天 ST 段即明显降低,第 3 日基本降至基线;③演变过程中未出现病理性 Q 波;④冠状动脉造影正常。由于以上特点,结合患者为老年妇女,发病前有情绪刺激,应激性心肌病可能性大于 AMI。

三、心　包　炎

(一)急性心包炎

许多不同的病因如病毒感染、细菌感染、转移性肿瘤、结缔组织疾病、心肌梗死等均可引起心包炎症。病理改变主要为纤维蛋白渗出,也可能有少量浆液渗出,其心电图改变基本上是一致的。大约 50%病例可出现典型心电图改变,多见于特发性心包炎,急性化脓性心包炎等。

①大部分导联(aVR 导联除外)出现 ST 段斜形抬高,凹面向上,抬高的程度较轻,很少超过 5mm,反映心外膜下浅层心肌损

伤。各导联 ST 段抬高的程度并不一致,有些导联 ST 段抬高十分轻微。

②出现 ST 段抬高的导联 P-R 段压低(aVR 导联 P-R 段抬高),反映心房损伤电流。ST 段抬高与 P-R 段压低并存高度提示急性心包炎(图 7-15)。少数病例 P-R 段偏移早于 ST 段抬高出现为早期诊断的重要线索。

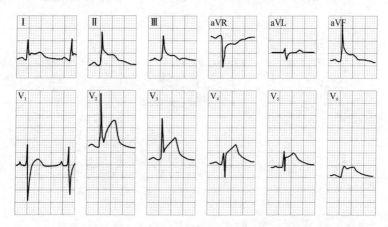

图 7-15　急性心包炎(ST 段抬高期)(一)

Ⅰ、Ⅱ、Ⅲ、aVF、V$_1$～V$_6$ 导联 ST 段均抬高,P-R 段压低,aVR 导联 ST 段压低,P-R 段抬高

③抬高的 ST 段在一周左右降至基线,T 波开始转为倒置(图 7-16)。

④从不出现病理性 Q 波。

急性心包炎特别是特发性心包炎(病毒性)胸痛十分剧烈,心电图出现 ST 段抬高,易误诊为急性心肌梗死。溶栓酶对急性心肌梗死十分有效,但对急性心包炎可引起心包内出血,加重病情。因此两者的鉴别十分重要,心电图对两者的鉴别有时可起到关键作用(表 7-2)。

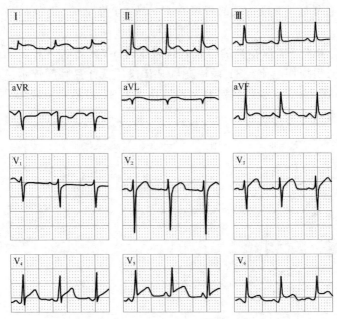

图 7-16   急性心包炎（ST 段抬高期）（二）

除 aVR、V₁ 导联外，各导联出现不同程度的 ST 段抬高，呈斜直型，Ⅱ、Ⅲ、aVF、V₄～V₆ 导联均显示 P-R 段压低。aVR 导联 ST 段压低，P-R 段抬高

表 7-2   急性心包炎与急性心肌梗死的鉴别

	急性心包炎	急性心肌梗死
ST 段抬高		
形态	斜直型，凹面向上	弓背状，凸面向上
分布导联	aVR、V₁ 以外的所有导联	相关的一组导联，如下壁导联、前壁导联
程度	一般不超过 5mm	常可高达 10mm
P-R 段偏移	ST 段抬高导联 P-R 段压低，ST 段压低导联 P-R 段抬高	偶可出现 P-R 段偏移（并发心房梗死），P-R 段偏移不一定与 ST 段极性相反

	急性心包炎	急性心肌梗死
Q 波	从不出现	常出现
T 波倒置	ST 段降至基线后 T 波方转为倒置,倒置较浅	ST 段未降至基线之前,T 波已转为倒置,倒置较深
心律	常出现窦性心动过速	下后壁心肌梗死可出现窦性心动过缓

(二)心包积液

当心包炎症进一步发展,有大量浆液渗出时,可形成心包积液。大量心包积液可出现以下心电图改变:

①出现 QRS 低电压,6 个肢体导联 R+S 均<5mm(0.5mV),6 个胸导联 R+S<10mm(1.0mV),肢体导联低电压往往与胸导联低电压并存。

②少数病例(特别是癌性心包积液)可出现完全性电交替。

(三)慢性缩窄性心包炎

慢性缩窄性心包炎可形成坚厚的瘢痕,压缩心脏及大血管近端,引起一系列的心电图改变。

①多数病例出现 QRS 低电压,产生的机制不是由于心包积液,而是由于心肌本身发生萎缩所致。

②90%～100%病例在大多数导联出现 T 波低平、倒置。

③房性心律失常比较多见。综合文献报道,房颤的发生率为25%～36%,房扑发生率为 5%～10%。

④少数病例由于纤维瘢痕组织压缩左侧房室瓣环,引起"二尖瓣 P 波"图形;纤维瘢痕组织压缩右心室流出道,引起右心室肥大和电轴右偏图形。

四、肺源性心脏病

(一)急性肺动脉栓塞(APE)

心电图诊断肺栓塞既不敏感,又不特异。当肺血管截断面积<30%时心电图改变多不明显,有时肺栓塞心电图改变又酷似急性冠状动

脉综合征。但中等大或中等大以上肺动脉发生栓塞,临床出现呼吸困难、急性右侧心力衰竭、低血压、休克者心电图多有明显改变。本病心电图改变常为一过性,应及早描记心电图,对出现可疑改变者应反复描记进行对比,必要时一日描记数次,而且应采用 15 或 18 导联。发病前的心电图对诊断有很大参考价值。

肺栓塞的心电图改变主要反映急性右心室扩张、劳损和心肌缺氧。右心室扩张时心脏沿长轴做顺钟向转位,心脏的位置趋向垂直。

1. 肢体导联心电图改变

(1)$S_I Q_{III} T_{III}$:I导联出现明显的 S 波,III导联出现明显的 Q 波及 T 波倒置,称为 $S_I Q_{III} T_{III}$。发生机制是由于额面 QRS 环顺钟向运行,起始向量投影在III导联的负侧,III导联出现 Q 波(T 向量环也投影在III导联的负侧),终末向量投影在I导联的负侧,I导联出现 S 波(图 7-17)。$S_I Q_{III} T_{III}$ 在肺栓塞的出现率约为 50%,多见于中等大以上肺动脉栓塞,持续时间半个月左右。一旦出现即应采用溶栓治疗。

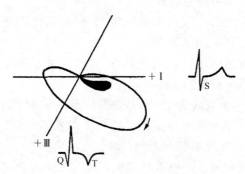

图 7-17   肺栓塞的额面向量图

(2)标准导联的 ST 段变化:I、II导联 ST 段轻度压低,或呈阶梯状抬高,III导联 ST 段轻度抬高,可呈弓背向上。

(3)QRS 电轴右偏或左偏:有报道,电轴左偏者多于电轴右偏。故 QRS 电轴左偏不能排除 APE。

(4)aVR 导联出现终末 R 波,ST 段抬高。

（5）Ⅱ导联 P 波增高，有时达到"肺型 P 波"的诊断标准。

（6）肢导 QRS 低电压。

2. 胸导联心电图改变

（1）V_1～V_3 导联 T 波倒置为常见的心电图改变，常可持续 3～6 周。

（2）V_1～V_3 导联 ST 段压低或轻度抬高，可呈弓背向上，无急性心肌梗死 ST-T 改变的演变规律。

（3）胸导联出现明显顺钟向转位，过渡区左移至 V_5、V_6 导联，有时 V_1～V_6 导联均呈 rS 型（图 7-18、图 7-19）。

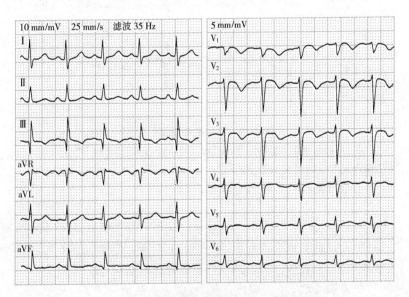

图 7-18　肺栓塞心电图（一）

70 岁男性，因活动后胸闷、憋气 2d 入院。D-二聚体 0.4mg/L（正常高限 0.3mg/L），肌钙蛋白Ⅰ 3.75ng/ml（正常范围 0～1.7ng/ml），CK、CK-MB 同工酶均在正常范围。超声心动图示右心房、右心室增大，估测肺动脉压重度增高。CT 造影示双肺动脉栓塞。本例心电图表现比较典型：①$S_Ⅰ Q_Ⅲ T_Ⅲ$，aVF 导联也出现 q 波，但Ⅱ导联无 q 波；②V_1～V_3 导联 T 波明显倒置（注意 1mV＝5mm），ST 段呈轻度弓背形抬高；③不完全性右束支阻滞：aVR 导联呈 rSR′型，V_1 导联 S 波升支出现顿挫（如描记 V_{3R}、V_{4R} 导联，可能显示 r′波）；④胸前导联顺钟向转位（R 波递增不良）

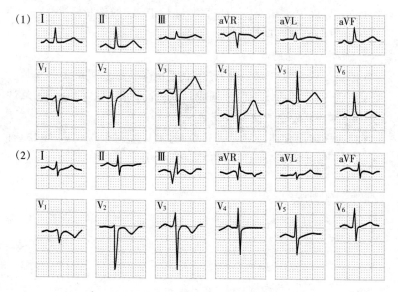

图 7-19　肺栓塞心电图(二)

(1)发病前描记,心电图大致正常;(2)发病后描记,出现 $S_I Q_{III} T_{III}$,胸导联出现明显顺钟向转位,$V_1 \sim V_3$ 导联 ST 段呈弓背向上,T 波倒置,aVR 导联出现高 R 波,ST 段轻度抬高

(4)右胸导联 r 波增高,r/s 比例增大,有时 V_1 导联呈 qR 或 QR 型。

(5)一过性右束支传导阻滞,持续数日即可消失。有时 V_1 导联表现不明显,而在 V_{3R}、V_{4R}、V_{5R} 导联表现比较明显(图 7-20)。

(6)左胸导联 ST 段轻度压低,反映心肌缺血。

3. **房性快速性心律失常**　本病常可并发窦性心动过速及房性快速性心律失常,如房性心动过速、心房扑动、心房纤颤等,通常为一过性。

以上的诊断指标没有一项是绝对可靠的,必须结合临床进行判断。如果患者具有发生肺栓塞的高危因素,如近 4 周做过外科手术、卧床、恶性肿瘤正在进行治疗等,突发呼吸困难、胸痛、心率加快、发作晕厥,心电图出现以下改变,肺栓塞诊断基本可以确定:
①$S_I Q_{III} T_{III}$ +右束支传导阻滞;②$S_I Q_{III} T_{III}$ +右胸导联 T 波倒置;③右胸导联 T 波倒置+QRS 电轴右偏+胸导联顺钟向转位。

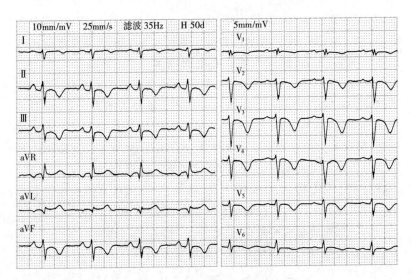

图 7-20 肺栓塞心电图(三)

56 岁男性,因胸闷、憋气 5d,加重 3d 入院。D-二聚体 0.7mg/L,CK、CK-MB 同工酶、肌钙蛋白 I 均在正常范围。超声心动图示右心房、右心室增大,肺动脉高压(重度)。CT 造影示肺动脉栓塞,本例心电图也是以右胸导联 T 波倒置为主要表现,V_5、V_6 导联 T 波倒置略浅(1mV=5mm)。另外,还可见到 II、III、aVF 导联的 P 波高尖≥0.2mV,不完全性右束支传导阻滞,胸前导联 R 波递增不良,$S_1S_2S_3$,I、aVF 导联出现深 S 波(>1.5mm),这些改变也均提示肺栓塞的可能。本图提示,在以右胸导联 T 波倒置为主要表现的肺栓塞病例,全面分析心电图可能发现一些支持肺栓塞的诊断线索

目前对 APE 的心电图诊断指标虽然没有一项是绝对特异的,但是出现的愈多,诊断把握愈大。相比而言,$S_1Q_{III}T_{III}$、右胸导联 T 波呈缺血型倒置和 aVR 导联 R 波增高合并 ST 段抬高的诊断价值较大。肺栓塞极易与急性冠状动脉综合征相混淆,因为两者的发病症状、心电图改变极为相似,特别是以右胸导联 T 波倒置为主要表现的病例。肺栓塞有时又可类似各个部位的心肌梗死。根据笔者近年来诊治肺栓塞的经验体会,要提高诊断的正确性,应注意以下事项:①全面观察心电图改变,寻找一切可能提示肺栓塞的诊断指

标,发现的指标愈多,诊断可靠性愈大;②密切结合临床,特别是超声心动图、血清心肌生化标志物等。如图 7-20,56 岁男性患者因发作呼吸困难 5d,加重 3d 入院。心电图以 $V_1 \sim V_4$ 导联 T 波深倒置为主要表现(V_5、V_6 导联 T 波倒置较浅),全面观察心电图,发现以下改变:$S_I T_{\text{Ⅲ}}$、aVR 导联 R 波增高伴 ST 段轻度抬高、不完全性右束支传导阻滞、胸导联 QRS 波群顺钟向转位等。综合以上心电图改变,肺栓塞可能性很大。另外,结合临床资料,血 CK、CK-MB、肌钙蛋白均在正常范围(40% 左右肺栓塞患者肌钙蛋白可轻度增高),心脏超声示右心房、右心室增大,肺动脉高压(重度),肺栓塞的诊断基本可以成立。肺 CT 检查最后证实肺栓塞的诊断。

(二)慢性肺源性心脏病

慢性肺源性心脏病早期右心室流出道肥厚,QRS 环体向右后移位,投影在胸导联的负侧,$V_1 \sim V_6$ 导联均出现 S 波;病变继续发展,右心室流出道肥厚加重,QRS 环体大部分位于右后方,$V_1 \sim V_6$ 导联均呈 rS 型(V_1、V_2 导联可呈 QS 型);病变晚期,右心室游离壁发生肥厚,QRS 环向前向量增大,同时向右后向量更为增大。由于肺气肿,膈肌下降,心脏在胸腔中的位置趋向于垂直,并呈顺钟向转位。由于上述的病理变化,可出现以下的心电图改变:

1. QRS 波群改变

(1)胸导联明显顺钟向转位,$V_1 \sim V_4$ 导联呈 rS 型,V_5、V_6 导联呈 RS 型,R/S<1。

(2)晚期患者 V_1 导联 R 波增大,R_{V1}>1.0mV,可呈 qR 型或 QR 型,aVR 导联 R/S 或 R/Q>1;有时多数胸导联呈 QS 型,但降低一个肋间描记可转为 rS 型,借此可与前壁心肌梗死相鉴别(图 7-21)。

(3)QRS 电轴≥+90°。

(4)可能出现肢体导联 QRS 低电压。

(5)有时 Ⅰ 导联 P 波、QRS 波群和 T 波均呈等相波。这是因为 P、QRS、T 电轴均位于 90°左右,与 Ⅰ 导联轴相垂直之故。

2. P 波改变

(1)可能出现"肺型 P 波"(图 7-22)。

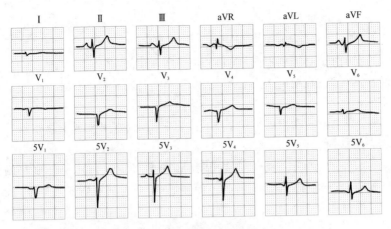

图 7-21 慢性肺源性心脏病(一)

Ⅰ、Ⅱ、Ⅲ导联均出现明显 S 波,aVR 导联呈 qR 型;V₁～V₄ 导联均呈 QS 型;V₅、V₆ 导联呈 rS 型(r<s)。降低一个肋间描记 V₁～V₆(5V₁～5V₆),V₁～V₄ 导联由 QS 型转变为 rS 型;V₅、V₆ 导联 r 波增大。注意Ⅰ导联 P 波、T 波均十分微小,QRS 波群呈等相波

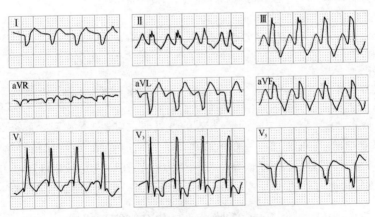

图 7-22 慢性肺源性心脏病(二)

Ⅱ、Ⅲ、aVF 导联出现"肺型 P 波",QRS 电轴明显右偏;V₁、V₃ 导联呈 qR 型,V₅ 导联呈 rS 型

(2)P 电轴位于＋80°左右。

3. ST-T 改变

(1)由于心房复极向量(Ta)加大，Ⅱ、Ⅲ、aVF、V_1～V_3 导联 ST 段轻度压低；晚期由于右心室肥厚、劳损，上述导联 ST 段可呈明显压低。

(2)左胸导联出现恒定型 ST 段明显压低(水平型或下垂型)，反映心肌缺血。

4. 假性电轴左偏　少数患者出现 $S_ⅠS_ⅡS_Ⅲ$，QRS 电轴左偏－90°左右，易与左前分支传导阻滞相混淆，两者的鉴别要点如下(表 7-3，参见图 3-19)。

表 7-3　左前分支传导阻滞与假性电轴左偏的鉴别

	左前分支传导阻滞	假性电轴左偏
额面 QRS 电轴	$-30°$～$-90°$	多在$-60°$以左，可达$-120°$
$S_Ⅱ/S_Ⅲ$	＜1	＞1
R_{aVR}/R_{aVL}	＜1	＞1
Ⅰ导联出现 S 波	不出现，除非合并右束支传导阻滞	常出现
P 电轴	多在正常范围	常在＋80°以右
肺型 P 波	无	常有
QRS 低电压	无	常有
临床资料	可有冠心病、心肌病	多有肺气肿、肺心病

5. 心律失常　由于本病并发的低氧血症，酸中毒及传导系统受累等因素，常可诱发各种心律失常如室性期前收缩、房性期前收缩、房性心动过速、心房纤颤等。慢性肺源性心脏病也是心房纤颤合并 QRS 电轴右偏的病因之一。

五、心瓣膜病(二尖瓣狭窄)

各类心瓣膜病都会引起血流动力学变化，待病变发展到一定程度，血流动力学变化持续相当时间后，受累的心房、心室可发生肥大，产生心电图改变。心瓣膜病除二尖瓣狭窄外，产生的心电图改变缺乏特异性,在此只讨论二尖瓣狭窄。

二尖瓣狭窄可能出现以下心电图改变:

1. 具有病变诊断价值的心电图改变　左心房肥大(二尖瓣型 P 波)＋右心室肥大(图 7-23)。

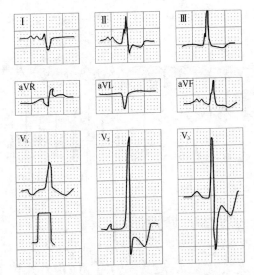

图 7-23　二尖瓣狭窄(一)

本图显示了二尖瓣狭窄的典型心电图改变:二尖瓣型 P 波,PTF-V₁ 绝对值明显增大及右心室肥大

2. 提示诊断的心电图改变

(1)Ⅰ导联 P 波电压等于或超过同导联的 QRS 波群电压(图 7-24)。

(2)心房纤颤合并电轴右偏(图 7-25)。此种改变除二尖瓣狭窄外,还可见于成人房间隔缺损、老年高血压患者合并慢性肺源性心脏病。40～50 岁患者特别是女性出现心房纤颤合并电轴右偏,几乎均为二尖瓣狭窄。

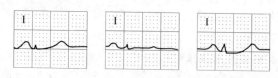

图 7-24　二尖瓣狭窄(二)

Ⅰ 导联的 P 波与 QRS 波群振幅相等或高于 QRS 波群

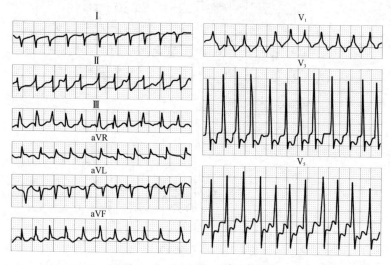

图 7-25　二尖瓣狭窄,心房颤动

本图与 7-23 描记自同一患者,发作心房纤颤时描记,额面 QRS 电轴明显右偏,右心室肥大

第三节　先天性心脏病的心电图改变

先天性心脏病(先心病)的诊断主要依靠病史、体检和超声心动图检查,个别复杂病例需进行心血管造影。一般情况下,心电图对先心病仅有辅助诊断价值,但对某些先心病心电图可有确诊价值。

一、房间隔缺损(房缺)

房缺为临床比较常见的左至右分流先心病。绝大多数患者可活至成年期。40 岁以前多为窦性心律,40 岁以后可出现心房纤颤,成为心房纤颤重要病因之一。房缺按发生的部位可分为原发孔缺损和继发孔缺损,后者更为多见。

(一)继发孔缺损

房缺患者舒张期血液由左心房分流至右心房,由于血流量增多引起右心房、右心室、肺动脉逐渐扩大,经过相当时间后引起肺动内膜增厚变窄,导致肺动脉高压。继发孔缺损(缺损直径通常为 2～4cm)的主要血流动力学变化是右心房、右心室容量负荷增加。当缺损直径<0.5cm 时可无明显的血流动力学变化,房缺的常见心电图改变如下:

(1)右心室肥大(舒张期负荷过重型):V_1 导联出现 rSR' 型,QRS 时间通常<0.12s,也可以>0.12s,V_1 导联 R' 波常>10mm(图 7-26)。

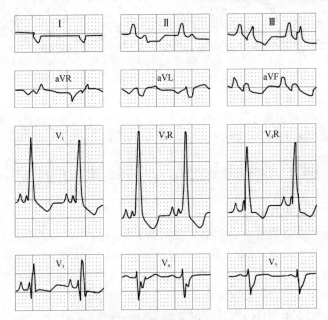

图 7-26　房间隔缺损(继发孔型)

V_1 导联呈 rSR' 型,QRS 时间>0.12s,R_{V1}>10mm,

QRS 电轴右偏,右心房肥大

（2）额面 QRS 电轴右偏。

（3）可出现右心房肥大图形。

（4）钩形 R 波：Ⅱ、Ⅲ、aVF 3 个导联或其中 1～2 个导联在 R 波的升支或顶峰出现切迹称为钩形 R 波，常伴有完全性或不完全性右束支传导阻滞。钩形 R 波在继发孔型房缺的发生率为 73.1%，为诊断的重要依据。手术修补房缺后，钩形 R 波早期消失。反映其发生机制与右心压力容量负荷有关（图 7-27）。

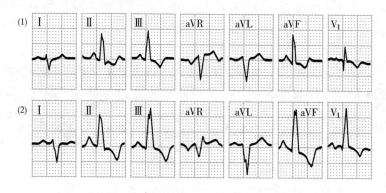

图 7-27   继发孔型房缺Ⅱ、Ⅲ、aVF 导联呈钩形 R 波

（1）11 岁女性、不完全性右束支传导阻滞   （2）44 岁女性，完全性右束支传导阻滞（引自参考文献 15）

（5）随着心房负荷逐渐增加，40 岁以后患者常出现心房纤颤。

（6）小房缺心电图可完全正常。

(二)原发孔缺损

原发孔缺损常见的类型为房间隔下部缺损伴二尖瓣裂缺，形成二尖瓣关闭不全，可能引起左心室负荷过重。心电图改变除不完全性右束支传导阻滞、右心室肥大外，还可能有以下改变：

（1）电轴左偏：常在－60°以左，类似左前分支传导阻滞。

（2）P-R 间期延长：反映房室结、希氏束传导延缓。

（3）左心室负荷过重：合并二尖瓣关闭不全者可出现左心室舒张期负荷过重图形。

（4）晚期可出现心房纤颤等房性心律失常。

二、室间隔缺损（室缺）

室缺为最常见的先心病，可合并其他心脏畸形如主动脉缩窄、动脉导管未闭等，也可能为法洛四联症，永存动脉干等的组成部分。室缺的缺损面积大小不一，直径从 1mm 到 2.5cm。缺损小者常于发育过程中自行关闭。其心电图改变可有以下表现。

1. 正常心电图　缺损小者（杂音可很响亮）分流量小，不引起明显血流动力学改变，心电图可完全正常。

2. 左心室肥大（舒张期负荷过重型）　中度以上室缺左至右分流量增大，由于左心室分流到右心室的血液直接通过右心室流出道流向肺动脉，故右心室血容量无明显增加。肺循环、左心房、左心室血容量负荷增加。心电图可出现左心室肥大（舒张期负荷过重型），左胸导联 R 波增高，出现深而窄的 Q 波，ST 段无压低或轻度抬高，凹面向上，T 波高耸，有时可出现左心房肥大图形。

3. 双侧心室肥大　长期肺血流量增多，肺小动脉发生器质性狭窄，导致肺动脉高压，引起右心室肥大。心电图可出现双侧心室肥大图形，V_3、V_4 导联可出现高大的 RS 型双向（相）波（图 7-28）。

4. 右心室肥大为主　长期肺动脉高压引起右心室肥大，发生右至左分流或双向分流。心电图可能以右心室肥大为主。反映病变已届晚期，出现艾森曼格综合征。

5. 圆顶尖角型 T 波　此型 T 波常出现于右胸导联，心电图显示第一波峰呈圆顶状，第二波峰呈尖角状（图 7-29）。第一波峰反映左心室复极波，由左后朝向右前，但因 T 向量振幅不大，故呈圆顶状；第二波峰反映右心室复极波，右心室肥大产生的复极向量向右前增大，故呈尖角形。由于右心室复极时间不延长，故 T 波时限无增宽。圆顶尖角型 T 波的出现反映室缺已累及右心室，另外，此型 T 波有时被误诊为 P on T 的房性期前收缩。室缺封堵后此型 T 波可能消失。

如上所述，室缺并无特异心电图改变，但根据心电图改变结合临床，可对室缺的血流动力学改变作出评估。

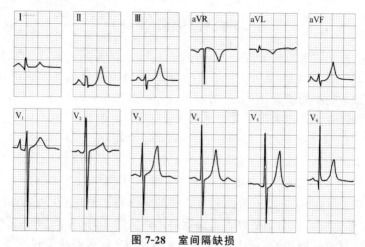

图 7-28　室间隔缺损

V_3、V_4 导联呈 RS 型，$R+S>2.5mV$。$R_{V5}>2.5mV$，$R_{V5}+S_{V1}>4.0mV$，V_5、V_6 导联 T 波高耸

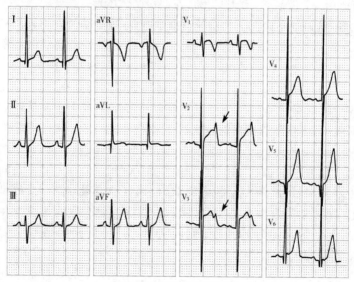

图 7-29　圆顶尖角型 T 波

6 岁患儿，患先心病室缺，V_2、V_3 导联出现圆顶尖角型 T 波，V_5、V_6 导联 R 波增高，T 波高耸，V_2、V_3 导联 $R+S>2.5mV$（Katz-Wachtel 征）提示双心室肥大（引自参考文献 16）

三、动脉导管未闭

胎儿期的动脉导管于出生后 4～7d 自行闭合,少数婴儿动脉导管持续开放,形成主动脉与肺动脉之间不应有的通道,引起持续性主动脉到肺动脉的分流。由于分流量大小不同和肺动脉压力的改变,心电图可出现以下 3 种改变:

1. **正常心电图** 动脉导管较细,分流量少,不引起明显血流动力学改变,心电图可完全正常。

2. **单纯左心室肥大** 动脉导管中度,分流量较大,由肺动脉回至左心房、左心室的血流量也增大。心电图出现左心室舒张期负荷过重图形,也可能出现左心房肥大改变。

3. **双侧心室负荷过重图形** 由于肺动脉压力明显增高,出现右心室收缩期负荷过重图形。左心室舒张期负荷过重仍存在,可出现双侧心室负荷过重图形。显著右心室肥大可能部分抵消左心室肥大的图形。

四、法洛四联症

法洛四联症是婴幼儿期最常见的发绀型先天性心脏病,如不进行外科手术治疗,仅 11% 的患者可活至 20 岁。法洛四联症包括:①室间隔缺损;②肺动脉口狭窄(漏斗部狭窄最为多见);③主动脉骑跨;④右心室肥厚。由于肺动脉口狭窄,血液进入肺循环受阻,引起右心室代偿性肥大,右心房也可发生肥大。由于右心室压力与左心室压力相近,通过室缺可发生双向分流。常见的心电图改变如下:

1. **右心室肥大** V_1 导联出现 Rs 型波或 qR 型,R 波 > 10mm。V_2 导联常呈 rS 型,V_2 导联以左的导联也常呈 rS 型。这可能与右心室血液大部分进入主动脉,左心室容量负荷下降,左心室发育不全和心脏顺钟向转位有关。

2. **T 波改变** V_1 导联 T 波倒置,V_2～V_4 导联 T 波常呈直立(图 7-30)。

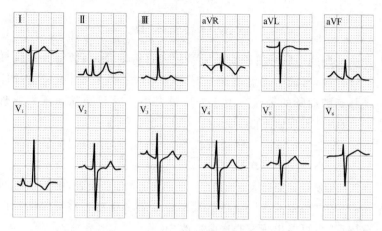

图 7-30 法洛四联症

V_1 导联呈 R 型,其他胸导联均以 S 波占优势;V_1 导联 T 波倒置,
其他胸导联 T 波直立;额面 QRS 电轴明显右偏

3. **其他改变** QRS 电轴右偏,右心房肥大。

4. **术后心电图复查** 法洛四联症手术效果比较理想,但少数术后患者可能发生猝死,发生机制与室性心律失常有关。术后患者应每年进行全面检查,包括多普勒超声心动图和心电图检查。心电图检查应注意 P-R 间期、QRS 时间和 Q-T 间期,Q-T 间期延长者应测定 QTd。QRS 时间>180ms,QTd>60ms 提示患者有可能发生室性心律失常,应进一步做心脏电生理检查。

五、肺动脉口狭窄(肺狭)

肺动脉口狭窄的部位可能位于肺动脉瓣、漏斗部、肺动脉主干及其分支,以肺动脉瓣狭窄最为多见。肺动脉口狭窄的主要血流动力学变化为右心室排血受阻,发生代偿性肥大,逐渐地右心房内压增高也可引起右心房肥大。其心电图改变与血流动力学密切相关。

1. **轻度肺动脉狭窄** 轻度肺动脉狭窄患者跨瓣压力梯差<50mmHg,右心室收缩压<75mmHg,血流动力学改变轻微,心

电图可以正常。

2.中度肺动脉狭窄　中度肺动脉狭窄患者跨瓣压力梯差 $50\sim 75mmHg$,右心室收缩压 $75\sim 100mmHg$,血流动力学改变比较明显,心电图出现右心室肥大改变,V_1 导联出现 Rs 型或 Rsr′ 型,R(R′)波 $>10mm$,V_1 导联 T 波倒置,V_2 导联 T 波直立。QRS 电轴右偏。

3.重度肺动脉狭窄　重度肺动脉狭窄患者跨瓣压力梯差 $>80mmHg$,右心室收缩压 $>100mmHg$,血流动力学改变十分明显。心电图出现显著右心室肥大的改变,V_1 导联出现 R 型、qR型、R 波常 $\geqslant 20mm$,$V_1\sim V_4$ 导联均呈 R 型或 Rs 型(R 波占优势),T 波倒置,QRS 电轴明显右偏。常可出现右心房肥大图形(图 7-31)。

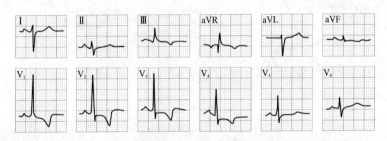

图 7-31　肺动脉狭窄

$V_1\sim V_5$ 导联均以 R 波占优势;$V_1\sim V_4$ 导联均出现继发性 ST-T改变;额面 QRS 电轴明显右偏

根据 $V_1\sim V_4$ 导联 QRS-T 改变有助于鉴别肺动脉狭窄和法洛四联症。重度肺狭 $V_1\sim V_4$ 导联 R 波均占优势(Rs 型、R 型或 qR型),T 波倒置,而法洛四联症从 V_2 导联(至少从 V_3 导联)开始,S波占优势,T 波直立。

六、Ebstein 畸形(三尖瓣下移畸形)

Ebstein 畸形为比较少见的先天性心脏病,但其心电图可能有特征性改变。三尖瓣的隔瓣和后瓣由三尖瓣环下移至右心室。三尖瓣下移后,右心室被分成两部分:①位于瓣膜上方的原右心室流入道,称为"心房化右心室",其壁变薄,与右心房构成一巨大心腔;②瓣膜以下心腔包括心尖和流出道,称为"功能性右心室"。右心室发育异常影响到传导系统,房室结受压,房室束穿越三尖瓣的通道也可能异常,右束支发育不全或发生纤维化。由于以上的病理改变可产生以下心电图表现(图 7-32)。

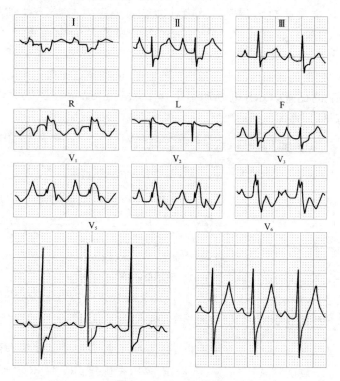

图 7-32　Ebstein 畸形

各导联 P 波均高大、直立,Ⅱ、V₁ 导联 P 波>0.5mV,V₁、
V₂ 导联呈 rSR′型,QRS 终末向量明显迟缓

①巨大的 P 波("喜马拉雅 P 波")出现于Ⅱ、Ⅲ、aVF、V₁、V₂ 导联,P-R 间期延长。

②右束支传导阻滞,QRS 终末向量明显延长。

③25％病例可出现 B 型预激综合征(右侧旁路)。

④25％～30％病例可出现房性心律失常如心房纤颤或心房扑动。

⑤V_1～V_4、Ⅱ、Ⅲ、aVF 导联可出现深 Q 波,酷似陈旧性前壁或下壁心肌梗死。

七、冠状动脉起源异常

冠状动脉起源异常以左冠状动脉起源于肺动脉较为多见。患者的临床表现及经过取决于左右冠状动脉之间的侧支循环发展情况。侧支循环充分,患者可活至成人而无明显症状;如侧支循环发育不良,左心室缺血、坏死、纤维化,出生后数周即出现发作性啼哭、气急、冷汗等心绞痛表现,心电图可出现前壁、前侧壁心肌梗死图形,Ⅰ、aVL、V_5、V_6导联出现病理性 Q 波,ST 段抬高,T 波倒置。

八、先天性矫正型大血管转位

先天性矫正型大血管转位为少见的先天性心脏病,如不伴有其他的严重心血管畸形,不出现任何症状,但本病心电图改变类似心肌梗死,常可被误诊,故在此做一简单介绍。

先天性矫正型大血管转位的主要病理变化为大动脉转位,升主动脉与肺动脉平行排列,升主动脉位于左前方,肺主动脉位于右后方,同时左右心室发生转位,形态学上的左心室位于右侧,形态学上的右心室位于左侧,室间隔除极向量由正常的朝向右前改为朝向左后上,因而在右胸导联、下壁导联出现异常 Q 波。

图 7-33 患者,28 岁女性,于睡眠中突发头晕、恶心、呕吐 1h 住院。心电图示Ⅱ导联呈 qRsr′型,Ⅲ、aVF、V_1 导联均出现异常 Q 波,ST 段抬高＞0.1mV,初诊为急性心肌梗死收住院(图 7-33)。次日超声心动图诊断矫正型大血管转位、室间隔缺损。临床诊断为一氧化碳中毒,经对症处理好转,复查心电图无动态变化。

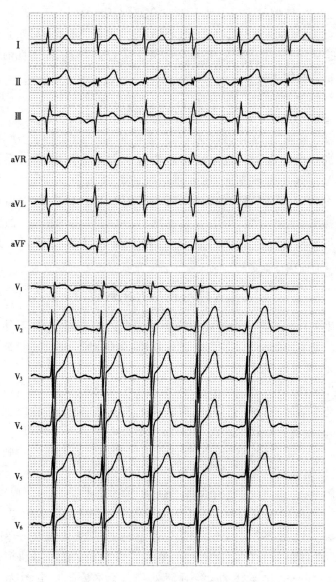

图 7-33   先天性矫正型大血管转位

（引自参考文献 17）

九、右　位　心

(一)镜像右位心(真性右位心)

右位心伴有全内脏转位称为真性右位心。左右心房室反位,其心房、心室和大血管的位置宛如正常心脏的镜中像。常见的心电图改变如下:

①Ⅰ导联 P、T 波均呈倒置,QRS 波群以负向波为主。

②Ⅱ与Ⅲ导联图形互换,aVR 与 aVL 导联图形互换。

③$V_1 \sim V_5$ 导联 R 波逐渐降低,S 波逐渐增深,R/S 比例逐渐减小。

④左右上肢导联线反接,肢体导联图形可恢复正常,描记 V_2、V_{3R}、V_{5R} 导联,可出现正常 V_1、V_3、V_5 导联图形。

⑤若合并左右心室肥大,束支传导阻滞,按上述的描记方法使图形复原后,再按诊断标准进行判断(图 7-34)。

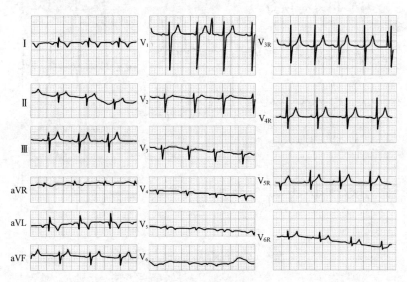

图 7-34　镜像右位心

Ⅰ导联 P、QRS、T 波均呈倒置,aVL 导联图形与 aVR 导联相似,$V_4 \sim V_6$ 导联 QRS 波群十分微小,描记 $V_{3R} \sim V_{6R}$ 导联,R/S 比例逐渐增大

(二)右旋心(孤立性右位心)

右旋心为心脏沿长轴做逆时针转位右移,左心房、左心室仍位于左侧,右心房、右心室仍位于右侧,但偏后,心尖指向右前方,室间隔与额面呈垂直关系。右旋心不伴有全内脏转位,但常伴有先天性心脏病如室缺、房缺等。其心电图改变如下:

①胸导联 QRS 波群变化如同镜像右位心。

②肢体导联 I 导联 P 波直立、aVR 导联 P 波倒置(与镜像右位心不同)。

③校正方法:$V_1 \sim V_6$ 导联依次位于 $V_{6R} \sim V_{3R}$、V_1、V_2。

④如伴有先天性心脏病可有其他心电图改变。如本例伴有室缺,$V_{4R} \sim V_{5R}$ 显示双相 R 波(Katz-Wachtel 征)(图 7-35)。

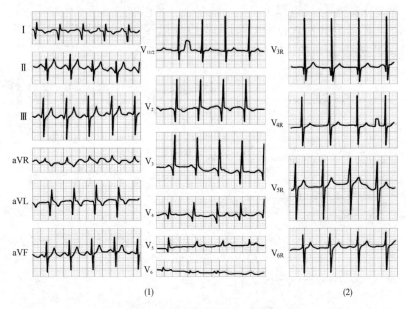

(1)　　　　　　　　　　　　　　　　　(2)

图 7-35　右旋心合并室间隔缺损

(1)常规方法描记;(2)描记 V_{4R}、V_{5R} 导联,显示双侧心室肥大。患者为先天性心脏病室间隔缺损。注意 I 导联 P 波直立

第四节　电解质紊乱及药物作用的心电图改变

一、电解质紊乱

电解质紊乱特别是高血钾、低血钾可产生比较特异的心电图改变,且其改变与血钾水平相关性较好。因此,心电图是监测钾代谢紊乱有效的手段。血钙改变也可产生心电图表现,特异性较差,血镁、血钠水平改变则无特异性心电图表现。

(一)高钾血症

血清钾>5.5mmol/L 即为高血钾(高钾血症)。

1.电生理改变及心电图表现

①当血钾>5.5mmol/L 时,心肌细胞对钾离子通透性增加,3相时间缩短,坡度变陡。心电图出现 T 波高耸,基底部变窄,呈帐篷状。Q-T 间期缩短。

②当血钾>6.5mmol/L 时,心肌细胞静息膜电位负值减少(细胞内外钾浓度梯差减少),0 相上升速度减慢,心室内传导缓慢。心电图除 T 波高耸外,QRS 波群增宽。

③当血钾>8mmol/L 时,静息膜电位负值更趋减少,室内传导更加缓慢,心房肌传导也受到抑制,房室传导减慢。心电图表现QRS 波群进一步加宽,起始向量与终末向量均显迟缓,个别情况下可呈右或左束支传导阻滞图形。P 波振幅降低,P-R 间期延长,T 波仍保持高耸,也可能由于室内传导阻滞引起的继发性复极变化,T波开始降低。ST 段可呈压低,类似心肌缺血,少数病例可出现损伤型 ST 段抬高,在 V_1、V_2、aVR 导联特别明显,其后 T 波倒置,符合 1型或 2 型 Brugada 波(图 7-36~图 7-38)。

④当血钾>10mmol/L 时,静息膜电位降至-70mV 左右,室内传导极度缓慢,心房应激性完全消失,窦房结的激动可通过结间束传至交接区再传至心室,即所谓窦-室传导。心电图 QRS 波群显著增

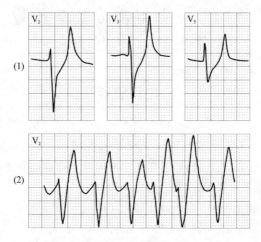

图 7-36　高血钾(一)

(1)血钾 8.0mmol/L 时描记,T 波高尖,基底部变窄;(2)QRS 明显增宽,S 波升支几乎呈直线状与 T 波融合

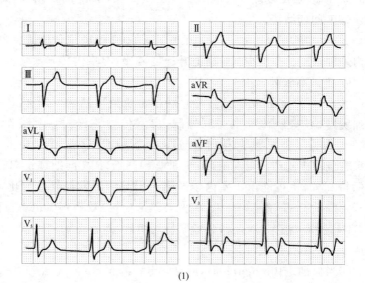

(1)

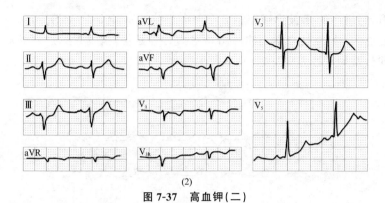

(2)

图 7-37　高血钾(二)

(1)血钾 8.5mmol/L 时描记,P 波消失,QRS 波宽大畸形,呈 RBBB 型,Ⅱ、Ⅲ、aVF 导联 T 波直立、高耸;(2)血钾 4.1mmol/L 时描记,心电图恢复正常,仅见电轴左偏

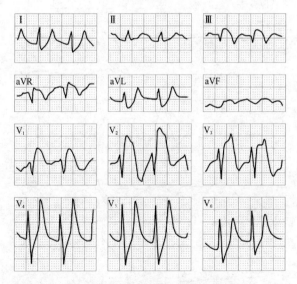

图 7-38　高血钾引起 Brugada 波

患者为急性肾功能衰竭合并高钾血症。各导联 QRS 波加宽,T 波高耸,呈典型的高血钾心电图改变。V_1、V_2、aVR 导联 ST 段抬高(穹窿型),其后 T 波倒置,符合 1 型 Brugada 波(引自:郭继鸿.心电图学.2002)

宽,与增高的 T 波形成双相波浪形("正弦波"),P 波完全消失,出现窦-室传导、室性自搏心律。由于室内传导延缓,诱发折返性室性心律失常如室性心动过速、心室纤颤(图 7-39)。

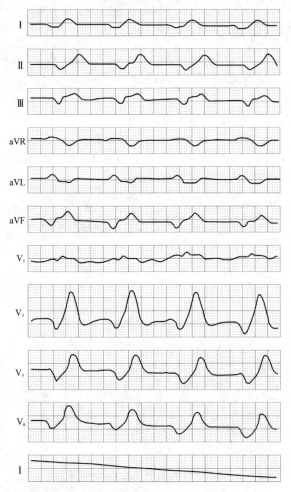

图 7-39　高血钾引起"正弦波"

P 波消失,QRS 波呈宽大畸形,与高耸的 T 波形成"正弦波",呈室性自搏心律,最后发生心脏停搏(血钾 10.2mmol/L)

2. 临床意义　高钾血症多见于急、慢性肾功能衰竭、溶血性疾病等。严重的高血钾常可危及患者生命。低血钠、低血钙、酸中毒可加重高血钾对心脏的毒性作用,心电图反映高血钾及其他电解质对心脏的综合影响。因此,心电图不仅比实验室测定血钾更快捷,而且临床意义也更重要。高钾血症可使钠通道灭活,故可产生 Brugada 波。Littman 等曾报道 9 例高钾血症(7.8 ± 0.5)mmol/L 患者出现 Brugada 波。患者多为女性,心电图除 $V_1 \sim V_3$、aVR 导联 ST 段呈下斜型抬高外,还出现 QRS 时间增宽、P 波振幅减低或消失(参见图 7-38)。高钾血症出现 1 型 Brugada 波者病情危重,病死率极高,应立即进行对高血钾的紧急处理,纠正高血钾或静脉注射钙剂后,Brugada 波可能消失。当患者出现严重高血钾心电图改变,应采用透析疗法及其他相关措施。对危急病例,静脉注射 10%氯化钙 10~30ml(心电监测下)可迅速对抗高血钾对心脏的毒性作用。

(二)低钾血症

血清钾低于 3.5mmol/L 即为低血钾(低钾血症)。

1. 电生理改变及心电图表现　低钾血症时心肌细胞钾通透性降低,3 相时间延长,坡度低平,浦肯野纤维延长超过心室肌。静息膜电位负值增大($>-90mV$),可能引起"过度极化"导致传导延缓。低血钾可使起搏点细胞和潜在起搏点细胞 4 相舒张期除极化加速,自律性增高;低血钾可使心肌传导减慢,发生单向阻滞,不应期不一致性加大,故又可诱发折返性心律失常。由于上述的电生理改变,可产生以下心电图表现:

①血钾<3mmol/L 时,U 波开始增高(Ⅱ、V_3 导联最明显)。

②血钾<2.5mmol/L 时,U 波振幅可与 T 波等高,呈驼峰状。

③血钾进一步降低时,U 波高于 T 波,与 T 波融合,ST 段开始压低,压低的 ST 段与融合的 TU 波类似一横卧的"S"字母(图 7-40,图 7-41)。

④P 波振幅增高,P-R 间期延长。

⑤Q-T 间期、QTU 间期明显延长。

⑥出现室上性期前收缩、室性期前收缩、房性心动过速伴有房

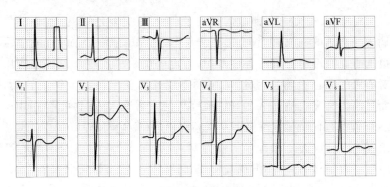

图 7-40　低血钾

大部分导联 ST 段轻度压低,T 波低平或倒置,U 波增高,与 T 波融合,QTU 间期明显延长,达 0.64s(血钾 2.1mmol/L)

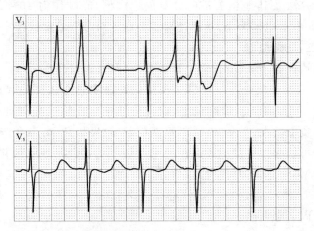

图 7-41　低血钾,室性期前收缩

ST 段压低,TU 融合,QTU 间期明显延长,V$_3$ 导联
出现连发的室性期前收缩

室传导阻滞、单形性室性心动过速和尖端扭转型室性心动过速。

2. 临床意义　低钾血症在临床上十分常见,长期摄入不足,腹泻、呕吐,使用排钾利尿药等均可引起。低血钾不仅可加重洋地黄的毒性反应,也可增加一些抗心律失常药物如奎尼丁、胺碘酮的不良反应。近年来发现一些非心血管药物如三环类抗抑郁药、大环内酯类抗生素、无镇静作用的抗组胺药、西沙必利等也因合并低血钾引起 Q-T 间期延长,诱发尖端扭转型室速。临床医生应警惕低钾血症的可能。低血钾一旦引起室性心动过速,必须大量补钾。可在心电监测下采用大静脉滴注 0.5%～1%氯化钾液。低血钾常与低血镁同时存在。如患者对输入氯化钾反应欠佳,还应补充镁盐。

(三)高钙血症

血清钙高于 3mmol/L 即为高血钙(高钙血症)。

1. 电生理改变及心电图表现　高血钙可使动作电位 2 相缩短,心肌传导延缓。表现在体表心电图为 S-T 段明显缩短或消失。Q-T 间期缩短,P-R 间期和 QRS 时间轻度延长。可能出现 J 波。已服用洋地黄者血钙突然升高(静注钙剂)可诱发房性和室性心律失常(图 7-42)。

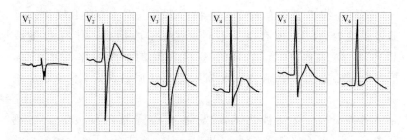

图 7-42　高血钙
ST 段消失,Q-T 间期明显缩短

既往教科书和文献很少提及高钙血症可能引起 ST 段抬高,新近 Littman 等报道 16 例高钙血症(10.5～20.2mg/dl)心电图均出现新月形(上凹型)ST 段抬高,酷似 AMI。引起高钙血症的病因大多数由于恶性肿瘤骨转移,其次为甲状旁腺功能亢进。ST 段抬高多见于胸前导联,也可以见于肢体导联。QTc 均呈缩短,但大多数患者 QTc>350ms。ST 段抬高的机制不明,推想可能由于 ST 段缩短,T 波向 QRS 方向牵拉,形成 ST 段抬高的假象。此类患者均见不到明显的 T 波(图 7-43)。

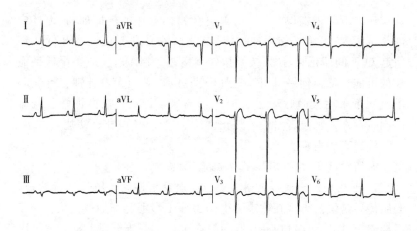

图 7-43   高血钙引起的 ST 段抬高

(引自参考文献 19)

高钙血症患者如有胸痛等症状由于心电图出现 ST 段抬高可能被误诊为 AMI。但有以下不同点：①ST 段抬高不伴有 Q 波或 T 波倒置等表现；②无 AMI 的 ST-T 变化的演变规律；③QTc 缩短。根据心电图特点结合患者临床情况和血钙测定，不难做出正确诊断。

图 7-43 45 岁女性患者原发性甲状旁腺功能亢进。血钙 20.2mg/dl，离子化钙 2.18mg/dl，$V_1 \sim V_3$ 导联 ST 段抬高，酷似急性前间壁心肌梗死。QTc 326ms。

2. 临床意义   高血钙临床少见。主要的病因为甲状旁腺功能亢进、骨转移性癌，恶性肿瘤患者发生昏迷，心电图出现 Q-T 间期明显缩短，应想到高血钙的可能。补充生理盐水，使用大剂量呋噻米可加速钙的排泄。

(四)低钙血症

血清钙低于 1.75mmol/L 即为低血钙(低钙血症)。

1. 电生理改变及心电图表现   低血钙可使动作电位时程延长，2 相平台期振幅降低，对心肌传导无明显影响。表现在体表心电图为 ST 段延长，Q-T 间期延长(很少超过基础值的 40%)。T 波无明显变化,偶可倒置。低血钙合并高血钾(慢性肾功能衰竭)表现为ST段延长,T波高耸。低血钙合并低血钾则表现为ST段延长,U波增高,TU融合(图7-44)。

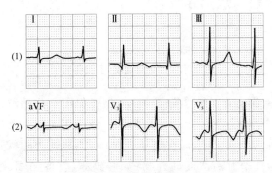

图 7-44　低血钙

(1)血钙 1.75mmol/L 时描记,ST段水平延长;(2)血钙 1.05mmol/L 时描记,ST段进一步延长

2. 临床意义　低血钙可见于慢性肾功能衰竭,甲状旁腺功能减退,肾小管性酸中毒等。严重低血钙可影响心脏收缩功能,引起心排血量减少。低血钙可加重高血钾对心脏的毒性作用。

二、药 物 作 用

洋地黄和一些抗心律失常药物都会引起心电图改变,另有一些非心血管药物存在某些高危因素时也会引起 Q-T 间期延长和诱发尖端扭转型室速,在使用上述药物时,应进行心电图监测以策安全。

(一)洋地黄类药物

1. 洋地黄作用　洋地黄作用只反映患者使用过洋地黄,而不意味洋地黄中毒,常见的改变如下:

①在以 R 波为主波的导联,出现 ST 段下垂型压低,呈鱼钩状,T 波低平或倒置。

②Q-T 间期缩短。

③P-R 间期可有轻度延长(图 7-45)。

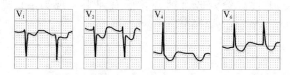

图 7-45 洋地黄作用
ST 段压低,呈鱼钩状,T 波倒置

2. 洋地黄过量 20 世纪 50～60 年代倡用负荷量洋地黄,洋地黄过量发生率约为 20%。近年来临床广泛应用小剂量维持疗法,洋地黄过量者已十分少见,但在老年人、肾功能减退、合并低钾血症或与可增高地高辛血药浓度的药物(如胺碘酮、普罗帕酮、维拉帕米)并用时仍可发生洋地黄过量,应引起警惕。

洋地黄过量最重要的表现为消化道症状和心律失常。心电图改变除洋地黄作用外,常可出现以下心律失常:

①自律性增高或触发活动引起的心律失常。室性期前收缩(二联律、R on T 型室性期前收缩、多形性室性期前收缩)、房性心动过速伴有房室传导阻滞、加速的交接性节律伴有房室分离、双向性心动过速、室性心动过速和心室纤颤(图 7-46,图 7-47)。

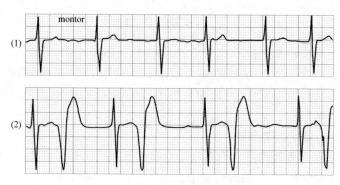

图 7-46 心房纤颤及室性期前收缩二联律
(1)服用洋地黄前描记,为心房纤颤;(2)服用洋地黄后描记,出现室性期前收缩二联律,注意偶联间期固定,反映洋地黄中毒

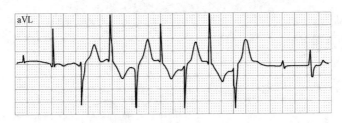

图 7-47　双向性心动过速

图中间出现两种方向不同的 QRS 波群交替出现,心率 150/min

②房室传导阻滞。P-R 间期明显延长,Ⅱ度Ⅰ型(文氏型)房室传导阻滞比较多见,高度房室传导阻滞也可发生。

(二)抗心律失常药物

1. 奎尼丁　为 I_A 类抗心律失常药物,目前已较少应用。新近文献报道奎尼丁对某些 Brugada 综合征、特发性心室纤颤和短 QT 综合征可能有效。本品为钠通道阻滞药,但对 3 相钾外流(Ikr)也有阻滞作用,故可引起 Q-T 间期延长,U 波增高,TU 融合,剂量加大时还可引起 QRS 时间加宽。本品的主要不良反应("奎尼丁晕厥")发生率较高,与服用剂量,血药浓度均无明显相关性。基础心电图已有 Q-T 间期延长,左心功能不全,心脏明显扩大,合并低血钾、低血镁者等应避免使用奎尼丁,因此类患者服用奎尼丁后,Q-T 间期明显延长,并易发生尖端扭转型室速(TdP)。服用奎尼丁后 Q-T 间期延长至 500～600ms,特别是 QTd>60ms,应考虑停用或减量。补充钾、镁使血钾、血镁达到正常高限水平可能防止不良反应发生(图 7-48)。

2. 普罗帕酮(心律平)　为 Ic 类抗心律失常药物,钠通道阻滞药,静脉注射速度过快、剂量过大可引起 QRS 时间加宽,室内传导不同步,诱发严重室性心律失常,已有心室肥大、心功能不全、心肌梗死者更易发生。因此,心力衰竭、心肌梗死患者应避免使用普罗帕酮静脉注射。静脉注射普罗帕酮应在心电监测下进行,如 QRS 时间比用药前加宽 15%～20%应停用。

3. β受体阻滞药、维拉帕米(异搏定)、地尔硫革　均可抑制窦房

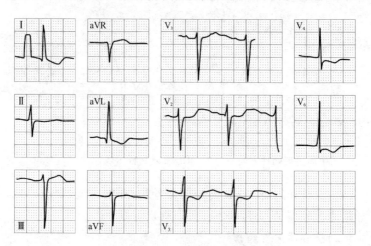

图 7-48   左心室肥大及奎尼丁作用

$R_{V6}+S_{V1}>35mm$,I、aVL、V_4、V_6 导联 ST 段压低,T 波倒置,以上改变符合左心室肥大;V_2、V_3 导联 U 波增高,与 T 波形成驼峰状,QTU 间期 0.60s,此种改变考虑系奎尼丁作用(患者服用过奎尼丁)

结自律性和房室传导,引起窦性心率减慢和 PR 间期延长。上述药物应避免合用。

4. 索他洛尔(心得怡)   为Ⅲ类抗心律失常药物。具有 β 受体阻滞作用,又可抑制 3 相钾外流(Ikr),引起心率减慢及 Q-T 间期延长。Q-T 间期与血药浓度相关性很好,因此,监测心电图 Q-T 间期对用药十分重要,Q-T 间期延长至 500～550ms 即应减量或停用。不同于奎尼丁,索他洛尔促心律失常作用(2%～4%服用者可发生 TdP 或原有室速频率加快)与服用剂量密切相关。每日剂量<320mg,肾功能不全者适当延长服药间隔,可明显降低不良反应发生率。

5. 胺碘酮   为Ⅲ类抗心律失常药物,具有多通道阻滞作用。胺碘酮虽可引起 Q-T 间期延长,但系心室肌复极均匀一致延长所致,不增加心室复极过程的不一致性,故不促发 TdP。据报道胺碘酮的促心律失常作用发生率甚低,约为 0.5%,而且多由于合并低钾血症或与其他延长 Q-T 间期的药物并用所致。但心肌梗死、缺血性心肌病、心脏扩大患者,由于心肌组织电生理不稳定性,胺碘酮可能引起

Q-T 间期离散度加大,诱发 TdP。新近有报道陈旧性心肌梗死、阵发性房颤合并慢性肾功能衰竭患者,服用胺碘酮 200mg,每日 3 次,服至 1 600mg 时发作晕厥。心电图示 Q-T 间期 620ms,窦性心动过缓(40~60/min),频发性室性期前收缩、TdP。本例患者患有慢性肾功能衰竭可能使胺碘酮发生潴留,对促发 TdP 可能也起了一定的作用。鉴此,对高危患者服用胺碘酮应加强监测,及时补钾补镁。

(三)非心血管药物

近年来发现一些非心血管药物存在高危因素时可引起 Q-T 间期延长,甚至诱发 TdP。因此在服用这些药物时(表 7-4)应尽量避免或消除高危因素(表 7-5),加强心电图监测,注意 Q-T 间期有无延长,T波有无变形,U 波有无增大,Tp-Te 有无延长等。QTc>500ms 或比基础值延长 60ms 以上时应慎重考虑药物是否应继续使用。T 波发生明显变形、出现 T 波电交替、U 波增大或 Tp-Te 延长、Tp-Te 离散度加大预测 TdP 的价值可能高于 Q-T 间期延长,应密切注意。

表 7-4　引起 Q-T 间期延长和可能诱发 TdP 的药物

抗微生物药和抗疟药:红霉素、克拉霉素、酮康唑、氟康唑、氯喹、卤泛群
抗组胺药:特非那定、阿司咪唑、苯海拉明
三环类抗抑郁药:阿米替林、多塞平、氯米帕明、丙米嗪
抗精神病药:氯丙嗪、三氟拉嗪、硫利哒嗪
胃肠道促动力药:西沙必利(普瑞博思)

表 7-5　增加非心血管药物发生 TdP 的高危因素

器质性心脏病、心室肥大、充血性心力衰竭
低钾血症、并用利尿药
心动过缓、窦房阻滞、房室传导阻滞
基础心电图 Q-T 间期延长,以往服用药物发作过 TdP
药物相互作用(两种可延长 Q-T 间期的药物并用)
药物剂量过大,血药物浓度过高

(张文博　董　琼　高　飞)

参 考 文 献

[1] 张文博,李跃荣.心电图诊断手册.3 版.北京:人民军医出版社,2006: 132-181.

[2] 郭继鸿.心电图学.北京:人民卫生出版社,2002:219-236,237-256, 279-306.

[3] 郭继鸿.心电学新进展.北京:北京医科大学出版社,2002:75-80,81-84, 85-89.

[4] 张开滋,郭继鸿,刘海洋,等.临床心电信息学.长沙:湖南科学技术出版 社,2002:613-654.

[5] 郭继鸿.新概念心电图.北京:北京医科大学出版社,2002:145-152.

[6] 刘豫阳.先天性心脏病.见陈国伟,郑宗锷主编.现代心脏内科学.长沙:湖 南科学出版社,2002:1173-1245.

[7] Littman L, Monroe MH, Kerns WP, et al. Brugada Syndrome and "Brugada sign" clinical spectrum with the guide for the clinician. Am Heart J,2003,145:176.

[8] Wu JC,Child JS.Common Congenital heart disorders in adults.Curr Probl Cardiol,2004,29:637-700.

[9] Yap YC,Camm AJ.Drug induced QT prolongation and torse de pointes. Br Heart J,2003,89:1263-1280.

[10] Jenkins RD,Gerred S(张七一,张鹏,魏轶译).心电图实例解析.第 2 版. 北京:人民卫生出版社,2006:206-207.

[11] 李玲玲,杨秀娣.急性重症心肌炎心电图酷似心肌梗死.临床心电学杂志, 2006,15(6):440-442.

[12] 许 原,郭继鸿,苑翠珍.伪似急性心肌梗死的应激性心肌病.心电学杂 志,2008,27(3):230-232.

[13] 张文博.心电图诊断的线索和误区.北京:人民军医出版社,2010: 390-396.

[14] Stein PD,Watta F.Acute pulmonary embolism.Curr Probl Cardiol,2010, 35(7):307-376.

[15] 陈 琪.钩形 R 波.临床心电学杂志,2006,15(5):396.

[16] 卢希烈.圆顶尖角型 T 波.临床心电学杂志,2007,16(1):77.

[17] 刘红,付刚,陶迎东.大动脉转位合并室间隔缺损误诊为心肌梗死.临床误

诊误治,2005,18(1):13.

[18] Littman L,Monroe MH,Taylor L,et al.The hyperkalemic Brugada sign.J Electrocardiol,2007,40(1):53-59.

[19] Littman L,Taylor L,Brearly WD. ST segment elevation：a common finding in severe hypercalcemia.J Electrocardiol,2007,40(1):60-62.

[20] 郭继鸿,洪江主译.周氏实用心电图学,5 版.北京：北京大学出版社, 2004:244.

第八章 心肌缺血

心肌细胞依靠冠状动脉供给氧气及其他营养物质。当冠状动脉血流量不能满足心肌代谢需要时（冠状动脉严重狭窄或痉挛）就会导致心肌缺血，心肌缺血可能引起心绞痛，也可能为无症状性。心绞痛的分类方法很多。世界卫生组织（WHO）将其分为劳力型、自发型和混合型 3 类。从临床角度看分为稳定型和不稳定型更为实用，因其治疗原则和预后有所不同。稳定型心绞痛一般指发病超过 1 个月的心绞痛，胸痛多因劳力而诱发，胸痛持续的时间和对药物的治疗反应比较恒定。不稳定型心绞痛包括新近期（1 个月内）发作的心绞痛，休息发作的心绞痛，在稳定型心绞痛基础上病情发生恶化的心绞痛和心肌梗死后心绞痛。不稳定型心绞痛属于急性冠脉综合征（ACS）的范畴。ACS 是指冠状动脉因斑块破裂导致血栓形成，造成完全性或不完全性冠状动脉闭塞，引起心肌缺血或不同程度心肌坏死综合征，包括不稳定型心绞痛（UA）、非 ST 段抬高型心肌梗死（NSTEMI）和 ST 段抬高型心肌梗死（STEMI）。UA 和 NSTEMI 的临床表现和心电图改变大致相似，主要依靠血清心肌生化标志物有无升高进行鉴别。当前的观点认为两者没有强行分辨的必要，如果属于高危型，均应及早进行冠脉造影和冠脉介入治疗。

应该明确的是，心肌缺血、心绞痛发作虽常是冠状动脉病变的反映，但也可见于许多非冠状动脉疾病。例如肥厚型心肌病由于心肌氧耗量增加，常于劳累时发作心绞痛；主动脉瓣关闭不全、主动脉瓣狭窄由于影响冠状动脉的血液供应及心肌肥大，也常于劳累时发作心绞痛。肺动脉高压也可引起心绞痛发作。因此，心肌缺血、心绞痛发作绝不是冠状动脉病变的同义语。

第一节 心肌缺血的基本图形

一、ST 段改变

1. ST 段形态改变 正常 ST 段位于等电位线的时间<0.12s，然后逐渐地与 T 波升支接合，ST 段与 T 波升支交接角较钝。如 ST 段位于等电位线时间>0.12s，ST 段与 T 波升支交接角变锐，提示心肌缺血(图 8-1)。

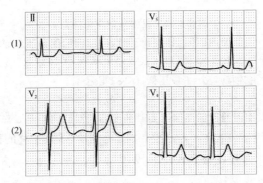

图 8-1 心肌缺血时 ST 段形态的改变
(1)ST 段水平延长，ST-T 交接角变锐；(2)U 波倒置

2. ST 段压低(下移) ST 段压低为心肌缺血最重要的表现。临床常见的冠状动脉供血不足多系心内膜下心肌缺血。由于 ST 段向量朝向缺血部位，心内膜下心肌缺血时，面向心外膜的导联录得的 ST 段常呈压低。ST 段压低可表现为以下 5 种类型，应注意识别(图 8-2)。

(1)下垂型 ST 段压低：J 点明显下降，ST 段从 J 点开始向下呈斜坡形下移，直至与 T 波交接。下移的 ST 段与 R 波形成的夹角>90°。

(2)水平型 ST 段压低：J 点明显下移，ST 段从 J 点开始水平下移，直至与 T 波交接。下移的 ST 段与 R 波形成的夹角>90°。

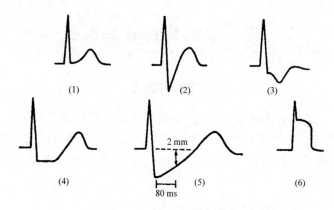

图 8-2　ST 段偏移的常见类型

(1)正常 ST 段;(2)快速上升连接点型 ST 段压低(J 点压低);(3)下垂型 ST 段压低;(4)水平型 ST 段压低;(5)缓慢上升连接点型 ST 段压低;(6)ST 段抬高

(3)缓慢上升连接点型 ST 段压低:J 点明显压低,从 J 点开始 ST 段缓慢升至基线。一般在 J 点之后 0.08s 处测量 ST 段下移的程度。

(4)快速上升连接点型 ST 段压低:J 点明显压低,从 J 点开始 ST 段快速升至基线。

(5)假性 ST 段压低:由于 Ta 向量加大,可延伸至 ST 段近段,形成 J 点型 ST 段下移。容易被误诊为病理情况。鉴别方法如下:PR 段向下延伸和 ST 段、T 波升支相连形成假想的抛物线,抛物线不中断提示为生理性,抛物线中断(P-R 段延长线与 ST 段相差 0.5mm 以上)则为病理性,反映心肌缺血(图 8-3)。

上述的 ST 段压低,以水平型、下垂型诊断意义最大;一般认为,下垂型、水平型 ST 段压低≥0.05～0.1mV(0.5～1mm)有诊断价值。连接点型 ST 段压低在 J 点之后 0.08s 处下移≥0.2mV (2mm),也有诊断价值。ST 段压低的程度与冠状动脉供血不足的程度有一定相关性。

3. ST 段抬高　ST 段抬高反映心外膜下心肌缺血或透壁性心肌缺血。缺血性 ST 段抬高主要见于变异型心绞痛。ST 段抬高的

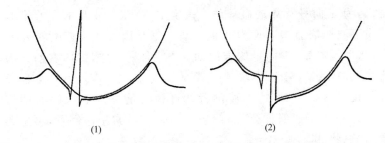

图 8-3　生理性和病理性连接点型 ST 段压低的鉴别

(1)生理性连接点型 ST 段压低;(2)病理性连接点型 ST 段压低

诊断标准为:肢体导联两个或两个以上导联 ST 段抬高≥0.1mV (1mm),胸导联两个或两个以上导联 ST 段抬高≥0.2mV(2mm)。缺血性 ST 段抬高呈弓背向上,伴有对应性 ST 段下移。

　　ST 段抬高和 ST 段压低常可见于同一患者的不同导联,ST 段偏移程度大者往往为原发性改变,偏移程度小者为对应性或继发性改变。有时 ST 段抬高和 ST 段下移的程度相同,则提示两个不同部位均发生心肌缺血。

二、T 波 变 化

　　心肌缺血常可出现 T 波变化,典型的缺血型 T 波为"冠状 T",不论直立或倒置,T 波双支对称,顶端或底端尖锐,呈箭头样。心肌缺血时,"冠状 T"出现的机会不多,在多数情况下,T 波呈"非特异性改变",故 T 波变化对心肌缺血的诊断价值较低。

　　1. T 波高耸　从理论上讲,T 波高耸反映心内膜下心肌缺血,因为 T 向量背离缺血部位。一般认为,肢体导联 T 波>0.5mV (5mm),胸前导联 T 波>1.0mV(10mm)为 T 波高耸。但仅凭 T 波高耸诊断心肌缺血并不可靠,因为正常人 V₃、V₄ 导联的 T 波常可高达 1.5mV。若高耸的 T 波呈"冠状 T",或伴有 ST 段下移、U 波倒置,则高度提示心肌缺血。事实上,左心室心内膜下心肌缺血常表现为 T 波倒置,而非 T 波高耸。

　　2. T 波倒置　从理论上讲,T 波倒置反映心外膜下心肌缺血,因为 T 向量背离缺血部位。事实上,临床上常见的左心室心内膜下心肌缺血多表现为 T 波倒置。这是因为 T 向量背离左心室,指向右心室,T 向量的方向如同 ST 向量一样,指向右前。因此,Ⅰ、aVL、V_4～V_6 导联 T 波常呈倒置,而 V_1、V_2、aVR 导联 T 波可相对增高。有时,T 波倒置的部位可能反映心肌缺血的部位。无 Q 波型心肌梗死、心绞痛发作时 T 波常呈深倒置,可呈典型的"冠状 T"。

3. QRS-T 夹角增大　心肌缺血时 T 向量背离缺血部位,QRS-T 夹角增大。额面导联 T 向量向右下偏移,故Ⅲ导联的 T 波>Ⅰ导联的 T 波,即 $T_Ⅲ$>$T_Ⅰ$综合征(Ⅰ导联以 R 波为主方有诊断意义)。横面导联 T 向量向右前偏移,故 V_1 导联的 T 波大于 V_5(V_6)导联的 T 波,即 T_{V1}>T_{V5}综合征。这些改变只能提示诊断,而不能作为确诊的依据(图 8-4)。

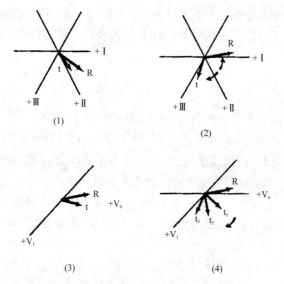

图 8-4　心肌缺血 QRS-T 夹角的变化

(1)、(3)为正常情况下额面、横面的 QRS-T 夹角;(2)、(4)为心肌缺血时额面、横面的 QRS-T 夹角

4. T波伪性改善 急性心肌缺血发作时,有时原来倒置的T波转为直立,称为伪性改善或伪正常变化,也可能伴有ST段下移的改善。这可能由于与T波倒置导联相对应的部位发生心肌缺血,产生的T向量指向T波倒置的导联,故可使T波转为直立。

三、U 波 改 变

在R波为主体的导联,T、U波均应直立,若出现U波倒置应视为异常。U波倒置作为诊断心肌缺血的指标特异性较差,因U波倒置还可见于高血压、左心室肥大患者。若能排除高血压、左心室肥大等,U波倒置可能提示心肌缺血。运动试验后U波由直立转为倒置,则高度提示心肌缺血。

四、QRS 波群的变化

QRS波群的变化也可见于心肌缺血,但作为诊断指标,敏感性和特异性都很差。

1. 一过性Q波 偶见于严重心肌缺血,可能由于缺血心肌发生电静止所致,发生电静止的心肌并未发生不可逆性坏死,故经积极有效的治疗后,Q波可能消失。一过性Q波多见于急性冠状动脉供血不足(心绞痛),Q波持续时间短暂。

2. 室内传导阻滞 心肌缺血可能引起室内传导阻滞,如完全性或不完全性右束支阻滞、完全性或不完全性左束支阻滞或左前分支阻滞。室内阻滞多见于慢性冠状动脉供血不足,为持久性,偶见于急性冠状动脉供血不足,为一过性。

五、其 他 改 变

1. Ptf-V_1绝对值超逾0.03~0.04mm·s 此种改变多见于慢性冠状动脉供血不足,反映左心房受累和房内传导延迟,有一定的诊断意义。但是Ptf-V_1绝对值增大还可见于二尖瓣狭窄、左心室肥大、左心室功能不全等,故特异性不强。

2. Q-T间期延长 心肌缺血常可引起Q-T间期延长,借此可与"非特异性 ST-T 改变"相鉴别,后者 Q-T 间期正常。

第二节　冠状动脉供血不足的心电图表现

心肌缺血可表现为心绞痛、无症状性心肌缺血、心律失常、急性肺水肿和猝死。从临床心电学角度考虑,冠状动脉供血不足分为急性冠状动脉供血不足、慢性冠状动脉供血不足和变异型心绞痛 3 种类型更有意义,因为这 3 种类型冠脉供血不足各有其相对特异的心电图改变。

一、急性冠状动脉供血不足

患者可能因劳力、情绪激动等因素诱发心绞痛,也可能于静息状态发病。发作心绞痛过程中可出现有诊断意义的心电图改变。通常于心绞痛发作过后,心电图改变迅速恢复正常,少数病例心电图改变可持续一定的时间。约 50% 的病例于心绞痛发作时心电图完全正常,可能由于缺血面积过小或两个相对应的部位发生心肌缺血所致。临床病史典型者发作胸痛时描记心电图正常并不能排除心绞痛。

(一)心电图改变

1. 一过性 ST 段偏移　多呈下垂型或水平型 ST 段压低,偶可为缓慢上升连接点型 ST 段压低。

2. 一过性 T 波变化　T 波高耸或倒置,多见于 I、aVL 和左胸导联。有时可出现 T 波伪性改善。

3. 一过性 U 波倒置。

4. 一过性心律失常　如一过性期前收缩、心房纤颤、阵发性心动过速、房室传导阻滞、束支阻滞、左前分支阻滞。不能将一过性心律失常作为诊断急性冠状动脉供血不足的依据,但期前收缩后第一、二个窦性心搏出现 T 波低平、倒置或 U 波倒置提示心肌缺血。

5. 其他变化　一过性 Q 波(伴有或不伴有 R 波振幅减低)提示心肌严重缺血。此外,多数患者发作心绞痛时出现 Q-T 间期延长(图 8-5,图 8-6)。

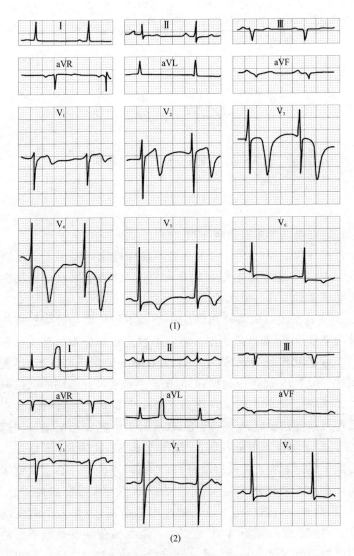

图 8-5　急性冠状动脉供血不足

(1)胸痛发作时描记;(2)胸痛缓解后描记

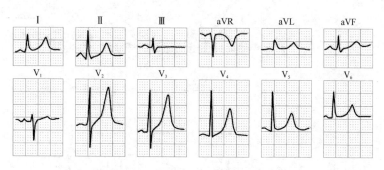

图 8-6 广泛性心内膜下心肌缺血

患者 66 岁，反复发作心绞痛，I、II、aVF 及 $V_2 \sim V_6$ 导联 T 波高耸，双支对称、顶端尖锐，呈典型的"冠状 T"

(二)心电图的重要诊断作用

根据胸痛发作时的心电图改变不仅能确定胸痛由于心肌缺血所致，而且对不稳定型心绞痛的危险度分层、确定冠状动脉狭窄的部位和严重程度都有很大的价值。

1. 不稳定型心绞痛的危险度分层 不稳定型心绞痛根据病情可分为高危、中危和低危 3 型。心电图改变也是分型的重要依据之一。心绞痛发作时出现 ST 段压低>0.05mV 属于高危型；出现 T 波倒置>0.2mV 属于中危型；心电图正常或无变化者则为低危型。

2. 反映左前降支近端严重狭窄的心电图改变 其特点为心绞痛发作时或发作过后，$V_2 \sim V_4$ 导联(有时也可能波及 $V_1 \sim V_6$ 导联)出现 T 波深倒置或正负双向，一般不伴有 ST 段偏移，无 Q 波。血清心肌生化标志物正常或轻度升高，心脏超声显示左心室前壁运动减弱，冠脉造影显示左前降支近端严重狭窄(狭窄程度 70%～90%)。此种心电图改变可持续数小时至数周，多在 1 个月内恢复正常。再次发作心绞痛时，T 波倒置可加深或发生伪性改善。临床见到此种心电图改变患者，应及早进行冠脉介入治疗，心肌功能可能得以恢复，否则常可发生 ST 段抬高型心肌梗死甚至猝死。1982年 Wellens 曾报道 12 例此类病例，并做了详细描述，故被称为Wellens 综合征。

　　图 8-7 为左前降支近端严重狭窄心电图。患者 50 岁男性,因反复发作胸痛 7d 入院。心电图示 I、aVL、$V_2 \sim V_4$ 导联 T 波深倒置,V_1、V_5 导联 T 波浅倒置,ST 段无明显偏移。心脏超声示左心室前壁运动减弱。冠脉造影显示左前降支近端狭窄近 90%。

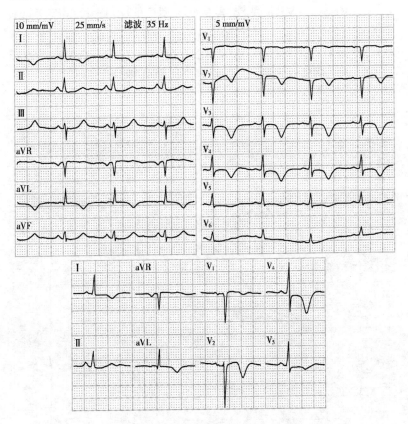

图 8-7　左前降支近端严重狭窄心电图

左上图、下图电压:10mm/mV;右上图电压 5mm/mV

　　3. 左冠状动脉主干或三支病变的心电图改变　左冠脉主干或三支病变患者心电图常可出现一些典型改变,有较大的诊断价值。心绞痛发作时或发作过后出现多个导联(如 I、II、aVL、aVF、$V_4 \sim$

V_6)ST 段明显压低,aVR、V_1 导联 ST 段抬高提示三支病变或左主干病变。如 $V_4 \sim V_6$ 导联 ST 段呈水平型压低>0.2~0.4mV,aVR 导联 ST 段抬高>V_1 导联 ST 段抬高,高度提示左主干病变。

　　图 8-8,患者为 70 岁女性,因反复发作胸痛 1 周入院。心电图示 I、II、aVF、$V_4 \sim V_6$ 导联 ST 段呈水平型压低(0.1~0.2mV),aVR 导联 ST 段轻度抬高。冠脉造影显示 3 支冠脉病变:左前降支狭窄 95%,左回旋支狭窄 90%,右冠脉狭窄程度>70%。劝告患者进行 CABG,因经济困难拒绝,3d 后发生广泛性前壁心肌梗死。

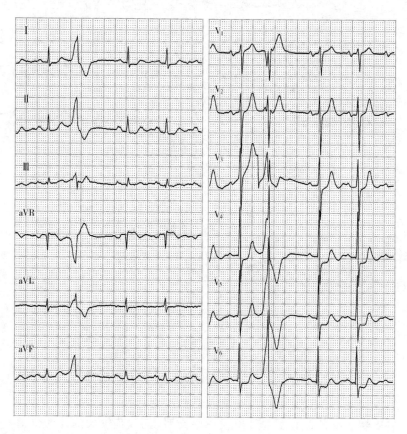

图 8-8　三支冠脉病变心电图

图 8-9,55 岁女性,因反复发作胸痛 10d 入院。心电图示Ⅰ、Ⅱ、aVF、V_4~V_6 导联 ST 段压低(多导联 ST 段压低>0.20mV),aVR、V_1 导联 ST 段均呈抬高,aVR 导联 ST 段抬高>V_1 导联。冠脉造影示左主干弥漫性狭窄 60%~80%,累及前降支及回旋支开口,致使其开口狭窄 80%~90%。

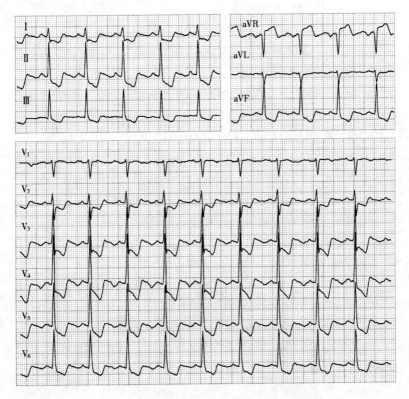

图 8-9 左主干病变心电图

二、慢性冠状动脉供血不足

慢性冠状动脉供血不足患者心电图可能大致正常,也可能出现非特异性 ST-T 改变,仅有少数患者出现典型的心肌缺血心电图改变。慢性冠状动脉供血不足的诊断必须结合临床资料,有时需要一系列的心电图描记,前后进行对比,方能做出诊断。慢性冠状动脉供血不足的心电图改变常有动态变化,为其相对特点。对诊断有困难者,可进行 24h 动态心电图检查、心电图负荷试验、超声心动图负荷试验等,对特殊职业患者(如飞行员、火车、汽车驾驶员)则应及早进行冠状动脉造影,以求明确诊断。

(一)心电图改变:

1. QRS-T 夹角增大　如 $T_{\text{Ⅲ}} > T_{\text{Ⅰ}}$,$T_{V1} > T_{V5}$。中、老年患者出现上述改变,应追踪检查。

2. 缺血型 T 波　左胸导联出现 T 波倒置,右胸导联 T 波相对增高,有时可呈典型的"冠状 T"。

3. ST 段形态改变和 ST 段压低　Ⅰ、Ⅱ、aVL 及左胸导联 ST 段水平延长,交接角变锐;ST 段可呈下垂型、水平型 ST 段压低,也可呈连接点型 ST 段压低。

4. U 波倒置　有时可出现左胸导联 U 波倒置。

5. 房室阻滞、室内阻滞　无特异诊断价值。

6. Ptf-V$_1$ 绝对值超逾 0.03～0.04mm•s　若能排除二尖瓣狭窄、左心功能不全,对本病有一定诊断价值。

7. Q-T 间期延长　ST-T 改变伴有 Q-T 间期延长,可作为与非特异性 ST-T 改变鉴别的条件。

(二)对慢性冠状动脉供血不足心电图概念的质疑

新近有学者对慢性冠状动脉供血不足心电图概念提出质疑,认为慢性冠状动脉供血不足时心肌氧的供耗在一个低水平达到平衡,因而并不发生心肌缺血及相应的心电图改变。至于慢性冠心病患者产生的一些心电图改变则可能由于缺血性心肌病、冠心病合并高血压、电解质紊乱(如低血钾)等所致(图 8-10)。

三、变异型心绞痛

变异型心绞痛在临床上并不罕见,占心绞痛总病例数 2%～3%。Prinzmetal(1957)首先报道 23 例此型心绞痛并予命名。本型

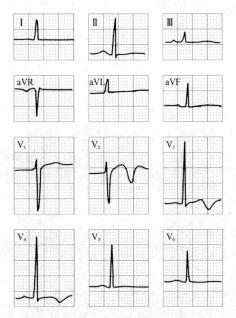

图 8-10 慢性冠状动脉供血不足

Ⅰ、Ⅱ、aVL、V_5、V_6 导联 T 波低平，V_2～V_4 导联 T 波倒置，V_2、V_3 导联倒置的 T 波呈"冠状 T"

心绞痛发生于休息时，无诱发因素，疼痛部位及放射部位与典型心绞痛并无差别，但程度较重，持续时间稍长，每天多于固定的时间发作，属于不稳定型心绞痛。冠状动脉造影证实心绞痛发作是由于冠状动脉痉挛所致。痉挛的冠状动脉可能正常，也可由于粥样硬化性病变引起狭窄。

变异型心绞痛的心电图表现如下(图 8-11)：

①心绞痛发作时，面向左心室心尖及邻近部位的导联如 V_2～V_6 导联出现 ST 段抬高，呈弓背向上，ST 段抬高常＞0.4mV，有时可呈单向曲线，ST 段抬高还可见于下壁导联。心绞痛缓解后，ST 段可迅速降至基线。与 ST 段抬高相对应的导联可出现 ST 段压低，原有 ST 段压低者，发作心绞痛时 ST 段可仅上升至基线。

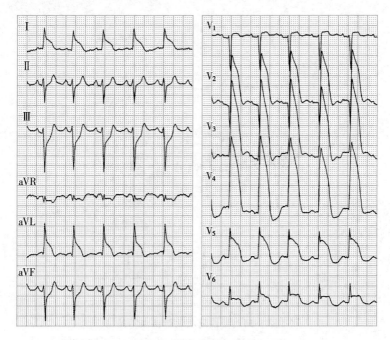

图 8-11　变异型心绞痛

　　66 岁男性,胸痛发作时描记,Ⅰ、aVL、V₂~V₆ 导联 ST 段均呈巨 R 波形抬高,Ⅲ、aVF 导联 ST 段压低。胸痛缓解后描记,各导联 ST 段均恢复正常

　　②伴随 ST 段抬高,T 波高耸,有时出现典型的"冠状 T"。原来 T 波倒置者,发作心绞痛时 T 波可变为直立。T 波改变于心绞痛缓解后可迅速恢复正常。

　　③约半数病例于心绞痛发作时出现心律失常,以室性期前收缩、室性心动过速最多见,偶可发生心室纤颤,也可出现一、二、三度房室阻滞。左胸导联 ST 段抬高者多出现室性心律失常,下壁导联 ST 段抬高者多出现房室阻滞。ST 段抬高愈显著的病例心律失常发生率愈高。

　　④患有冠状动脉狭窄的病例,50％于 1 年内发作急性心肌梗死或死亡,发生急性心肌梗死的部位与 ST 段抬高的导联相吻合。

⑤本型患者心电图运动试验可无改变,也可出现 ST 段压低或抬高。

四、无症状性心肌缺血

无症状性心肌缺血(SMI)约占心肌缺血总负荷的 3/4,远比心绞痛多见,但临床对其不够重视。SMI 可以见于完全无症状的人群,也可以见于心肌梗死、心绞痛患者。体力负荷和脑力劳动均可诱发 SMI,后者更为多见。

①常规心电图描记偶可发现无症状性患者出现一过性心肌缺血的 ST-T 改变。

②Holter 心电图为最有价值的诊断方法,因其能定量监测 24h 日常活动中出现 SMI 的频度和持续时间。其诊断标准为"三个一"(1×1×1),即:a. ST 段下垂型或水平型压低>1mm(J 点后 80ms 处测量);b. ST 段压低持续时间>1min;c. 下次发作至少在前次发作 ST 段回至基线后 1min。ACC/AHA(1999)建议第 2 次心肌缺血发作间隔时间应为 5min。

③活动平板试验　SMI 患者进行活动平板试验时常可出现缺血型 ST-T 改变,ST 段压低的导联数目和 ST 段压低的程度与冠脉病变程度密切相关。

第三节　心电图负荷试验

对临床疑有冠状动脉供血不足而静息心电图正常者,可进行心电图负荷试验协助诊断。负荷试验的作用为增加心脏负荷,增加心率和升高血压,从而使心肌耗氧量增加,已有病变的冠状动脉不能相应地增加血流量以满足心肌代谢需要,就会引起心肌缺血及一系列心电图改变。常用的负荷试验方法有运动试验和药物激发试验。药物激发试验主要用于身体条件不能进行运动试验者。本节主要介绍心电图运动试验。

一、心电图运动试验的方法及操作

最早用于临床的是 Master 二级梯运动试验,该试验方法运动负荷量小,敏感性低,但简单易行,花费很少,比较安全为其优点。目前临床上广泛应用的是活动平板和踏车试验,试验的方法多为分级次极量试验,即在连续心电图监护下,让受检者从低负荷量开始,逐渐增加运动量,达到预估最大心率(大体上为 220－年龄)的 85% 为止。心肌梗死后患者采用低运动量运动试验,心率达到 130/min 即可。

试验前应全面了解患者的临床情况,排除禁忌证(表 8-1)。心电图负荷试验虽然比较安全,但也不是毫无风险,据报道,每 1 万例受检者可有 10 例发生急性心肌梗死或猝死。为保证操作安全,防止和及时抢救意外事故,试验过程中应有训练有素的心内科医生进行监护,并准备好急救药物、除颤器及临时人工起搏器等。运动过程中,对示波屏中心律及 ST-T 改变进行监测,每 3min 记录一次心电图及血压,可按方案每 3min 增加一次速度及(或)坡度(有些仪器可自动调控),直至达到最大目标心率。运动过程中若患者出现胸痛、呼吸困难、眩晕、血压较试验前降低 10mmHg 及出现缺血型 ST-T 改变或出现频发性室性期前收缩(3 个或 3 个以上连发),应立即停止试验。达到目标心率后应立即平卧,描记运动后即刻、2min、4min、6min 的 12 导联心电图。若 6min 心电图未恢复正常,应继续监测直至心电图恢复正常,并应同时监测血压。

表 8-1　心电图运动试验的主要禁忌证

(1)发病 3~5d 的急性心肌梗死

(2)不稳定型心绞痛

(3)引起血流动力学改变和症状的心律失常

(4)未控制的充血性心力衰竭

(5)有症状的主动脉瓣狭窄、肥厚型心肌病

(6)一些急性心脏病如心内膜炎、心肌炎或心包炎

(7)严重高血压、肺动脉高压

(8)下肢静脉血栓形成

(9)一些心外病变可能影响试验或因试验而加重者,如急性感染、甲状腺功能亢进、肾功能衰竭等

二、心电图运动试验的应用指征

心电图运动试验的应用指征较前扩大,由于其可反映患者的心血管功能状态及运动耐量,已成为评估心脏功能的一项重要无创伤方法(表 8-2)。

表 8-2 心电图运动试验的应用指征

(1)评估胸痛综合征

　①典型心绞痛

　②不典型胸痛疑为心源性

　③不典型胸痛考虑为心外性

(2)评估有无心肌缺血和运动耐量

　①心肌梗死后患者探测残余心肌有无缺血

　②冠状动脉再通术后评估手术疗效

　③心瓣膜病患者评估运动耐量

　④心脏病患者术前评估能否耐受手术

(3)探测有无运动诱发的心律失常

(4)评估疗效

　①高血压患者运动时血压

　②抗心绞痛药物的疗效

　③抗心律失常药物对运动诱发心律失常的疗效

三、心电图运动试验引起的血流动力学及心电图改变

1. **血流动力学改变**　运动试验主要引起心率增加和血压升

高。心率增加的程度除与运动量有关外,与很多因素有关。例如,长期卧床者、贫血患者心率增加比较明显,老年人、窦房结功能不全或服用 β 受体阻滞药者心率增加不明显。血压升高主要是收缩压,随运动程度而增加,舒张压一般保持不变。最大运动量时收缩压升高＜20～30mmHg(2.7～4kPa)反映可能有左心室流出道阻塞、左心功能不全或心肌缺血;若运动时出现血压降低,反映患者有严重心肌缺血、心瓣膜病或心功能不全,发生心室纤颤的危险性较大,应加强监护。运动停止 6min 内升高的收缩压应恢复至试验前水平。

2. 心电图改变 运动试验出现的心电图改变是诊断有无心肌缺血和评估运动耐量的重要依据,详见表 8-3。

表 8-3 运动试验引起的心电图改变

(1)正常反应

①P 波:P 电轴垂直,下壁导联 P 波振幅增加

②P-R 段:P-R 段缩短,呈下垂型压低

③QRS 波群:最大运动量时 V_5 导联 R 波振幅降低,V_5、aVF 导联 S 波增深

④J 点:多数导联 J 点下移

⑤ST 段:多数导联出现连接点型 ST 段压低(快速上升型)

⑥T 波:运动早期 T 波振幅降低,极量运动时 T 波振幅增加

⑦U 波:无变化,因与 T、P 波接近,不易辨认

(2)异常反应

①ST 段压低:多呈下垂型或水平型,也可能呈缓慢上升连接点型 ST 段压低

②ST 段抬高:比较少见

③ST 段"伪性改善":原有 ST 段压低导联 ST 段回至基线

④T 波变化:出现 T 波低平、倒置;原有 T 波倒置导联 T 波可恢复直立("伪性改善")

⑤U 波:可能倒置

四、运动试验结果的评估和解释

各种负荷试验的敏感性和特异性不完全相同,以活动平板为例,特异性可达 90%,但敏感性仅为 65%。其他负荷试验方法大致相同,特异性较好,敏感性较差。对试验结果的判断应根据 Bayes 理论,即结合患者的年龄、性别及其他临床资料进行考虑。同样的阳性结果在一个无症状的年轻女性可能为假阳性,而在一个老年男性则可能为真阳性。假阴性则与冠状动脉病变范围密切相关。单支冠脉病变运动试验假阴性率为 60%,2 支冠脉病变为 40%,3 支冠脉病变则为 20%。因此,运动试验阴性决不能排除冠脉病变。此外,运动试验常可出现假阳性,有报道,女性患者假阳性率可高达 20%以上。过度换气、左心室肥大、左束支阻滞、预激综合征、洋地黄作用、低钾血症和非特异 ST-T 改变等均可造成假阳性,应注意排除。

关于运动试验的诊断标准,存在着不同意见。目前绝大多数学者同意,ST 段压低为诊断心肌缺血最重要的指标。但 ST 段压低并不能反映心肌缺血的部位。这是因为运动诱发的心肌缺血多为心内膜下心肌缺血,产生了背离电极朝向心内膜下的损伤电流,缺血部位和远离缺血部位的导联都可产生 ST 段压低。水平型或下垂型 ST 段压低>0.5~1mm(0.05~0.1mV),持续时间 2min 以上即为阳性。缓慢上升连接点型 ST 段压低在 J 点之后 0.08s 处测量>0.20mV 也为阳性。ST 段压低的程度、出现的导联数目和持续的时限与冠状动脉病变程度密切相关。此外,低运动量引起 ST 段压低,反映多支冠脉病变,高运动量引起 ST 段压低可能为假阳性。ST 段抬高也为阳性诊断标准,但应注意 ST 段抬高出现的导联有无病理性 Q 波。若 ST 段抬高出现于无病理性 Q 波的导联,反映心肌缺血;若 ST 段抬高出现于有病理性 Q 波的导联,反映室壁运动异常,不一定存在心肌缺血。至于 T 波改变能否作为阳性诊断标准,国内外学者意见有分歧,国内学者认为,运动前 T 波直立,运动后变为倒置者可判为运动试验阳性或可疑阳性(图 8-12)。ST 段及(或)T 波运动后"伪性改善"通常也反映心肌缺血,提示对应部位发生心肌缺血,产生的 ST-T 向量与原有的 ST-T 向量相互抵消,故 ST-T 恢复正常。运动试验后 U 波由直立变为倒置,也高度提示心肌缺血,多反映左前降支病变。

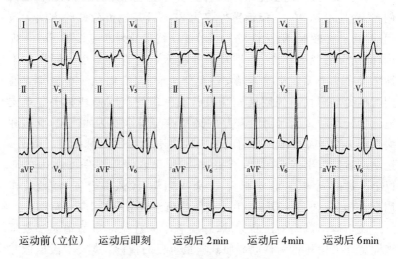

运动前(立位)　运动后即刻　运动后 2min　运动后 4min　运动后 6min

图 8-12　活动平板运动试验阳性

　　患者男性 35 岁,预估最大心率 157/min,运动试验终点 160/min。运动前立体时 ST-T 大致正常。运动后 2min,Ⅱ、aVF 导联水平型 ST 段压低 $0.15 \sim 0.20$mV,V_6 导联水平型 ST 段压低近 0.10mV,运动后 4min、6min,Ⅱ、aVF 导联水平型或下垂型 ST 段压低 $0.05 \sim 0.10$mV。运动后 ST 段压低 0.20mV,持续到 4min、6min 仍未完全恢复,应判为运动试验阳性(引自参考文献 8)

(李跃荣　王新霞)

参 考 文 献

[1]　张文博,李跃荣.心电图诊断手册.3 版.北京:人民军医出版社,2006: 182-202.

[2]　郭继鸿.慢性冠状动脉供血不足心电图概念的质疑.心电学杂志,2003, 1:21.

[3]　Karnath MK,Champion JC,Anmad M.Electrocardiographic manifestation

of proximal left anterior descending artery occlusion.J of Electrocardiol，2003,36:173.

[4] Sgarbossa EB,Birnbaum Y,Parrilla JE.Electrocardiographic diagnosis of acute myocardial infarction:current concepts for the clinician.Am Heart J，2001,141:507.

[5] Fletcher GF.Current status of ECG stress testing.Curr Probl Cardiol，1998,23:360.

[6] 张文博.心电图诊断的线索和误区.北京:人民军医出版社,2010:423-429.

[7] 郭继鸿,洪江主译.周氏实用心电图学.5版.北京:北京大学医学出版社,2004:206-226.

[8] 张开滋,郭继鸿,刘海洋,等.临床心电信息学.长沙:湖南科学技术出版社,2001:841.

[9] 陈琪,王禹,颜伟.Wellens综合征的临床及心电图特点分析.临床心电学杂志,2010,19:(6):423-425.

第九章 心肌梗死

心肌梗死是由于冠状动脉血流断绝或明显减少引起的不同程度心肌坏死综合征。心肌坏死程度不一,大面积心肌坏死可引起急性泵功能衰竭,相当数量患者于发病后不久死亡,小面积心肌坏死可能无自觉症状。心肌坏死超过左心室面积 5%～10%时多出现明显的临床症状、心电图改变和血清心肌生化标志物变化。心肌血流断绝 4～6h 即可发生不可逆性坏死。因此,急性心肌梗死(AMI)的早期诊断和早期治疗至关重要。

第一节 概 述

一、病因学及发病机制

绝大多数的 AMI 是由于冠状动脉粥样硬化斑块破溃、出血,促凝物质释放,通过内源性和外源性凝血途径,导致血栓形成,引起完全性和不完全性冠状动脉闭塞。少见的病因有冠状动脉痉挛(冠状动脉可能仅有轻度病变),冠状动脉栓塞,冠状动脉夹层动脉瘤、冠状动脉炎,冠状动脉先天畸形和主动脉夹层等。

二、急性心肌梗死的分类

既往曾将 AMI 分为心内膜下心肌梗死和透(穿)壁性心肌梗死,后又根据心电图有无病理性 Q 波分为 Q 波型心肌梗死(QMI)和无 Q 波型心肌梗死(NQMI)。当前按照急性冠状动脉综合征(ACS)的概念分为不稳定型心绞痛(已如前述)、非 ST 段抬高型心肌梗死(NSTEMI)和 ST 段抬高型心肌梗死(STEMI)。AMI 分为

NSTEMI 和 STEMI 非常符合临床实际情况且对治疗有指导意义。AMI 患者一般于发病数小时内入院诊治,此时心电图只有 ST 段变化,多数患者于发病 8～12h 出现坏死型 Q 波,14％的病例于 72h 内出现。因此,QMI 或 NQMI 只能是一个回顾性诊断。另外,STEMI 反映完全性冠状动脉血栓性闭塞,应采用溶栓治疗,而 NSTEMI 反映以血小板为主的白色血栓造成不完全性冠状动脉闭塞,应采用抗血小板治疗,溶栓治疗有害无益。

三、心电图在急性心肌梗死诊断中的位置

多年来临床诊断 AMI 一直采用 WHO 的诊断标准,即 3∶2 诊断模式——缺血性胸痛、典型的心电图改变和心肌酶异常 3 项中具有 2 项方可诊断为 AMI。当前已演变为 1+1 模式,血清心肌生化标志物(肌钙蛋白＋心肌酶)的动态改变为必须的 1 项,在此基础上再有下列 4 项中的 1 项即可诊断:①心肌缺血的症状;②新出现的病理性 Q 波、左束支阻滞;③ST 段抬高或 ST 段压低;④冠状动脉介入治疗术后。尽管如此,心电图迄今仍然是诊断 AMI 的重要手段,因其具有快捷、无创、在患者床旁即可描记,短期内可以重复检测的特点,特别是心电图在 AMI 发病后 1～2h 即可能出现改变,对选择治疗有指导价值,更是其他检测方法无法取代的。心电图诊断 AMI 特异性高,但敏感性仅为中度。据 Sgarbossa 等报道,15％～18％的 AMI 患者第一次描记心电图无任何改变,25％患者心电图改变不典型。要想提高心电图对 AMI 的诊断能力,应注意以下几点:①对疑诊 AMI 患者应加测后壁导联和右胸导联,采用 15 导联或 18 导联描记,可使 ST 段抬高检出率增加 12％;②进行系列描记,对疑诊 AMI 患者,决不能因 1 或 2 次心电图无改变而排除诊断,必要时在发病 12h 内每隔 2～3h 描记一次;③注意发病 24h 左右,有些病例特别是后下壁心肌梗死 ST 段过早地降至基线,而病理性 Q 波尚未出现,心电图可出现一过性"伪正常化"。

第二节　心肌梗死的心电图诊断

一、心肌梗死的基本图形

心肌梗死中心部分心肌发生坏死，坏死周围的心肌发生损伤和缺血，故心肌梗死的心电图改变为坏死型、损伤型和缺血型改变三者的合并。

(一)坏死型 Q 波

心肌坏死的心电图改变为出现异常或病理性 Q 波，Q 波时间≥0.04s，深度＞1/4R(新近 ESC/ACC 的梗死性 Q 波诊断标准为 Q 波时间≥0.03s，深度≥0.1mV)(表 9-1)。这是由于某部心肌坏死后，其产生的心电向量消失，与其对应的心肌，因无相反的向量抵消，故其产生的除极向量增大，形成"梗死向量"。例如下壁心肌梗死时，心室起始向量(梗死向量)向上增大，朝向 Ⅱ、Ⅲ、aVF 导联的负极，故在这些导联产生病理性 Q 波(图 9-1)。同理，前壁心肌梗死时，在 $V_1 \sim V_4$ 导联产生病理性 Q 波。

表 9-1　急性心肌梗死心电图诊断标准(ESC/ACC, 2000)

导联	进展性 AMI ST 段抬高(mV)	确定的 AMI Q 波时间(ms)
V_1、V_2	≥0.2	任何 Q 波
其他导联(aVR 除外)	≥0.1	≥30

上述的心电图改变至少出现于 2 个导联，且 Q 波深度≥0.1mV。

(二)损伤型 ST 段抬高和对应性 ST 段压低

心肌损伤的心电图改变为 ST 段抬高。这是因为 ST 向量朝向损伤部位，绝大部分心肌损伤以心外膜下心肌为主，故面向心外膜部位的导联均出现 ST 段抬高；透壁性心肌损伤也出现 ST 段抬高。急性心肌梗死 ST 段抬高的特点为：①局限于几个相关

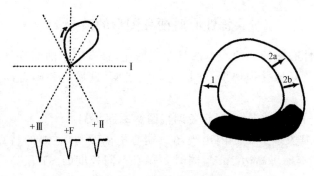

图 9-1 Q 波形成示意图

下壁心肌梗死，QRS 起始向量背离梗死区，投影在
Ⅱ、Ⅲ、aVF 导联的负侧，出现 Q 波或 QS 型（1 代表室间隔
除极向量；2a、2b 代表侧壁除极向量）

导联，如下壁导联、侧壁导联；②ST 段抬高多呈凸面（弓背）向
上；③ST 段抬高程度十分显著，有时可达 10mm；④ST 段抬高呈
动态变化，发病早期数小时内即可出现明显变化，一般于 2～4
周回至基线。

面向梗死部位的导联出现 ST 段抬高，与其对应的部位可出现
ST 段压低，称为对应性 ST 段压低。例如，急性下壁心肌梗死时，与
其对应的部位Ⅰ、aVL 导联可出现 ST 段压低；急性后壁心肌梗死
时，与其对应部位 V_1、V_2 导联可出现 ST 段压低。对应性 ST 段压
低应限于相对应部位，非对应部位的 ST 段压低需要用其他机制
解释。

（三）缺血型 T 波

急性心肌梗死发病数小时内（超急期）T 波高耸，机制不十分明
确，可能由于坏死心肌细胞内钾离子外逸到细胞外液，引起局部高
血钾所致。当抬高的 ST 段开始下降时，T 波转为倒置，多呈"冠状
T"。心肌梗死时，心内膜下心肌与心外膜下心肌均发生缺血，但以
心外膜下心肌缺血范围较广，由于 T 向量背向缺血部位，故面向心
外膜部位导联出现 T 波倒置。

二、急性心肌梗死图形的演变

急性心肌梗死的心电图呈动态变化,且有一定的演变规律,一般可分为超急性损伤期、急性充分演变期(进展期和确定期)和恢复期。

(一)超急性损伤期(超急期)(图 9-2,图 9-3)

AMI 发病数小时内出现超急期心电图改变,主要的特点为 T 波高耸,有时可高达 2mV,同时多伴有不同程度的 ST 段斜直形抬高[图 9-2(1)]。Schamroth(1975)曾对超急期心肌梗死心电图改变做过经典式的描述,他指出,最早的改变是,面向心外膜导联的正常凹面向上的 ST 段开始拉直,与增高的 T 波相融合,逐渐向上牵拉,呈斜直形,ST-T 交接角消失。随着病变发展,ST 段逐渐抬高,T 波更趋增高、加宽,ST 段失去斜直形,变为凹面向上,最后可能变为弓背向上,甚至呈单向曲线(图 9-4)。

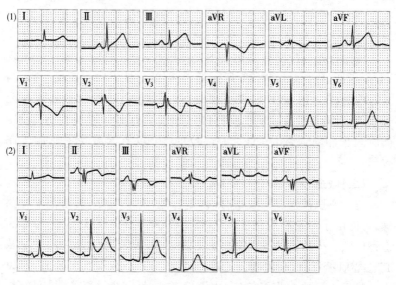

图 9-2 急性下壁心肌梗死早期心电图改变

(引自参考文献 7)

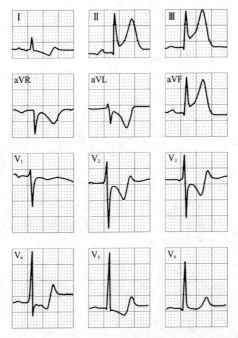

图 9-3 超急期下壁心肌梗死

Ⅱ、Ⅲ、aVF 导联 ST 段呈斜直形抬高,与 T 波的升支融合,T 波增高;Ⅰ、aVL 导联 ST-T 改变为对应性;$V_2 \sim V_5$ 导联 ST 段压低,T 波倒置、双向,可能反映后侧壁心肌受累

图 9-2(1)图 Ⅱ、Ⅲ、aVF 导联 T 波高耸并增宽,ST 段略显抬高,可能为下壁心肌梗死超急期。另外,Ⅰ 导联 ST 段水平延长,略显压低,aVL 导联 ST 段呈下垂型压低,可能系超急期下壁心肌梗死的对应性改变。1d 后描记[图 9-2(2)图],Ⅱ、Ⅲ、aVF 导联出现明显Q 波,ST 段呈弓背形抬高,R 波振幅降低,$V_1 \sim V_4$ 导联 R 波振幅增高,T 波高耸。急性下后壁心肌梗死的诊断成立。

超急期早期的心电图改变不够典型,常被初学者所忽略,因此,应加强对其认识。因为此期既为溶栓治疗的较好时机,也是心室纤颤的高发期,如果放走患者,后果常是严重的。对心电图改变意义不能肯定时,最好留患者观察,并进行心电图复查。观察 6～12h 心

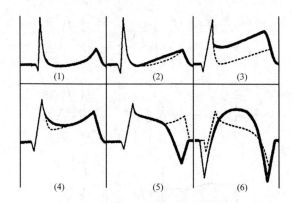

图 9-4　急性心肌梗死图形的演变
(1)正常;(2)、(3)、(4)为超急性损伤期;(5)、
(6)为急性充分演变期

电图无动态变化,血清心肌生化标志物也无升高,则基本上可排除急性心肌梗死。

图 9-2(1)图Ⅱ、Ⅲ、aVF 导联 T 波高耸,ST 段斜直形抬高,程度十分轻微,容易被忽视。图 9-3 Ⅱ、Ⅲ、aVF 导联 T 波高耸,ST 段斜直形抬高已十分显著,一般不会漏诊。如果图 9-2(1)图的患者数小时后再描记心电图,很可能出现图 9-3 的图形。

(二)急性心肌梗死进展期

AMI 发病 12～24h 由超急性期转为进展期,此期主要的心电图改变为 ST 段抬高。既往教科书强调弓背向上(弓背形)ST 段抬高为 AMI 的特征性改变。事实上,AMI 的 ST 段抬高具有多种形态。Kosuge(1999)将 73 例第一次发生前壁心肌梗死的 ST 段抬高分为3 种类型:上凹型、直线型和上凸型(弓背形),弓背形 ST 段抬高者只占 16%(图 9-5)。而且 ST 段抬高形态与左心室功能有明显相关性,上凹型左心室功能保持最好,直线状次之,上凸型最差。

学者们进一步将 AMI 的 ST 段抬高归纳成以下 5 种类型:上凹型、弓背形、斜直形、墓碑状和"巨 R 波形"(图 9-6)。下面分别加以介绍。

1. 上凹型(新月形)ST 段抬高　此形 ST 段抬高比较多见,敏

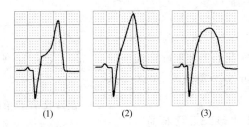

图 9-5　急性心肌梗死 ST 段抬高的 3 种不同形态

(1)上凹型；(2)直线型；(3)上凸型

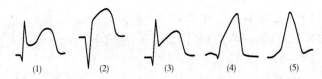

图 9-6　急性心肌梗死 ST 段抬高的 5 种形态

感性高，但特异性差，最易与早期复极综合征、急性心包炎相混淆。新近 Taylor 等报道，严重高钙血症也可出现新月形 ST 段抬高，鉴别诊断应予考虑。

2. 弓背形 ST 段抬高　ST 段上凸升高似弓背形，ST 段与 T 波相融合，两者之间无明显界限可见，构成一条凸起在基线以上的弓形曲线，故又称为单向曲线。此型 ST 段抬高并不像过去想象的那么多见，也不完全特异。除 AMI、变异型心绞痛、室壁瘤可出现弓背形 ST 段抬高外，已有报道急性心包炎、心肌炎、心肌挫伤、心肌病、肺栓塞、高钾血症等均可出现弓背形 ST 段抬高。

3. 斜直形（直线状）ST 段抬高　此型 ST 段抬高多见于超急性期心肌梗死，也可见于进展期，ST 段明显抬高，但仍保持斜直形。此形 ST 段抬高特异性最差，可见于多种非心肌梗死疾患，如早期复极综合征、急性心包炎等。

4. 墓碑状 ST 段抬高　为 Wimalaratma(1993)首次报道，其心电图特点为：①ST 段呈上凸型快速上升，高达 8～16mm，与 T 波升支相融合，r 波矮小，时限<0.04s。抬高的 ST 段峰值高于 r 波。

②Q 波有时巨大,终末 T 波直立(图 9-7)。此型 ST 段抬高多见于前壁心肌梗死,冠脉造影多显示左前降支近端严重狭窄,并发症多,预后较差。

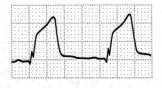

图 9-7　墓碑状 ST 段抬高的心电图

5."巨 R 波形"ST 段抬高

Madias(1993)率先提出巨 R 波形 ST 段抬高的概念。此型 ST 段抬高的特点是,ST 段呈尖峰状抬高或下斜,J 点消失,R 波下降支与抬高的 ST 段、T 波融合,形成一尖峰、边直、底宽的类三角形,各波的界限难以分辨,酷似"巨 R 波"(图 9-8)。巨 R 波形 ST 段抬高可能被误诊为巨大的 R 波,如心率增快,P 波和 T 波融合,可能被误诊为室速。面向心肌缺血坏死区的导联,ST 段抬高最明显,"巨 R 波形"最易出现,与心肌缺血坏死区垂直的导联,ST 段抬高不明显,也不会出现"巨 R 波形"。当前临床惯用 12 导联同步描记,多导联进行对比,不难发现"巨 R 波形"与 ST 段抬高相关,在一些 ST 段不抬高的导联,QRS 波无增宽。

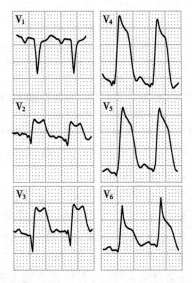

图 9-8　"巨 R 波形"ST 段抬高心电图

综上所述,AMI 进展期 ST 段抬高具有多种形态,弓背形 ST 段抬高只是其中一种,而且特异性并不强。不同形态的 ST 段抬高与患者的预后密切相关。因此,辨别不同形态的 ST 段抬高,对治疗的选择和判断预后均有很大的价值。

心肌梗死进展期 ST 段抬高持续时间不定,短者 24～48h 可能降至基线,长者可持续至 2 周以上(图 9-9)。再灌注治疗可使抬高的 ST 段迅速回落,抬高的 ST 段在 90min 内可下降超过 50%。抬高的 ST 段回降 24h 后出现再抬高,可能发生再梗死。

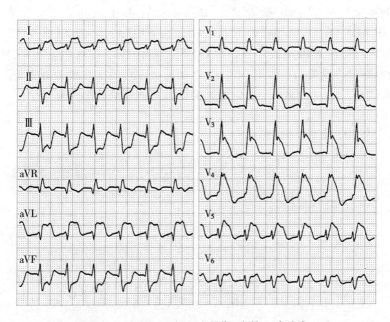

图 9-9　急性心肌梗死进展期,室性心动过速

60 岁男性,胸痛发作 10h 描记,Ⅰ、aVL、$V_2 \sim V_6$ 导联 ST 段明显抬高,呈弓背形或巨 R 波形,Ⅱ、Ⅲ、aVF 导联 ST 段明显压低。P 波不甚明显,QRS 时间 0.12s 左右,呈 RBBB 型,QRS 电轴明显左偏,心室率 120/min 左右,考虑为起源于左心室的室性心动过速

随着抬高的 ST 段下降,在 48~72h,T 波开始转为倒置。成功的再灌注治疗可使 ST 段抬高的导联在 24h 内出现 T 波倒置(深度>1mm),为反映梗死相关动脉再通的独立指标。倒置的 T 波可逐渐加深,呈典型的"冠状 T",在 2 个月左右可逐渐恢复直立。

(三)急性心肌梗死确定期

AMI 发生 8~12h 多数患者在 ST 段抬高的导联出现病理性 Q 波(图 9-10)。病理性 Q 波反映坏死心肌的厚度超过室壁的 50%,梗死直径>25%~30%,梗死部位位于 QRS 起始 40ms 的除极部位

（室间隔、左右心室前壁、左右心室心尖部和左心室侧壁）。坏死性Q 波一旦出现,可能逐渐加深变宽,然后持续不变。在以 S 波为主的导联如 V_1、V_2 出现 QS 型。在 R 波为主的导联如 V_5、V_6 出现QR 型或 Qr 型,同导联的 R 波振幅往往同时降低。QS 型或 Qr 型波内可能出现粗钝或切迹,反映坏死心肌内残存心肌产生的电活动,颇具诊断价值。有时 V_1、V_2 导联呈 rS 型,但 r 波极为纤细,呈直线状,称为胚胎型 r 波,与病理性 Q 波有同等的诊断价值。

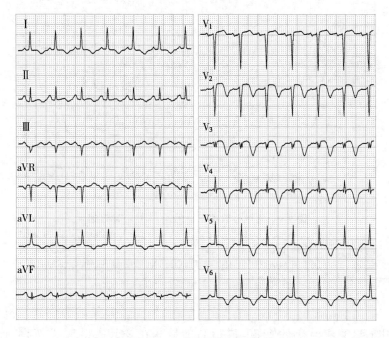

图 9-10 急性心肌梗死确定期

女性 60 岁,胸痛发作后 3d 描记,V_1～V_4 导联 ST 段均呈弓背形,已降至基线,V_1、V_2 导联呈 QS 型(胚胎型 r 波),V_3 导联 Q 波＞R 波,V_4导联 Q 波＞1/4R 波,V_5、V_6 导联振幅明显降低。Ⅰ、aVL、胸导联 T 波均呈明显倒置。考虑急性前壁心肌梗死,确定期,侧壁广泛缺血

以上介绍了急性心肌梗死 3 个亚期心电图改变的特点,这只是人为的划分,事实上进展期与确定期的心电图改变常是交错发生

的,其间并无截然的界限。另外,各种心电图改变出现的时间更是因人而异的。因此,发病时间对划分期别只是一个参考条件(图 9-11)。

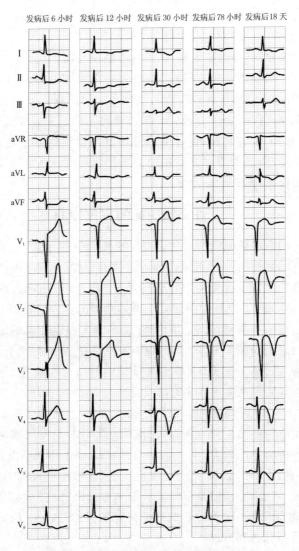

图 9-11 急性心肌梗死(前间壁)图形的演变

　　图 9-11 为急性前间壁心肌梗死。发病 6～12h 的心电图改变属超急期,特点为 V_1～V_3 导联 T 波高耸,伴有 ST 段斜直形抬高。发病 30～78h,抬高的 ST 段开始回落,V_3 导联的 ST 段转为弓背形,T波开始转为倒置,V_2、V_3 导联呈明显的 QS 型。此期为进展期和确定期,即 Schamroth 称之为充分演变期。

(四)恢复期(慢性稳定期,陈旧性心肌梗死期)

　　急性心肌梗死发病数周内(一般为 1 个月左右),ST 段逐渐回至基线,T 波由深倒置逐渐转变为浅倒置或直立而固定不变。此期心电图主要遗留坏死性 Q 波,ST-T 改变可不明显或有轻微改变,如ST 段延长、T 波浅倒置,也可由于慢性冠状动脉供血不足引起 ST段压低,T 波明显倒置。恢复期的心电图图形可长期不变,称为陈旧性心肌梗死(图 9-12),此期持续 2～3 个月。

三、急性心肌梗死的定位诊断

　　上述的心肌梗死图形出现于面向梗死部位的导联,故根据梗死图形出现的导联可作出定位诊断。急性心肌梗死(STEMI)最早出现的心电图改变是在相关的导联出现 ST 段抬高,随继出现坏死型Q 波(q)波,当 ST 段开始降低时 T 波逐渐转为倒置。根据上述心电图改变出现的导联可作出定位诊断(表 9-2)。心肌梗死的定位诊断大体上与解剖位置是相符的,但也有一些不完全符合之处。例如,一般认为 V_1～V_3 导联 ST 段抬高反映前间壁心肌梗死,但超声心动图检查却发现此类患者多有心尖部室壁运动异常,而室间隔运动减弱者在 V_3、V_4 导联出现 ST 段抬高。另外,上述的定位诊断也难以涵盖所有的心肌梗死。例如,左前降支第一对角支闭塞时可出现极为特殊的心电图改变,两个不相关的导联 aVL 和 V_2 出现 ST 段抬高,伴有Ⅲ、aVF 或 V_4 导联 ST 段压低,此型图形被称为"中前壁心肌梗死",超声心动图显示除心尖部和室间隔外,其他部位的左心室壁运动均消失。随着对心肌梗死研究的进展,表 9-2 的定位诊断肯定要进行修正和改进。

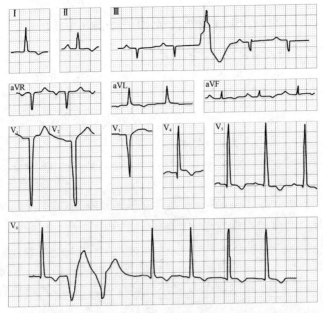

图 9-12 陈旧性前间壁心肌梗死,慢性冠状动脉供血不足,室性期前收缩,左心室肥大

$V_1 \sim V_3$ 导联呈 rS 型,r 波极为细微,为"胚胎型 r 波";Ⅰ、Ⅱ、aVL、aVF、$V_4 \sim V_6$ 导联 T 波倒置;Ⅲ、V_6 导联出现室性期前收缩;$R_{V5} > 25mm$,$R_{V5} + S_{V1} > 40mm$

表 9-2 心肌梗死的定位诊断

阻塞的冠状动脉	梗死部位	导联
左前降支	前间壁	$V_1 \sim V_3$
左前降支	前壁(心尖)	$V_2 \sim V_4$
左前降支、左回旋支	前侧壁	$V_4 \sim V_6$
左前降支、左回旋支	高侧壁	Ⅰ、aVL
左前降支	广泛前壁	Ⅰ、aVL、$V_1 \sim V_6$
右冠状动脉或左回旋支	下壁	Ⅱ、Ⅲ、aVF
左回旋支	正后壁	$V_7 \sim V_9$($V_1 \sim V_3$)
右冠状动脉或左回旋支	下侧壁	Ⅱ、Ⅲ、aVF、$V_4 \sim V_6$
右冠状动脉或左回旋支	下后壁	Ⅱ、Ⅲ、aVF、$V_7 \sim V_9$($V_1 \sim V_3$)

后壁心肌梗死 V_1、V_2 导联可出现高 R 波,V_2、V_3 导联可出现 ST 段压低。

四、心电图判断梗死相关动脉的价值

(一)判断左前降支闭塞的部位

1. 左前降支近侧闭塞　左前降支第一穿隔支近侧发生闭塞,心电图表现为:$V_1 \sim V_6$ 及 Ⅰ、aVL 导联 ST 段均呈抬高;由于希-浦系统供血受到影响,常出现新的分支及束支阻滞如左前分支阻滞、右束支阻滞、左束支阻滞、双束支阻滞,有时还可出现莫氏型二度房室阻滞。除非有及时充足的再灌注,泵衰竭和心源性休克均可发生。

2. 左前降支中段闭塞　左前降支第一穿隔支远侧、对角支近侧发生闭塞,心电图表现为:$V_1 \sim V_6$ 及 Ⅰ、aVL 导联 ST 段均呈抬高,由于希-浦系统供血未受影响,很少发生分支和束支传导阻滞。左心室前侧壁、前尖段发生坏死,室间隔近侧则未受到损害。充血性心力衰竭可能发生,室壁瘤及心尖部血栓常可发生,心源性休克则比较少见。

3. 左前降支远侧闭塞　对角支远侧或对角支本身发生闭塞,心电图表现为:$V_1 \sim V_4$ 导联 ST 段抬高或 Ⅰ、aVL、V_5、V_6 导联 ST 段抬高。心源性休克罕见,泵衰竭也很少发生。由于心尖部运动消失,常可形成心尖部血栓。

(二)根据胸前导联 ST 段压低鉴别左回旋支闭塞或左前降支次全闭塞

1. 左回旋支闭塞　胸前导联 ST 段普遍压低,以 V_2、V_3 导联压低最明显,提示左回旋支闭塞,敏感性70%,特异性96%。识别此种情况十分重要,因其虽表现为 ST 段压低,但溶栓治疗可能获益(加测后壁导联可显示 V_8、V_9 导联 ST 段抬高)。

2. 左前降支次全闭塞　如果胸前导联 ST 段普遍压低,而以 $V_4 \sim V_6$ 导联最明显(R 波最高的导联 ST 段压低最明显),特别是伴有 T 波直立而非倒置,提示左前降支次全闭塞引起的急性心内膜下心肌缺血,如未得到及时治疗,进一步发展可引起坏死型 Q 波、R 波振幅降低和左束支阻滞。

(三)鉴别右冠状动脉或左回旋支闭塞引起的下壁心肌梗死

80%～90%的下壁心肌梗死是由于右冠状动脉闭塞引起的,只有10%～20%的下壁心肌梗死是由于左回旋支闭塞引起的(少数是由于包绕心尖部的长左前降支闭塞引起)。体表心电图对两者的鉴别有一定价值。

1. I、aVL 导联 ST 段压低　右冠状动脉闭塞引起 I、aVL 导联 ST 段对应性压低(>1mm),而左回旋支闭塞常可引起高侧壁损伤,其引起的损伤型 ST 段抬高抵消了下壁心肌梗死引起的对应性 ST 段压低,故 aVL 导联 ST 段无明显压低(<1mm)。

2. III 导联 ST 段抬高幅度/II 导联 ST 段抬高幅度　右冠状动脉闭塞时,III 导联 ST 段抬高的幅度明显高于 II 导联,反映右心室梗死的存在,而左回旋支闭塞多无此项改变。

3. V_1～V_3 导联 ST 段压低　右冠状动脉闭塞时 V_1～V_3 导联 ST 段多无压低,而左回旋支阻塞常出现 V_1～V_3 导联压低(可能为 V_8、V_9 导联 ST 段抬高的倒影)。V_1、V_2 导联无 ST 段压低排除左回旋支闭塞的预测值为90%。

4. V_3 导联 ST 段压低的幅度/III 导联 ST 段抬高幅度的比值　右冠状动脉近端闭塞时比值<0.5,而左回旋支闭塞时>1.2。

5. V_7～V_9 或 V_5、V_6 导联 ST 段抬高　左回旋支闭塞常可引起急性后壁或侧壁心肌损伤,导致 V_7～V_9 或 V_5、V_6 导联 ST 段抬高,而右冠状动脉闭塞多无此改变。

(四)鉴别右心室梗死或心尖部梗死引起的胸前导联 ST 段抬高

长左前降支(或称包绕的左前降支)绕过心尖部,至少供应左心室下壁1/4。当长左前降支远侧发生闭塞时可引起前壁和下壁导联 ST 段抬高,类似右冠状动脉闭塞引起的下壁心肌梗死和右心室梗死,不同点为右心室梗死引起的前壁导联 ST 段抬高在 V_1 导联最明显,V_2 导联 ST 段压低或者 V_1～V_3 导联 ST 段抬高的程度逐渐减轻,很少波及左胸导联;而心尖部梗死 V_2、V_3 导联 ST 段抬高比 V_1 导联明显,可能波及左胸导联(图9-13)。

根据心肌梗死图形出现的导联,不仅可作出心肌梗死的定位诊

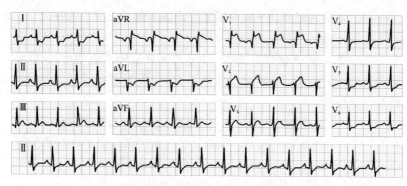

图 9-13　急性下壁心肌梗死合并右心室梗死(ST 段抬高 $V_1 > V_2$、V_3)
冠状动脉造影证实为右冠状动脉近端阻塞
(引自:黄元铸. 心电学杂志. 2002)

断,而且可进一步判断梗死相关的动脉(表 9-3)。据统计,心电图判断左前降支闭塞的正确率最高,可达 90%,右冠状动脉次之,约为 70%～80%,左回旋支最低,约为 50%。这显然与冠状动脉的先天性变异和侧支循环有关。左前降支变异性最小,当其闭塞时,可引起前间壁、前壁或前侧壁心肌梗死,右冠状动脉与左回旋支则可发生一些变异。90%的人为优势型右冠状动脉,后降支起源于右冠状动脉,右冠状动脉除供应右心室外,还供应左心室下壁、后壁,左回旋支只供应左心室的后侧壁。10%的人为优势左冠状动脉,后降支起源于左回旋支,右冠状动脉主要供应右心室,而左回旋支可供应左心室下壁、后壁和侧壁。从发生的概率来看,右冠状动脉闭塞主要引起下壁心肌梗死、右心室梗死,左回旋支闭塞主要引起正后壁、侧壁心肌梗死。由于冠状动脉分布的变异,可出现一些例外的情况,下后壁心肌梗死既可能由于右冠状动脉闭塞,也可能是由于左回旋支闭塞,两者可以重叠。心电图判断梗死相关动脉,对左前降支可靠性较大,对右冠状动脉稍差,对左回旋支最差,左回旋支闭塞常可产生不典型的心电图改变。

表 9-3　AMI 新的分类(根据心电图与冠状动脉造影对比)

分类	冠状动脉阻塞部位	心电图改变	30d[①]病死率(%)	1 年[①]病死率(%)
1. 左前降支近侧心肌梗死	左前降支第 1 穿隔支近侧	$V_1 \sim V_6$、Ⅰ、aVL ST 抬高,束支、分支阻滞	19.6	25.6
2. 左前降支中段心肌梗死	第 1 穿隔支远侧,对角支近侧	$V_1 \sim V_6$、Ⅰ、aVL ST 抬高,束支、分支阻滞少见	9.2	12.4
3. 左前降支远侧心肌梗死	对角支远侧或对角支本身	$V_1 \sim V_4$ ST 抬高或Ⅰ、aVL、V_5、V_6 ST 抬高	6.8	10.2
4. 中-大面积下壁心肌梗死(后壁、侧壁、右心室)	右冠状动脉近侧或左回旋支	Ⅱ、Ⅲ、aVF ST 抬高伴有 ① V_1、V_{3R}、V_{4R} ST 抬高 ② V_5、V_6 ST 抬高 ③ $V_1 V_2$ R>S	6.4	8.4
5. 小面积下壁心肌梗死	右冠状动脉远侧或左回旋支分支	Ⅱ、Ⅲ、aVF ST 抬高	4.5	6.7

①患者均接受过再灌注治疗。

五、无 Q 波型心肌梗死

以上介绍的心肌梗死基本图形及演变规律都是 Q 波型心肌梗死的特点。Q 波型心肌梗死约占心肌梗死总病例数的 2/3,另有 1/3 病例为无 Q 波型心肌梗死。前已述及,Q 波型心肌梗死和无 Q 波型心肌梗死都是回顾性诊断,在发病 72h 后方能确定。既往认为,STEMI 一定演变成 Q 波型心肌梗死,而 NSTEMI 一定演变成无 Q 波型心肌梗死。由于再灌注治疗的广泛开展,这个规律已被打破,大约 40％左右的 STEMI 演变成无 Q 波型心肌梗死,少数的 NSTE-MI 也可能由于某些因素演变成 QMI。因此,不能根据 ST 段有无抬高预测 Q 波型心肌梗死和无 Q 波型心肌梗死。无 Q 波型心肌梗死的心电图改变可分为以下 3 型。

1. ST 段压低型　部分或大部分导联 ST 段压低＞1mm (0.1mV),持续时限＞0.08s,约见于 50％以上病例(图 9-14)。

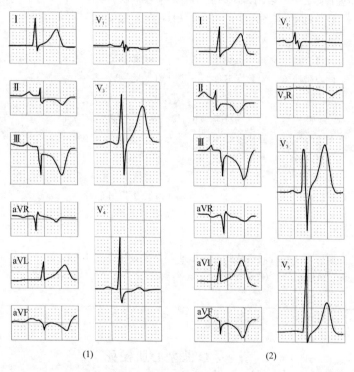

(1)　　　　　　　　　　　(2)

图 9-14　无 Q 波型心肌梗死

(1)为发病 12h 描记,Ⅱ、Ⅲ、aVF 导联 ST 段压低,T 波倒置;
(2)为发病 72h 描记,Ⅱ、Ⅲ、aVF 导联 ST 段无变化;Ⅱ、aVF 导联
T 波倒置加深

2. ST 段抬高型　部分导联出现 ST 段抬高≥1～2mm(0.1～0.2mV),可呈弓背向上,约见于 35％以上的病例,多出现于发病开

始时,有时开始发病时 ST 段抬高,以后转为压低(图 9-15)。

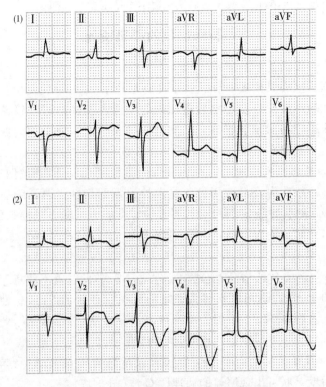

图 9-15 无 Q 波型心肌梗死(ST 段抬高型)

(1)发病 3h 描记,$V_4 \sim V_6$ 导联 ST 段轻度抬高、呈新月形;(2)发病 10h 描记,$V_4 \sim V_6$ 导联 ST 段转为压低,$V_2 \sim V_6$ 导联 T 波倒置,$V_4 \sim V_6$ 呈典型冠状 T

3. T 波倒置型 部分或大部分导联 T 波倒置>1mm(0.1mV),单纯 T 波倒置型比较少见,多与 ST 段压低型并存。

多数学者主张,以上心电图改变至少持续 24h 以上方有诊断价值(ST 段抬高型有时只持续数小时)。此外,还应结合临床症状(缺血性胸痛超过 30min)及心肌酶检查协助诊断。无 Q 波型心肌梗死与不稳定型心绞痛的临床表现和心电图改变都极为相似。两者的鉴别主要依靠心肌酶检查,CK 和 CK-MB 同工酶达正常高限 2 倍以上时提示无 Q 波型心肌梗死,心肌酶正常或无明显变化提示不稳定型心绞痛。

六、特殊部位的心肌梗死

(一)正后壁心肌梗死

正后壁心肌梗死常与下壁心肌梗死并存,也可单独发生。常规胸导联均不能反映左心室后壁坏死的图像,反映的只是“镜面像”,故临床很容易漏诊和误诊。加测后壁导联有助于检出正后壁心肌梗死。正后壁心肌梗死也可分为以下 3 期:

1. 超急性损伤期　$V_1 \sim V_3$ 导联 ST 段明显压低,T 波倒置,深而宽。一般认为,ST 段压低不是溶栓治疗的指征。遇到胸痛患者出现 $V_1 \sim V_3$ 导联 ST 段压低,要警惕其可能为后壁心肌梗死的“镜面像”,此时加测 $V_7 \sim V_9$ 导联,可能出现 ST 段弓背向上抬高。

2. 急性充分演变期　$V_1 \sim V_3$ 导联 ST 段回降至基线,V_1、V_2 有时 V_3 导联 R 波增高、增宽,T 波直立、增高,此时若不注意 V_1、V_2 导联的 R 波变化,可能误诊为正常心电图。有学者指出,急性心肌梗死患者胸痛 12~24h 时心电图可出现一过性“伪正常化”,此种现象特别多见于下后壁心肌梗死,值得注意(图 9-16)。

3. 慢性稳定期　V_1、V_2 导联 R 波增高与 T 波高耸持续存在,描记后壁导联可出现明显的病理性 Q 波(图 9-17)。

(二)右心室心肌梗死

右心室心肌梗死常并发于急性下壁心肌梗死,遇到急性下壁心肌梗死患者应常规加测右胸导联,最好在发病后 12h 内描记。右心室心肌梗死的常见心电图改变如下:

①右胸导联 $V_{3R} \sim V_{6R}$ 任何一个导联 ST 段抬高$\geqslant 0.5 \sim 1mm$。有的学者认为 V_{4R} 导联 ST 段抬高最具诊断价值。

②V_1 导联 ST 段抬高 1 mm,V_2 导联 ST 段压低,也可能 $V_1 \sim V_3$ ST 段均呈抬高,但 V_1 导联 ST 段抬高$>V_2$、V_3(参见图 9-13)。

③Ⅲ导联 ST 段抬高程度大于Ⅱ导联 ST 段抬高。这一征象对右心室心肌梗死有定位诊断意义。$ST_Ⅲ$抬高/$ST_Ⅱ$抬高>1 提示右

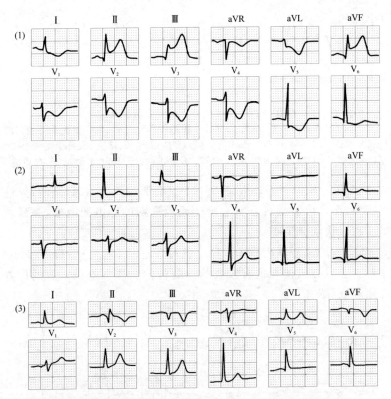

图 9-16 急性下后壁心肌梗死,演变过程一过性"伪正常化"

(1)发病数小时内描记,Ⅱ、Ⅲ、aVF 导联 ST 段抬高,T 波增高、增宽,反映急性下壁心肌梗死,Ⅰ、aVL、$V_1 \sim V_6$ 导联 ST 段压低,可能反映后侧壁心肌受累;(2)发病 24h 描记,心电图基本恢复正常;(3)发病第6 天描记,Ⅱ、Ⅲ、aVF 导联出现病理性 Q 波,R 波振幅降低,T 波倒置;V_2、V_3 导联呈 R 型,T 波高耸;V_5、V_6 导联 R 波振幅降低,T 波平坦。最后诊断急性下后壁心肌梗死,充分演变期,侧壁受累

冠状动脉闭塞,回旋支闭塞的可能性较小。

④ST_{V2}压低/ST_{aVF}抬高≤50% 诊断右心室心肌梗死的价值不亚于 V_{4R} 导联 ST 段抬高>0.1mV。对急性期未做右胸导联的患者,不失为一种补救方法。

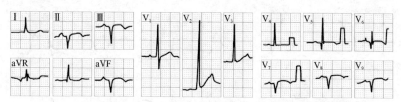

图 9-17　下侧壁与正后壁心肌梗死

Ⅱ、Ⅲ、aVF 导联呈 rS 型，r 波为"胚胎型"，V_5、V_6 导联出现病理性 Q 波，V_7、V_8、V_9 导联呈 QS 型；V_1、V_2 导联 R 波增高、增宽；大部分导联 ST 段呈弓背状，T 波低平或倒置，V_1 导联 T 波正向，V_2 导联 T 波高耸，有切迹

⑤ST_{aVL} 压低 $>0.1mV$ 诊断右心室心肌梗死的敏感性和特异性均较强，而且可能是右心室心肌梗死最早期的心电图改变，并高度提示右冠状动脉闭塞。

⑥V_{3R}、V_{4R} 导联出现 QS 型。急性期过后，V_{3R}、V_{4R} 可能呈 QS 型对右心室心肌梗死也有较大的诊断价值。注意电极安放的位置必须准确（图 9-18）。

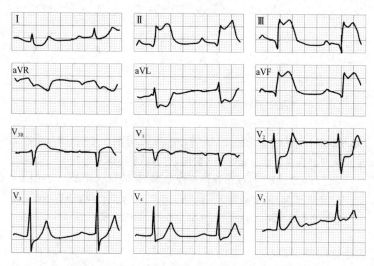

图 9-18　急性下壁心肌梗死合并右心室心肌梗死

Ⅱ、Ⅲ、aVF 导联 ST 段明显抬高（几乎呈单向曲线）；Ⅰ、aVL 导联 ST 段明显压低；V_{3R} 导联 ST 段抬高达 2mm，V_1 导联 ST 段轻度抬高，V_2 导联 ST 段明显压低

(三)心房梗死

心房梗死可单独存在,但多与心室梗死并存。常见的心电图改变如下:

①P-R 段压低>0.8~1mm,抬高>0.5mm。

②出现对应性 P-R 段变化:a. Ⅰ导联 P-R 段抬高(>0.5mm)伴有Ⅱ、Ⅲ导联 P-R 段压低;b. V_5、V_6 导联 P-R 段抬高(>0.5mm)伴有 V_1、V_2 导联 P-R 段压低(图9-19,图9-20);c. aVR、aVL 导联 P-R 段抬高>0.5mm,伴有下壁导联 P-R 段压低,提示左心房梗死。如果前壁梗死与左心房梗死并存,高度提示左主干病变。因为左心房血液供应多来自回旋支,左前降支与回旋支同时受累,左主干病变可能性最大。

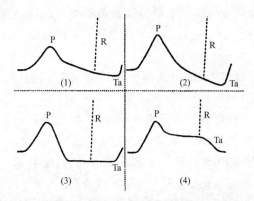

图 9-19 正常情况与心房梗死的 Ta 波及 P-Ta 段变化

(1)、(2)正常情况 P-Ta 段轻度压低;(3)心房梗死,P-Ta 段呈水平型,明显压低;(4)心房梗死,P-Ta 段抬高

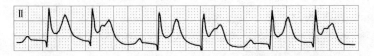

图 9-20 急性下壁心肌梗死,心房梗死伴 3∶2 房室传导阻滞

P 波为窦性,房室传导比例 3∶2,Q 波明显,ST 段抬高,与 T 波升支融合,T 波增高。此外,可见 P-R 段抬高,提示心房梗死的存在

③P 波增宽,出现切迹,呈 M 型或 W 型,也可能出现一过性肺型 P 波。

④出现房性心律失常如心房纤颤、阵发性房性心动过速,也可能出现窦房阻滞、房室传导阻滞。

七、心肌梗死不典型的心电图改变

有一些心肌梗死由于面积过小(小灶性),或由于多部位及(或)多次心肌梗死,心电图改变常不典型,给诊断造成一定的困难。

(一)等位性 Q 波

等位性 Q 波是 20 世纪 80～90 年代学者们提出的概念,迄今仍有一些医生对其不够了解,因而漏诊了一些不典型的心肌梗死患者。由于梗死面积、深度、部位等因素的影响,有一些心肌梗死的 Q 波未达到梗死性 Q 波的诊断标准或出现一些其他改变。

1. 小 Q 波(q 波)

①Q 波深度<0.1mV(或同导联 R 波的 1/4),但宽度>0.03s,Q 波内还可能出现粗钝或切迹。

②V_1、V_2 导联 rS 波之前出现小 q 波,但应排除右心室肥大、左前分支阻滞。右心室肥大在 V_{3R}、V_{4R} 导联出现 qR 型,且 QRS 电轴右偏。左前分支阻滞升高一个肋间描记 V_1、V_2 导联,q 波更加明显,降低一个肋间描记 V_1、V_2 导联,q 波消失。

③V_3～V_6 导联的 Q 波未达到梗死性 Q 波的诊断标准,但 Q 波的深度和宽度均超过下一导联,如 Q_{V3}＞Q_{V4}、Q_{V4}＞Q_{V5}……

④Ⅲ导联的 Q 波 0.04s,aVF 导联的 Q 波 0.02s,Ⅱ导联的 Q 波则刚可以看出,aVR 导联有向上的起始向量(呈 rS 型),Schamroth 认为下壁心肌梗死的诊断可以成立。

⑤在 QRS 起始 40ms 内,V_4～V_6 导联 R 波出现≥0.05mV 的负向波。

2. R 波振幅变化

①R 波振幅进行性降低(必须排除电极位置放置不当),或 2 个连续的胸导联 R 波振幅相差≥50%。

②胸前导联 R 波逆向递增,如伴有 ST-T 变化,则诊断更为可靠。

③V_1、V_2 导联出现高而宽的 R 波,T 波高耸(反映正后壁心肌梗死)。

3. 进展性 Q 波 原有的 Q 波加深加宽,或原无 Q 波的导联出现小 Q 波,胸前导联电极放置位置必须准确。

4. 病理性 Q 波区 某导联的 Q 波未达到梗死性 Q 波的诊断标准,但在该导联的上下左右(上下一个肋间,左右轻度偏移)描记,均可描记出 Q 波,提示 Q 波区的存在。

5. 原有的间隔性 Q 波消失 Ⅰ、aVL、V_5、V_6 导联原有的间隔性 Q 波消失。

根据笔者观察,确有一些急性心肌梗死患者开始出现等位性 Q 波,住院治疗观察过程中演变成典型的梗死性 Q 波(图 9-21),也有一些患者始终保持等位性 Q 波的特点,但血清心肌生化标志物及其他影像学检查证实心肌梗死的存在。

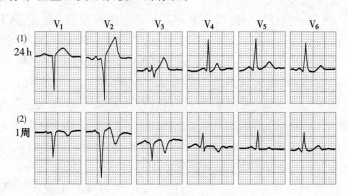

图 9-21 等位性 Q 波

(1)发病 24h 描记,$R_{V_2} < 1/2 R_{V_3}$、$R_{V_3} < 1/2 R_{V_4}$;(2)发病 1 周后描记,$V_1 \sim V_3$ 呈 QS 型、ST 段呈弓背形、T 波倒置

(二)多部位及(或)多次发生心肌梗死

1. 相邻的两个部位同时或先后发生心肌梗死 两个部位产生

的梗死向量不发生中和或抵消,故各个部位的梗死图形均可表现出来。

2. 对应部位同时或先后发生心肌梗死 两个相互对应的部位发生心肌梗死,产生的梗死向量可发生中和或抵消,致使图形不典型,一般不出现明显的病理性 Q 波,而仅有 QRS 低电压和 ST-T 变化。此时必须结合临床症状和心肌酶变化进行诊断。

3. 同一部位多次发生心肌梗死 在原有陈旧性心肌梗死部位再次发生新的心肌梗死,原有的 Q 波可加深、加宽,已经消失的 Q 波可能再度出现,R 波振幅突然降低,同时多出现符合急性心肌梗死演变规律的 ST-T 变化。

八、ST 段改变对急性心肌梗死的诊断价值

(一)对应性或非对应性 ST 段改变

1. 对应性 ST 段改变 从心电向量角度看,两个导联轴之间成180°角,例如 aVL 导联与 aVF 导联、后壁导联与前壁导联呈对应关系。急性下壁心肌梗死(特别是右冠状动脉闭塞所致者)Ⅰ、aVL 导联常出现对应性 ST 段压低,T 波倒置,有时Ⅱ、Ⅲ、aVF 导联 ST 段抬高不够明显,而Ⅰ、aVL 导联的对应性 ST-T 改变比较明显(参见图 9-2,图 9-3),成为诊断的重要线索。同理,前壁心肌梗死伴有下壁导联 ST 段压低,也可能为对应性改变,反映左前降支近侧闭塞(前侧壁受累),梗死面积较大,心功能差。后壁心肌梗死时胸前导联可出现梗死波形的倒影,如 V_2、V_3 导联 ST 段压低,V_1、V_2 导联出现高宽的 R 波和 T 波直立。

2. 非对应性 ST 段改变 急性下壁心肌梗死时出现胸导联 ST段压低,并非对应性改变,可能反映多支病变特别是合并左前降支病变,也可能反映后侧壁及间隔下部心肌梗死。据观察,V_4、V_5 导联 ST 段压低病理意义比 V_1、V_2 导联更严重。下壁心肌梗死伴胸前导联 ST 段压低者,比胸导联 ST 段无压低者梗死面积大,心功能差,近期及远期病死率均高。

3. aVR 导联和—aVR 导联 ST 段变化的诊断价值 当前很重

视 aVR 导联和－aVR 导联(aVR 导联的倒影)对 AMI 的诊断价值。临床观察显示:①急性前壁心肌梗死如伴有 aVR 导联 ST 段抬高,提示左前降支闭塞发生在第一间隔支近侧,特异性 95%,敏感性 43%;②急性下壁心肌梗死伴有 aVR 导联 ST 段压低(－aVR 导联 ST 段抬高),不论胸导联有无 ST 段压低,属于高危型,梗死面积大,预后不良;③急性前侧壁心肌梗死伴有 aVR 导联 ST 段压低(－aVR 导联 ST 段抬高)提示梗死面积大,CK 峰值明显增高,即使接受溶栓治疗,住院过程充血性心力衰竭发生率高,出院时平均 LVEF≤35%。

(二)ST 段抬高的形态的临床意义

见急性心肌梗死图形的演变。

九、急性心肌梗死溶栓治疗及并发症心电图变化

1. 急性心肌梗死溶栓成功的心电图改变 急性心肌梗死患者溶栓后若发生冠状动脉再通,可出现以下心电图改变:①ST 段迅速降至基线,一般在 90min 内可降低 50%;②ST 段抬高导联的 T 波在 24h 内转为倒置(>1mm);③Q 波可迅速出现,在数日内缩小,甚至消失;④可能出现再灌注性心律失常,如非阵发性室性心动过速。

2. 心肌梗死延展(extension) 急性心肌梗死早期围绕梗死区出现新的心肌坏死灶称为梗死延展或伸展,患者往往再次出现胸痛及心肌酶升高、心电图改变为:①Q 波加深、加宽,伴有 QRS 电压降低;②ST 段可再度抬高。

3. 梗死周围阻滞 心肌梗死可累及左束支分支纤维及远侧浦肯野纤维,引起梗死周围阻滞及传导延迟,表现为出现 Q 波的导联 QRS 时间明显延长,并可出现切迹,QRS 电轴无明显变化。梗死周围阻滞不同于左束支分支阻滞,后者 QRS 电轴明显偏移,梗死部位 QRS 时间不延长(图 9-22)。

4. 室壁瘤(梗死扩展) 室壁瘤多发生于较大面积心肌梗死。心肌梗死部位心肌收缩力丧失,当其他部位室肌收缩时,该部位

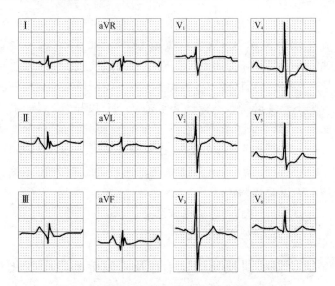

图 9-22　急性下壁心肌梗死伴梗死周围阻滞

Ⅱ、Ⅲ、aVF 导联出现明显 Q 波,QRS 时间>0.12s,并
出现切迹;其他导联 QRS 时间<0.12s,QRS 电轴无明显
偏移

心肌向外突出呈瘤状,故称室壁瘤。急性心肌梗死时,抬高的 ST 段
一般于 2～4 周回至基线,如 ST 段持续抬高 2 个月,应考虑室壁瘤
的存在,但无 ST 段抬高不能除外室壁瘤。

5. 左心室功能不全　40％的急性心肌梗死伴有左心室功能不
全,心电图不一定有反映,部分左心室功能不全患者心电图可能出
现 PTF-V$_1$ 绝对值增大,而且随心功能的改变而变化,当心功能改善
时,PTF-V$_1$ 绝对值减小,当心功能恶化时,PTF-V$_1$ 绝对值增大。急
性心肌梗死患者 PTF-V$_1$ 绝对值改变,可作为探测心功能变化的一
项指标。

十、心肌梗死合并束支传导阻滞或预激综合征

右束支阻滞时,心室起始除极向量与正常大致相同,当其合并
心肌梗死时,不影响病理性 Q 波的形成,故不造成诊断困难。左束

支传导阻滞时,心室起始除极向量的方向发生变化,因而可掩盖或改变心肌梗死的病理性 Q 波。此外,左束支传导阻滞的继发性 ST-T 改变也可抵消急性心肌梗死的原发性 ST-T 改变。因此,左束支传导阻滞合并心肌梗死,为临床心电图学诊断难题之一。预激综合征既可掩盖心肌梗死的病理性 Q 波,又可改变心肌梗死的 ST-T 改变,有时又可伪似心肌梗死造成误诊。

(一)心肌梗死合并左束支传导阻滞

当心肌梗死合并左束支传导阻滞时,心肌梗死的诊断应多依靠临床症状及酶学检查,心电图可能出现以下改变(图 9-23～图 9-25)。

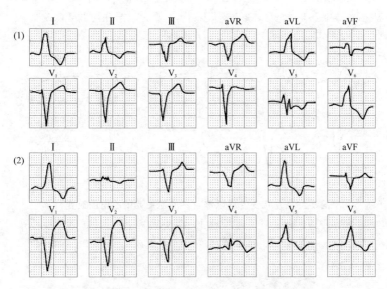

图 9-23　心肌梗死合并左束支传导阻滞(一)

(1)发作胸痛前描记,为无并发症的左束支传导阻滞;(2)发作胸痛 10h 描记,$V_1 \sim V_4$ 导联 ST 段明显抬高,呈弓背形,提示合并急性心肌梗死

1. 原发性 ST-T 改变　ST 段呈弓背形或上凹形抬高,出现于相邻的 2 个或 2 个以上导联,短时间内 ST 段抬高的振幅和(或)形

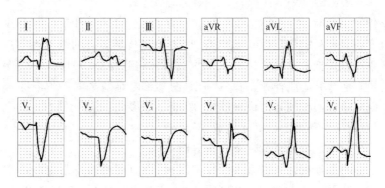

图 9-24　心肌梗死合并左束支传导阻滞(二)

各导联 QRS 时间均＞0.12s，V_1 导联呈 rS 型，V_6 导联呈宽 R 型。$V_1 \sim V_4$ 导联 ST 段呈弓背形抬高，I、aVL、$V_4 \sim V_6$ 导联均出现 Q 波

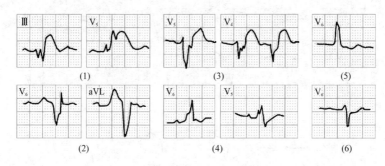

图 9-25　左束支传导阻滞合并心肌梗死的心电图改变

(1)III、V_5 导联 ST 段弓背向上抬高；(2)V_6、aVL 导联出现 Q 波；(3)Cabrera 征；(4)Chapman 征；(5)V_6 导联 T 波正向；(6)V_6 导联出现明显 S 波

态可能发生明显变化，其动态变化符合急性心肌梗死的演变规律。无并发症的左束支传导阻滞，V_1、V_2 导联可出现继发性 ST 段抬高，但呈斜直形或凹面向上，长期稳定不变，且抬高的 ST 段/QRS 振幅比值≤1:2 或 1:3(急性心肌梗死时抬高 ST 段/QRS 振幅可为 1:1)。

2.I、aVL、V_5、V_6 导联出现 Q 波　如上述的 2 个或 2 个以上导联出现 Q 波，不论如何微小，均提示心肌梗死(前间壁心肌梗死)

的存在。右胸导联原有 r 波加大,也提示前间壁心肌梗死。

3. V₆ 导联出现 Rs 型　V₆ 导联呈 Rs 型,V₆ 导联 T 波正向,均反映合并左心室游离壁梗死。

4. Cabrera 征和 Chapman 征　V₂～V₅ 导联的 S 波升支出现切迹,持续时限≥0.05s,称为 Cabrera 征。Ⅰ、aVL、V₅、V₆ 导联的 R 波升支出现切迹称为 Chapman 征。两者均提示合并前壁心肌梗死。

以上指标特异性强(76%～97%),但敏感性差(8%～54%)。新近 Sgarbossa 总结了 150 例急性心肌梗死合并左束支阻滞的诊断经验,提出以下诊断指标:①QRS 主波向下的导联 ST 段抬高≥5mm;②QRS 主波向上的导联 ST 段抬高≥1mm;③V₁～V₃ 导联 ST 段压低≥1mm(图 9-26)。

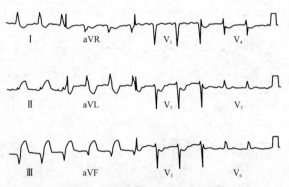

图 9-26　左束支传导阻滞合并急性下壁心肌梗死

Ⅱ导联 QRS 主波向上,ST 段抬高>1mm,Ⅲ、aVF 导联 QRS 主波向下,ST 段抬高>5mm,V₂、V₃ 导联 ST 段压低>1mm。Sgarbossa 诊断左束支阻滞合并急性心肌梗死的 3 项指标全都具备

(二)心肌梗死合并预激综合征

心肌梗死合并预激综合征常可能发生误诊,此时除仔细分析心电图改变外,要多依靠临床资料,特别血清心肌生化标志物检测。必要时采用药物阻断旁路传导后,再观察有无心肌梗死图形。

预激综合征对心肌梗死图形的影响可出现以下情况:

　　①预激综合征出现的 δ 波常可掩盖心肌梗死的图形。如图 9-27(2)图 A 型预激综合征的 δ 波额面电轴朝向右下,抵消了下壁心肌梗死向上的初始向量,Ⅱ、Ⅲ、aVF 导联的 Q 波被掩盖。

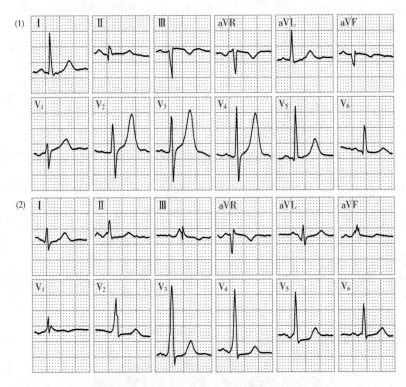

图 9-27　下壁心肌梗死,A 型预激综合征

　　(1)为下壁心肌梗死合并正后壁心肌梗死。Ⅱ、Ⅲ、aVF 导联均出现病理性 Q 波,Ⅲ、aVF 导联 ST 段呈弓背形,$V_1 \sim V_3$ 导联 R 波振幅明显增高,T 波高耸。

　　(2)出现 A 型预激综合征。δ 波向量朝向右前位于额面＋120°左右,大多数导联出现正向 δ 波,P-R 间期缩短,Ⅰ、aVL 导联出现负向 δ 波,酷似高侧壁心肌梗死,Ⅱ、Ⅲ、aVF 导联的病理性 Q 波被掩盖。$V_1 \sim V_4$ 导联的 R 波更加增高。

　　A 型预激综合征对本例患者心电图的影响为:①掩盖了下壁心肌梗死图形;②增强后壁心肌梗死图形;③伪似高侧壁心肌梗死(引自参考文献 9)

②预激综合征的δ波有时呈负向,酷似心肌梗死的Q波,如图9-27B,Ⅰ、aVL导联的负向δ波伪似高侧壁心肌梗死。

③预激综合征合并心肌梗死时,病理性Q波虽被掩盖,有时ST-T改变可能提示心肌梗死的存在。预激综合征的ST-T改变为继发性,当其合并急性心肌梗死时可变为原发性,即ST-T偏移方向与QRS主波方向一致。另外,ST-T改变的形态如ST段弓背形抬高,T波呈"冠状T"对急性心肌梗死的诊断也是一个有力的支持(图9-28)。

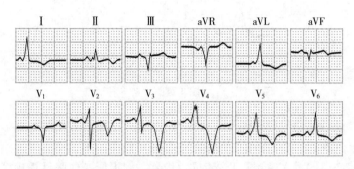

图 9-28　预激综合征合并前壁心肌梗死

多数导联可见正向δ波及P-R间期缩短,预激综合征的诊断可以成立。$V_2 \sim V_4$导联T波深倒置,双支对称,Ⅰ、aVL、V_5、V_6导联T波浅倒置,部分导联ST段呈弓背形,提示前壁心肌梗死(引自参考文献9)

④当预激综合征为间歇性,观察室内传导正常时有无心肌梗死图形,当其为持续性时,可采用药物阻断旁路传导(普鲁卡因胺500mg静脉滴注,阿义马林50mg静脉注射),再观察有无心肌梗死图形。

十一、心电图诊断心肌梗死的一些新指标

(一)V_1导联T波直立(缺血心电图拇指法则)

正常人V_1导联T波是倒置或平坦的,左心室肥大、左束支阻滞时V_1导联T波通常是直立的,且伴有ST段斜直形抬高。Marriot等(2008)提出,V_1导联T波直立尤其是原为倒置转为直立者可能

是心肌缺血或损伤的心电图表现。V₁ 导联 T 波直立一般有 5 种形态（图 9-29），其中以 C 型最容易被忽视，而 Wellens 等认为这种类型可能是由于左前降支近端病变引起的。

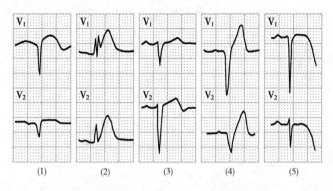

图 9-29 V₁ 导联 T 波直立的 5 种形态

最近我们见到 3 例发作缺血性胸痛患者，血清心肌生化标志物明显升高，且具有急性心肌梗死动态演变规律。该 3 例患者 1 例发病前心电图示 V₁ 导联 T 波倒置，其余 2 例不明。住院过程中多次描记心电图，除 V₁ 导联 T 波直立（有 1 例振幅逐渐增高）外，无其他心电图改变。V₁ 导联 T 波多高于 V₆ 导联 T 波。3 例患者由于不同原因均未能进行冠状动脉造影。根据 1＋1 诊断模式，该 3 例患者诊断急性冠脉综合征是可以肯定的。心电图改变除 V₁ 导联 T 波直立外，无其他异常改变。因此 V₁ 导联 T 波直立可能就是该 3 例患者急性心肌缺血损伤的心电图反映。

V₁ 导联 T 波直立是 2008 年 4 月 Marriot 等提出的一个新的诊断指标，已经一些权威学者验证，可信性大，临床医生应该给予以重视，在临床实践中进行验证。

（二）碎裂 QRS 波（fQRS）

碎裂 QRS 波是新近由 Das、Michael 等提出的一个新的心电图诊断指标，主要用于陈旧性心肌梗死的诊断。陈旧性心肌梗死的主要诊断依据为病理性 Q 波，陈旧性心肌梗死虽可表现为 ST-T 异常，但非特异性。近年来，由于再灌注治疗的开展，QMI

的发病率已由 66.6% 降至 37.5%,而且随着时间推移,Q 波可逐渐缩小以至于消失(Q 波消失率为 25%~63%),因而心电图诊断陈旧性心肌梗死相当困难。碎裂 QRS 波诊断陈旧性心肌梗死虽然特异性略逊于梗死性 Q 波(88% vs99%),但敏感性高,且有阴性预测价值。

1. 发生机制 心肌梗死者坏死心肌瘢痕与正常心肌发生交错,瘢痕组织、纤维化组织动作电位时程升高受到抑制,传导速度减慢,而未受累心肌传导速度保持不变,心电向量发生分割,整个左心室呈不均质的除极,因而 QRS 波发生分割与碎裂。

2. 心电图特征

①QRS 波呈三相或多相波。多相波常由于 R 波或 S 波的多个顿挫或切迹形成,S 波切迹多发生在 S 波底部(图 9-30)。

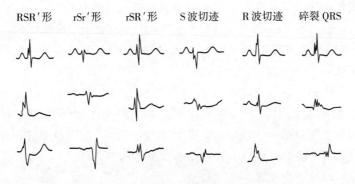

RSR′形　rSr′形　rSR′形　S 波切迹　R 波切迹　碎裂 QRS

图 9-30　碎裂 QRS 波的多种形态

②伴有或不伴有梗死性 Q 波,Q 波也可能存在多个切迹。

③QRS 时限<120ms。

④除外完全性或不完全性 RBBB 或 LBBB。

⑤三相或多相碎裂波多出现于冠脉供血区域对应的 2 个或 2 个以上导联。当 fQRS 出现于 V_1~V_5 中的 2 个相邻导联,提示心肌瘢痕位于前壁(左前降支灌注区);当 fQRS 出现于 Ⅱ、Ⅲ、aVF 导联,提示心肌瘢痕位于下壁(右冠脉灌注区);当 fQRS 位于 Ⅰ、aVL、V_6

中 2 个导联,提示心肌瘢痕位于高侧壁(回旋支灌注区)。有时可跨越冠脉灌注区。

⑥同一患者 fQRS 在不同导联可表现为不同形态。

3. fQRS 的演变过程

fQRS 多发生在急性心肌缺血发作后数小时、十数小时甚至数月之后,多出现于超急性期 ST-T 变化之后。fQRS 出现后可持续存在,也可能随着缺血加重,进展为梗死性 Q 波;有一些患者 fQRS 呈一过性,可逐渐消失。不同心肌梗死部位 fQRS 的发生率不同,下壁导联最高为 35.9%,前壁次之,为 9.6%,侧壁发生率最低,仅为 7%。

4. fQRS 的诊断

①有急性心肌缺血、梗死病史。如为无症状性心肌梗死,必须有其他影像学检查确定心肌瘢痕或异常运动区的存在。

②病史不明确,但有一系列心电图对比,证实心电图原无 fQRS。

③fQRS 出现于 2 个以上导联,与冠脉供血区相符合。除外束支阻滞。

新近研究证实,fQRS 不仅存在于窄 QRS 波,也可以存在于宽 QRS 波如束支阻滞、室性期前收缩等。fQRS 不仅为诊断陈旧性心梗的一个重要指标,对冠心病、非缺血性心肌病、ARVD/C、Brugada 综合征等发生心脏事件和猝死都有预警作用。

(三)缺血性 J 波

近年来的临床研究证实,J 波的发生与心肌缺血、电生理状态不稳定有关。变异型心绞痛患者发作心绞痛时,ST 段抬高可能与 J 波同时出现。新近郭继鸿报道 1 例急性下后壁心肌梗死患者胸痛 3h 住院,描记心电图[图 9-31(1)图]只发现 I、aVL 导联出现 J 波。住院 4h 及 24h 描记心电图[图 9-31(2)图、(3)图]J 波变低而不明显,III、aVF 导联出现病理性 Q 波,$V_1 \sim V_3$ 导联 R 波振幅增高,T 波高耸,$V_4 \sim V_6$ 导联 R 波振幅降低。冠脉造影显示回旋支钝缘支闭塞。由此可见,在急性心肌梗死超急期,J 波可能是最早期的心电图表现。对一例急性胸痛患者除注意有无 ST-T 改变及病理性 Q 波外,还应注意有无 J 波出现。如有 J 波出现,可能是急性心肌缺血损伤的先驱表现,不要随意放走患者,应留院观察,6～12h,心电图可能出现明显改变。

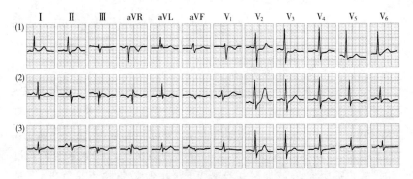

图 9-31 急性下后壁心肌梗死早期出现 J 波

(引自参考文献 10)

笔者不久前见到一例因发生医疗纠纷咨询的病例。患者男性 50 岁左右,因胸痛 4h 住院。描记心电图多数导联出现了 J 波伴有轻度 ST 段斜直形抬高,类似早期复极综合征。诊治医生认为心电图为早期复极综合征,胸闷症状可能属于神经性,给予对症处理,未做进一步检查,也未进行心电图复查。住院 48h 胸闷无好转,于夜间睡眠时发生猝死。该患者未进行尸检及必要的相关检查,结论难定。但患者很可能为心源性猝死,生前心电图只发现 J 波。结合以上报道的病例,J 波与患者猝死可能有一定的联系。诊治医生未对患者做进一步检查,也未进行心电图追踪观察,十分遗憾。如能及时检测血清心肌生化标志物,进行心电图复查,或许可能及早发现急性心肌梗死等病变,也可能防止悲剧的发生。

第三节 心肌梗死图形的鉴别诊断

急性心肌梗死可出现病理性 Q 波、ST 段抬高和 T 波高耸。这些心电图改变均可见于非梗死性疾患,甚至于正常变异,应加以鉴别。

一、病理型 Q 波和 QS 型的鉴别诊断

1. **位置性 Q 波**　V_1、V_2 导联出现 QS 型,aVL 导联出现"病理性"Q 波,Ⅲ、aVF 导联出现"病理性"Q 波可能属于正常变异。在第 3 章已作过讨论,此处从略。

2. **左心室肥大**　左心室肥大时,V_1、V_2 甚至 V_3 导联出现 QS 型,ST 段抬高,易与前间壁心肌梗死相混淆。左心室肥大的特点为:①V_4 导联决不会出现病理性 Q 波或 QS 型;②V_5、V_6 导联的 q 波不消失(前间壁心肌梗死 V_5、V_6 导联 q 波消失),在舒张期负荷过重型左心室肥大,q 波加深;③V_5、V_6 导联 R 波振幅不是降低,而是增高;④右胸导联出现 ST 段抬高,呈斜直型或凹面向上,长期稳定不变;⑤低一肋间描记 V_1、V_2 导联,可能出现 rS 型。

3. **左束支传导阻滞**　左束支传导阻滞时,V_1、V_2 甚至 V_3 导联可出现 QS 型,右胸导联 ST 段抬高,易与前间壁心肌梗死相混淆。左束支传导阻滞的特点为:①V_4 导联不会出现 QS 型;②右胸导联 ST 段呈斜直型,或凹面向上抬高,长期稳定不变,抬高 ST 段/QRS 波的振幅为 1∶2,1∶3;③V_5、V_6 导联 R 波宽大,顶部出现切迹;④各导联 QRS 时间均>0.12s。

4. **慢性阻塞性肺气肿伴有右心室肥大**　V_1～V_4 导联均可出现 rS 型或 QS 型,如伴有右心室肥大,右胸导联 T 波可深倒置,酷似前壁心肌梗死。慢性阻塞性肺气肿伴有右心室肥大的特点为:①各导联 QRS 电压均降低;②额面 QRS 电轴右偏;③可出现"肺型 P 波";④低一肋间描记,V_1～V_4 导联可能由 QS 型转为 rS 型;⑤随着病情缓解,右胸导联的 QS 型可转变为 rS 型;⑥临床有慢性肺气肿病史及体征(参见图 7-21)。

5. **预激综合征**　预激综合征的 δ 波向量可位于$-70°$～$+120°$,其产生的预激波可酷似病理性 Q 波,故可类似各部位的心肌梗死。预激综合征的特点为:①P-R 间期缩短;②QRS 时间延长,一般为

0.11~0.12s；③在某些导联，QRS 起始部分可见到正向的 δ 波；④出现继发性 ST-T 改变，在以 R 波为主的导联出现 ST 段压低、T 波倒置。

6. **左前分支阻滞** 左前分支阻滞在 I、aVL 导联产生小 q 波，不成为鉴别诊断问题，有时 V_1、V_2 导联在 rS 型波之前出现小 q 波，可误诊为前间壁心肌梗死。q 波反映室间隔前部正常除极向量消失。高一肋间描记 V_1、V_2 导联 q 波更加明显，低一肋间描记 V_1、V_2 导联，q 波可消失。

7. **急性肺栓塞** 急性肺栓塞可引起 S_1、Q_{III}、T_{III}，类似下壁心肌梗死；有时 V_1 导联呈 qR 型，右胸导联 ST 段抬高，又类似前间壁心肌梗死。肺栓塞的特点为：①均出现窦性心动过速或房性快速性心律失常（急性下壁心肌梗死可能出现窦性心动过缓）；②病理性 Q 波通常只出现于 III 导联，很少出现于 aVF 导联，罕见于 II 导联；③下壁导联不出现明显的 ST 段抬高；④aVR 导联出现 qR 或 QR 型，而不是 rS 型（下壁心肌梗死起始向量向上，aVR 导联出现 rS 型）；⑤右胸导联的 ST 抬高程度较轻，且不会超逾 V_4 导联；⑥上述图形改变持续时间短暂，呈一过性，且不符合急性心肌梗死图形的演变规律。

8. **肥厚型心肌病** 肥厚型心肌病患者 I、II、III、aVF、aVL、V_5、V_6 导联均可能出现病理性 Q 波，可类似心肌梗死。肥厚型心肌病的特点为：①Q 波通常深而窄，Q 波时间<0.04s；②出现 Q 波的导联 T 波多呈直立；③V_1、V_2 导联 R 波可增高。

9. **左中隔支阻滞** V_1、V_2 可出现 QS 型，见第六章。

二、ST 段抬高的鉴别诊断

1. **急性心包炎** 急性心包炎可出现 ST 段抬高，类似损伤型 ST 段抬高。其特点为：①ST 段抬高的部位广泛，除 V_1、aVR 导联外，其他导联 ST 段均呈抬高；②抬高的程度较轻，一般<5mm；③抬高的 ST 段呈凹面向上；④无异常 Q 波出现；⑤大部分导联可出现 P-R 段压低，aVR 导联 P-R 段抬高。

2. **变异型心绞痛** 变异型心绞痛发作时可引起 ST 段抬高，呈一过性,只出现于相关的几个导联如下壁导联、前壁导联。含化硝酸甘油可使症状消失,心电图改变迅速恢复正常。

3. 高血钾 高血钾患者偶可在右胸导联、aVR 导联出现 ST 段抬高,可能与其引起的室内传导障碍有关。临床有引起高血钾的病因如尿少、无尿、误服大量含钾药物病史。心电图同时出现 P 波振幅降低或消失,T 波高耸、QRS 时间延长等。高血钾矫正之后,抬高的 ST 段可迅速回至基线。

4. Brugada 综合征 见第十九章。

5. 早期复极综合征、Edeiken 型 ST 段抬高 均属于正常变异,见第三章第二节。

6. 低温 由于出现明显 J 波,造成 ST 段向上牵拉的表现,见第七章。

7. 尼加拉 T 波的先驱表现 尼加拉 T 波特别是脑血管意外(CVA)引起者,在出现典型的尼加拉 T 波之前,可在 I、aVL、$V_4 \sim V_6$ 导联(出现尼加拉 T 波的导联)先出现一过性 ST 段抬高,酷似急性心肌梗死。观察数小时,在上述的导联即可出现典型的尼加拉 T 波。在昏迷患者出现 ST 段抬高时,应高度怀疑脑血管病变,短期内复查心电图可能发现问题的真相。

8. 高钙血症 见第六章。

三、T 波高耸的鉴别诊断

超急性损伤期心肌梗死常可出现 T 波高耸,多伴有 ST 段斜直形抬高,短时间内即可发生变化,一般不会发生误诊。有时可能与下述的病变发生混淆。

1. 心肌缺血 前壁心内膜下心肌缺血或后壁心外膜下心肌缺血,均可出现胸导联 T 波高耸,常呈典型的"冠状 T",可能伴有 ST 段压低、U 波倒置等,持续时间短暂,为一过性。

2. 高血钾 临床有引起高血钾的病因,心电图改变特点为:①T 波高尖,基底部变窄,随着病情发展,T 波可能增宽;②T 波高耸在下壁导联、左胸导联最明显;③ST 段大部分与 T 波升支融合,使其不易分辨;④P 波低平甚至消失;⑤QRS 时间增宽,可与增高的 T 波形成正弦波;⑥U 波不明显,Q-T 间期正常或缩短。

3. **早期复极综合征** 在 ST 段抬高的导联可出现 T 波高耸,见第三章第二节。

4. **舒张期负荷过重型左心室肥大** 患者患有室间隔缺损、动脉导管未闭、二尖瓣关闭不全等引起的左心室舒张期负荷过重病因。心电图改变特点为:①左胸导联 T 波高耸,伴有 ST 段轻度抬高,凹面向上;②左胸导联 R 波增高,q 波加深。

5. **左束支传导阻滞** 右胸导联可出现 ST 段抬高和 T 波高耸,为左胸导联继发性复极变化的对应性改变,见病理性 Q 波的鉴别诊断。

6. **尼加拉瀑布样 T 波** 常见的改变为 T 波深倒置,有时可出现 T 波高耸,其特点为:①T 波宽阔,双支多不对称;②T 波高耸多见于右胸导联,也可见于其他导联;③U 波明显,直立或倒置;④Q-T 间期明显延长。

(李景森 石斗飞)

参 考 文 献

[1] 张文博,李跃荣.心电图诊断手册.3 版.北京:人民军医出版社,2006:203-238.

[2] 张文博.急性心肌梗死心电图诊断的现代观点.见郭继鸿主编.心电图学进展.北京:北京医科大学出版社,2002:37-44.

[3] 吴 祥,蔡思宇."巨 R 波形"ST 段抬高的特性及其临床意义.中华心血管病杂志,2004,8:762.

[4] 黄元铸.高危冠心病体表心电图研究进展.心电学杂志,2002,21:68.

[5] Sgarbossa EB,Birnbaum Y,Parrila JE.Electrocardiographic diagnosis of acute myocardial infarction:Current concepts for the clinician.Am Heart J,2001,141:507-520.

[6] Topol EJ,Van de Werf FJ.Acute myocardial infarction:Early diagnosis and management.In Topol EJ(ed).Textbook of Cardiovascular Medicine. 2nd ed.Philadelphia:Lippiacott Williams & Wilkins,2002:385-409.

[7]　Marriot HJL. Pearls & Pitfalls in Electrocardiography. Philadephia：Lea & Febiger,1990：53.

[8]　张文博.心电图诊断的线索和误区.北京：人民军医出版社,2010：42-44.

[9]　徐成斌,张文博译(Schamroth L 著).冠心病心电图学.北京：科学出版社,1980：113.

[10]　郭继鸿.缺血性 J 波.临床心电学杂志,2007,16(4)：288-305.

[11]　Micheal MA,Masry H EL,Khan BR,et al. Electrocardiographic sign of remote myocardial infarction. Progr Cardiovasc Dis,2007,50(3)：198-204.

[12]　杨钧国.急性心肌梗死心电图 2008.临床心电学杂志,2008,17(4)：246-248.

[13]　吴祥.急性心肌梗死 ST 段抬高的形态和诊断误区.临床心电学杂志,2007,16(5)：356-360.

第三篇
心律失常

第十章　心律失常导论

　　心律失常是指背离心脏正常节律活动规律的心律,可能是偶发,也可能持续发生。心律失常不仅发生于各种器质性心脏病,也可见于麻醉、手术过程、电解质紊乱、低温、低氧血症和药物作用等。心律失常是临床常见的心脏病病症,是心内科医生经常面临的课题。正确的治疗建立在正确诊断的基础之上。要想对心律失常做出正确的处理,必须对其做出正确的诊断。体表心电图迄今仍是诊断心律失常最简便且较准确的检查方法,它可在床旁进行,数分钟内即可做出诊断,而且重复性好。体表心电图与临床资料密切相结合,可对 90% 左右临床常见的心律失常做出正确诊断。心律失常是临床心电图学的重点内容,也是本书重点讨论的课题。

第一节　心律失常的电生理基础

　　前已述及,心肌细胞具有自律性、兴奋性和传导性,这些特性均以生物电活动为基础,与心律失常的发生有密切关系。

一、心肌细胞的膜电位

心肌细胞可分为慢反应纤维(如窦房结、房室结)和快反应纤维(如心房肌、心室肌)。正常情况下,快反应纤维无自律性,而慢反应纤维具有自律性;但在病理情况下,快反应纤维也可转变成慢反应纤维而具有自律性。两种纤维的静息膜电位和动作电位大体相似,但也有些不同之处。

(一)心肌细胞的静息膜电位

心肌细胞静息状态时,细胞内外电位差约为 90mV,若以细胞外液的电位为 0,细胞内电位则为 −90mV。细胞内外电位差主要取决于细胞内外钾离子(K^+)浓度差。

(二)心肌细胞的动作电位

当心肌细胞受到一定强度的刺激(阈刺激)后发生除极,随继发生复极,分为以下 5 个时相。

1. 0 相(除极)　心肌细胞受到阈刺激后,大量阳离子进入细胞内,使细胞内电位由负变正而引起动作电位,称为除极。快反应纤维的 0 相主要是由于细胞膜对钠离子的通透性突然增加(快内向电流)产生的;慢反应纤维的 0 相则是由于占优势的钙离子内流(慢内向电流)造成的。

2. 1 相(早期快速复极)　细胞膜开始复极,膜电位迅速下降,由 +20〜+30mV 降至 0,这一时相的主要离子基础是短暂性钾外流(I_{to})。

3. 2 相(平台期)　膜电位保持在 0 电位水平,持续时间约为 100ms,缓慢的内向电流与外向电流保持平衡,内向电流主要为钙离子内流(I_{ca}),钠离子内流(I_{Na})也参与平台期的维持,外向电流为迟发整流电流的钾离子流(I_K)。

4. 3 相(晚期快速复极)　细胞内电位急剧下降到静息电位,这是由于大量钾离子(I_K)外流造成的。I_K 包括两种钾离子外流:I_{kr}(快速激活钾外流)和 I_{ks}(缓慢激活钾外流)。正常心肌中以 I_{kr} 为主,I_{ks} 作用相对较小,心动过速心率增速时,I_{ks} 作用相对增加。

5. 4 相(静息期或舒张期)　膜电位降至 −90mV,各种离子泵开始运转,维持细胞膜内外离子浓度差。

(三)起搏细胞(慢反应纤维)与非起搏细胞(快反应纤维)动作电位的差别

起搏细胞与非起搏细胞动作电位的最大差别是,后者 4 相为水平状,而前者 4 相呈一定的坡度称为 4 相舒张期除极化,在 3 相之后缓慢上升,膜电位负值逐渐减小,最后达到阈电位而发生除极。4 相舒张期除极化的发生机制,一般认为是由小量钠离子内流造成的。除上述的主要差别外,起搏细胞的 0 相上升速度比较缓慢,"超射"(膜电位由负变正)不明显,1 相呈圆顶,2 相立即下降,不存在平台期,静息膜电位负值也较低(图 10-1)。

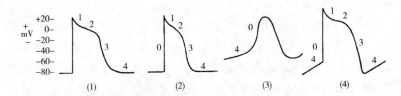

图 10-1 非起搏细胞与起搏细胞动作电位图

(1)心室肌细胞;(2)心房肌细胞;(3)窦房结或房室结细胞;(4)浦肯
野纤维;(1)、(2)为非起搏细胞,(3)、(4)为起搏细胞

(四)心肌细胞动作电位与不应期

兴奋性(应激性)是指心肌细胞对内在或外来刺激的反应能力,为心肌细胞特性之一。心肌细胞发生兴奋后,在一定时间内对接踵而来的刺激不发生反应,这一时期称为不应期。心肌细胞的不应期明显长于神经纤维和骨骼肌,这可避免心肌发生强直性收缩,保证循环持续不断地进行。

1. 有效不应期(ERP) 应用比阈刺激(能引起兴奋所需的最小刺激)强 2～4 倍强度的刺激,不能引起兴奋反应的时期,持续时间200～300ms,相当于动作电位 0、1、2 相及 3 相的前半部,体表心电图 QRS 波群开始到 T 波的升支。

2. 相对不应期(RRP) 应用比阈刺激强 2～4 倍的刺激可引发扩布性反应的时期,持续时间 50～100ms,相当于动作电位 3 相的后半部,体表心电图 T 波的降支(T 波后半部分)。

3. 易颤期(易损期) 心房肌和心室肌相对不应期开始之初,不同部位心肌细胞兴奋性恢复存在着差异,致使不应期、兴奋性和传导性呈非同步状态,在此时期给予较强的刺激,容易诱发折返激动,若多部位发生折返激动,则可诱发纤维性颤动。心房易颤期相当于 R 波的降支和 S 波的升支,心室易颤期相当于 T 波升支达到顶点前的 20~30ms。病理情况下易颤期可能增宽。

4. 超常期 心肌组织复极之末,膜电位尚未恢复到静息膜电位水平,此时的膜电位与阈电位更接近,给予阈下刺激即可引起扩布性反应。超常期相当于体表心电图 T 波之后的 U 波初期。传导阻滞情况下在超常期可能发生传导的意外改善。

心动周期实际上是由兴奋期和不应期两部分组成的,不应期短,兴奋期延长,期前激动易于发生,折返激动容易形成;而当不应期延长时,兴奋期缩短,期前激动不易发生,单向阻滞可变为双向阻滞,致使折返中断。抗心律失常药物重要作用之一就是延长心肌组织的不应期(图 10-2)。

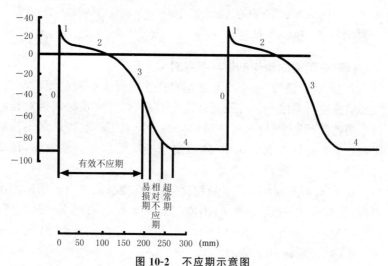

图 10-2 不应期示意图

二、心律失常发生机制

目前认为,大多数的快速性心律失常包括期前收缩、心动过速、扑动和颤动都是由于折返激动引起的,少数的心律失常由于自律性改变和触发活动所致,触发活动虽在动物实验得到验证,但在人体尚未得到证实。

(一)自律性改变

1.影响自律性的因素　心肌细胞的自律性取决于以下3个因素:

(1)4相舒张期除极化坡度(斜率):4相舒张期除极化坡度愈大,从静息膜电位达到阈电位所需时间愈短,自律性愈高,反之亦然。

(2)阈电位水平:阈电位水平愈低(负值愈大),从静息膜电位达到阈电位所需时间愈短,自律性愈高,反之亦然。

(3)静息膜电位水平:静息膜电位愈高(负值愈小),达到阈电位所需的时间愈短,自律性愈高,反之亦然(图10-3)。

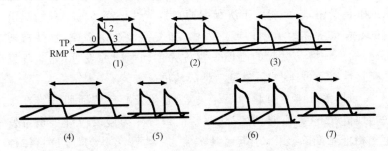

图10-3　影响自律性改变的各种因素

(1)激动形成取决于4相斜率、静息膜电位和阈电位;(2)4相斜率增加,自律性增高;(3)4相斜率降低,自律性降低;(4)阈电位升高,达到阈电位所需时间延长,自律性降低;(5)阈电位降低,达到阈电位所需时间缩短,自律性增高;(6)静息膜电位降低,达到阈电位所需时间延长,自律性降低;(7)静息膜电位升高,达到阈电位所需时间缩短,自律性增高

TP—阈电位;RMP—静息膜电位

　　上述的 3 种因素中以 4 相舒张期除极化的坡度最为重要。正常情况下,窦房结 4 相舒张期除极化的坡度最大,而其他次级起搏点 4 相舒张期除极化的坡度较平,因而窦房结最早达到阈电位而除极,其他次级起搏点在未达到阈电位之前,便被窦房结下传的激动所除极,同时还受到窦房结不断除极的抑制(超速抑制)。因此,正常情况下,次级起搏点处于"潜在"状态,当机体发生缺氧、酸中毒、低血钾、心肌缺氧、心脏扩大或洋地黄中毒时,"潜在"起搏点自律性增高,可发出一次或多次的激动,控制整个或部分心脏的活动。

　　2. 自律性改变引起的心律失常　自律性改变引起的心律失常程序电刺激不能诱发,也不能终止,开始发作时可能出现"温醒阶段"(warming-up period),即频率逐渐增快,经过数次心搏后方达到稳定的频率。临床上常见的自律性改变所致的心律失常有以下 3 种:

　　(1)窦房结发放激动的频率发生改变:如窦性心动过速、窦性心动过缓等。

　　(2)激动形成转移至次级起搏点:这可能由于窦性激动频率过低或下传受阻,也可能由于次级起搏点自律性增高。前一种情况引起的心律失常称为被动性或继发性,如交接性逸搏心律、室性逸搏心律;后一种情况引起的心律失常称为主动性或原发性,如非阵发性交接性心动过速、非阵发性室性心动过速等。

　　(3)异常自律性引起的心律失常:心房及心室普通肌纤维在某些病理情况下(如心肌梗死、代谢紊乱),转变为慢反应纤维也可发生 4 相舒张期除极化,引起心律失常。一些学者认为,异位自律性房性心动过速和急性心肌梗死后出现的非阵发性室性心动过速可能属于异常自律性的范畴。

　　(二)折返激动

　　1. 折返激动发生的机制　折返激动可发生于心脏的任何部位,如窦房结、心房、房室交接区和心室,是形成各种快速性心律失常的重要机制。形成折返激动的条件是在解剖上或功能上互相分离的两条径路(α,β),在近侧端或远侧端结合形成一闭合的环。这两条径路传导速度和不应期均不相同,α 径路不应期短,传导速度慢,而 β 径路不应期长,传导速度快。当一个激动较早地到达折返环路的近侧端,α 径路已脱离不应期,而 β 径路处于不应期中,激动在 β 径路受阻,沿 α 径路下传,当其传至折返环路的远侧端时,β 径路可能已脱离不应期,这样激动一方面由远侧端传出,另一方面又可由 β 径路逆传,当激动逆传至近侧端时又可再次进入 α 径路形成折返激动。一次折返激动可形成期前收缩或反复心搏,反复发生便形成折返性心动过速或扑动、颤动(图 10-4)。

2. *折返激动引起的心律失常* 折返激动引起的心律失常程序电刺激可诱发也可终止,超速起搏也可终止,一般无"温醒阶段"。临床常见的折返性心律失常有以下几种。

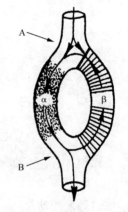

(1)窦房结内折返:比较少见,如窦性回波(搏)、窦房结折返性心动过速。

(2)心房内折返:比较常见,如房性期前收缩、阵发性房性心动过速及心房扑动、心房纤颤。

(3)交接区内折返:引起各种反复心律、交接性期前收缩及房室结折返性心动过速。

图 10-4 折返环路示意图
A—折返环路近侧端;
B—折返环路远侧端

(4)心室内折返:可引起室性期前收缩、阵发性室性心动过速、心室扑动、心室纤颤。

(5)旁路折返:引起房室折返性心动过速。

在折返性心律失常中,最典型的例子就是房室结折返性心动过速和房室折返性心动过速。

3. *2 相折返* 上述的折返激动主要发生于动作电位 0 相。近年的电生理研究显示,2 相平台期也可能发生折返,2 相折返可能是 Brugada 综合征、特发性 J 波并发恶性心律失常的发生机制。

(1)基本概念:在药物作用和病理情况下,不同部位心外膜心肌细胞动作电位形态之间存在着差异,一些心肌细胞动作电位时程(APD)正常,2 相呈现平台期,另一些心肌细胞 APD 缩短,2 相平台期丢失,这样就形成心外膜心肌细胞复极离散性;当两者之间电压梯度够大时就可产生局部电流,由平台期存在部位流向平台期丢失部位,导致"灶性重激"现象,出现偶联间期短的室性期前收缩,如多部位发生折返,则可诱发室性心动过速、心室颤动。

(2)发生机制:各个部位心外膜心肌细胞动作电位时程、形态之间的差异,主要是由于不同部位心肌细胞 I_{to} 电流强度的差异所致。一些心肌细胞 I_{to} 强度适度,当 0 相极化达到 $-40\sim0mV$ 时 I_{to} 迅速被激活,导致 1 相快速复极,2 相平台期 I_{to} 活性锐减,I_{ca} 和 I_{Na} 内流占优势,形成 2 相平台期。另一些心肌细胞 I_{to} 过分强大,致使 1 相终止于更负的电位水平,此时膜电位低于 I_{ca} 的阈电位,外向电流(I_{to})超过内向电流(I_{ca}、I_{Na}),致使 2 相平台期丢失,APD 缩短。

(3)临床意义:近年的研究证明,缺血再灌注、I c 类药物的促心律失常作用、Brugada 综合征、特发性 J 波发生的室性心律失常均与 2 相折返有关。

(三)触发活动

1. 触发活动的发生机制　触发活动是一种激动形成异常,不同于自律性,其必须由前一个动作电位的膜电位震荡所诱发。由于震荡电位出现时间不同分为早期后除极(发生于细胞复极尚未结束之前)和延迟后除极(发生于细胞复极结束之后)。正常情况下,不论早期后除极或延迟后除极,均为低振幅的电活动,远达不到阈电位,故不引起扩布性激动。但在某些情况下,由于驱动刺激如快速起搏、增加细胞内钙、增加血儿茶酚胺浓度、低血钾、抗心律失常药物作用、洋地黄中毒或心肌缺血可使后除极电位增高,达到阈电位而发生扩布性激动,单个发生便是期前收缩,如连续发生便形成心动过速发作(图 10-5)。

2. 触发活动引起的心律失常　触发活动性心律失常程序电刺激可诱发和终止,不同于折返性心律失常,触发活动性心律失常对

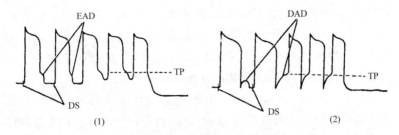

图 10-5　早期和延迟后除极引起的触发活动

(1)早期后除极引起的触发活动;(2)延迟后除极引起的触发活动

EAD—早期后除极;DAD—延迟后除极;DS—驱动刺激;TP—阈电位

超速刺激可出现加速反应(折返性心律失常无此反应),且可出现"温醒阶段"。目前认为触发活动是引起快速性心律失常的重要机制之一。洋地黄中毒引起的心律失常多与触发活动有关。此外,对维拉帕米有效的房性或室性心律失常,提示其与触发活动有关:①室性心律失常:如分支型室性心动过速,Q-T 间期正常的多形性室性心动过速及再灌注性室性心律失常。②房性心律失常:如多源性房性心动过速。

第二节　心律失常的分类

前已述及,正常心脏激动起源于窦房结,经由传导系统下传至心室,激动按一定范围的频率及一定的顺序传导,且在各个部位的除极过程都有固定的时间范围。若激动不是起源于窦房结,或是传导顺序、传导时间发生改变,或激动起源于窦房结,但其频率或节律发生改变均可形成心律失常。心律失常心电图改变形形色色,但归纳起来不外乎心率过快、心率过慢或心律不整,但也有一些心律失常,如束支传导阻滞、一度房室传导阻滞和预激综合征仅有心电图改变而无心率及心律的变化。

从窦房结以外的起搏点提早发放的激动(早于基础心律预期出现的时间)称为期前收缩,延迟出现的激动(晚于基础心律预期出现的时间)称为逸搏。期前收缩和逸搏可发生于心房、房室交接区或心室。期前收缩可形成二联律、三联律,也可以连续发生形成心动过速。逸搏连续发生称为逸搏心律,如逸搏起搏点自律性轻度增高,称为加速的自主心律或非阵发性心动过速。

心率>100/min 称为心动过速,可以发生于窦房结及其他起搏点。如果心动过速的波形(P 波或 QRS 波群)是一致的,称为单源性或单形性,如果心动过速的波形呈多种形态,则称为多源性或多形性。心动过速在 30s 内可自行终止,称为非持续性,如果心动过速持续 30s 以上或须用药物或电击终止发作称为持续性。

期前收缩有固定的偶联间期,称为配对性(Coupled)期前收缩。如果期前收缩无固定的偶联间期,则可能为并行心律。如果并行心律节律点周围有完全性保护性阻滞,可防止其他起搏点激动的侵入发生"节律重整",异位心搏间距相等或者成倍数关系。如果保护性阻滞为不完全性,异位心搏间距可有轻度的差异,称为"调整的"并行心律。

心律失常大体上可分为原发性和继发性两大类。原发性心律失常又可分为激动形成异常和激动传导异常;继发性心律失常则是原发性心律失常引起的结果。

一、原发性心律失常

(一)激动形成异常

1. 窦性心律失常   激动仍起源于窦房结,但其频率和节律发生改变,常见的有:①窦性心动过速;②窦性心动过缓;③窦性心律不齐。

2. 房性心律失常   激动起源于心房,常见的有:①非阵发性房性心动过速(加速的房性自主心律);②房性期前收缩;③房性并行心律;④阵发性房性心动过速;⑤心房扑动;⑥心房纤颤。

3. 交接性心律失常   激动起源于房室交接区,常见的有:①非阵发性交接性心动过速(加速的交接性自主心律);②交接性期前收缩;③交接性并行心律;④阵发性交接性心动过速(PJT);⑤房室结折返性心动过速(AVNRT)。

4. **室性心律失常** 常见的有:①非阵发性室性心动过速(加速的室性自主心律);②室性期前收缩;③室性并行心律;④阵发性室性心动过速;⑤心室扑动;⑥心室纤颤。

(二)激动传导异常

激动传导异常包括:①窦房传导阻滞;②房室传导阻滞;③预激综合征;④反复心律。

二、继发性心律失常

(一)逸搏心律

常见的有交接性逸搏心律和室性逸搏心律。

(二)房室分离

一个起搏点控制心房,另一个起搏点控制心室,两者形成房室分离。

(三)时相性室内差异传导

第三节 心律失常有关的规律和法则

一些学者根据对心律失常电生理研究和临床观察提出一些相关的规律和法则,了解这些规律和法则对分析和理解心律失常心电图颇有帮助。以下重点介绍一些重要的规则。

一、前周期与不应期正变规律与 Ashman 现象

前周期与不应期正变规律(precycle and refractory period)是指在其他条件不变的情况下,后一个心搏的不应期主要取决于前一个心动周期的长短。前一个心动周期长,其后一个心搏的不应期延长,反之亦然。这是因为一个长心动周期后的心搏动作电位时程延长,复极延缓,致使不应期延长。一个长心动周期后出现一个短心动周期,短心动周期的激动最易落入束支系统不应期而发生室内差异性传导。这是所谓的 Ashman 现象的发生机制。

二、Bix 法则

Bix 法则由意大利心脏病学家 Harold Bix 所提出。他指出室上性心动过速的 P′波如位于两个 QRS 波群的正中，则看到的 P′波数目为实际 P′波数目的 1/2，也就是说有 1/2 P′波隐藏在 QRS 波群中。此种心律失常通常为房性心动过速或心房扑动伴发 2∶1 房室传导。

图 10-6 上图示 P′波尖耸，P′波位于两个 QRS 波群的正中，P′-P′间期匀齐，P′波频率 120/min。根据 Bix 法则，P′波的实际频率应为 240/min，下图偶尔出现 4∶1 房室传导，证实 P′波的频率确为 240/min。

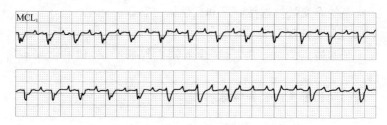

图 10-6　房性心动过速伴 2∶1 房室传导（Bix 法则）

三、Coumel 定律

1973 年由 Coumel 提出，也称为 Coumel-Slama 定律。当室上性心动过速出现功能性束支阻滞时，如果心率比阻滞前明显减慢（R-R 间期延长 35ms 以上），反映室上速为旁路参与的房室折返性心动过速，而且也反映功能性束支阻滞与旁路同侧。详见第十六章预激综合征。

四、二联律法则

二联律法则由 Langerdorf、Pick 等（1955 年）提出并描述。某些类型的期前收缩（房性、交接性或室性）多出现于长心动周期之后，形成长-短周期现象。某些心动过速如尖端扭转型室性心动过速也常发生于长心动周期之后。形成长周期的机制是多方面的,如另一类期前收缩(原发性期前收缩)后的代偿间歇、心房纤颤的长 R-R 间期、二度窦房传导阻滞或二度房室传导阻滞甚至显著的窦性心律不齐。长心动周期之后所以容易出现期前收缩可能由于:①相邻心肌细胞动作电位时程和不应期差异性加大;②膜电位负值变小,容易发生单向阻滞和传导障碍。二联律法则并不是普遍法则。上述的原发性期前收缩就不出现于长心动周期之后。

五、频率优势控制规律与节律重整

在没有保护性机制条件下,心脏频率占优势的起搏点发出的激动可以控制整个心脏的电活动。正常情况下,窦房结的自律性最高,其发放的激动下传至心房、房室交接区、心室,使潜在的自律性较低的次级起搏点持续不断地除极并发生节律重整(频率抑制)。当潜在的起搏点的频率增速(期前收缩、心动过速),其发放的激动也可侵入窦房结使其提早除极(干扰点),窦房结以干扰点为起始,以原有节律周期重新安排自己的节律活动称为节律重整(rhythm reset)。期前收缩的代偿间歇是否完全主要取决其是否侵入窦房结发生节律重整。房性期前收缩较易侵入窦房结使其发生节律重整,故其代偿间歇多半是不完全的,而室性期前收缩较少侵入窦房结使其发生节律重整,故其代偿间歇多半是完全的。

图 10-7 系室性期前收缩代偿间歇完全或不完全的梯形图解。图 A 室性期前收缩逆传至交接区时与按期出现下传的窦性激动发生干扰,室性期前收缩未能侵入窦房结使其节律重整,故包含室性期前收缩的 R-R 间期(bc)等于两个窦性周期之和(ab)。图 B 室性期前收缩逆传至窦房结在 X 处(干扰点)使其提早除极,窦房结以干扰点为起点,以原有节律间期重新安排其节律活动。第一个"o"为如果不受室性期前收缩干扰,窦性激动应该发生的时间,第二个"o"为其后继窦性激动应该发生的时间,S_4 为实际上期前收缩后窦性激动发生的时间,明显早于第二个"o",故包含期前收缩的 R-R 间期(bc)＜两个窦性周期之和(ab)。

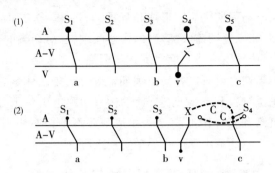

图 10-7　室性期前收缩代偿间歇完全和不完全的梯形图解

第四节　心律失常的分析方法

一、对心电图描记的要求

(一)提高描记质量、排除人工伪差

一份合乎标准的心电图是正确诊断心律失常的重要保证。具体要求为:

①要求心电图基线稳定,波形清晰,要排除各种类似心律失常的人工伪差,例如:a. 交流电干扰、肌电波、膈肌颤动波可类似心房纤颤的 f 波,有时皮肤与电极接触不良也可产生类似 f 波的波形(图 10-8,图 10-9);b. 电极板松脱或肢体移动可类似室性期前收缩等。

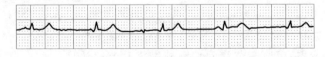

图 10-8　肌肉抽搐引起的人工伪差

②除常规描记 12 导联心电图外,往往需要描记较长的 II 导联和 V_1 导联,以供分析,最好 12 个导联至少 3 个导联同步描记。

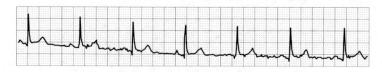

图 10-9　电极与皮肤接触不良引起的人工伪差

(二)加测附加导联以显示心房活动

识别心房活动是诊断心律失常的关键。常规描记心电图不能清楚地显示心房活动时,可提高标准电压 2～10 倍,增加纸速(50～100mm/s),若心房波形仍不够清楚,可加测 S_5 导联和食管导联。

1. S_5 导联　将 I 导联的左上肢电极(正极)置于胸骨右缘第 5 肋间,I 导联的右上肢电极(负极)置于胸骨柄处,将心电图导联选择器置于 I 导联处。

2. 食管导联　采用食管电极,可清楚显示心房电活动,这是因为电极紧靠左心房后壁,描记的 P 波高尖,易于识别,对诊断心律失常有很大价值(图 10-10)。

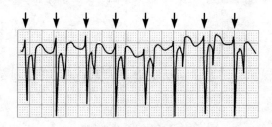

图 10-10　食管导联心电图
振幅较大的双向波(箭头所指)反映心房电活动

(1)确定宽 QRS 心动过速的发生机制:宽 QRS 包括室性心动过速和室上性心动过速合并室内传导异常,是临床心电图的诊断难题。食管导联心电图能明确地显示 P 波,并能确定 P 波与 QRS 波群之间有无传导关系。如发现房室分离或室房逆向传导阻滞,则室性心动过速基本可以确诊(图 10-11,图 10-12)。

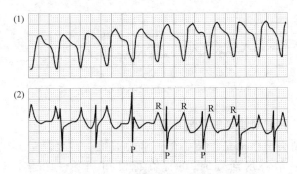

图 10-11　宽 QRS 心动过速(Ⅱ导联及食管导联)

(1)Ⅱ导联 QRS 波明显加宽,P 波无法分辨;
(2)食管导联清楚显示 P 波(双向高波),P 波与 R 波
无固定时间关系,呈房室分离

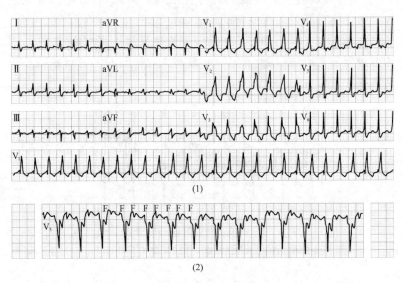

图 10-12　宽 QRS 心动过速

(1)12 导联心电图示宽 QRS 心动过速,呈右束支阻滞型,P 波无法分辨;(2)食管导联心电图显示 F 波,F∶R=2∶1,证实为心房扑动伴 2∶1 房室传导(引自:许原.临床心电信息学.2002)

（2）室上性心动过速的鉴别诊断：室上性心动过速包括窦性心动过速、房性心动过速、房室结折返性心动过速（AVNRT）和房室折返性心动过速（AVRT）。由于心率增速，P（P⁻）波常与 QRST 重叠而不易辨认。食管导联心电图能清楚地显示 P（P⁻）波，并能明确P-R间期与 R-P 间期的长度，对鉴别室上性心动过速有很大价值。AVNRT 的 P⁻ 波与 QRS 波群重叠，R-P⁻ 间期＜70ms，而 AVRT的 P⁻ 波明确可见，R-P⁻ 间期＞70ms（图 10-13）。

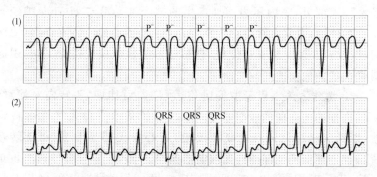

图 10-13　房室折返性心动过速（Ⅱ导联单极记录食管心电图）

（1）系探测电极接于右上肢，无关电极接于左下肢；（2）为（1）电极反接，探测电极接于左下肢，无关电极接于右上肢；两图显示 P⁻ 波位于 QRS 波群之后，R-P⁻ 间期＞70ms（引自：许原．临床心电信息学，2002）

（3）过低心房电位的确认：因各种病变引起心房肌纤维化致使心房电位过低而不易辨认，食管导联心电图可清楚显示心房电活动，明确其为窦性 P 波，心房扑动的 F 波或心房纤颤的 f 波。

（4）隐匿性旁路的定位诊断：体表心电图对隐匿性旁路定位有一定困难。利用心动过速发作时食管导联心电图与 V_1 导联同步描记，能较好比较两个导联的心房除极顺序，从而判定旁路的基本位置。食管导联的 P 波（P_E）反映左心房除极。如果旁路位于右侧，右心房先激动，左心房后激动，V_1 导联 P 波早于食管导联 P 波出现，即 R-P_{V1}＜R-P_E。如果旁路位于左侧，左心房先激动，右心房后激动，V_1 导联 P 波晚于食管导联 P 波出现，即 R-

$P_{V1}>R-P_E$。

(5)识别复杂心律失常:有时房性心律失常与室性心律失常并存或起搏心律时伴有房性心律失常,由于 P′波不易识别,致使诊断困难。食管导联心电图可显示被掩盖的心房活动,揭示复杂性心律失常的真相。

(三)颈动脉窦按摩

1. **基本原理**　颈动脉窦位于颈内和颈外动脉分叉处颈总动脉轻度膨大部分,窦内压力增加产生的神经冲动沿着 Hering 神经并经吞咽神经,引起血管运动中枢兴奋,通过迷走神经传出,降低窦房结自律性,并抑制房室结传导,有时还可能使低位起搏点兴奋,引起期前收缩。

2. **操作方法**　患者取仰卧位,颈部向后伸展,头转向对侧,胸锁乳突肌放松,在胸锁乳突肌内缘、下颌角水平触及颈动脉搏动处,以指尖轻压试探有无高敏反应,若心率无明显改变,可旋转按摩 5s。一般先按摩右侧,无效时再按摩左侧,必要时数秒钟后可重复按摩。切忌过度用力或两侧同时按摩。颈动脉窦按摩(CSM)比较安全,但不是毫无风险。按摩过程中必须进行心电监测,一旦心率减慢,立刻停止操作。应准备好急救药品如阿托品、异丙肾上腺素、利多卡因和除颤起搏器等,以防万一发生心脏停搏和室性心律失常。

3. **禁忌证**　脑血管病、冠心病、高度房室阻滞、颈动脉窦过敏(发作晕厥)者禁作 CSM。对老年人应慎重,CSM 前应进行颈动脉听诊,若闻及收缩期血流性杂音,禁作 CSM。

4. **应用指征**　当前,CSM 主要用于诊断,很少用于单纯治疗目的。各种快速性心律失常对 CSM 有不同的反应,据此可做出鉴别诊断(表 10-1)。此外,CSM 对鉴别窦性心动过速与心房扑动伴2∶1房室阻滞、不同机制引起的宽 QRS 心动过速都很有价值(图 10-14)。遗憾的是,当前多数青年医生未能掌握 CSM,此项技术似乎将要失传。

表 10-1 各种快速性心律失常对 CSM 的反应

快速性心律失常	常见反应	偶见反应
房室折返性心动过速（AVRT）	停止发作	
房室结折返性心动过速（AVNRT）	停止发作	
窦房结折返性心动过速（SNRT）	停止发作	
房性心动过速	出现房室阻滞	
窦性心动过速	暂时减慢	房室阻滞
心房纤颤	房室阻滞,心室率减慢	
心房扑动	房室阻滞,心室率减慢	变为心房纤颤
室性心动过速	无反应	停止发作

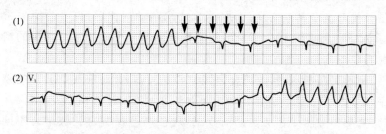

图 10-14 按摩颈动脉窦协助诊断快速性房性心律失常

（1）开始仅见 QRS 波群呈宽大畸形,频率 200/min,心房活动不明显;按摩颈动脉窦（箭头所指）后出现 P'波（或 F 波）,频率 200/min,房室传导为 2∶1,故可诊断为房性心动过速（慢性心房扑动不能完全除外）;到（2）结束时又恢复 1∶1 房室传导,QRS 波群又呈宽大畸形

二、心律失常心电图的分析步骤及内容

简单的心律失常一眼就可看出,对比较复杂的心律失常,则需进行系统地分析,有时要制成梯形图,反复斟酌和推敲。

(一)心律失常心电图的分析步骤

①了解患者的临床资料,如年龄、性别及有无器质性心脏病、充血性心力衰竭;既往有无类似心律失常发作;有无服用洋地黄、抗心

律失常药物等历史;有无电解质紊乱如低血钾、低血镁等。应阅读以往描记的心电图,注意有无束支传导阻滞、预激综合征和心肌梗死等。

②通读一遍心电图,作大体的浏览,确定主导心律及有无心律失常,并明确其为简单的心律失常或复杂的心律失常。

③先从 P 波或其他的心房波形开始分析,如心房波形不清楚,也可先从 QRS 波群分析开始,注意其起源、频率和节律,最后确定 P 波与 QRS 波群之间的关系。

④注意有无延迟或提早出现的心搏,并确定其性质和起源。

⑤在上述的分析基础上作出小结。

(二)心律失常心电图的重点分析内容

1. P 波与其他心房活动的分析　　心律失常心电图分析的关键是寻找 P 波及其他心房活动,明确心房活动规律后,许多心律失常心电图常能迎刃而解,至少可使鉴别诊断范围明显缩小。常见的情况有以下几种。

(1)窦性 P 波:P 波符合窦性 P 波的特点,此时应注意 P 波的频率,P-P 间期是否匀齐。P-P 间期不整可见于窦性心律不齐、窦性停搏、窦房传导阻滞和房性期前收缩(房性期前收缩的 P′波形态不同于窦性 P 波),还应注意每一个 P 波之后是否都有 QRS 波群跟随出现,测量 P-R 间期(图 10-15)。

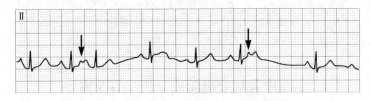

图 10-15　下传的和未下传的房性期前收缩

箭头所指为房性期前收缩,第 1 个房性期前收缩获得下传,P-R 间期长于基础心律 0.04s;第 2 个房性期前收缩未获下传

(2)房性 P′波:激动起源于窦房结以外心房任何部位者为房性

P′波,其形态不同于窦性P波,起源于心房下部者P′波呈逆传型,但P′-R间期>0.12s,不同于交接区起源者。根据房性P′波形态大体可确定其起源部位:

①右心房心律:P′波电轴0°~+90°,P′-R间期>0.12s,肢导联P′波与窦性P波相似。起源于右心房后上部者与窦性P波无法区分,起源于右心房前上部者,与窦性P波不同处为V₁~V₃(V₄)导联P′波可能倒置。起源于右心房下部者与冠状窦性节律无法区分。

②左心房心律:P′V₆倒置是左心房心律最重要的特点。起源于左心房下部,aVR导联P′波直立,Ⅱ、Ⅲ、aVF导联P′波倒置;起源于左心房上部,aVR导联P′波倒置,Ⅱ、Ⅲ、aVF导联P′波直立;起源于左心房前壁,P′I、v₆均呈倒置,起源于左心房后壁,P′I、v₆也呈倒置,在V₁导联可能出现比较具有特征的圆顶尖角型P′波(前半部代表左心房除极,后半部代表右心房除极)(图10-16)。

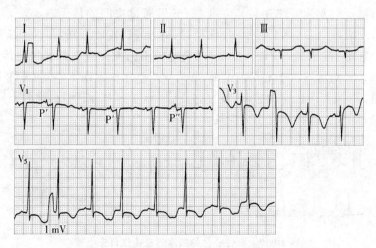

图10-16　左心房性期前收缩二联律(非同步记录)

窦性P波正常,房性期前收缩(V₁导联用P′表示)频繁出现,形成二联律。房性期前收缩的P′波在Ⅰ、V₅导联低平,V₁导联呈圆顶尖角型,反映其起源于左心房。另外,还有左心室肥大伴ST-T改变(引自参考文献13)

　　(3)逆行 P 波:心房以下节律点的激动逆行传至心房使其除极,称为逆行 P 波,以 P⁻表示。逆行 P 波的特点为,在 II、III、aVF 导联 P⁻波倒置,aVR、V₁ 导联 P⁻波直立(图 10-17)。引起逆行 P 波的常见节律有:①起源于心房下部、房室交接区、心室节律(包括期前收缩、逸搏、逸搏心律、心动过速等);②伴有室房传导的人工起搏激动或节律如折返性心动过速、反复搏动等。不同起源的异位激动或折返激动逆传心房途径不同。常见的途径包括:①中心性逆传:如交接区心室起搏、房室结折返性心动过速(AVNRT)、间隔旁路等。激动通过希浦系统逆传,间隔部心房先激动,然后传至左右心房表现为 P⁻波在 II、III、aVF 导联倒置,aVR、V₁ 导联直立。②右侧偏心性逆传:心室起搏或房室折返性心动过速(AVRT)的激动通过右侧旁路逆传至右心房,然后通过房间隔再传至左心房,心电图表现为 I、aVL 导联 P⁻波直立,V₁ 导联 P⁻波倒置,II、III、aVF 导联 P⁻波倒置,aVR 导联 P⁻波直立。③左侧偏心性逆传:心室起搏或 AVRT 的激动沿左侧旁路逆传至左心房,然后通过房间隔传至右心房,心电图表现为 I、aVL 导联 P⁻波倒置,V₁ 导联 P⁻波直立,II、III、aVF 导联 P⁻波倒置,aVR 导联 P⁻波直立。不论左侧或右侧旁路逆传,如果旁路房端位于心房前上部,心房除极顺序由上向下,如同窦性 P 波,II、III、aVF 导联的 P⁻波直立,aVR 导联的 P⁻波倒置,称为正向逆行 P 波,此种情况十分少见。

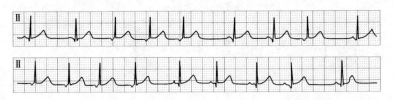

图 10-17　窦性心律和加速的交接性自主心律

　　窦性心律和异位心律交替出现,异位 P 波呈逆传型,P⁻-R 间期 0.10s 左右,QRS 波群时间、形态正常,心室率平均 94/min,考虑系加速的交接性自主心律,有明显的"温醒阶段"

　　(4)F 波或 f 波:F 波是诊断心房扑动的重要依据,其大小、形态和间距一致,呈波浪形或锯齿形,频率 250～350/min,在 Ⅱ、Ⅲ、aVF导联比较清楚。F 波常以 2：1 房室传导比例下传至心室。有时 2个 F 波中只有 1 个 F 波比较清楚,另一个 F 波可能被 QRST 波群所扭曲或掩盖,因而酷似窦性心动过速或房性心动过速。此时观察 V_1导联常可能看到正向的小 F 波。按摩颈动脉窦或静脉注射维拉帕米抑制房室结传导,可暴露隐藏的 F 波。f 波大小、形态、间距均不一致,频率 400～600/min,是诊断心房纤颤的重要依据,V_1 导联 f波比较清楚。当心室率极快时,f 波不易辨认。有时,心房波形介乎F 波与 f 波之间,频率 350～450/min,称为不纯性心房纤颤或不纯性心房扑动(图 10-18,图 10-19)。

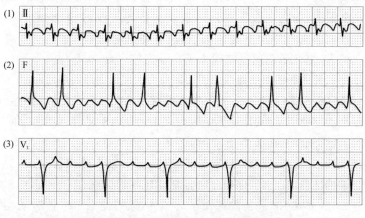

图 10-18　心房扑动(录自 3 例患者)

(1)F 波以负向为主,频率 290/min,房室传导 2：1;(2)F 波呈典型波浪形,频率 290/min,房室传导 2：1 与 4：1 交替出现;(3)F 波呈直立型,频率 250/min,房室传导 4：1(F 波在 V_1 导联常呈直立型,类似 P 波)

　　(5)心房电活动消失:心电图上看不到任何心房电活动,有两种可能:一种可能是 P 波(或 P'波)重叠于 QRS 波群或 ST-T 波段上,例如,窦性心动过速合并一度房室传导阻滞时,P 波可与其前的 T波重叠;窦性心律与室性心动过速并存时,窦性 P 波常埋没于

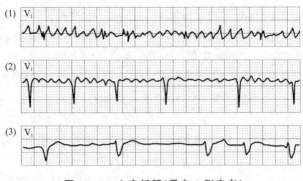

图 10-19　心房纤颤(录自 3 例患者)
(1)f 波粗大,有时高于 QRS 波群;(2)f 波居中;(3)f 波纤细

QRST 波群中而不易辨认;另一种情况是心房电活动完全消失或几乎完全消失,如完全性窦性停搏或窦房传导阻滞、持续多年的心房纤颤(f 波极为纤细而不易辨认)和高血钾引起的窦-室传导(心房应激性消失,窦性激动通过结间束下传至交接区)。

2. **QRS 波群的分析**

(1)QRS 波群起源的分析:起源于窦房结、心房或交接区的激动下传至心室产生的 QRS 波群称为室上性 QRS 波群,QRS 时间≤0.10s,形态正常或基本正常;起源于心室的 QRS 波群宽大畸形,QRS 时间≥0.12s(起源于分支区域的室速 QRS 时间可＜0.12s)。QRS 时间≤0.10s 的 QRS 波群基本上可肯定为室上性;QRS 时间≥0.12s 的 QRS 波群除起源于心室外,还可能系室上性激动在室内传导异常,如合并束支传导阻滞,预激综合征或时相性室内差异性传导,其鉴别诊断见有关章节。

(2)QRS 波群频率和节律的分析:根据 QRS 波群频率和节律的变化可分为以下 5 个类型。①心室率快而规整,如心动过速;②心室率慢而规整,如逸搏心律;③心室律显著不整,如心房纤颤;④心室节律偶尔不整,如期前收缩;⑤心室漏搏(QRS 脱漏),如二度房室传导阻滞。

3. P 波与 QRS 波群关系的分析

(1)P 波与 QRS 波群有传导关系：每个 P 波（P′波）之后都有
QRS 波群跟随出现，P-R 或 P-R 间期固定，可肯定心房与心室之间
有传导关系；如部分 P 波之后无 QRS 波群跟随出现，反映有二度房
室传导阻滞。每个 QRS 波群之后都有逆传型 P⁻出现，且 R-P⁻间
期［自 QRS 波群开始至下一个 P(P⁻)波开始称为 R-P(P⁻)间期］固
定，可肯定室房之间有逆向传导关系；如果部分 QRS 波群之后无
P⁻波出现，反映有二度室房逆传阻滞。

(2)P 波与 QRS 波群无传导关系：如果所有的 P 波（P′波）均与
QRS 波群无固定的时间关系，则为完全性房室分离。当 P-R 间期或
R-P⁻间期长短不一时，应注意有无文氏型房室传导阻滞或室房逆传
阻滞，其特点为 P-R(R-P⁻)间期逐渐延长，然后发生心室漏搏（QRS
脱漏）或心房漏搏（P 波脱漏）。房室分离时如有个别 QRS 波群提早
出现，P-R 间期>0.12s（可传导的水平），提示其为心室夺获，反映房
室分离是不完全性的。在 P-R 间期恒定的心搏中，若有个别 QRS
波群提早出现（期前收缩）或延迟出现（逸搏），其 P-R 间期<0.12s
或明显短于其他心搏，则说明该心搏 P 波与 QRS 波群无传导关系，
系房室结干扰现象（图 10-20，图 10-21）。

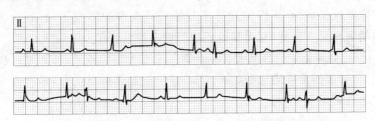

图 10-20 窦性心律和加速的交接性自主心律形成房室分离
窦性心律 78/min，交接性心律频率稍快，约 86/min，故引起房室分离（上图
第 3、4、5、9 个心搏，下图第 1、2、6、7、8 个心搏）。窦性 P 波穿过 QRS 波群后可下
传夺获心室，心室夺获均提早出现，上图第 6 个心搏及下图第 3、9 个心搏均为心
室夺获，均呈室内差异传导，P-R 间期>0.12s

(三)心律失常心电图分析小结
通过对心律失常心电图的全面分析，要求能够解答以下问题：

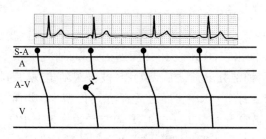

图 10-21　交接性期前收缩

第 2 个 QRS 波群为交接性期前收缩,其前虽有
窦性 P 波,但 P-R 间期极短,故无传导关系

1. 主导心律(基础心律)是什么　①窦性心律;②异位心律;
③双重心律,如窦性心律合并完全性房室传导阻滞和室性逸搏心
律;室性心动过速和窦性心律形成干扰性房室分离。

2. 心律失常的发生机制是什么　①激动起源异常;②激动传导
异常;③激动起源异常合并激动传导异常。

3. 确定提早出现心搏的性质　①期前收缩;②并行心律;③心
室夺获;④反复心律;⑤窦性心律不齐。

4. 确定心律失常是简单性或复杂性　①是否有一些复合机制
如隐匿性传导、差异性传导等参与了心律失常的形成;②对心律失
常的解释是否满意,有无其他机制可更满意地解释心律失常。

5. 心律失常的临床意义是什么　①有无治疗指征;②如果需要
治疗,首选的治疗措施是什么;③心律失常是否危及生命,是否需做
紧急处理。

第五节　梯形图的应用

梯形图首先为 Lewis 所倡用,故又称为 Lewis 线。梯形图可以
显示起搏点的位置及传导情况。复杂性心律失常经过上述的分析
步骤作出初步诊断后,可用梯形图来表达,进一步检验其是否合理。
另外,梯形图也可起到教学示范作用。

一般以 4 条横线形成 3 行(格)。A 行代表心房活动,行中数字代表 P-P 间期;A-V 行代表房室交接区的活动和传导情况,行中数字代表 P-R 间期;V 行代表心室活动,行中数字代表 R-R 间期。必要时可在 A 之上方增加一窄行代表窦房结活动,在 V 行之下增加一行反映室性异位起搏(E)或浦肯野纤维(P)的活动。A 行与 V 行中的垂直线反映心房、心室活动的传导情况,A-V 行中的斜线代表房室传导时间,斜线的角度代表传导速度,与斜线垂直的短线表示传导受阻。黑色圆点代表起搏点。所有的数字均以 1/100s 为单位,制作梯形图时先画出可见部分,然后再画出推测部分(图 10-22)。

图 10-22 中(1)反映窦性激动的正常传导,起搏点(黑色圆点)位于 A 行上方,代表激动起源于窦房结,激动在房内(A)和室内(V)传导速度较快,故其几乎呈直线,在房室交接区内(A-V)传导较慢,故呈斜线;(2)反映一度房室传导阻滞,A-V 行中的斜线与 A 比较,斜率降低;(3)反映窦性激动在房室交接区受到阻滞。(1)、(2)、(3)合在一起反映窦性激动伴 3∶2 文氏型房室传导阻滞;(4)反映窦性激动在室内发生差异性传导;(5)反映室性激动逆传至心房;(6)反映室性激动与窦性激动在房室交接区内发生干扰。

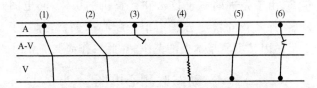

图 10-22 应用梯形图表达心律失常

图 10-23 基础心律为窦性心律,出现一次房性期前收缩及室性期前收缩,先将可见部分画出,将 P 波与 QRS 波群的开始分别在 A 行及 V 行中用垂直线表示。梯形图中第 1、2、4、6、7、8 个心搏为窦性心搏,故其起搏点画于 A 行上层,反映激动起源于窦房结。第 3 个心搏为房性期前收缩,故其起搏点偏下位于 A 行,第 5 个心搏为室性期前收缩,起源于 V 行,室性期前收缩的代偿间歇完全,反映室性期前收缩的激动未传至窦房结进行节律重整,窦性激动仍按固有

的频率发放,但心电图中未见窦性 P 波,推测其与室性期前收缩逆传的激动在房室交接区发生干扰。最后再将推测部分画出。

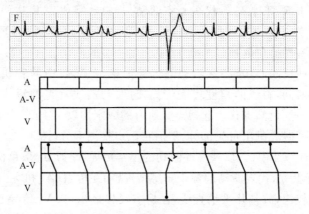

图 10-23　窦性心律合并房性期前收缩和室性期前收缩的梯形图

第六节　检测心律失常的一些新方法

近年来,由于先进的电子技术和计算机的引入,心电图技术得到长足发展,许多新的检测方法用于诊断心律失常,弥补了常规心电图的不足。因其不属于本书的范围,在此只作简要的介绍。

一、动态监测心电图

动态监测心电图(dynamic electrocardiogram,DCG)首先由 Holter 1957 年发明,故又称为 Holter 心电图。患者利用随身佩戴的心电记录器,电极通常为双导联(模拟 V_1 和 V_5),少数仪器为三导联(加模拟 aVF),目前多采用 12 导联系统,应用数据磁带记录装置,可连续记录 24~48h 体表心电图,然后利用回放系统经电子计算机处理作快速阅读和分析。患者佩戴 Holter 心电图仪,可保持日常的活动不变,记录各个时间的活动和出现的症状。动态心电图对常规心电图不易"捕捉"的一过性心律失常最具诊断价值;对评估一些可能由于心律失常引起的症状如心悸、头昏、晕厥等,观察心律失常与日常活动之间的关系和证实有无心肌缺血发作等都很有价值。

二、经电话监测技术

近年来,遥测遥感技术已应用于心电领域,特别是经电话监测技术(transtelephonic monitoring)十分方便、可靠,弥补了 Holter 心电图的不足,因患者佩戴 Holter 心电图期间不一定发作心律失常。患者佩戴钱袋大小的传递器,每当发作心律失常或出现其他有关症状时可通过电话传递心电图至有关医院,及时做出诊断。医院之间经电话监测联网,还可进行会诊和咨询。

三、可携带循环记录仪和置入式动态心电图检测仪

动态心电图只能连续记录 24~48h 的心电信息,对发作不太频繁的心律失常和心肌缺血发作,诊断价值不大。可携带循环记录仪可记录 2~4 周的心电信息,对发作不太频繁的患者有较大的诊断价值。更具诊断价值者为置入式动态心电图(implantable loop recorder,ILR)。该仪器可监测 14~24 个月,对较少发作的心律失常特别导致晕厥发作者有极大的价值。研究表明,ILR 对心律失常的检出率为 83%~94%,对晕厥的诊断正确率可达 80%。

四、心内电生理学检查

心内电生理学检查应用多导电生理记录仪和程序电刺激器,通过心脏电刺激技术、心腔内和(或)体表心脏电活动同步记录,弥补了体表心电图不足,更加深入细致地探讨心脏起搏和传导功能,阐明心律失常的发生机制、起源部位及其诱发和抑制条件,对进行消融治疗提供了重要的依据。

心内电生理检查可以说是诊断心律失常的金标准,对体表心电图不易解决的一些难题如室速与室上速的鉴别、房室结折返性心动过速与房室折返性心动过速的鉴别、确定旁路的具体位置及对房室传导阻滞的定位诊断等,都能做出比较明确的结论。但心内电生理

检查不能取代体表心电图,因为:①心内电生理检查需要一定的设备和经过训练的专业医生,在基层医院难以开展;②心内电生理检查为有创性检查,操作过程需相当的时间,对濒危的重症患者不宜进行。

五、其他检测心律失常的新技术

见第一章绪论。

(程艳丽 石斗飞)

参 考 文 献

[1] 张文博,李跃荣.心电图诊断手册.3 版.北京:人民军医出版社,2006:239-267.

[2] 张文博,尹兆灿,刘传木.心电图精粹.北京:科学技术文献出版社,1994:134-182.

[3] 郭继鸿.新概念心电图.第 2 版.北京:北京医科大学出版社,2002:49-59,82-90.

[4] Wellens HJ.Electrocardiography of arrhythmias.In Topol EJ(ed).Textbook of Cardiovascular Medicine 2nd ed.Philadelphia:Lippincott Williams & Wilkins,2002:1365-1382.

[5] 龚仁泰,张松文.心电图 P 波形态诊断学.合肥:安徽科学技术出版社,2008:127-128.

[6] 张开滋,郭继鸿,刘海洋.临床心电信息学.长沙:湖南科学技术出版社,2002:1447-1449.

第十一章 心律失常合并的 电生理现象

心律失常合并的一些电生理现象如文氏现象、室内差异性传导、隐匿性传导等多与传导异常有关。这些传导异常现象可能是心律失常的发生机制，也可能是伴发现象，可使简单的心律失常心电图复杂化。因此，搞清楚这些电生理现象有助于分析复杂的心律失常心电图。

第一节 文 氏 现 象

文氏现象或称文氏周期是二度传导阻滞的一种表现，可发生于传导系统任何部位。二度传导阻滞一般分为Ⅰ型（或称文氏型）和Ⅱ型（或称莫氏型）。传导系统任何部位的Ⅰ型传导阻滞均可出现文氏现象。文氏现象具有以下特点：每一个周期开始的心搏传导正常，随后逐搏传导延迟，最后发生传导中断，传导中断后，传导系统得到"休息"，恢复传导能力，又重新开始新的活动周期。两次传导中断后第一个搏动之间的间距称为文氏周期。

文氏现象最多见于房室传导阻滞，其次为窦房传导阻滞、异位起搏点传出阻滞，也可见于心室或交接区的激动逆传到心房过程中，称为室房逆行传导文氏现象。

一、发 生 机 制

一般认为，文氏现象的发生与递减性传导有关。可能由于激动出现过早，或由于心肌细胞相对不应期延长，激动抵达传导系统时正处于动作电位 3 相的后半段，此时膜电位负值较低，产生的动作电位 0 相上升速度慢，振幅较低，传导减慢。传导过程中，由于激动出现的时间愈来愈早,动作电位 0 相上升速度逐搏减慢,振幅逐搏减低,最后激动落入动作电位 3 相的前半段(有效不应期),传导中断。以房室传导的文氏现象为例,随着 P-R 间期逐搏延长,R-R 间期和 R-P 间期逐搏缩短,心房激动逐渐落入动作电位 3 相的更早期,最后落入有效不应期而发生传导中断。新的周期开始,心房激动落入动作电位 4 相或 3 相的后半段,传导正常或基本正常。

二、心电图表现

(一)房室传导的文氏现象

二度 I 型房室传导阻滞时,部分心房激动不能下传至心室,出现 QRS 脱漏(心室漏搏),可出现典型或不典型的文氏现象。当房室传导比为 3:2、4:3 等,多出现典型的文氏现象;而当房室传导比为 6:5,7:6 等,文氏周期过长时,多出现不典型的文氏现象。

1. 典型的文氏现象

①文氏周期第一个心搏 P-R 间期多呈正常,以后逐搏延长,最后发生 QRS 脱漏。

②P-R 间期虽然逐搏延长,但其递增量却逐渐减少。如图 11-1 所示,P-R 间期 0.21s→0.31s→0.35s,但递增量由 0.10s→0.04s,因而引起 R-R 间期逐搏缩短,由 0.85s→0.79s。这是因为心室周期等于心房周期加上 P-R 间期递增量,心室周期随着 P-R 间期递增量减少而缩短。

③R-R 间期逐搏缩短,然后出现一长 R-R 间期,因其包含一次脱漏的 QRS,但此长 R-R 间期短于两个最短的 R-R 间期之和。这是因为长 R-R 间期为两个 P-P 间期之和减去 P-R 间期递增量之和(图 11-1)。在本例为 $1.50s-(0.10s+0.04s)=1.36s$。

④文氏周期第一个 R-R 间期长于文氏周期最后一个 R-R 间期。这是因为前者包含最大的 P-R 间期递增量,而后者包含最小的 P-R 间期递增量。

⑤当房室传导比为 3:2 时,出现短-长 R-R 间期,长 R-R 间期短于两个短 R-R 间期之和(图 11-2)。

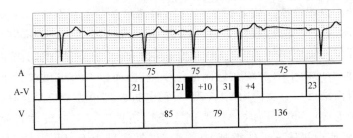

图 11-1 二度 I 型房室传导阻滞(典型的 4∶3 文氏周期)

图中数字均以 1/100s 为单位

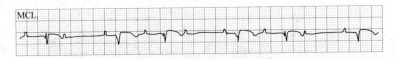

图 11-2 二度 I 型房室传导阻滞(典型的 3∶2 文氏周期)

P-R 间期进行性延长,然后发生 QRS 脱漏。短-长 R-R 间期交替出现,长 R-R 间期短于两个短 R-R 间期之和

典型的房室传导文氏现象可概括为:R-R 间期渐短突长,长 R-R 间期短于两个最短的 R-R 间期之和。

2. 不典型的文氏现象　房室传导不典型的文氏现象可表现为:文氏周期第一次 P-R 间期增量并不是最大的;数次心搏 P-R 间期保持不变;P-R 间期出现一次或一次以上的逐搏缩短;文氏周期最后一次 P-R 间期增量最大等。由于以上的变化,打破了 R-R 间期"渐短突长"的规律。但不典型的文氏现象总会保留以下特点:文氏周期第一个心搏 P-R 间期总是相对缩短(30ms),短于文氏周期最后一个心搏的 P-R 间期。QRS 波群脱漏前的 P-R 间期不一定逐搏延长,但多不固定。

3. 交替性文氏周期　是指在 2∶1 房室传导阻滞时下传心搏的 P-R(F-R)间期逐次延长,最后以 2 或 3 个 P(F)波连续下传受阻而结束一个周期。

(1)发生机制:如图 11-3,房室传导系统中存在着两个性能、水平不同的阻滞区。由于近侧与远侧阻滞区阻滞类型不同,可产生不同的心电图改变。假若近侧(高位)阻滞区为2∶1传导,远侧(低位)阻滞区为文氏型传导[如(1)图],近侧部位的2∶1传导不受远侧部位文氏周期的影响,文氏周期最后一个心房激动(受阻未下传者)前后的两个P波均在近侧部位受阻,因而以3个P波连续下传受阻而结束一个文氏周期(A型)。假若近侧部位为文氏型传导,而远侧为2∶1传导[如(2)图],则文氏周期最后一个P波在近侧受阻,致使远侧传导系统得到"休息"而恢复传导能力,故下一个P波在近侧与远侧均能通过,结果以2个P波连续下传受阻而结束一个周期(B型)。

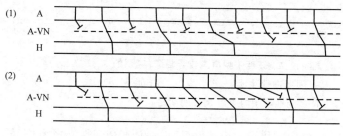

图 11-3 交替性文氏周期的发生机制

(2)临床意义:交替性文氏周期是房室结传导功能减退经常出现的一种电生理现象,其本身对预后并无明显影响。交替性文氏周期常见于房性心律失常如心房扑动、心房纤颤或房性心动过速伴发房室传导阻滞等(图11-4,图11-5)。

图11-5为房性心动过速伴A型交替性文氏周期。P′波频率约150/min,在交接区近侧为2∶1传导阻滞,在交接区远侧为3∶2传导阻滞,P′-R间期为32.58,逐渐延长,然后发生传导受阻。由于近侧为2∶1传导阻滞,致使3个P′波连续下传受阻结束文氏周期(图中数字以1/100s为单位)。

(二)窦房传导的文氏现象

二度Ⅰ型窦房传导阻滞时,窦房结的激动通过窦-房交界传导时间逐搏延长,但递增量逐渐减少,最后激动传导受阻,出现P波脱漏(心房漏搏)。窦房传导时间体表心电图无法表达,但根据P-P间期

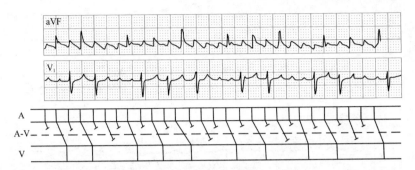

图 11-4　心房扑动伴发交替性文氏周期

　　F 波在 aVF 导联呈波浪形,以负向波为主,在 V₁ 导联直立,F 波频率 300/min。房室传导在交接区近侧为 2:1 传导阻滞,在交接区远侧为文氏型传导阻滞,传导比例 4:3,F-R 间期进行性延长,然后发生传导阻滞,致使 3 个 F 波连续下传受阻,形成 4:1 与 2:1 房室传导交替出现

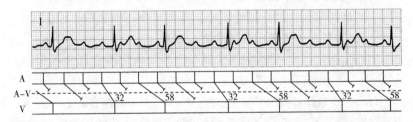

图 11-5　房性心动过速伴 A 型交替性文氏周期

（引自参考文献 5）

逐搏缩短,可推测出窦房传导时间递增量逐渐减少,如同根据 R-R 间期逐渐缩短,推测房室传导时间递增量逐渐减少一样。

　　1. 典型的文氏现象

　　①P-P 间期渐短突长。

　　②长 P-P 间期短于 2 个最短的 P-P 间期之和。

　　③文氏周期第一个 P-P 间期长于最后一个 P-P 间期(图11-6)。

　　④当窦房传导比为 3:2 时,出现短-长 P-P 间期,长 P-P 间期短于 2 个短 P-P 间期之和(图 11-7)。

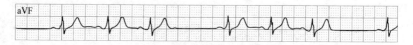

图 11-6 二度Ⅰ型窦房传导阻滞(典型的 4∶3 文氏周期)

P波为窦性,P-P 间期渐短突长,长 P-P 间期短于 2 个最短的 P-P 间期之和

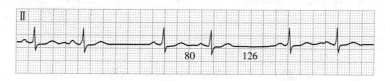

图 11-7 二度Ⅰ型窦房传导阻滞(3∶2 文氏周期)

短-长 P-P 间期交替出现,长 P-P 间期短于 2 个短 P-P 间期之和

2. **不典型的文氏现象** 如同二度Ⅰ型房室传导阻滞,二度Ⅰ型窦房传导阻滞的心电图改变也可不典型,P-P 间期不是渐短突长,而表现为"渐长突长"或"渐短渐长突长",与窦性心律不齐不易鉴别。

(三)异位起搏点传出阻滞的文氏现象

心房、交接区或心室异位起搏点的激动向周围心肌传导时,也可发生二度Ⅰ型传导阻滞,出现文氏现象。

1. **心房异位起搏点传出的文氏现象** 非阵发性房性心动过速、阵发性房性心动过速或心房扑动的异位激动向周围心肌传导时可出现文氏现象。心房电活动可表现为异位 P′ 波或 F 波。异位 P′ 波由于激动起源部位不同,形态亦异:当激动起源于右房上部,P′ 波呈直立型;当激动起源于心房中部,P′ 波呈双向型;当激动起源于心房下部,P′ 波呈逆传型。心电图表现如下:

①P′-P′(或 F-F)间期渐短突长。

②长 P′-P′(或 F-F)间期短于 2 个最短 P′-P′(F-F)间期之和。

③文氏周期第一个 P′-P′(或 F-F)间期长于最后一个 P′-P′(或 F-F)间期(图 11-8)。

2. **交接区异位起搏点传出的文氏现象** 交接性逸搏心律、加速的交接性自主心律等向周围心肌传导时可发生二度Ⅰ型传导阻滞,出现文氏现象。QRS 波群为室上性,心率取决于心律失常的性质。

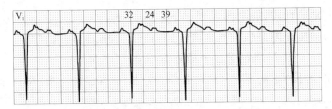

图 11-8　房性心动过速伴 3∶1 房室传导阻滞及心房异位起搏点 4∶3 文氏型传出阻滞

　　P 波呈双峰,房室传导比例 3∶1,P-R 间期恒定,故可肯定为 3∶1 房室传导阻滞。P′-P′ 间期渐短突长(32→24→39)反映心房异位起搏点 4∶3 文氏型传出阻滞。心房周期$=\dfrac{32+24+39}{3+1}=23.8(1/100\text{s})$,相当于 250/min,可能为房性心动过速或心房扑动。图中数字均以 1/100s 为单位

　　心电图表现如下:

　　①R-R 间期渐短突长。

　　②长 R-R 间期短于 2 个最短 R-R 间期之和。

　　③ 文氏周期第一个 R-R 间期长于最后一个 R-R 间期(图 11-9)。

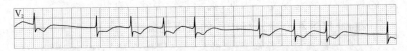

图 11-9　心房纤颤,非阵发性交接性心动过速伴文氏型传出阻滞

　　基础心律为心房颤动,QRS 波群为室上性,R-R 间期渐短突长,呈 5∶4 及 4∶3 文氏型传导阻滞,心室周期 65ms,相当于 90/min,但长 R-R 间期不短于 2 个最短的 R-R 间期之和,此点不符合典型的文氏现象

　　④若为 3∶2 传出阻滞时,出现短-长 R-R 间期,长 R-R 间期短于 2 个短 R-R 间期之和。

　　3. 心室异位起搏点传出的文氏现象　室性逸搏心律、加速的室性自主心律或阵发性室性心动过速向周围心肌传导时可发生二度 Ⅰ 型传导阻滞,出现文氏现象。QRS 波群宽大畸形,心室率取决于

心律失常的性质,心电图表现如下:

①R-R 间期渐短突长。

②长 R-R 间期短于 2 个最短 R-R 间期之和。

③文氏周期第一个 R-R 间期长于最后一个 R-R 间期(图 11-10)。

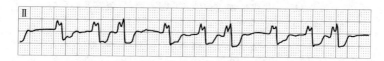

图 11-10　室性心动过速伴 4:3 文氏型传出阻滞

QRS 波群呈宽大畸形,R-R 间期渐短突长,长 R-R 间期短于 2 个最短 R-R 间期之和,心室率 94/min

④若为 3:2 传出阻滞时,出现短-长 R-R 间期,长 R-R 间期短于 2 个短 R-R 间期之和。

综上所述,房性、交接性和室性心律失常激动向周围心肌传导时均可发生二度 I 型传导阻滞,即出现文氏周期。遇到 P-P 间期或 R-R 间期长短不一,特别是出现成组的心搏时,应注意有无"渐短突长"的规律,从而发现文氏周期,揭示心律失常的真相。

(四)交接区和心室逆行传导的文氏现象

1. 交接区逆行传导的文氏现象　交接性逸搏心律、加速的交接性自主心律等激动向心房逆行传导时可发生二度 I 型传导阻滞,出现文氏现象。心电图表现如下:

①QRS 波群为室上性,P 波为逆传型,R-P⁻ 间期逐渐延长,P⁻-P⁻ 间期逐渐缩短,最后出现 P⁻ 波脱漏。

②文氏周期最后一个心搏 R-P⁻ 间期最长,可能引起反复心搏,以反复心搏结束一个文氏周期(图 11-11)。

2. 室房逆行传导的文氏现象　室性逸搏心律、加速的室性自主心律或阵发性室性心动过速激动向心房逆行传导时,可发生二度 I 型传导阻滞,出现文氏现象:

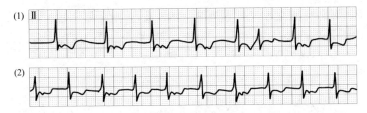

图 11-11 交接性心律伴文氏型室房逆向传导阻滞

QRS 波群为室上性,逆传型 P⁻ 波位于 QRS 波群之后,(1)R-P⁻ 间期逐搏延长,P⁻-P⁻ 间期逐搏缩短,最后以反复心搏(第 6 个 QRS 波群)结束文氏周期;(2)呈 2:1 室房逆向传导阻滞

①QRS 波群宽大畸形,P 波为逆传型,R-P⁻ 间期逐渐延长,P⁻-P⁻ 间期逐渐缩短,然后发生 P⁻ 波脱漏。

②文氏周期最后一个心搏 R-P⁻ 间期最长,可能引起反复心搏结束文氏周期。反复心搏 QRS 时间正常,也可呈室内差传(图 11-12)。

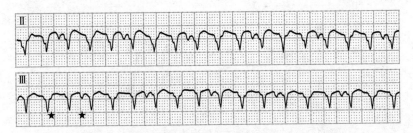

图 11-12 室速伴文氏型逆行传导阻滞(3:2 文氏周期)

基础心律为室性,R-R 间期 340ms,基本规律,心室率 176/min。注意逆行 P⁻ 波(星标记)的 R-P⁻ 间期分别为 100ms 与 230ms,然后发生 P⁻ 波逆传受阻(心房脱漏)(引自参考文献 5)

(五)束支传导阻滞的文氏现象

束支传导阻滞合并文氏现象比较少见,可分为以下 3 种类型:

1. **直接显示性文氏现象** 心电图表现为一组 QRS 波群组成一个文氏周期,开始第一个心搏 QRS 时间、形态正常,QRS 时间逐搏

增加,形态也随之改变。由正常 QRS 波群演变成不完全性束支阻滞图形,再演变成完全性束支阻滞图形,结束一个周期;之后又可重复新的周期性 QRS 波群变化(图 11-13)。

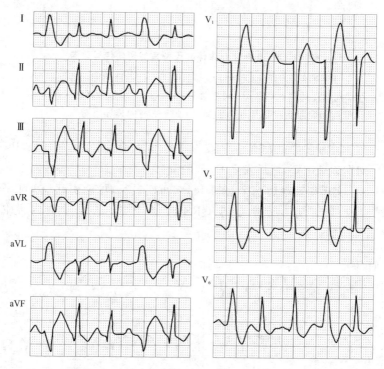

图 11-13 左束支 3∶2 文氏型传导阻滞(直接显示性)

3 个心搏组成一个文氏周期,第 1 个心搏室内传导正常,第 2 个心搏呈不完全性左束支阻滞图形,第 3 个心搏呈完全性左束支阻滞图形;之后,室内传导转为正常,开始新的周期

2. **不完全性隐匿性文氏现象** 文氏周期开始第一个心搏 QRS 时间、形态正常或大致正常,从第 2 个心搏开始即呈现完全性束支阻滞图形。这是因为第一个心搏左右束支传导时间相差<0.04～0.06s,从第二个心搏左右束支传导时间相差>0.04～0.06s,因而呈现完全性束支阻滞图形,虽然从第二个心搏开始激动在受损束支内

传导时间逐搏增加,但 QRS 波群时间形态不再会发生改变。这样一次正常心搏与数次束支传导阻滞组成一个文氏周期。临床上见到的 4∶1 或 3∶1 束支传导阻滞可能是束支内 4∶3、3∶2 不完全性隐匿性文氏型传导阻滞所致,要确定诊断,必须同一份心电图同时出现直接显示性文氏现象。

3. 完全性隐匿性文氏现象　从文氏周期第一个心搏开始左右束支传导时间相差>0.04~0.06s,心电图即表现为完全性束支阻滞图形,之后受损的束支激动传导时间虽然逐搏增加,但 QRS 波群时间、形态不会再发生改变。要确定束支内完全性隐匿性文氏现象,必须在同一份心电图内同时出现直接显示性文氏现象。

束支传导阻滞的文氏现象只有直接显示性文氏现象通过体表心电图可做出明确判断,但临床十分少见。因为心电图上出现直接显示性文氏现象必须具备以下 2 个条件:①文氏周期中开始 2 个心搏左右束支传导时间必须相差<0.04~0.06s,(0.04~0.06s 为健侧束支逆传至受损束支所需的时间),否则开始 2 个心搏即呈现完全性束支阻滞图形;②文氏周期最后一个心搏的激动必须不逆传至受损束支,这样受损的束支才能恢复应激性,开始新的周期;否则受损的束支不能恢复应激性,下一个文氏周期的第一个心搏在该束支仍然受阻。由于束支间的蝉联现象常持续发生(见本章第七节),故直接显示性文氏现象很少出现。

第二节　时相性室内差异性传导

室内差异性传导(室内差传)是指室上性激动传至心室时出现的一种暂时传导异常,Marriot 将其分为 A、B、C 3 型。A 型室内差传是心率增速、心动周期缩短时出现的室内差传(3 相差传)。C 型室内差传则是指心率减慢、心动周期延长时出现的室内差传(4 相差传)。B 型室内差传则是指交接性激动通过纵向分离的希氏束引起的室内传导不同步,可见于心率增速时,也可能与心率无关。按照 Schamroth 的意见,A 型、C 型可称为时相性室内差传,B 型则为非时相性室内差传。本节重点讨论 3 相差传。

一、发 生 机 制

1. 3 相阻滞　　由于激动出现过早,落入束支系统动作电位 3 相。3 相为终末复极期,前半段为有效不应期,后半段为相对不应期。当激动抵达束支系统时,束支的动作电位 3 相为－50mV(有效不应期),束支不能接受任何激动,因而引起完全性束支阻滞图型;当束支动作电位 3 相已恢复至－65mV(相对不应期)时,束支可以允许激动通过,但传导延缓,故出现不完全性束支阻滞图型。

2. 双侧束支和(或)分支不应期不一致　　正常情况下,右束支不应期比左束支长,左前分支不应期又比左后分支长。过早发生的激动抵达心室时,右束支可能处于不应期,激动沿左束支下传,故产生右束支阻滞图型;左前分支若处于不应期,激动沿左后分支传导,又可产生左前分支阻滞图型。过早发生的激动常可呈现右束支阻滞并左前分支阻滞图型。当双侧束支传导时间相差＞0.025s 时即可出现一侧不完全性束支阻滞图型;当双侧束支传导时间相差＞0.04～0.06s 时可出现一侧完全性束支阻滞图型。

3. Ashman 现象　　心室传导系统的不应期与心动周期长度相关,长的心动周期后动作电位时程延长,复极延缓,故不应期随之延长;短的心动周期后动作电位时程缩短,不应期也缩短。一个长周期后提早出现的激动最容易落入心室传导系统的不应期而发生室内差传,这就是所谓的 Ashman 现象。心房纤颤发生的室内差传多与 Ashman 现象有关,长/短周期比值愈大,室内差传程度愈严重。房性心动过速发作时,有时成组搏动中只有第二个搏动(心动过速第一个搏动)呈现宽大畸形,也是因为第二个搏动符合长-短周期顺序。

4. 蝉联现象(隐匿性穿隔逆传)　　前已述及,心动过速成组搏动中只有第二个搏动符合长-短周期,最易发生室内差传,但临床上室上性心动过速发生持续性室内差传者颇不少见,这可能与蝉联现象有关。例如,室上性心动过速第一个激动抵达心室时,右束支处于不应期,激动只能沿左束支下传,故产生右束支阻滞图型。激动沿左束支下传后,又可穿过室间隔隐匿性逆传至右束支使其除极,由于右束支除极较晚,复极也延迟,室上性心动过速第二个激动抵达心室时,右束支又处于不应期,激动又只能沿左束支下传,仍呈右束支阻滞图型。这样心动过速呈持续性室内差传,直至蝉联现象中止或心动过速停止发作(图11-14)。

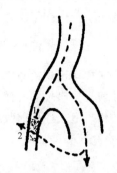

图 11-14　蝉联现象示意图
1—示激动传导受阻;2—示激动穿隔逆传,暗影区为右束支不应期

二、室内差传共有的心电图特点

1. 三相波　80%以上的室内差传呈右束支阻滞型或右束支阻滞＋左前分支阻滞型。当室内差传呈右束支阻滞型,V_1 导联呈 rSR' 型,V_6 导联呈 qRs 型。这一征象诊断室内差传的正确率几乎达100%。

2. 畸形 QRS 波群前的心房活动　畸形 QRS 波群前若能发现与其相关的 P 波或 P' 波,则可肯定为室内差传。

3. 起始向量与正常下传心搏一致　当室内差传呈右束支阻滞型时,其起始向量往往与正常下传的心搏一致。

4. 成组搏动中第二个搏动呈现畸形　成组出现的搏动中,第二个搏动符合长-短周期顺序,最易发生室内差传。

5. 两种不同的束支阻滞图型交替出现时,中间仅间隔一次正常心搏,此种现象也为诊断室内差传的有力佐证。

6. QRS 波形的易变性　室内差传的 QRS 波形易变性较大,从完全性束支阻滞型到不完全性束支阻滞型,中间还可能有不同程度变异。QRS 波形的畸变程度取决于期前收缩的偶联间期和长-短周期,偶联间期愈短,长/短周期比值愈大,QRS 波形畸变程度愈明显;反之,偶联间期愈长,长/短周期比值愈小,QRS 波形畸变程度愈轻。

7. 与窦性心律的束支阻滞波形一致　如果发作心动过速时

QRS波群的形态与窦性心律束支阻滞形态一致,则提示其为室上性心动过速(起源于束支阻滞对侧的室性心动过速,其QRS形态与窦性心律束支阻滞图形极为相似)。

三、各种心律失常合并室内差传的特点

(一)提早出现的心搏合并室内差传

任何提早出现的心搏,特别是出现于长心动周期之后都可发生室内差传。室上性期前收缩是最常见的情况,其次还可见于反复心搏、心室夺获等(图11-15),应与室性期前收缩相鉴别。

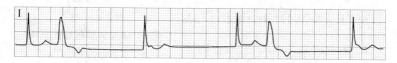

图11-15　窦房传导阻滞,心室夺获伴室内差传

P-P间期1.80s,相当于33/min,可能系2:1窦房传导阻滞。第2、5个QRS波群系心室夺获,因长-短周期而呈室内差传,其他QRS波群均为交接性逸搏,室内传导正常

(二)房性期前收缩合并室内差传

①提早出现的宽大畸形QRS波群前有与其相关的P′波,P′-R间期正常或稍延长。早期P′波常隐藏于T波之内,应注意搜寻和辨认。

②宽大畸形QRS波群多呈RBBB型,也可呈LBBB型。

③由于期前收缩偶联间期不同,室内差传程度也不同,可出现不同程度的束支传导阻滞图型(图11-16)。

(三)阵发性房性心动过速合并室内差传

阵发性房性心动过速合并室内差传多呈RBBB型,有以下两种表现:

①仅心动过速第一个心搏(成组出现心搏中第二个心搏)发生室内差传,后继心搏室内传导正常。这是因为心动过速第一个心搏符合长-短周期。仔细观察在宽大畸形QRS波群前可发现相关的早期P′波(图11-17)。

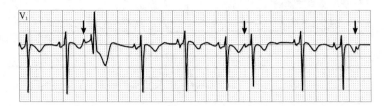

图 11-16　房性期前收缩伴房室结干扰及室内差传

基础心律为窦性。第 3、7、10 个 P 波为房性期前收缩,形态稍异;第 1 个房性期前收缩下传呈 rSR′型,为室内差传;第 2 个房性期前收缩室内传导正常;第 3 个房性期前收缩未获下传,可能由于房室结干扰所致(箭头所指均为房性期前收缩的 P′波)

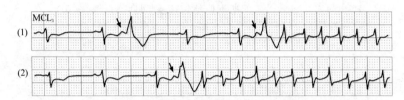

图 11-17　房性心动过速伴室内差传

　　(1)、(2)均出现房性心动过速短阵发作,仅心动过速第 1 个心搏发生室内差传,其前有相关的 P′波(箭头所指)。(1)第 3 个 QRS 波群系房性期前收缩伴室内差传

　　②心动过速合并持续性室内差传(蝉联现象),所有的心动过速心搏均呈宽大畸形,在心动过速第一个心搏之前常可找到相关的早期 P′波,在后继心搏中,P′波往往不易确定(图 11-18)。

(四)心房扑动

　　心房扑动合并室内差传可有以下两种表现:

　　①心房扑动房室传导 1∶1 合并室内差传,QRS 波群宽大畸形,酷似室性心动过速,心室率常＞200/min。按摩颈动脉窦抑制房室结传导,出现房室传导阻滞,可显示被掩盖的 F 波,揭示心律失常的真相(参见图 10-14)。

　　②心房扑动 1∶1 房室传导与 2∶1 房室传导或 2∶1 房室传导

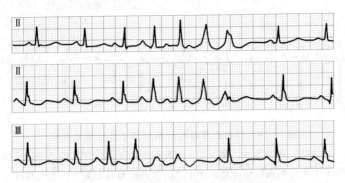

图 11-18   短阵性房性心动过速伴室内差传
　　3 图情况相似。下图（Ⅲ导联）开始 2 个窦性心搏室内传导
正常，其后出现短阵性房性心动过速，5 个异位 P′波连续出现，
P′-P′间期 0.36s，P′-R 间期逐搏延长，R-R 间期逐搏缩短（文氏
现象），第 5 个异位 P′波下传受阻。由于心率逐渐加快，室内差
传程度逐渐加重，房性心动过速第 1、2 个心搏呈不完全性
LBBB 型，第 3、4 个心搏呈完全性 LBBB 型

　　与 4：1 房室传导交替出现时，出现于短周期的心搏，因符合长-短周
期顺序而呈室内差传（图 11-19）。

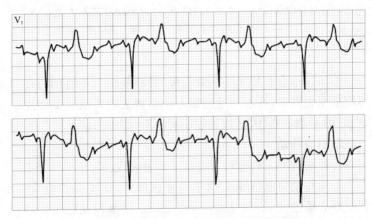

图 11-19   心房扑动 2：1 与 4：1 房室传导，短周期心搏呈室内差传
　　"P"波呈双向，频率相当于 280/min，考虑为心房扑动。房室传导
2：1 与 4：1 交替出现，出现于 2：1 房室传导的心搏因长-短周期而
呈室内差传

(五)心房纤颤

心房纤颤合并室内差传有以下两种表现：

①符合长-短周期的心搏出现室内差传,多呈 RBBB 型,长/短周期比值愈大,QRS 波群畸形愈明显。心房纤颤合并室内差传应与合并室性期前收缩相鉴别,因前者往往反映洋地黄量不足,而后者往往反映洋地黄过量(图 11-20～图 11-22)。两者的鉴别见表 11-1。

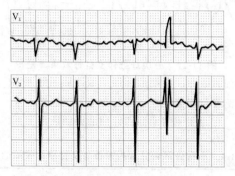

图 11-20　心房纤颤伴室内差传

基础心律为心房颤动,第 4 个 QRS
波群出现于长-短周期,呈室内差传

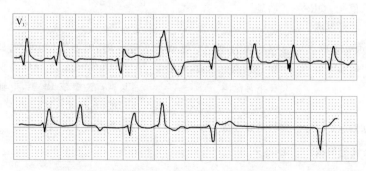

图 11-21　心房纤颤伴室内差传(V₁ 导联连续描记)

基础心律为心房颤动,大部分 QRS 波群呈 RBBB 型。第 4、10、12 个 QRS 波群出现于长-短周期,畸形更加明显;最后一个心搏出现于长周期之后,室内传导转为正常

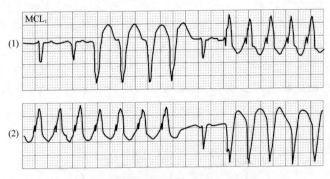

图 11-22 心房纤颤伴交替性双束支差传

基础心律为心房颤动,(1)$R_3 \sim R_6$ 呈 LBBB 型,$R_8 \sim R_{12}$ 呈 RBBB 型,中间间隔一次正常传导心搏;(2)$R_1 \sim R_7$ 呈 RBBB 型,经过一次正常传导心搏转为 LBBB 型

表 11-1 心房纤颤合并室内差传与室性期前收缩的鉴别

	心房纤颤合并室内差传	心房纤颤合并室性期前收缩
偶联间期	不定,多出现于长-短周期	多呈固定
长/短周期比值对 QRS 波形影响	比值愈大,QRS 波畸形愈明显	比值大小与 QRS 波畸形无关
QRS 波形及电轴	多呈 RBBB 型,V_1 导联出现 rSR' 型三相波,电轴多在正常范围	可呈 RBBB 型或 LBBB 型,如呈 RBBB 型,V_1 导联出现 R 型、qR 型或 Rr' 型,电轴可能位于"无人区"
QRS 起始向量	多与基础心搏一致	与基础心搏不一致
类代偿间歇	无	多有
二三联律	常无	常有

②心房纤颤 R-R 间期长短不一,凡短于临界心率的 R-R 间期出现室内差传,而长于临界心率的 R-R 间期室内传导正常。

(六)阵发性室上性心动过速合并室内差传

室上性心动过速合并室内差传最易与室性心动过速相混淆,两者的鉴别是体表心电图难点之一。室上性心动过速合并室内差传发生的概率很低,约为室性心动过速的 1/10。基层医院医生常将室性心动过速误诊为室上性心动过速合并室内差传,甚至发生误治,造成严重后果。见到宽 QRS 心动过速,应多考虑室性心动过速,少考虑室上性心动过速合并室内差传,除非 QRS 波群呈典型的束支分支阻滞图形。经验证明,将室性心动过速误诊为室上性心动过速产生的后果远比将室上性心动过速误诊为室性心动过速的后果严重。因为将室性心动过速误诊为室上性心动过速,常采用维拉帕米、腺苷、洋地黄等,这些药物可能降低室性心动过速患者血压,甚至诱发室颤。笔者认为,诊断室上性心动过速合并室内差传,必须有充分的根据。例如,QRS 波形呈 RBBB 型时,V_1 导联应该出现 rSR' 型三相波,V_5、V_6 导联最好也出现 qRs 三相波。

如图 11-23,(1)图、(2)图描记自 2 例不同患者。(1)图 MCL_1 呈典型的 rSR' 型三相波(MCL_6 未刊出),(2)图 MCL_1 三相波不够典型,但 MCL_6 呈 qRs 三相波。如果患者心电图出现(1)图的 MCL_1 加(2)图的 MCL_6,则室上性心动过速合并室内差传的诊断正确率几乎可达 100%。

各种阵发性室上性心动过速均可合并室内差传,阵发性房性心动过速合并室内差传前已述及。电生理检查资料表明,房室折返性心动过速(AVRT)合并室内差传最为多见。这是因为旁路传导速度快,由旁路逆传的激动很快又沿正常房室传导途径下传至心室,束支系统很可能处于不应期,因而发生室内差传。AVRT 合并室内差传具有以下心电图特点:

①心动过速的 QRS 波群可呈 RBBB 型,也可呈 LBBB 型。

②心动过速合并室内差传之后可能出现心率减慢,这是因为旁路与功能性束支阻滞同侧,因而激动经对侧束支下传,穿过室间隔传至束支阻滞侧心室,再由旁路逆传,折返环圈加大,故心率减慢(参见图 16-11)。此即 Coumel 定律。

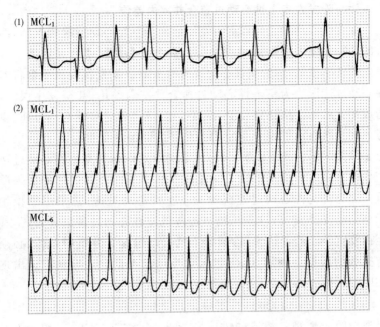

图 11-23　阵发性室上性心动过速合并室内差传

（引自参考文献 9）

③常可出现 QRS 电交替。

（七）频率依赖性束支传导阻滞

　　室内差传属于频率依赖性束支传导阻滞的范畴,此处所谓的频率依赖性束支传导阻滞是指心率稍增速或减慢时即出现束支传导阻滞图形,只有心率在一个适中的范围内传导才转为正常（图 11-24,图 11-25）。

　　频率依赖性束支阻滞心电图往往具有这样的特点,发生束支阻滞（加速期）的临界心率快于束支阻滞消失（减速期）的临界心率。如图 11-24,窦性心律 R-R 间期 100（相当于 60/min）,室内传导正常,当 R-R 间期缩短至 91 时出现左束支阻滞图形,R-R 间期逐渐延长,当其延长至 100（相当于束支阻滞前的心率）时,束支阻滞持续存在,直至 R-R 间期延长至 108 时,室内传导才恢复正常。对此种现

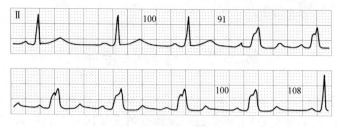

图 11-24　频率依赖性束支传导阻滞

图中的数字均以 1/100s 为单位

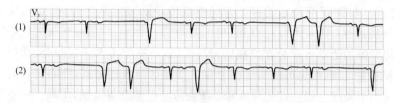

图 11-25　心动过速和心率减慢依赖性束支传导阻滞

(1)第 7 个 QRS 波群,(2)第 3、5 个 QRS 波群呈 LBBB 型,其前有相关的提早出现的 P′波,故系房性期前收缩伴室内差传,属于心动过速依赖性束支传导阻滞。(1)第 3、6 个 QRS 波群,(2)第 2、9 个 QRS 波群为交接性逸搏,也呈 LBBB 型,说明其为心率减慢依赖性束支传导阻滞。其他心搏心率适中,故室内传导正常

象有两种可能的解释:①当心率逐渐加速时,不应期逐渐缩短,而当心率逐渐减慢时,不应期又逐渐延长。故发生频率依赖性束支阻滞时的临界心率必然较快,而恢复正常室内传导时的心率,必然慢于原来的临界心率。②更可能的机制是由于激动的穿隔逆传(参见图 11-14)。当心率逐渐增速,心动周期短于右束支不应期时,激动抵达心室沿左束支下传后,又可穿隔逆传至右束支,右束支除极较晚,复极延缓,不应期随之滞后。激动沿左束支下传穿隔逆传至右束支的时间约为 0.06s,故右束支不应期比左束支延迟 0.06s。图 11-24 激动沿右束支下传,穿隔逆传至左束支,故左束支的不应期比右束支延迟 0.06s。因此,要恢复正常室内传导,减速过程中的心动周期必须比加速过程的临界心动周期延长 0.06s 以上

(图 11-24 延长 0.08s)。

第三节　隐匿性传导

隐匿性传导是一种不完全性传导,激动未能通过交接区逆传至心房或下传至心室,但通过一定深度的交接区组织,使其产生新的不应期,影响后继激动传导,或释放交接区起搏点激动,使交接区性周期后移。隐匿性传导虽无直接表现,但可从其对后继心搏的影响,间接推测它的存在。隐匿性传导既可能是生理性,也可能为病理性,对人体可能有利,也可能有害。例如,隐匿性传导可使心房纤颤的激动大部分在交接区传导受阻,心室率不至于过快,从而减轻心室负担;但也可能由于反复发生交接区隐匿性夺获,使心脏长时间陷于停搏。隐匿性传导可使心律失常心电图变得复杂,出现一些不易解释的传导异常现象。见到不易解释的传导阻滞、传导时间延长、规则的交接性周期、室性逸搏周期突然延长等,均应想到隐匿性传导夺获的可能。

一、发生机制

隐匿性传导的发生机制很可能也与递减性传导有关。由于激动出现过早,当其抵达交接区时,正处于动作电位 3 相相对不应期较早期,此时虽可发生除极,但 0 相上升速度较慢,振幅较低,传导能力差,在传导过程中,传导能力一再发生衰减,最后传导停止,因而激动既不能逆传至心房,也不能下传至心室,但在传导过程中产生新的不应期或超常期,故对后继心搏的传导发生不同的影响。

二、心电图表现

(一)使后继心搏发生传导阻滞

1. 期前收缩　期前收缩常可在交接区产生隐匿性传导,影响后继心搏传导。

（1）室性期前收缩隐匿性逆传至交接区影响窦性激动下传：在室性期前收缩的 ST 段或 T 波之上常可见到按规律出现的窦性 P 波，其后不继之以 QRS 波群。这是因为室性激动逆传至交接区产生新的不应期，因而影响窦性激动下传（图 11-26）。

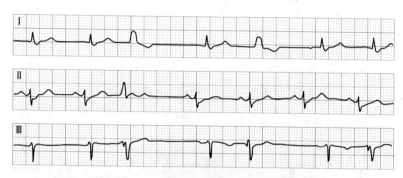

图 11-26　室性期前收缩隐匿性交接区传导

基础心律为窦性，Ⅰ 导联第 3、5 个 QRS 波群，Ⅱ 导联第 3 个 QRS 波群，Ⅲ 导联第 3、5、7 个 QRS 波群为室性期前收缩，代偿间歇完全，反映室性期前收缩逆传至交接区与窦性 P 波发生干扰。Ⅱ 导联可见按规律出现的窦性 P 波，位于室性期前收缩 ST 段上

（2）间插性期前收缩之后窦性心搏 P-R 间期明显延长：间插性室性期前收缩或交接区性期前收缩之后窦性心搏 P-R 间期明显长于其他窦性心搏。这是因为期前收缩的激动逆传至交接区造成新的不应期，窦性激动传至交接区时，后者正处于相对不应期，因而房室传导时间延长（图 11-27）。

（3）两个房性期前收缩连续下传受阻：两个房性期前收缩连续出现，第一个房性期前收缩下传受阻，可能由于其出现过早，落入交接区的有效不应期，第二个房性期前收缩下传受阻，则可能由于第一个房性期前收缩在交接区产生隐匿性传导所致（图 11-28）。

（4）隐匿性交接区性期前收缩：隐匿性交接区性期前收缩既未能逆传至心房产生 P⁻ 波，也未能下传至心室产生 QRS 波群，但激动通过一定深度的交接区组织，产生新的不应期，使后继窦性激动

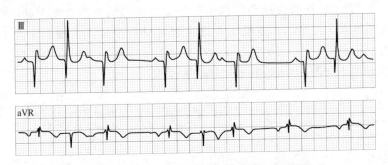

图 11-27   间插性室性期前收缩伴交接区隐匿性传导

间插性室性期前收缩频繁出现,其后窦性心搏 P-R 间期明显延长

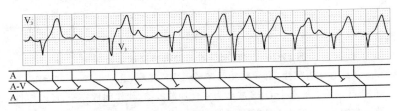

图 11-28   房性心动过速伴隐匿性传导

P′波为异位性,频率 143/min,为房性心动过速。第 2、5 个 P′波在交接区产生隐匿性传导,引起第 3、6 个 P′波下传受阻,第 3、6、8、13 个 P′波在交接区产生隐匿性传导,引起其后继的 P′波房室传导时间延长

房室传导时间延长或下传受阻;有时 P-R 间期延长与 P 波下传受阻连续发生,酷似二度Ⅰ型房室传导阻滞;也有时仅 P 波反复下传受阻,酷似二度Ⅱ型房室传导阻滞。提示隐匿性交接性期前收缩的线索是:突然而无原因的 P-R 间期延长、P 波下传受阻,同一导联中出现Ⅰ型和Ⅱ型二度房室传导阻滞,但是,必须在同一份心电图内出现显性交接性期前收缩,而且引起了类似的对房室传导的影响,诊断才能成立(图 11-29)。

2. **心房纤颤和心房扑动**

(1)心房纤颤:心房纤颤时心房激动进入交接区的深度不同,隐匿性传导程度不同,对后继心搏的影响也不同,有些心搏传导时间延长,有些心搏传导受阻,故引起心室率减慢和心室律绝对不整。

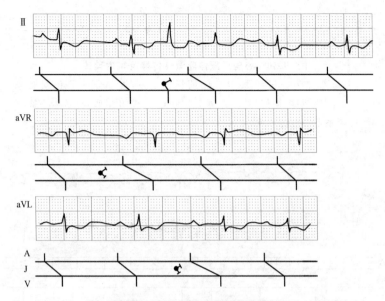

图 11-29　隐匿性交接性期前收缩

　　基础心律为窦性,所有的心搏 P-R 间期均呈延长(0.28s),为一度
房室传导阻滞。Ⅱ导联第 3 个 QRS 波群为交接性期前收缩,其后继心
搏 P-R 间期延长至 0.40s,aVR 导联第 2 个心搏及 aVL 导联第 3 个心
搏 P-R 间期均延长至 0.40s 以上,其前 R-R 间期较长,与Ⅱ导联包含交
接性期前收缩的 R-R 间期一致,推测其内有隐匿性交接性期前收缩

　　此外,室性期前收缩后出现类代偿间歇,也是由于室性期前收缩隐
匿性传至交接区,影响心房激动下传,故产生较长的 R-R 间期(图
11-30)。

　　(2)心房扑动:心房扑动时 F-R 间期长短交替出现,心房扑动
2∶1 与 4∶1 房室传导交替出现,均与心房激动在交接区产生隐匿
性传导有关(图 11-31)。

　　3. 房室传导阻滞　房室传导阻滞经常合并隐匿性传导。例
如,房室传导的比数常为偶数,4∶1 房室传导阻滞很可能是2∶1
房室传导阻滞合并隐匿性传导所致。不典型的文氏现象也可能

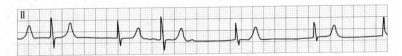

图 11-30   心房纤颤伴隐匿性传导及室内差传

基础心律为心房纤颤，R-R 间期长短不一，大部分的 R-R 间期＞1.20s，考虑系隐匿性传导所致，第 1、3 个 QRS 波群相似，与基本心搏稍异，可能系室内差传

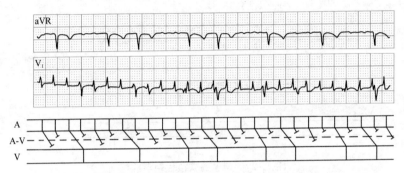

图 11-31   心房扑动伴 2：1 与 4：1 房室传导

F 波在 aVR 导联呈双向波，在 V_1 导联呈正向波，高而尖，频率 280/min。房室传导有时为 2：1，有时为 4：1。4：1 房室传导与隐匿性传导有关

是隐匿性传导造成的，例如，文氏周期以 2 个 P 波连续下传受阻结束一个周期，或文氏周期第一个心搏 P-R 间期明显延长，均可能由于前一个文氏周期最后一个 P 波在交接区产生隐匿性传导所致。

(二)使后继心搏延迟发生

窦性激动或心房激动在交接区隐匿性释放起搏点的激动，重建交接性周期，可使交接性逸搏延迟发生，出现长 R-R 间期(图 11-32)。

1. 规则的交接性心律出现长 R-R 间期   在规则的交接区性心律中突然出现长 R-R 间期，可能由于其前的窦性激动在交接区产生隐匿性夺获，致使交接性周期后移(图 11-33)。

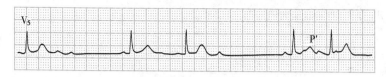

图 11-32　房性期前收缩伴隐匿性传导和夺获

　　基础心律为窦性,房性期前收缩频繁出现,有时 2 个连发,有时 3 个连发。第 1 个房性期前收缩在交接区产生隐匿性传导,引起第 2 个房性期前收缩下传受阻;第 6 个房性期前收缩(P′)在交接区产生隐匿性传导,引起第 7 个房性期前收缩 P′-R 间期延长,R₁-R₂ 和 R₃-R₄ 间期长达 1.80s,在此期间内未出现交接性逸搏,考虑是由于 R₂ 和 R₄ 之前的房性期前收缩在交接区产生隐匿性夺获,致使交接性周期后移

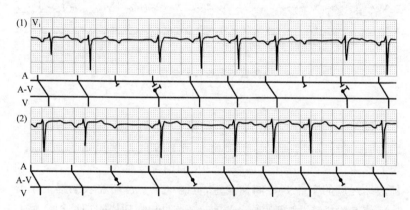

图 11-33　隐匿性夺获引起交接性周期延长

　　基础心律为窦性,出现二度房室传导阻滞。QRS 脱漏前 P-R 间期不逐搏延长,提示其为 Ⅱ 型房室传导阻滞。(1)第 3、7 个 QRS 波群为交接性逸搏,逸搏周期为 1.34s;(2)R₂-R₃、R₃-R₄ 和 R₆-R₇ 长达 1.40s,在此期间未出现逸搏,考虑是由于第 3、5、9 个 P 波在交接区产生隐匿性夺获所致

　　2. 心房纤颤出现长 R-R 间期　心房纤颤时突然出现长 R-R 间期,或合并二度房室传导阻滞时出现长于交接性逸搏周期的长 R-R 间期,均可能由于心房激动在交接区产生隐匿性夺获,因而重建交接性周期。

　　3. 房室传导阻滞时由于窦性激动反复在交接区产生隐匿性夺获,使交接性逸搏延迟发生,因而出现室性逸搏,若室性逸搏不能出

现,可能产生心室停搏(图 11-34)。

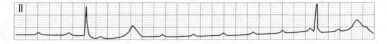

图 11-34　交接区隐匿性夺获引起长时间的室性停搏

(三)使后继心搏传导改善

交接性期前收缩、室性期前收缩进入交接区或束支内,由于提前除极产生的"剥脱作用"(见第六节)可使传导改善(图 11-35)。

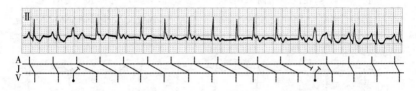

图 11-35　交接区隐匿性传导使传导延迟与改善
(引自参考文献 5)

图 11-35 开始 2 个心搏 P-R 间期正常,第一个室性期前收缩之后,由于逆行隐匿性传导,使窦性心搏 P-R 间期明显延长。此后 8 个心搏由于 R-P 间期缩短,致使 P-R 间期持续延长。第二个室性期前收缩之后的窦性 P-R 间期缩短,可能由于室性期前收缩提前至交接区使其除极产生"剥脱作用",使不应期提早,P-R 间期缩短。另一可能机制为第一个室性期前收缩阻滞了快径路,致使其后窦性心搏沿慢径路前传,故 P-R 间期延长,第二个室性期前收缩阻滞了慢径路,致使其后的窦性心搏沿快径路前传故 P-R 间期缩短。

第四节　干扰与房室分离

一、干　扰

干扰有两种涵义,一种情况是传导系统某个部位发生除极后,对同一方向接踵而来的激动不再发生反应或反应迟缓；另一种情况是2个起搏点发出的激动共同进入心房或心室，各自使一部分心肌除极，从而阻止对方的激动进入已除极部分心肌。前一种情况主要发生于交接区；后一种情况既可发生于交接区，也可发生于心房或心室。

（一）房内干扰-房性融合波

房性期前收缩、房性并行心律或非阵发性房性心动过速的激动，可与窦性的激动共同使心房除极形成房性融合波，其心电图表现如下：

①心电图上出现3种P波，即纯异位P′波、纯窦性P波和介于两者之间的房性融合波。由于窦性激动和房性异位激动使心房除极范围不同，房性融合波的形态也不相同，可偏向于窦性P波或偏向于房性异位P′波。

②房性融合波与前一个P波的间距大体上与窦性P-P间期相等（图11-36）。

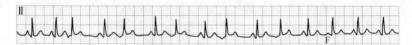

图11-36 房性并行心律、房性融合波

第3、5、7、9、11个P波均提早出现，呈逆传型，P′-R间期＞0.12s，偶联间期不等，但异搏间距相等，提示其为房性并行心律。第13个P波（F）形态介乎窦性P波与异位P′波之间，为房性融合波

（二）交接区干扰

1. **房性期前收缩P-R间期延长或下传受阻** 房性期前收缩若发生过早，交接区组织尚处于上次激动所造成的不应期，若处于相对不应期，表现为房性期前收缩P-R间期延长；若处于有效不应期，房性期前收缩下传受阻。

2. **窦性激动与交接性搏动发生干扰** 有时在交接性搏动之前或其ST-T波段上出现窦性P波，窦性P波与交接性QRS波群无关，反映窦性激动与交接性激动在交接区发生干扰。

3. 窦性激动与室性期前收缩发生干扰　室性期前收缩常可隐匿性逆传至交接区,造成新的不应期,影响窦性激动的传导,前已述及。有时,室性期前收缩呈二联律,室性激动反复逆传至交接区,造成新的不应期,窦性 P 波下传的 P-R 间期逐渐延长,R-P 间期逐渐缩短,最后窦性 P 波落入交接区有效不应期内而受到阻滞。经过一次"休息"后,交接区恢复正常传导能力,P-R 间期恢复正常(图11-37)。

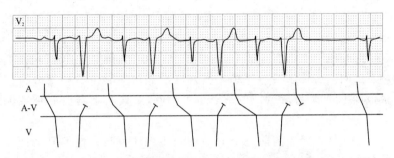

图 11-37　室性期前收缩引起的交接区干扰现象

基础心律为窦性,室性期前收缩呈二联律,室性期前收缩之后的窦性心搏 P-R 间期逐渐延长,第 5 个窦性 P 波在交接区受到阻滞,第 6 个窦性 P 波 P-R 间期恢复正常

4. 心房扑动伴 2∶1 房室传导　反映交接区生理性干扰,而非病理性传导阻滞。

(三)室内干扰

室内干扰主要表现为室内差传和室性融合波,室内差传前已讨论,此处介绍室性融合波。室性逸搏心律、加速的室性自主心律和阵发性室性心动过速时,如时机适宜,窦性激动可进入心室,与室性异位激动共同使心室除极,形成室性融合波,室性融合波是确诊室性心动过速的确证。其心电图表现如下:

①心电图上出现 3 种 QRS 波群,即纯窦性 QRS 波群、纯室性异位 QRS 波群和介乎两者之间的室性融合波(图 11-38)。

②由于窦性激动和室性异位激动控制心室范围不同,室性融合

波的形态可偏向于室性异位 QRS 波群或偏向于窦性 QRS 波群(图
11-39)。

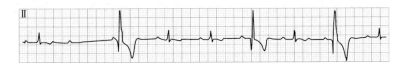

图 11-38　二度房室传导阻滞,室性期前收缩及室性逸搏,交接区干扰现象

基础心律为窦性。第 2 个窦性 P 波未获下传,其前窦性心搏 P-R 间期明显长于其他窦性心搏,反映有二度 I 型房室传导阻滞。第 2 个 QRS 波群宽大畸形、延迟出现,为室性逸搏,第 7 个 QRS 波群宽大畸形,提早出现,为室性期前收缩,其前均有窦性 P 波,但 P-R 间期明显短于其他心搏,反映室性异位心搏逆传至交接区,与窦性 P 波发生干扰。第 5 个 QRS 波群形态介乎窦性心搏与室性异位心搏之间,P-R 间期略短,为室性融合波

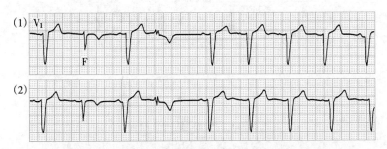

图 11-39　窦性心律与室性并行心律形成的室性融合波

基础心律为窦性心律,呈左束支传导阻滞图形。(1)、(2)第 4 个 QRS 波群为室性并行心律,呈右束支传导阻滞图形,第 2 个 QRS 波群 (F)为窦性心律与室性并行心律形成的室性融合波

③室性融合波的起始向量可能与窦性心搏一致,也可能与室性异位心搏一致,这取决于窦性激动还是室性异位激动先使心室除极,如果窦性激动先使心室除极,则室性融合波的起始向量与窦性心搏一致,P-R 间期也与窦性心搏一致;如果室性异位激动先使心室

除极,则室性融合波的起始向量与室性异位心搏一致,P-R 间期短于窦性心搏,但 P-R 间期缩短的时间不会>0.06s,因为激动从心室最周边部位抵达房室交接区的时间为 0.06s。

④室性融合波的 QRS 时间一般超过窦性心搏,根据上述的理由,不会超过窦性心搏 0.06s。

⑤原有束支传导阻滞者起源于束支阻滞侧心室的异位心搏,可能与经对侧束支下传的窦性激动共同使心室除极,双侧心室同步除极,故形成的室性融合波时间、形态正常(图 11-40),被称为"奇特"的室性融合波。

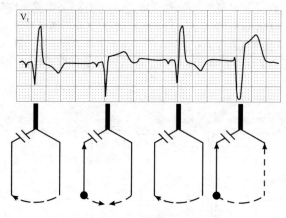

图 11-40 "奇特"的室性融合波

第 1、3 个心搏为窦性心搏,呈 RBBB 型;第 2 个心搏为起源于右室的异位心搏与经左束支下传的窦性激动共同使心室除极,其形成的室性融合波时间、形态正常,第 4 个心搏为起源于右心室的期前收缩,呈 LBBB 型(引自:Marriot HJL.Pearls&Pitfalls in Electrocardiography,1990)

⑥左右心室起搏点共同控制心室时,形成的室性融合波 QRS 时间趋向于正常。图 11-41 为室性逸搏心律形成的室性融合波。开始第一个心搏为起源于左心室的室性逸搏(RBBB 型),最后两个心搏为起源于右心室的室性逸搏(LBBB 型),中间两个心搏为左右心

室共同使心室除极形成的室性融合波,QRS 时间正常,但仍保留 ST-T 改变。比较本图与图 11-22 房颤伴交替性束支差传,该图由 RBBB 型转为 LBBB 型中间仅经过一次正常心搏,而本图中间经过 2 个心搏(室性融合波),才会由一侧心室起搏图形转为另一侧心室起搏图形。

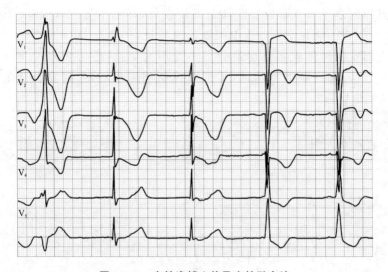

图 11-41　室性逸搏心律及室性融合波

二、房室分离(脱节)

　　房室分离是指心房、心室分别由不同的起搏点所控制,P 波与 QRS 波群无固定时间关系。房室分离时,时机适宜的窦性激动可下传夺获心室。伴有心室夺获的房室分离称为不完全性房室分离;而不伴有心室夺获的房室分离则称为完全性房室分离。完全性房室分离比较少见,如心电图描记够长,一般均可记录到心室夺获。

　　房室分离的发生机制有以下 3 种:①窦性频率过慢,因而出现交接性逸搏心律形成房室分离;②次级起搏点频率加快,与窦性频率相近或超过窦性频率,阻碍窦性激动控制心室;③房室传导阻滞,窦性激动在交接区受阻,因而心室在交接性或室性逸搏起搏点控制之下。下面主要介绍前两种机制引起的房室分离。

(一)窦性心动过缓与交接性逸搏心律形成房室分离

当窦性频率明显缓慢时,交接区起搏点可发出逸搏形成逸搏心律,此时窦性激动只能控制心房,而心室在交接区逸搏起搏点控制之下。P波为窦性,P-P间期较长,可稍不匀齐,QRS波群为室上性,R-R间期与P-P间期比较接近,P波与QRS波群之间无固定的时间关系。房室分离多为不完全性,常可出现心室夺获,有时窦性频率稍增速,可同时控制心房与心室,房室分离消失(图11-42)。

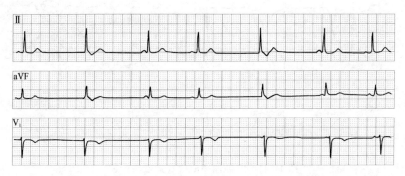

图11-42　窦性心动过缓与交接性逸搏心律形成房室分离(Ⅱ、aVF、V₁导联同步描记)

基础心律为窦性,缓慢而不匀齐。第1、4、7个心搏为窦性心搏。第3、6个心搏为交接性逸搏,其前有窦性P波,但P-R间期极短,反映房室分离,第2、5个心搏也为交接性逸搏,其后有逆传型P⁻波,反映交接性激动同时控制心房和心室

(二)窦性心律与非阵发性交接性心动过速形成房室分离

P波为窦性,QRS波群为室上性,P-P间期和R-R间期均呈匀齐,心房率一般慢于心室率或与其接近,P波与QRS波群无固定时间关系。窦性激动有时可下传夺获心室,心室夺获QRS波群提早出现,其前有窦性P波,P-R间期>0.12s(图11-43)。

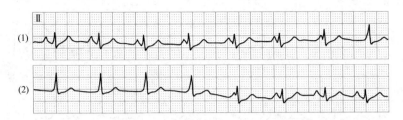

图 11-43 窦性心律与非阵发性交接性心动过速形成的房室分离
（Ⅱ导联连续描记）

（1）开始两个心搏为窦性心搏,自第 3 个心搏开始,窦性 P 波与交接性 QRS 波群（频率稍快于窦性 P 波）形成房室分离;（2）最后 2 个心搏窦性频率稍增速,又重新夺获心室。交接性频率 77/min,符合非阵发性交接性心动过速

有时,窦性心律的频率与相对较快的交接性心律的频率可逐渐接近而达到完全相等,形成"钩拢"现象,P 波埋没于 QRS 波群中,相互重叠,也可能 P 波位于 QRS 起始部分或终末部分,固定不变（参见第九节）。

（三）窦性心律与室性心动过速形成房室分离

P 波为窦性,QRS 波群呈宽大畸形,两者无固定时间关系。P 波的频率一般在正常范围,心室率可能在正常范围,也可能＞100/min,当心室率＞150/min 时,P 波不容易辨认。P 波常位于心室周期不同部位,仔细观察,在 QRS 波群起始部分,终末部分或 ST-T 波段上可能发现窦性 P 波。房室分离几乎可以做为诊断室性心动过速的确证。见到宽 QRS 心动过速,应认真观察,仔细搜索 P 波,并注意其与 QRS 波群有无传导关系。图 11-44（1）图 QRS 宽大畸形（RBBB 型）,心室率 187/min,P 波难以辨认;（2）图服用奎尼丁后,心室率减慢至 157/min,QRS 波群呈 rR 型,P 波隐约可见（用星标记指示）。P 波有时位于 QRS 起始部位,有时位于 ST 段上,有时与 T 波相重叠,呈房室分离;（3）图心室率减慢至 130/min,出现心室夺获（C）和室性融合波（F）。

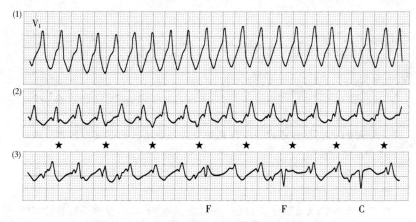

图 11-44　室速伴房室分离、心室夺获和室性融合波

（引自参考文献 5）

第五节　折返激动

　　折返激动的概念已在第十章介绍过,此处重点讨论交接区折返激动引起的心律失常。

一、临床常见的折返性心律失常

(一)窦房结内折返

　　窦房结内折返可引起窦性期前收缩(回波)、窦房结折返性心动过速。

(二)心房内折返

　　心房内折返可引起房性期前收缩、房内折返性心动过速。

(三)交接区折返

　　交接区折返可引起反复心搏(回波)、房室结折返性心动过速。

(四)心室内折返

　　心室内折返可引起室性期前收缩、室性心动过速。

二、反 复 心 搏

　　交接区折返可以引起单发的反复心搏,如连续发生,则可形成房室结折返性心动过速,反复心搏是指心房或心室由同一个激动激发 2 次。反复心搏的发生必须通过交接区,交接区存在着 2 条应激性不同的径路和足够长的折返时间,是产生反复心搏的必要条件。反复心搏由于激动起源不同,可分为以下 3 型(图 11-45)。

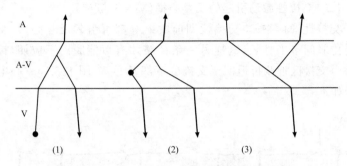

图 11-45　各种不同起源的反复心搏梯形图
　　(1)起源于心室的反复心搏;(2)起源于交接区的反复心搏;
　　(3)起源于心房的反复心搏

(一)心房激动引起的反复心搏(A-V-A 顺序)

　　窦性激动、房性期前收缩 P-R 间期延长都可能引起反复心搏。一条径路下传时间延长,另一条径路才有可能脱离不应期,接受激动由交接区远侧折返回至交接区近侧及心房(图 11-46)。心电图表现如下:

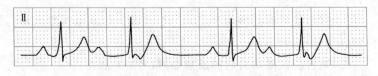

图 11-46　心房激动引起的反复心搏
　　第 2、4 个心搏 P-R 间期明显延长,其后出现倒置的 P⁻ 波,为反复心搏(参见图 11-40)

①出现 P-QRS-P⁻ 顺序。第 1 个 P 波为窦性 P 波或房性异位 P′波,第 2 个 P 波为逆传型 P⁻ 波,两个 P 波之间的 QRS 波群为室上性,也可因室内差传而呈宽大畸形。

②第 1 个 P 波房室传导时间多半延长,P-R 间期长于基础心律的 P-R 间期。

③第 2 个 P 波与其前 QRS 波群的间距(R-P⁻ 间期)较短,有时逆传型 P⁻ 波位于 ST-T 波段上,应注意辨认。

(二)交接性激动引起的反复心搏(V-A-V 顺序)

交接性逸搏心律、交接性期前收缩等都可引起反复心搏,交接区逆传时间多半延长,这样另一条径路才有可能脱离不应期,接受激动由交接区近侧折返回至交接区下部及心室(图 11-47)。心电图表现如下:

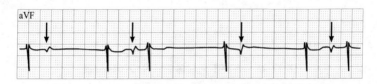

图 11-47 交接性心律引起的反复心搏

QRS 波群为室上性,P 波为逆传型,位于 QRS 波群之后,R-P⁻ 间期均呈延长。第 2、5 个心搏 R-P⁻ 间期最长,因而激动有可能从交接区近侧折返下传至心室产生反复心搏(参见图 11-40)

①出现 QRS-P⁻-QRS 顺序。第 1 个 QRS 波群起源于交接区,为室上性,P⁻ 波为逆传型,第 2 个 QRS 波群也为室上性,可因室内差传而呈宽大畸形。

②交接区逆传时间多半延长,R-P⁻ 间期>0.20s,两个 QRS 波群之间的间距一般不>0.50s。

(三)室性异位激动引起的反复心搏(V-A-V 顺序)

室性逸搏心律、室性期前收缩、室性心动过速都可引起反复心搏。室房逆传时间多半延长,其机制如同交接性激动引起的反复心搏(图 11-48)。心电图表现如下:

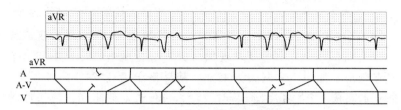

图 11-48　室性期前收缩引起的反复心搏

基础心律为窦性,第 2、3、5、7、8 个 QRS 波群为室性期前收缩;第 3、8
个 QRS 波群(第 2、5 个室性期前收缩)R-P⁻ 间期明显延长,其后继的
QRS 波群时间、形态正常,为反复心搏;第 5 个 QRS 波群(第 3 个室性期
前收缩)也逆传至心房,但 R-P⁻ 间期较短,故未产生反复心搏

①出现 QRS-P⁻-QRS 顺序。第 1 个 QRS 波群为室性异位心
搏,呈宽大畸形,P⁻ 波为逆传型(有时缺如,为干扰的窦性 P 波所
取代),第 2 个 QRS 波群为室上性,可因室内差传而呈宽大
畸形。

②室房逆传时间延长,R-P⁻ 间期＞0.24s。

③室性心动过速引起的反复心搏,当激动折返回至心室时,可
能与下一次的室性异位激动共同使心室除极,形成室性融合波。

第六节　意外传导现象

意外传导是指激动在一般情况下不会发生传导,却出乎意料
地发生了传导,或传导较一般的传导为快。意外传导多发生于心
脏受抑制时,可造成一些不易解释的心电图现象,常使初学者感到
困惑。

一、发 生 机 制

1. **超常传导现象**　一般认为超常传导期位于动作电位 3 相末、
4 相早期。此期膜电位负值相对较小,与阈电位之间距离近,兴奋性
较高,激动在此期比复极完全恢复后容易传导。

2. 韦金斯基(Wedensky)现象　当传导系统处于抑制状态时，受到一次强的刺激(如室性逸搏)后，传导可暂时改善，此种现象称为韦金斯基现象。韦金斯基现象可分为韦金斯基易化作用和韦金斯基效应。如图 11-49(1)为韦金斯基易化作用，刺激 1 位于阈下，不引起反应，当强刺激 M 引起反应后，可促进对侧阻滞区应激性增高，原来位于阈下的刺激 2 得以通过阻滞区。韦金斯基效应则指强刺激通过阻滞区后可使应激性暂时增高，使同侧接踵而来位于阈下的刺激得以通过阻滞区[图 11-49(2)]。

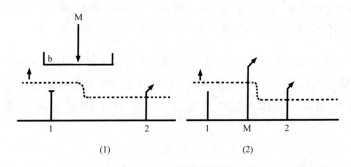

图 11-49　韦金斯基现象示意图
(1)韦金斯基易化作用；(2)韦金斯基效应

3. 裂隙现象(gap phenomenon)　许多类似超常传导的现象可用裂隙现象来解释，此种情况称为"伪超常传导"。传导裂隙现象是指近端传导速度延迟使本来在远端不能传导的激动得以意外地下传。常见的情况是在心动周期中某一时段发生的房性期前收缩不能下传至心室，室性激动也不能逆传至心房，而发生于此裂隙前后的激动却能下传或逆传。传导裂隙现象与分层阻滞有关。分层阻滞多发生于房室交接区。根据分层阻滞学说，房室传导通路中存在 2 个传导屏障区，近侧区不应期短但相对不应期长，易于发生传导延迟，称为近端延迟区；远侧区不应期长特别是有效不应期长，易于发生传导阻滞，称为远端阻滞区。较晚发生的激动，因脱离了近端及远端不应期，故得以通过；当激动稍提前时，落在近侧区的相对不应期，以稍慢的速度达到远端，落在后者的有效不应期内而受到阻滞;当激动更进一步提早时,落在近端相对不应期的更早期,以更慢的速度下传,到达远端区时,后者已脱离了有效不应期,故激动得以通过。

4."剥脱"(peeling)现象　在心脏传导受抑制的情况下,在房性期前收缩、室性期前收缩(或逸搏)之后,原来可能被阻滞的激动(室上性或室性)得以通过。其发生机制可能是由于房性期前收缩或室性期前收缩提早激动了房室交接区,复极提早,不应期也提早结束,故激动得以通过。房性期前收缩、室性期前收缩"剥脱"了房室交接区不应期屏障,故使激动传导改善。

二、心电图表现

1. **超常传导**　超常传导最多见于房室传导,也可见于室内传导,下举两例:

(1)高度房室传导阻滞伴超常传导:图 11-50 为一例高度房室传导阻滞,P-P 间期规整,除少数心室夺获外,R-R 间期亦称规整,绝大多数的 P 波与 QRS 波群无关。当 P 波出现于心动周期的早期(R-P 间期 0.16～0.22s),均可下传夺获心室;而晚于此期的 P 波(R-P 间期 0.24～0.48s)反而受到阻滞。推测该患者的超常传导期位于 R 波之后 0.16～0.22s(图 11-50,图 11-51)。

(2)室内传导的超常传导:图 11-52 为快频率依赖性束支传导阻滞。基础心律为窦性,P-P 间期 0.72s,相当于 83/min,P-R 间期 0.20s。绝大多数的 QRS 波群呈右束支阻滞型。(1)图 P_8、(2)图 P_2、P_9 均为房性期前收缩,其后继的 QRS 波群室内传导正常。(1)图 R_9 宽大畸形,为室性期前收缩,其后有较长的代偿间歇,R_{10} 室内传导正常;下图 R_9 之后有较长的代偿间歇,R_{10} 室内传导也正常。长间歇之后室内传导正常,反映右束支阻滞为快频率依赖性。房性期前收缩室内传导正常则反映室内超常传导。由于房性期前收缩的 P-R 间期延长,不能完全排除双束支传导一致延迟造成 QRS 波形正常化,但此种可能性甚小。

2. **韦金斯基现象**　韦金斯基现象在高度房室传导阻滞常可见

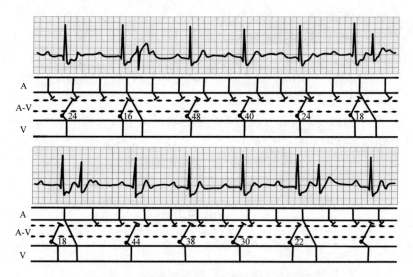

图 11-50 高度房室传导阻滞伴房室超常传导

图中的数字代表 R-P 间期,均以 1/100s 为单位

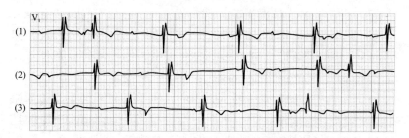

图 11-51 "完全性"房室传导阻滞伴房室超常传导

基础心律为窦性,P-P 间期 1.06～1.28s,相当于 47～57/min。QRS 波群呈右束支阻滞型,R-R 间期 1.82s,相当于 33/min。绝大多数的 P 波与 QRS 波群无关。(1)图中的 R_2、(2)图中的 R_5、(3)图中的 R_5 均为心室夺获,其 R-P 间期为 0.24～0.58s,而晚于此期出现的 P 波反而受到阻滞

到,为保护性机制,以免心脏长时间陷于停搏。图 11-53 为韦金斯基效应合并韦金斯基易化作用。基础心律为窦性。(1)图开始 7 个 P 波 P-P 间期进行性缩短,然后出现一长 P-P 间期,长 P-P 间期为房

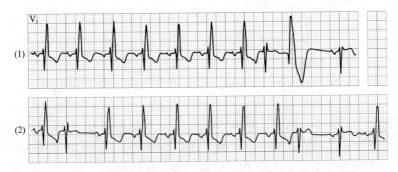

图 11-52　快频率依赖性束支阻滞,室内超常传导

性逸搏(倒置的 P 波)所阻断。(1)图 P_1 下传至心室,P-R 间期
0.22s,其后 3 个 P 波下传受阻,反映有高度房室传导阻滞。R_2 宽大
畸形,为室性逸搏,其后连续 3 个 P 波下传至心室,P-R 间期均为
0.22s,再后心房逸搏和窦性 P 波均下传受阻。(2)图 R_1 为交接性
逸搏,其后 3 个 P 波下传受阻,R_2 宽大畸形,为室性逸搏,其后 3
个 P 波连续获得下传。此种传导改善现象可用韦金斯基现象解
释。室性逸搏之后,窦性激动得以下传是由于韦金斯基易化作用,
而室性逸搏之后第 2、3 个窦性 P 波能获得下传,房室传导的维持
则依靠韦金斯基效应。

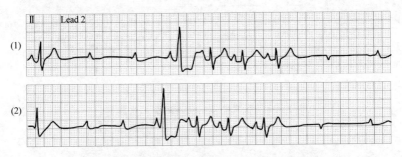

图 11-53　高度房室传导阻滞合并韦金斯基现象

(引自:Leo Schamroth.The Disorders of Cardiac Rhythm.1971)

3. 裂隙现象　裂隙现象最多见于房室传导。下举两例说明：

图 11-54 基础心律为窦性，频繁出现房性期前收缩。标记为 1、2、3 三类。房性期前收缩 1 R-P 间期 0.20s，因出现过早，下传受阻。房性期前收缩 2 R-P 间期 0.21～0.23s，以 P-R 间期 0.17s 下传至心室，QRS 波形正常。房性期前收缩 3 R-P 间期 0.24～0.26s，以 P-R 间期 0.12s 下传至心室，呈右束支阻滞型。R-P 间期 0.24～0.26s 的房性期前收缩 3 呈右束支阻滞型，而 R-P 间期更短的房性期前收缩 2 反而室内传导正常。这一似乎矛盾的现象可用裂隙现象或分层阻滞来解释。房性期前收缩 2 出现较早，房室交接区处于相对不应期较早期，传导较慢（P-R 间期 0.17s），当其抵达心室时，束支系统脱离了不应期，故室内传导正常。房性期前收缩 3 出现稍晚，房室交接区处于相对不应期较晚期，传导较快（P-R 间期 0.12s），当其抵达心室时，右束支处于不应期，故呈右束支阻滞型。

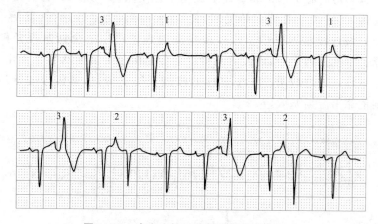

图 11-54　房室交接区传导的裂隙现象(一)

(引自：Fisch C. Electrocardiography of Arrhythmias. 1990)

图 11-55 基础心律为窦性，P-P 间期 1.20s，相当于 50/min，QRS 波群为交接性，R-R 间期为 1.04s，相当于 57/min，P 波与 QRS 波群无固定时间关系，呈房室分离。当 R-P 间期为 0.20s，P 波下传

受阻;当 R-P 间期 0.36s 时,P 波下传心室,P-R 间期 0.14s,QRS 波
形正常;当 R-P 间期 0.26s,P 波下传心室,P-R 间期 0.22s,呈右束
支阻滞型;当 R-P 间期 0.21s 时,P 波也可下传心室,P-R 间期
0.30s 室内传导正常。R-P 间期 0.21s 的 P 波下传心室,QRS 波形
正常,而 R-P 间期 0.26s 的 P 波下传心室,呈右束支阻滞型。这一
似乎矛盾的现象也可用裂隙现象或分层阻滞现象来解释。当 R-P
间期 0.21s 时,房室交接区处于相对不应期较早期,房室传导较慢
(P-R 间期 0.30s),当其抵达心室时,束支系统脱离不应期,故室内
传导正常。而当 R-P 间期 0.26s 时,房室交接区处于相对不应期稍
晚期,房室传导稍慢(P-R 间期 0.22s),当其抵达心室时,右束支尚
未脱离不应期,故呈右束支阻滞型。决定室内传导是否正常的关键
是 R-R 间期,而不是 R-P 间期。

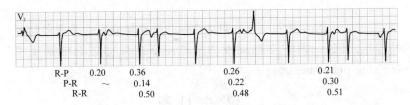

图 11-55　房室交接区传导的裂隙现象(二)

4."剥脱"现象　"剥脱"现象多见于房室传导。下举一例说明。

图 11-56 为阵发性房室传导阻滞伴有"剥脱"现象。基础心
律为窦性。(1)图 P-P 间期 0.64s,每一个 P 波均可下传心室;
(2)图 P-P 间期缩短至 0.52s,出现房室传导阻滞和室性逸搏心
律。当窦性 P 波距室性逸搏 0.64s 时可下传心室,如(2)图的
R_4、R_6、R_8 和 R_{10};(3)图 P-P 间期延长至 0.62s,房室传导恢复正
常。(2)图室性逸搏之后 0.64s 处的 P 波均可下传心室,很可能
是由于室性逸搏逆传至交接区上部,使其提早除极和复极,不应
期因而提早结束,"剥脱"了不应性屏障,使其后的 P 波得以下
传。另一可能的机制为,下传的 P 波均落于房室交接区的超常
期,故得以下传。

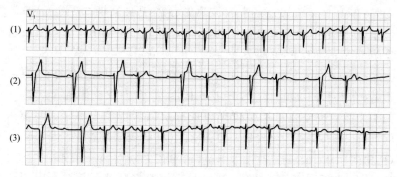

图 11-56   阵发性房室传导阻滞合并"剥脱"现象(V₁导联连续描记)

第七节 蝉 联 现 象

1973 年 Rosenbaum 首先对束支间连续跨间隔发生的逆向隐匿性传导、引起一侧束支持续性功能性阻滞现象称之为蝉联现象(linking phenomenon)。

一、发 生 机 制

蝉联现象的发生是由于激动前传的途径上存在着 2 条不应期和传导速度均不相同的径路,差值>0.04~0.06s。当过早发生的激动(心动过速或期前收缩)下传时,不应期较长的一条径路处于不应期而发生功能性传导阻滞,激动沿对侧径路下传的同时又可逆向隐匿性传至阻滞侧径路(蝉联),因其除极较晚,复极也延迟,下一次激动抵达时该径路仍处于不应期,如此持续发生蝉联现象,该径路就持续发生功能性阻滞。任何因素促使两条径路不应期或传导速度差值减小如心率发生变化(减慢或加速)、迷走神经兴奋、药物作用、心脏电刺激等,功能性阻滞径路不应期缩短、传导改善,下传径路发生递减性传导进入不应期或传导径路发生二度传导阻滞等,均可终止蝉联现象。

二、心电图表现

(一)束支间的蝉联现象

①室上性心动过速或房颤可因持续发生蝉联现象而呈持续性室内差传,QRS 波群宽大畸形,类似室性心动过速。其鉴别见本章第二节(图 11-57)。

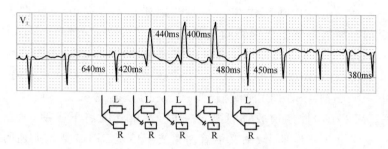

图 11-57 心房纤颤时伴发蝉联现象

R_2-R_3 和 R_3-R_4 间期分别为 640ms 与 420ms,符合长-短周期,故 R_4 呈 RBBB 型室内差传。当激动沿左束支下传的同时又可逆向隐匿性传至右束支,引起右束支再次功能性阻滞,即发生蝉联现象。R_6-R_7 间期为 480ms,激动传至右束支时,右束支已脱离不应期,故蝉联现象终止(引自:郭继鸿. 新概念心电图.2002)

②房性期前收缩二联律合并交替性束支阻滞与正常室内传导,或合并交替性左右束支阻滞,均与束支间蝉联现象有关(图 11-58)。

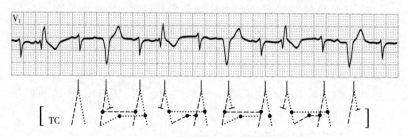

图 11-58 房性期前收缩二联律交替呈 RBBB 型与 LBBB 型室内差传

(引自参考文献 5)

图 11-58 为房性期前收缩二联律,室内传导交替呈 RBBB 型与 LBBB 型。这一比较特殊的现象的发生机制是蝉联现象、Ashman 现象与前周期与不应期正变规律共同作用所致。第 1 个窦性心搏抵达心室时,由于右束支处于不应期,故激动沿左束支下传呈 RBBB 型。激动沿着左束支下传的同时又可跨隔逆传至右束支使其除极。由于右束支除极比左束支延迟约 0.06s,故下一个心搏 RBB-RBB 间期缩短。根据前周期与不应期正变规律,其后的心搏右束支不应期缩短。故第 2 个房性期前收缩抵达心室时,右束支已脱离不应期,而左束支处于不应期,故激动沿右束支下传呈 LBBB 型。激动又可跨隔逆传至左束支使其除极较晚,下一个心搏 LBB-LBB 间期较短,其后的心搏左束支不应期缩短,第 3 个房性期前收缩抵达心室时,左束支脱离不应期,而右束支又处于不应期,激动又沿着左束支下传呈 RBBB 型。上述的蝉联现象反复发生,房性期前收缩二联律交替性呈 RBBB 与 LBBB 型室内差传。

(二)房室快慢径路间的蝉联现象

1. **快径路蝉联现象**　快径路传导速度快,不应期长,而慢径路传导速度慢,不应期短。一个适时的室上性激动下传时快径路处于不应期而发生功能性阻滞,激动沿慢径路前传(P-R 间期延长)而逆向隐匿性传至快径路发生蝉联现象。蝉联现象持续发生,激动就持续沿慢径路前传。

2. **慢径路蝉联现象**　室上性激动沿快径路(此时快径路不应期短)前传时 P-R 间期正常,激动沿快径路前传同时又可逆向隐匿性传至慢径路发生蝉联现象。蝉联现象持续发生,激动就持续沿快径路前传。

当一侧径路发生传导阻滞,激动改由另侧径路前传,P-R 间期发生改变,蝉联现象方向也发生改变(图 11-59)。

(三)旁路与房室传导系统之间的蝉联

1. **旁路蝉联现象**　旁路传导速度快,不应期长,早期发生的激动在旁路受阻,而由正常房室传导系统前传,QRS 波群时间、形态

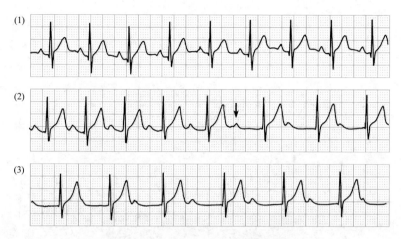

图 11-59　房室结双径路的蝉联现象

　　(1)激动由快径路下传,P-R 间期正常;(2)快径路发生文氏型传导阻滞,P-R 间期逐渐延长,↓表示激动改由慢径路下传;(3)激动由慢径路下传,逆向隐匿性传至快径路产生蝉联现象,因而快径路发生功能性阻滞,激动持续由慢径路下传(引自:郭继鸿.新概念心电图,2002)

正常,原来由旁路前传的预激波形消失。激动由房室传导系统前传同时又可逆向隐匿性传至旁路,使旁路持续发生功能性阻滞(图11-60)。

　　2.**房室传导系统蝉联现象**　适时的室上性激动可能由旁路前传(此时旁路不应期短),而在房室传导系统受阻,这样就可产生完全性预激的 QRS 波形。激动由旁路前传同时又可逆向隐匿性传至房室传导系统,使其发生持续性功能性阻滞。预激综合征合并房颤由于沿旁路前传可呈现 QRS 波群宽大畸形,有时可被误诊为室性心动过速。

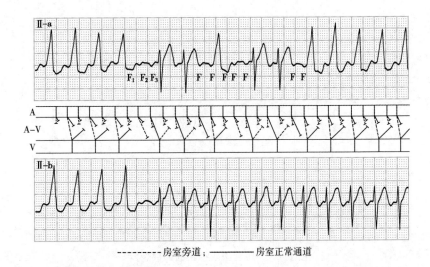

━━━━━━━━ 房室旁道；━━━━━━━━ 房室正常通道

图 11-60 房扑伴正常房室传导途径与旁路之间的蝉联现象

基础心律为房扑,F 波节律匀齐,273/min,房室传导比例有时为 2∶1,有时为 3∶1。当 F 波沿正常房室传导途径下传时,QRS 波群呈 LAFB 型(12 导联心电图证实)。当 F 波沿旁下传时呈完全性预激型(12 导联证实为 A 型预激综合征)。F 波下传途径的更迭多是 F 波与 QRS 传导比例为 3∶1 时(引自参考文献 10)

第八节 手风琴样效应

QRS 波群出现进行性增宽和进行性变窄的动态变化过程,宛如手风琴音箱的拉开和合拢,故称之为手风琴样效应(concertina effect)。

一、发生机制

①室内差异性传导逐渐加重。见于窦性心律逐渐增速或自律性房性心动过速伴发"温醒阶段"。

②室性异位起搏点与窦性起搏点竞相控制心室,室性起搏点控制心室的成分逐渐增加,最后可完全控制心室。

③束支传导阻滞发生文氏型传导阻滞（直接显示性）。

④预激综合征患者心室预激成分逐渐增加。

二、心电图表现

①窦性P-P间期逐渐缩短或房性P′-P′间期逐渐缩短,室内差传程度逐渐加重,由不完全性束支阻滞演变成完全性束支阻滞,QRS波群逐渐加宽。房性心动过速伴有文氏型房室传导阻滞时,由于P′-R间期逐渐延长（增量逐渐减小）,R-R间期逐渐缩短,也可伴发室内差传程度逐渐加重（参见图11-18）。

②窦性起搏点与室性异位起搏点（如加速的心室自主心律）竞相控制心室时,室性异位起搏点控制心室的成分逐渐增加,最后完全控制心室。心电图表现为P-R间期逐渐缩短,QRS波群逐渐增宽,最后可类似完全性束支阻滞图形,P波消失（图11-61）,也可能出现逆传型P⁻波（室房逆行传导）。

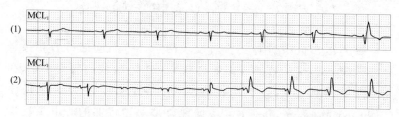

图 11-61　不同机制引起的 QRS 波进行性加宽

（1）由于窦性心律逐渐增速引起右束支阻滞型室内差传逐渐加重,注意P-P间期逐渐缩短而 P-R 间期无变化;(2)由于室性异位节律点控制心室的成分逐渐增加,P-R 间期逐渐缩短,QRS 波逐渐加宽

③束支传导阻滞的文氏型传导阻滞也表现为 QRS 波群逐渐加宽,由不完全性束支阻滞演变成完全性束支阻滞图形。其主要特点为 P-P 间期和 P-R 间期均固定不变（参见图11-13）。

④预激综合征患者窦性激动可同时通过旁路和房室传导系统前传心室,形成室性融合波,有时窦性激动通过旁路前传控制心室的范围逐渐增大（通过房室传导系统前传控制心室的范围逐渐减

少），最后由于房室传导系统发生功能性阻滞（可能由于蝉联现象），窦性激动完全由旁路前传至心室。心电图表现为 P-R 间期逐渐缩短，QRS 波群逐渐加宽，δ 波愈来愈明显，随着 QRS 波群变化，出现继发性复极变化，ST 段逐渐压低，T 波逐渐倒置（图 11-62）。

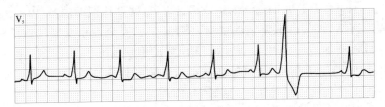

图 11-62　预激综合征伴发手风琴样效应

开始 6 个心搏 P-R 间期逐渐缩短，QRS 波逐渐加宽，继发性 ST-T 改变也逐渐明显。第 7 个心搏为室性期前收缩

第九节　钩拢现象和等频现象

1946 年 Segers 进行实验时发现两个心率不同的蛙心相接触时，原来频率较慢的蛙心逐渐提高到另一蛙心较快的频率水平，在此过程中两种心率似乎钩拢在一起，Segers 称之为钩拢现象（acchrochage phenomenon）。钩拢现象是一种特殊的心电干扰现象，在临床心电图中并不罕见。

一、发 生 机 制

当心脏存在两个节律点时，暂时出现的副节律点（多位于心室、房室交接区）可通过电和机械作用的影响，对主导节律点（窦房结）产生正性变时作用，使主导节律点频率增速与副节律点的频率接近或同步化。

二、心电图表现

①三度房室传导阻滞时，包含 QRS 波群的 P-P 间期短于不包

含 QRS 波群的 P-P 间期,被称为时相性窦性心律失常。实际上这是由于心室波群对窦房结产生的正性变时作用,使窦性 P 波提早出现,属于钩拢现象。

②室性期前收缩对窦性 P 波产生正性变时作用。多数情况下,室性期前收缩的激动隐匿性逆向传至房室交接区,与按时出现的窦性 P 波发生干扰,窦性 P 波多位于室性期前收缩的 ST 段或 T 波上。有时室性期前收缩的激动可通过电和机械活动对窦房结产生正性变时作用,使窦性 P 波提早出现。提早出现的窦性 P 波必须与室性期前收缩逆传至心房的逆传型 P⁻ 波相鉴别。

③非阵发性交接性心动过速对窦房结产生的正性变时作用。非阵发性交接性心动过速频率为 70～130/min,交接区的电活动和其下传至心室产生的机械活动可对窦房结产生正性变时作用,窦性频率可逐渐增速,有时可与交接性频率等速,形成等频心律或等频性房室脱节。心电图表现为,开始窦性 P 波频率慢于 QRS 波群(交接性),两者形成房室脱节,窦性 P 波频率逐渐增速,与心室频率相接近或一致,P 波固定地落于 ST 段上或埋于 QRS 波群中,持续数次心搏或数分钟,P 波也可能从 QRS 波群穿出,时机适宜可夺获心室(图 11-63)。

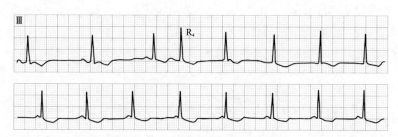

图 11-63 非阵发性交接性心动过速引起的钩拢现象(上下两图连续描记)
开始 3 个心搏为窦性心律,心率为 55～60/min,R₄ 为交接性期前收缩,引发交接性心动过速,心率为 75～80/min。交接性心动过速发生后,对窦房结的正性变时作用使窦性心率提高到 75～80/min,窦性 P 波固定位于交接性 QRS 波起始部分(P-R<0.12s),形成等频性房室脱节

④心室起搏时的钩拢现象。完全性房室传导阻滞心室起搏时，心室起搏率高于窦性心率,窦性心率随心室起搏率增高而增速,产生钩拢现象。

（张文博　石斗飞　张　洁）

参 考 文 献

[1] 张文博,李跃荣.心电图诊断手册.3版.北京:人民军医出版社,2006:268-317.

[2] 张文博,徐成斌,强瑞春.如何分析心律失常.北京:人民卫生出版社,1982:31-87.

[3] 郭继鸿.新概念心电图.2版.北京:北京医科大学出版社,2002:153-161,169-173.

[4] 张文博,尹兆灿,刘传木.心电图精粹.北京:科学技术文献出版社,1994:347-350.

[5] Fisch C. Electrocardiography of Arrhythmias. Philadelphia: Lea & Febiger,1990:356-357.

[6] Marriot HJL.Pearls and Pitfalls in Electrocardiography.Philadelphia:Lea & Febiger,1990:63-64.

[7] Wellens HJ.Electrocardiography of arrhythmias.In Topol EJ(ed).Textbook of Cardiovascalar Medicine.2nd ed.Philadelphia:Lippincott Williams & Wilkins,2002:1365-1382.

[8] 吴祥.心律失常梯形图解法.杭州:浙江大学出版社,2006:391-544.

[9] Wagner G S.Marriot's Practical Electrocardiography.Baltimore:Williams & Wilkins,1994:337.

[10] 龚仁泰,方炳森.心电图专题解读.合肥:安徽科学技术出版社,2005:219-347.

第十二章　窦性心律失常

第一节　正常的窦性心律

一、心电图表现

①Ⅰ、Ⅱ、V₅、V₆导联P波直立,aVR导联P波倒置,反映激动起源于窦房结。

②P波的频率60～100/min,一般为60～80/min。

③P-P间期基本均齐,在短时间(5～10s)内相差<0.16s。

④每一个P波之后都跟随出现一个QRS波群,P-R间期0.12～0.20s,反映房室传导正常。

⑤QRS时间≤0.10s,反映左右心室同步除极,室内传导正常(图12-1)。

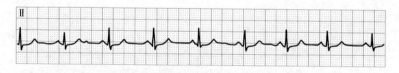

图 12-1　正常的窦性心律

P波直立,P-R间期0.15s,QRS时间0.08s,P-P间期匀齐,与R-R间期一致,心率69/min

二、临 床 意 义

正常的窦性心律多见于正常人,但也可能见于某些器质性心脏病患者,甚至于心律失常患者,因为很多心律失常为一过性,1min取样很难反映患者全面情况。如疑为一过性心律失常,必须采用

Holter 心电图做 24h 或更长时间的监测。

第二节　窦性心律不齐

一、心电图表现

①P 波符合正常窦性心律的特点。

②P-P 间期呈周期性缩短与延长,P-P 间期相差＞0.16s 或＞P-P 间期的 10%,多与呼吸时相有关。呼气相 P-P 间期逐渐延长,吸气相 P-P 间期逐渐缩短,这是由于肺感受器反射性兴奋迷走神经所调节。

③迷走神经兴奋(服用洋地黄、按摩颈动脉窦)可使心律不齐加重,交感神经兴奋(运动、注射阿托品)或暂时屏住呼吸则可使心律不齐消失。

④少数窦性心律不齐与呼吸时相无关,多见于老人,机制不明。

⑤完全性或高度房室传导阻滞时,包含 QRS 波群的 P-P 间期短于不包含 QRS 波群的 P-P 间期,称为时相性窦性心律不齐,属于钩拢现象,与窦性心律不齐不属于同一范畴(图 12-2)。

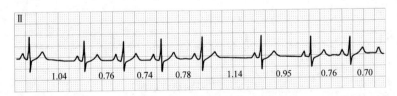

图 12-2　窦性心律不齐

P-P 间期 0.70～1.14s,呈周期性变化

二、临床意义

窦性心律不齐特别是呼吸性窦性心律不齐,是一种良性心律失常,无病理意义,多见于健康儿童和青年人。有时心律不齐十分明

显,可被误诊为房性期前收缩、窦房传导阻滞。与呼吸无关的窦性心律不齐多见于老年人,可能患有器质性心脏病,但窦性心律不齐本身不反映心脏病的存在。

第三节　窦性心动过速

一、心电图表现

①P波符合正常窦性心律的特点。

②P-P间期 < 0.60s,P波频率 > 100/min,一般不超过150/min。

③窦性心动过速的频率逐渐加快或逐渐减慢,这是与窦房结折返性心动过速相鉴别的要点,后者的P波形态、电轴与窦性心动过速完全一致,但具有阵发性心动过速骤发骤停的特点(图12-3,图12-4)。

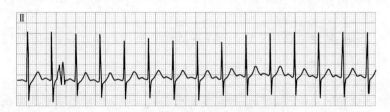

图 12-3　窦性心动过速

P波直立,P-R间期0.13s,QRS时间0.07s,P波与QRS波群顺序发生,心率125/min

二、临床意义

一过性窦性心动过速系生理反应,多发生于运动、情绪激动时。休息状态时持续出现的窦性心动过速多见于病理状态,如甲状腺功能亢进、贫血、嗜铬细胞瘤、心肌炎、心功能不全或血容量不足等,应

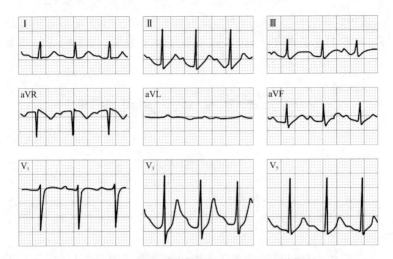

图 12-4 窦性心动过速伴一度房室传导阻滞

P-P 间期和 R-R 间期均呈匀齐,心率 125/min,P-R 间期 0.20s,注意 T 波与 P 波紧密相连

追寻病因,不要滥用 β 受体阻滞药控制心率,以免掩盖病情,延误治疗时机。

[附]**特发性窦性心动过速(不适宜的窦性心动过速、非阵发性窦性心动过速)**

特发性窦性心动过速在临床上并不罕见,但易与一般的窦性心动过速相混淆(表 12-1)。本病多见于年轻女性,患者无任何器质性心脏病,也无任何可引起窦速的病因。休息时或轻微活动心率>90～100/min,卧位时心率较慢,直立时心率明显增速,可高达 160/min。24h 动态心电图显示平均心率增速,夜间相对较慢,少数病例可降至正常,白天异常增速。短时间的活动如行走,活动平板即可使心率明显增速,特发性窦速引起的症状轻重不一,持续性心率异常增速可诱发心肌病及心力衰竭,对 β 受体阻滞药或钙离子通道阻滞药反应均差,严重病例须进行射频消融治疗。

表 12-1　特发性窦性心动过速与一般的窦性心动过速的鉴别

	特发性窦性心动过速	窦性心动过速
年龄及性别	年轻女性居多	不定
病因	无病因可寻	多可找出病因
体位对心率的影响	明显	不明显
夜间心率	相对缓慢可能降至正常	相对缓慢多不能降至正常
最高心率	常可＞160/min	常＜150/min
对 β 受体阻滞药及钙离子通道阻滞药治疗反应	差	明显

第四节　窦性心动过缓

一、心电图表现

①P 波符合正常窦性心律的特点。

②P-P 间期延长，＞1.0s，P 波频率＜60/min，一般＞40/min，多伴有窦性心律不齐。

③窦性心动过缓有时合并交接性逸搏心律，并可形成房室分离（图 12-5）。

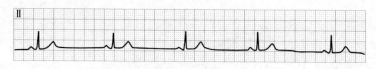

图 12-5　窦性心动过缓

P 波直立，P-R 间期 0.16s，QRS 时间 0.06s，P 波与 QRS 波顺序发生，心率 41/min

二、临 床 意 义

窦性心动过缓多见于健康成人,特别是训练有素的运动员,睡眠状态时正常成人有时心率可降至 40/min 左右。窦性心动过缓也伴发于一些疾患,如阻塞性黄疸(胆盐可抑制窦房结)、颅内压增高、尿毒症、青光眼(眼心反射增强)等,值得注意。服用 β 受体阻滞药常可引起窦性心动过缓。排除上述病因后,窦性心动过缓特别是运动后心率无明显增加者,应疑为病态窦房结综合征。

第五节　病态窦房结综合征

病态窦房结综合征简称病窦综合征,首先由 Lown(1976)所命名。有一些本病患者不仅窦房结发生病变,房室结、甚至整个心脏传导系统均可能发生病变,故有的学者倡用"双结病变"(Marriot,1972)、"全传导系统病变"(Rassmussen,1971)等名称。病窦综合征的病理改变为硬化性退行性变,不但引起激动形成障碍,也可引起激动传导障碍。

一、心电图表现

①持续性窦性心动过缓(偶可为发作性),可伴有头昏,甚至晕厥发作,发热、运动、注射阿托品后心率增加不明显。

②可伴有二度窦房传导阻滞(Ⅰ型、Ⅱ型),窦性静止(图 12-6,图 12-7)。

③由于显著的窦性心动过缓和窦房阻滞可引起交接性逸搏心律,但有时出现长的心搏间歇而无交接性逸搏发生,反映房室交接组织受累。

④可合并一度、二度甚至三度房室传导阻滞、房内阻滞或分支阻滞,反映传导系统广泛受累。

⑤表现为心室率相对缓慢的心房扑动和心房纤颤,复律后正常的窦性心律不能出现,或出现窦性心律后不能维持。

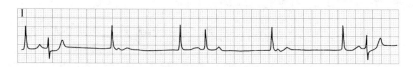

图 12-6　窦房传导阻滞、交接性逸搏心律

P-P 间期匀齐,长达 1.84s,相当于 33/min,考虑为 2:1 窦房传导阻滞。第 1、3、4、6、7、个 QRS 波群为交接性逸搏,逸搏周期达 1.60s,考虑交接组织亦轻度受累,有"双结病变"。第 2、5、8 个 QRS 波群为心室夺获,室内传导正常或呈室内差传,其前窦性 P 波与 T 波重叠,P-R 间期>0.12s

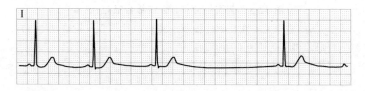

图 12-7　窦性心动过缓合并窦房传导阻滞

P-P 间期不甚匀齐,1.12～1.20s,相当于 50～54/min,P$_3$-P$_4$ 2.46s,约为短 P-P 间期的 2 倍,反映有 2:1 窦房阻滞

⑥出现慢-快综合征(bradycardia-tachycardia syndrome),窦性心动过缓、窦性静止与快速性室上性心律失常(阵发性心房纤颤、心房扑动、室上性心动过速)交替出现。在心动过速之后往往有较长时间的心脏停搏,此时可能发作晕厥,随后出现 20～30/min 的窦性心动过缓,持续一段时间后,窦性心率逐渐增至 50～60/min(图 12-8,图 12-9)。

二、临 床 意 义

病窦综合征可见于各种器质性心脏病,如急性心肌梗死、特别是下壁心肌梗死、心肌病、肌病和淀粉样变性等。当窦房结高度抑制,伴有交接区组织病变或出现慢-快综合征时,必须安放永久性人工心脏起搏器。慢-快综合征患者安放人工心脏起搏器后,可再采用抗心律失常药物控制快速心律失常的发作。

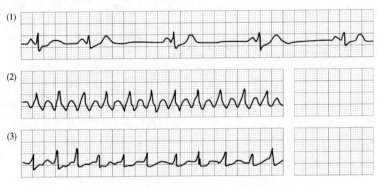

图 12-8　病窦综合征(慢-快综合征)(一)

(1)基础心律为窦性心动过缓及不齐;(2)发作心房扑动、房室传导 2∶1;(3)心房扑动转为心房颤动

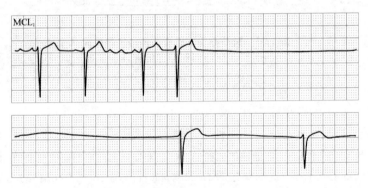

图 12-9　病窦综合征(慢-快综合征)(二)

本图开始为心房颤动,发作停止后出现窦性停搏,长达 6s,然后出现缓慢的交接性逸搏

三、鉴 别 诊 断

病窦综合征常可累及心房诱发阵发性房颤,称为慢-快综合征。某些阵发性房颤发作终止后可出现较长时间的窦性停搏、窦房阻滞、窦性心动过缓,甚至诱发晕厥发作,可能反映房颤对窦房结的频率性抑制作用,并不意味窦房结功能低下,应称为快-慢综合征。两

者治疗原则不同：慢-快综合征的治疗原则前已述及；快-慢综合征往往不需安放人工起搏器，如能成功的对房颤进行消融，可消除房颤对窦房结功能的不良影响。两种情况临床上均可见到，应加以鉴别（表12-2）。

表 12-2　慢-快综合征与快-慢综合征的鉴别

	慢-快综合征	快-慢综合征
平日心率	窦性心动过缓，窦房阻滞，窦性停搏	基本正常
窦房结变时作用	差	正常，活动后心率可增加至 90～100/min
心电生理检查	窦房结功能减退	窦房结功能正常
房颤时心室反应	心室率一般不太快	可快至 150～160/min
治疗原则	多需安放人工起搏器	一般不需安放人工起搏器

（张文博　张寿涛）

参 考 文 献

[1] 张文博,李跃荣.心电图诊断手册.3 版.北京:人民军医出版社,2006:318-326.

[2] 郭继鸿.新概念心电图.2 版.北京:北京医科大学出版社,2002:233-236,305-308.

[3] Sgarbossa EB, Wagner GS. Electrocardiography. In Topol EJ (ed). Textbook of Cardiovascular Medicine. 2nd ed. Philadelphia: Lippincott Williams & Wilkins,2002:1329-1354.

[4] 龚仁泰,张松文,心电图 P 波形态诊断学.合肥:安徽科学技术出版社,2009:44-52.

第十三章 房性心律失常

第一节 房性期前收缩
及房性并行心律

一、房性期前收缩

(一)心电图特点

①提早出现的 P'波,形态与窦性 P 波不同,有时早期的 P'波隐藏于 T 波之内(T 波变形,出现切迹),应注意辨认(图 13-1,图 13-2)。

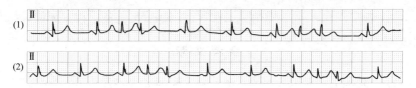

(1)

(2)

图 13-1 频发房性期前收缩

(1)图中第 3、4、8、9 个心搏,(2)图中第 4、5、9、10 个心搏均提早出现,QRS 时间、形态与窦性心搏一致。仔细观察,其前的 T 波与众不同,出现切迹、圆钝或尖耸,其内可能隐藏早期的 P'波

②房性期前收缩的 P'-R 间期正常,也可能延长(房室结干扰现象)。

③房性期前收缩 P'波之后多出现时间正常的 QRS 波群,也可能呈宽大畸形(室内差传),有时房性期前收缩的激动传至心室受阻,早期的 P'波之后无 QRS 波群出现,称为未下传的房性期前收缩(图 13-3)。

④代偿间歇多不完全。这是因为房性期前收缩的激动常可传至窦房结,使窦性周期节律重整,故包含房性期前收缩的 P-P 间期

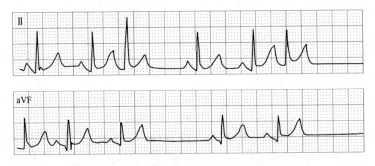

图 13-2　房性期前收缩,部分受阻未下传

Ⅱ导联第 3、6 个心搏提早出现,其前的 T 波有切迹,其内隐藏着早期 P′波;Ⅱ导联 R$_6$ 之后和 aVF 导联 R$_3$-R$_4$ 和 R$_5$ 之后出现一长间歇,长间歇前的 T 波有切迹,其内隐藏着未下传的房性期前收缩

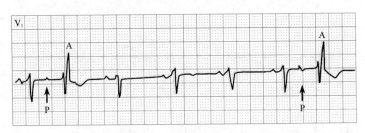

图 13-3　房性期前收缩伴发室内差传及房室结干扰

第 2、7 个 P′波提早出现,形态与窦性 P 波稍异,其后继的 QRS 波群呈 rSR′型,P′-R 间期明显延长

短于两个窦性 P-P 间期之和,但此点不能作为与室性期前收缩鉴别诊断的依据(图 13-4)。

(二)临床意义

正常人常可出现房性期前收缩,如房性期前收缩呈频发性、成对出现或多形性,多为房性心动过速、心房纤颤的先兆。

二、房性并行心律

(一)心电图特点

①异位 P′波形态与窦性 P 波不同,偶联间期明显不等。

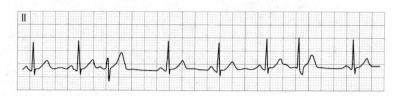

图 13-4　房性期前收缩伴室内差传

第 3、7 个 P′波提早出现,其后继的 QRS 波群与窦性心搏明显不同,系房性期前收缩伴室内差传。注意早期 P′波形态与窦性 P 波不同

②异位心搏周期相等,或长的异位心搏周期为短的异位心搏周期整倍数。

③可出现房性融合波(图 13-5)。

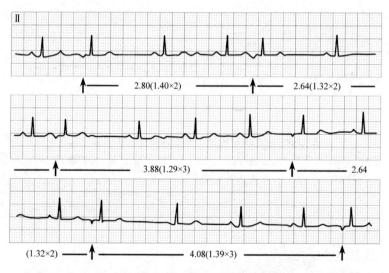

图 13-5　房性并行心律(Ⅱ导联连续描记)

负向 P′波频频出现,偶联间期明显不等,异位 P′波之间间距长短不一,均为 1.29～1.40 的整倍数。中图第 6 个 P′波明显变浅,可能系房性融合波

(二)临床意义

房性并行心律十分少见,多偶然发现,不一定伴发于病理情况。有人报道,洋地黄中毒可出现房性并行心律。

第二节　房性心动过速

房性心动过速简称房速,是指激动起源于心房并在心房内维持,以快速频率心房活动为特征的一种心律失常。房速起源于心房内小面积的异位灶,向整个心房呈离心性扩展,确切的说应该称为局灶性房速。房速是一种比较少见的心律失常,约占阵发性室上性心动过速 5%左右。房速发病年龄不定,从儿童到老年人均可发病。房速的频率通常为 130～250/min(多为 120～160/min),发病年龄愈轻,房率愈快,自愈的可能性越大,超过 26 岁自动缓解的可能性很小。随着年龄增长,心肺发病率增高,房速发病率有增长趋向。老年人夜间睡眠或窦性心动过缓时出现一过性房速(多为自律性),一般对健康无明显影响,不需要治疗。房速的发病机制有多种,其共同的特点为心动过速的维持不需要房室结的参与,采用 CSM 或药物(如维拉帕米)阻断房室结传导后,房速不受影响继续进行。

一、房速的分类

房速按其发生机制、发作频率、发作持续时间和起源部位可分类如下。

1. 根据发生机制分类

(1)房内折返性房速(intraatrial reentrant tachycardia,IART):心房内形成折返环路,临床上多表现为阵发性,骤发骤停。

(2)自律性房速(automatic atrial tachycardia,AAT):房内有自律性增高的异位起搏点,临床表现为短阵发作、持久性或无休止性心动过速。

(3)触发活动所致房速:由于延迟后除极所致。洋地黄过量引起的房速多由于触发机制所引起,注射异丙肾上腺素、运动试验诱发的房速也多与触发活动有关。本型房速对维拉帕米、腺苷有良效。

2. 根据发作时心率分类

(1)非阵发性房速:发作时房率<100/min,不具有骤发骤停的特点。

(2)阵发性房速:发作时频率>100/min,具有骤发骤停的特点。

3. 根据房速起源部位分类

(1)单源性房速:激动由单一起搏点发放,心动过速的 P′波形态是一致的(单形性)。绝大多数房速属于单源性。

(2)多源性房速:心房有多个异位起搏点发放激动,心动过速的 P′波至少有 3 种不同的形态。

4. 根据发作持续时间分类

(1)短暂性或阵发性房速:心动过速骤发骤停,可持续数秒、数分或数小时甚至数日,无确切的规定。

(2)永久性或无休止性房速:房速持续不断地发作,长时间记录心电图 50%或 50%以上为房速心律。

5. 房速的定位诊断 房速可起源于左右心房不同部位。根据 Kistler 对 186 例患者 196 次房速发作的定位诊断分析结果如下:起源于右心房 144 例(73%),起源于左心房 52 例(27%)。按发生的频率依次为界嵴、三尖瓣环、肺静脉、房室结周围、冠状窦口等,比较少见的部位为左心耳、冠状窦体部、左右房间隔等。体表心电图只能对房速的定位做出初步判断,确切的定位依靠心内电生理检查。本书不拟对房速的定位诊断做深入的讨论。

二、非阵发性房性心动过速 ## (加速的心房自主心律)

非阵发性房速严格地说不属于心动过速的范畴,因其频率<100/min,实际上,它是一种加速的房性逸搏节律,由于心房异位起搏点自律性轻度增高所致,是介于房性逸搏心律与房性心动过速之间的一种心律。非阵发性房速不具有骤发骤停的特点,较少引起自

觉症状,有时与阵发性房速可相互演变,反映心房异位起搏点自律性强度的变化。

(一)心电图特点

①异位 P′波连续出现,其频率与窦性心律相近,一般为 70～100/min。

②房性心动过速与窦性心律交替出现,可能形成干扰性窦房分离,窦性周期不受扰乱,心动过速前后两个窦性激动之间的距离,为窦性基本周期的整倍数。

③房性心动过速可呈 1∶1 房室传导,也可能出现房室传导阻滞,多为二度Ⅰ型(文氏型)。

④房性异位激动可与窦性激动形成房性融合波(图 13-6,图 13-7)。

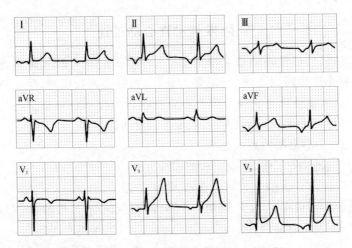

图 13-6 非阵发性房速(起源于左心房下部)

Ⅰ、Ⅱ、Ⅲ、aVF、V₃、V₅导联 P′波倒置;aVR、V₁导联 P′波直立,P′-R 间期 0.14s,P 波频率 74/min,心房激动起源于左心房下部

⑤以心室夺获形式终止一次发作,无代偿间歇。

(二)临床意义

非阵发性房性心动过速可见于正常人,也可见于病理状态,如

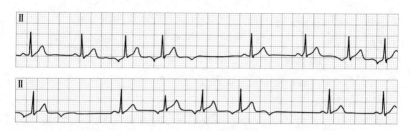

图 13-7　窦性心律合并非阵发性房性心动过速

窦性心律与异位性房性心动过速交替出现,窦性频率 60/min,异位性房性心动过速频率 83/min,房性心动过速伴文氏型房室传导阻滞,房室传导比例 3∶2、4∶3 不等

各种心脏病、洋地黄中毒,低血钾等。其本身无需治疗,治疗主要针对原发病。

三、阵发性房性心动过速

阵发性房性心动过速房率 $100\sim220/min$,具有骤发骤停的特点,发作持续时间不定,一般多为数秒、数分钟到数小时,很少持续数日。阵发性房速的发生多为房内折返(IART),也可能为心房异位起搏点自律性增高(AAT),较少为触发活动所致。

(一) 心电图特点

①3 个或 3 个以上异位 P′波连续出现,频率 $100\sim220/min$。

②大部分病例 P′波可以辨认,位于 QRS 波群之前,P′波形态视激动起源部位而定,R-P′间期 > P′-R 间期,当心率过快时 P′波与 T 波重叠,因而不易辨认。

③房室传导可为 1∶1,也可能为 2∶1,或呈文氏型房室传导阻滞。按摩颈动脉窦或注射维拉帕米引起房室传导阻滞,可明确显示 P′波,快速的 P′波持续出现,房室传导阻滞不影响心动过速的进行,有助于与其他类型阵发性室上性心动过速进行鉴别(图 13-8～图 13-10)。

④心动过速的 QRS 波群时间、形态正常,也可因室内差传而呈宽大畸形。

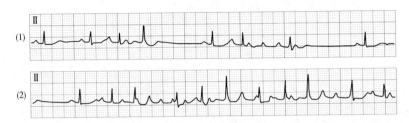

图 13-8 阵发性房速合并二度房室传导阻滞(短阵发作)

房性心动过速呈短阵发作,诱发心动过速的房性期前收缩 P′-R 间期稍延长,P′波频率约为 220/min,P′-P′间期不整,有逐渐缩短趋向,房室传导比例不固定,有时为 1:1,有时为 2:1、3:1,部分心搏呈室内差传,QRS 波群稍显宽大,如(1)图中第 4 个 QRS 波群,(2)图中第 6、9 个 QRS 波群

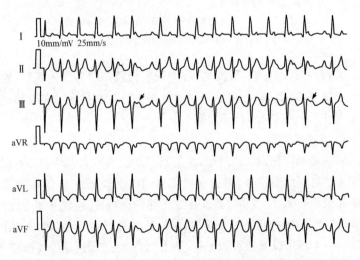

图 13-9 阵发性房性心动过速伴二度 I 型房室传导阻滞

P′波在 II、III、aVF 导联直立,aVR 导联倒置。电生理检查证实为起源于窦房结附近的房性心动过速。P′-R 间期逐渐延长,直至一次 QRS 脱漏,(二度 I 型房室传导阻滞),P′波频率和节律不受影响

(引自:郭继鸿.心电图学.2002)

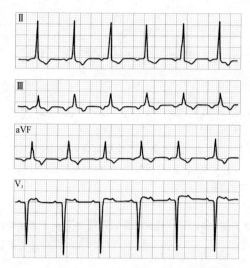

图 13-10　房性心动过速伴 2∶1 房室传导阻滞

P 波呈逆传型,频率 167/min,房室传导比例 2∶1

⑤出现继发性 ST-T 改变。ST 段压低及(或)T 波倒置,反映舒张期缩短导致冠状动脉灌注不足。此种 ST-T 改变有时在心动过速终止发作后持续数小时,甚至数日。

(二)鉴别诊断

常规心电图描记时间过短,对鉴别诊断价值不大。动态心电图常有较大的鉴别诊断价值,因为它可以提供以下诊断线索:①测定平均心率和最高心率;②心动过速发作及终止的机制;③发作开始有无"温醒阶段",发作终止有无减速现象;④终止发作时(无房室阻滞存在),其最后一个心搏以 P′波或以 QRS 波群结束;⑤心动过速的规律性。

1. IART 与 AAT 的鉴别　两者不同点如下:①IART 多为短阵发作,而 AAT 可呈短阵发作,也可能为持久性或无休止性;②IART 房速的第一个 P′波形态与其后心动过速的 P′波有所不同,而 AAT 房速第一个 P′波形态与其后心动过速的 P′波一致;③IART 心动过速开始时即达到最大心率,而 AAT 心动过速开始时 P′-P′间期较长,经数次心搏("温醒阶段")达到稳定的频率;④兴奋迷走神经措施可使 IART 终止发作,仅能降低 AAT 的频率。两者的确切鉴别依靠心脏电生理检查。从临床角度看,两者的鉴别意义不大,因为两者的治疗原则基本一致。

2. **房速与依赖于房室结参与的折返性室上速（AVNRT/AVRT）的鉴别** ①如房速起源于高位心房,P′电轴向下,而 AVNRT/AVRT P⁻电轴绝大多数向上;②房速的 P′波多位于 QRS 波群之前,P′-R 间期正常或稍延长,P′-R＜R-P′,AVNRT/AVRT 的 P⁻波总位于 QRS 波群之后,或与其重叠,R-P⁻＜P⁻-R;③房速的 R-P′间期可长可短,而且不固定,主要取决于房速的频率与房室结传导时间(图 13-11);而 AVNRT/AVRT 的 R-P⁻间期固定,因其与发病机制密切相关;④发生房室传导阻滞(自发或药物所致)后,房速继续进行,AVRT 立即停止发作,少数 AVNRT 还可能继续进行(心房可能不参与折返环形成);⑤心动过速发作终止后以 P′波结束,房速可能性很小,因为心房异位灶终止活动与房室传导阻滞同时发生概率很低,AVNRT/AVRT 均属可能;⑥心动过速发作开始时出现"温醒现象",提示房速(AAT),而 AVNRT/AVRT 一开始发作就达到稳定的频率。

3. **自律性房速与特发性窦速的鉴别** 两者主要不同点如下:①前者经过 3～5 个心搏可达到稳定的频率,后者心率的增速与减慢需 1～3min 方能达到稳定的频率;②前者频率相对稳定,不随体位和自主神经影响而变化,后者受体位和自主神经影响十分明显。

(三)临床意义及治疗原则

阵发性房速可见于健康人,但更多见于病理状态,应注意有无纠正的病因如洋地黄中毒、低钾血症、缺氧和感染等,予以去除。对发作不太频繁及(或)症状较轻者可采用药物治疗如普罗帕酮、β受体阻滞药、钙离子通道阻滞药和胺碘酮等,有效率不过 50％,AAT 对 β受体阻滞药疗效较好,触发活动所致房速则对钙离子通道阻滞药疗效较佳。对发作频繁,症状严重的病例应采用射频消融治疗,成功率＞75％。

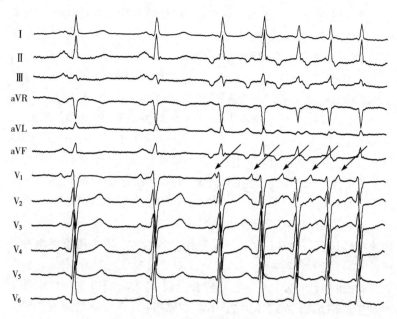

图 13-11　起源于冠状窦口的房速

　　自第 3 心搏开始发作房速,P'波在 Ⅱ、Ⅲ、aVF 导联呈负相,V₁ 导联呈先负后正,自 V₁～V₆ 导联 P'波逐渐变浅,P'-P'间期逐渐缩短,呈"温醒现象",R-P'间期不固定。由于 P 电轴向上,可排除窦速,由于 R-P'间期不固定,可排除 AVRT 和 AVNRT

四、无休止性房性心动过速

　　无休止性房速或称永久性房速、持续性房速,是一种比较少见的房速,发生机制多与心房异位起搏点自律性增高有关。可分为持续发作性和反复发作性两型。两型房速可互相转变。

(一)心电图特点

　　①持续发作性房性心动过速可持续多年,每次描记心电图均为房性心动过速,从不出现窦性心律。异位 P' 波频率一般为 150～180/min,可因体位、呼吸、吞咽动作、情绪改变、迷走神经刺激等而发生变化,常可伴有一度及二度房室传导阻滞,二度房室传导阻滞

多为Ⅰ型（文氏型）。笔者1963年曾见到一例持续性房速，房率160～180/min，房室传导有时为2∶1，有时为1∶1，当房室传导为1∶1时，患者经常发作晕厥，当房室传导为2∶1时，患者无自觉不适。笔者应用较大剂量洋地黄将房室传导固定为2∶1，患者20余年间可参加重体力劳动而无不适。后与患者失去联系。2002年前后笔者又见到患者。据称已多年不发作心动过速，近2～3年活动后气急、胸闷，经检查证实为扩张型心肌病，估计与多年发作心动过速有关。

②反复发作性房性心动过速可呈无休止性发作，每次描记心电图都能记录到房性心动过速发作，心动过速被窦性心律所分隔，心动过速发作一般不超过20个心搏，有时可出现"温醒阶段"，窦性心搏有时为1个，有时为数个。

(二)临床意义

无休止性房性心动过速可见于器质性心脏病患者，也可见于正常人，即使正常人多年发作无休止性房性心动过速，也可诱发心动过速性心肌病、心功能不全。本病治疗比较困难，胺碘酮可能有效，采用洋地黄及(或)钙离子通道阻滞药抑制房室结传导，可减慢心室率及减轻症状。射频消融术可使多数病例得到根治。

五、多源性房性心动过速

(一)心电图特点

①心电图出现3种或3种以上不同形态的P'波，P'波有时直立，有时倒置，有时双向，无一种P'波占主导地位。

②P'-P'间期、P'-R间期和R-R间期均不一致。

③P'波频率100～250/min，一般>150/min。

④房室传导多为1∶1，也可能出现一度或二度房室传导阻滞（图13-12，图13-13）。

(二)鉴别诊断

多源性房速容易误诊为心房纤颤。仔细观察心电图可见到每个QRS波群之前都有一个相关的P'波，虽然P'波的形态和P'-R间期均不一致。

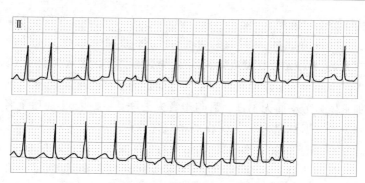

图 13-12　多源性房性心动过速(Ⅱ导联连续描记)

P′波形态多变,P′-P′间期、P′-R间期和R-R间期均不一致

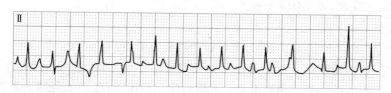

图 13-13　多源性房性心动过速

P′波形态多变,无一种P′波占主导地位,P′-P′间期、P′-R间期和R-R间期均不一致

(三)临床意义

多源性房性心动过速几乎毫无例外地均见于器质性心脏病患者,90%以上病例为慢性阻塞性肺气肿和肺源性心脏病,也可见于其他类型心脏病及麻醉、手术过程。治疗主要为纠正基础病因,部分病例的发生机制与触发活动有关,故对异搏定(维拉帕米)有良效。

六、切口折返性房性心动过速

切口折返性房速多见于先天性心脏病大动脉转位房内矫正术、房间隔缺损修补术后等,发生率高达25%,已成为一独立类型的房速。

(一)发生机制

经心内电生理检查证实其为房内折返,可因程序刺激反复诱发和终止。

(二)心电图特点

发作时心电图呈典型的房速，P′波整齐、规律，频率最高可达250/min，伴有或不伴有二度房室传导阻滞。多次发作频率可有变化。

(三)临床意义及治疗原则

本型心动过速为阵发性，骤发骤停，反复发作持续时间不定。诊断要点是患者有先天性心脏病及心外科手术史。药物治疗无效，射频消融术可能根治(图 13-14)。

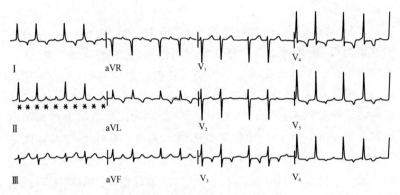

图 13-14　切口折返性房性心动过速

患者，女，36 岁，房间隔缺损修补术后。本图为折返性房速 12 导联心电图，心房率 240/min，3∶1 或 2∶1 交替房室下传。Ⅰ、Ⅱ、Ⅲ、aVF 导联 P′波直立，aVR 导联 P′波倒置，V₁ 和 aVL 导联 P′波倒置或低平

(引自：张开滋，郭继鸿，刘海洋. 临床心电信息学.2002)

第三节　心房扑动和心房纤颤

一、心房扑动

心房扑动简称房扑，可以说是一种大折返的房速，折返环位于

右心房或左心房,围绕解剖或功能性传导障碍区而进行。Schinman 根据房扑发生的机制和部位分为峡部依赖性、非峡部依赖性和左心房折返。所谓峡部是指右心房的下腔静脉口与三尖瓣环之间的传导缓慢区。90%的房扑为峡部依赖性逆时针折返(外→内),少数病例为峡部依赖性顺时针折返(内→外),另有少数病例为非峡部依赖性,折返环圈围绕右心房的瘢痕组织、房间隔膜部、手术切口或左心房。

(一)心电图特点

1. **F 波**　心房扑动时心电图上 P 波消失而代之以 F 波,F 波具有以下特点。

(1)F 波的形态:典型的 F 波大小、形态、间距均呈一致,呈波浪形或锯齿形,在 Ⅱ、Ⅲ、aVF 导联特别明显,由于 F 波连续不断,无等电位线可见。临床常见的房扑为峡部依赖性逆时针折返,心电图表现为下壁导联 F 波呈负向波,V_1 导联呈正向波,过渡到 V_6 导联呈负向波。少见的房扑为峡部依赖性顺时针折返,心电图表现为下壁导联 F 波呈正向波,V_1 导联呈负向波。另有一些房扑折返环圈不固定,心电图无典型表现。房扑的 F 波常与 QRST 波重叠,因而扭曲变形。当肢体导联 F 波不易确定时,仔细观察 V_1 导联,常可看到类似 P 波的小 F 波,频率 250/min 左右。有时位于 rS 型后的 F 波可能被误认为是 r′波。

(2)F 波的频率:F 波的频率以 300/min 最为多见,不少学者认为心房扑动的频率不应低于 250/min,事实上有时心房扑动的频率可≤220/min。低于 220/min 的心房扑动称为慢房扑,与房性心动过速不易鉴别,此时应注意观察心房波的形态及有无等电位线协助鉴别(图 13-15)。

2. **房室传导比例**　由于心房扑动的频率常>250/min,故房室结很难进行 1∶1 传导,常出现不同程度的房室传导阻滞。不论房室传导比例如何,F-R 间期通常延长。

(1)2∶1 房室传导:未经治疗的心房扑动伴 2∶1 房室传导者最为多见,这是由于生理性干扰而非病理性传导阻滞。当心房扑动伴

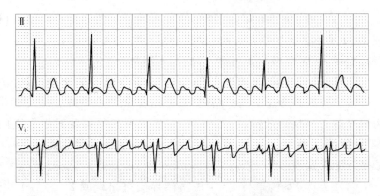

图 13-15　心房扑动 4：1 房室传导
Ⅱ导联的 F 波呈波浪形，以负向波为主，无等电位线，V₁ 导联的 F
波直立，尖耸，类似 P 波，F 波频率 300/min，房室传导比例 4：1，注意
F 波与 T 波重叠而变形，V₁ 导联 F 波位于 rS 型波后类似 r′波

2：1 房室传导时，两个 F 波中的一个 F 波可能被 QRST 波群所扭
曲或掩盖，因而可被误诊为窦性或房性心动过速。按摩颈动脉窦或
注射维拉帕米，抑制房室结传导，可显示隐藏的 F 波，从而做出正确
诊断（图 13-16）。

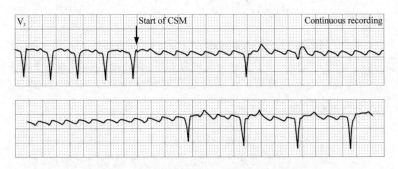

图 13-16　按摩颈动脉窦协助诊断心房扑动
上图开始心率接近 150/min，类似房性心动过速或窦性心动过速。
按摩颈动脉窦（箭头所指）后出现明显的 F 波，呈波浪形，频率约为 300/
min，证实心房扑动的诊断

（2）4：1房室传导阻滞：经洋地黄等治疗后的心房扑动常可出现4：1房室传导阻滞，未经治疗的心房扑动也可能出现4：1房室传导阻滞，此时F波清楚可辨，诊断多无困难。

（3）1：1房室传导：心房扑动伴1：1房室传导者十分少见，多见于慢房扑或心房扑动经旁路前传；心房扑动经Ⅰ类抗心律失常药物治疗后心房频率减慢，可能出现1：1房室传导。此时由于室内差传，QRS波群可呈宽大畸形，与室性心动过速不易鉴别，按摩颈动脉窦有助于鉴别诊断。

（4）2：1房室传导与4：1房室传导交替出现或2：1与1：1房室传导交替出现：有时心房扑动2：1与4：1房室传导交替出现，这可能是由于交接区近侧发生2：1传导阻滞，而交接区远侧交替性出现3：2文氏型传导阻滞，致使3个F波连续下传受阻，导致2：1与4：1房室传导交替出现，少见情况下可出现1：1房室传导与2：1房室传导交替出现（图13-17，参见图11-4）。

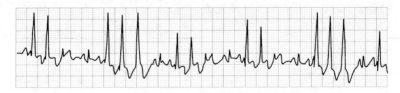

图13-17　心房扑动1：1与2：1房室传导

F波频率300/min，房室传导有时为1：1，有时为2：1，当其为2：1房室传导时，QRS波群呈R型，时间正常，当其为1：1房室传导时，QRS波群宽大畸形，呈rSR′型，为室内差传

（5）房室传导比例不固定：少见情况下，房室传导比例不固定，2：1、3：1、4：1、6：1更迭出现，粗看之下，酷似心房纤颤，但形态、大小和间距均呈一致的F波可确定心房扑动的存在（图13-18）。

（6）高度房室传导阻滞和完全性房室传导阻滞：心房扑动有时并发高度房室传导阻滞，房室传导比率6：1甚至8：1，致使心室率异常缓慢，此时F-R间期是固定的。有时心房激动完全不能下传至心室，心室在逸搏起搏点控制之下，心室率30～50/min，F-R间期不

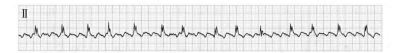

图 13-18　房扑房室传导比例不固定(2∶1～4∶1)
F 波呈波浪形,F∶R 2∶1,3∶1,4∶1 更迭出现

固定(F 与 R 无传导关系)。

3. QRS 波形　心房扑动的 QRS 波群时间、形态多属正常,有时可因室内差传而呈宽大畸形。心房扑动伴 1∶1 房室传导时经常伴发室内差传而酷似室性心动过速;当 2∶1 与 4∶1 房室传导交替出现或 1∶1 与 2∶1 房室传导交替出现,出现于短周期的心搏由于其前心动周期较长可呈室内差传,此时可酷似室性期前收缩二联律(图 13-17)。

(二)临床意义及治疗原则

房扑几乎均见于病理情况,常见于各种类型的器质性心脏病,如急性心肌梗死、心肌缺血,也可见于肺栓塞、急性感染、低氧血症等。房扑多为一过性,持续时间短暂,也可能为持久性,持续数月或数年。房扑多为 2∶1 房室传导,由于心室率加快,可加重原有的心脏病变,诱发心力衰竭。体表心电图可对多数病例做出确诊,诊断有困难者可进行食管导联心电图检查。药物疗效较差,体外直流电击复律、经食管心房调搏均可迅速终止发作。对峡部依赖性心房扑动射频消融成功率可达 90%。既往认为房扑较少引起血栓栓塞并发症,目前认为房扑与房颤一样,持续发作超过 48h 即应采用抗凝药预防血栓栓塞。

二、心 房 纤 颤

心房纤颤简称房颤是临床上最常见的持续性心律失常,随着年龄增长发病率逐渐增加。房颤的发生机制尚未完全了解。目前认为阵发性房颤可能为肺静脉内异常电活动所触发。故进行环肺静脉消融并取得肺静脉隔离,可使多数的阵发性房颤终止发作。触发房颤的局灶起源点还可能位于上腔静脉及其他部位。不同于阵发性房颤,持续性房颤的发生机制则可能由于多发性折返径路位于左右心房内,所谓"多子波假说"。不应期缩短、传导减慢、心房增大和心房电重构是形成和维持房颤的主要因素。另外,"房颤导致房颤"(AF begets AF)。房颤持续时间愈长,愈难以消除。

(一)心电图特点

1. f波的特点　心电图上无P波而代之以f波,f波大小、形态、间距均不一致,在下壁导联和V_1导联f波比较清楚,有时V_1导联f波可高于r波。持续多年的心房纤颤,f波可变得极为纤细而不易辨认。多数临床资料表明,f波大小与左房大小无明显相关性,因此将房颤分为粗房颤(f波>0.5mm)和细房颤(f波<0.5mm)并无临床意义。典型的f波是诊断心房纤颤的要点(图13-19)。

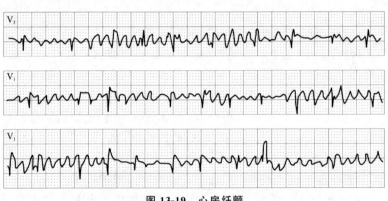

图13-19　心房纤颤

f波较高大,有时高过QRS波群,大小、形态、间距均不一致。R-R间期长短不一,相差>0.13s

2. f波的房室传导　f波的频率为400～600/min,由于房室结不应期较长,故未经治疗的心房纤颤心室率通常为100～160/min。R-R间期极不规整,相差可>0.10～0.13s为心房纤颤的另一重要特点。房室结不应期是恒定的,心房纤颤心室率显著不整主要是由于房室结内隐匿性传导所致,心房纤颤时可出现以下房室传导变化。

(1)心房纤颤合并二度房室传导阻滞:房颤由于隐匿性传导常可出现长 R-R 间期。有人报道,一例阵发性房颤动态心电图曾出现长达 5.8s 的心搏间歇,发作黑矇。成功消融房颤恢复窦性心律后,心率在正常范围,再未出现长心搏间歇或房室传导阻滞,也无黑矇发作。这说明长达 5.8s 的心搏间歇,完全是由于房颤产生的隐匿性传导所致,而不反映存在二度房室传导阻滞。至于房颤合并二度房室传导阻滞,目前不少学者同意以下诊断标准:①平均心室率<50~60/min;②出现多次长达 2.5~3s 的心搏间歇;③出现多次交接性逸搏或室性逸搏。笔者认为上述的诊断标准比较正确。但交接性逸搏与经交接区下传的心搏无法鉴别。因此,心房纤颤时出现多个规律的长 R-R 间期(不一定≥2.5s),结束长 R-R 间期的心搏很可能就是交接性逸搏。如图 13-20,图中两个长 R-R 间期均为 1.34s,其他导联也出现 1.34s 的长 R-R 间期,结束长 R-R 间期的 QRS 波群可能为交接性逸搏(图 13-20)。如能更多次出现,则诊断更为可靠。

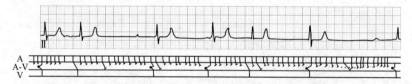

图 13-20　心房纤颤合并二度房室传导阻滞及隐匿性交接性夺获

f 波较为纤细,R-R 间期长短不一,R_3-R_4 与 R_5-R_6 均为 1.34s,反映其为交接性周期。R_2-R_3 和 R_6-R_7 均明显延长,估计在交接区发生了隐匿性夺获,致使交接性周期后移

(2)心房纤颤合并非阵发性交接性心动过速:心房纤颤患者服用洋地黄后,如 R-R 间期规整,心室率 70~130/min,QRS 时间正常,则提示合并了非阵发性交接性心动过速。此时心室在交接区起搏点控制之下,心房激动不能下传心室,由于阻滞(不一定是完全性房室传导阻滞)和干扰性因素形成了房室分离,此时应停用洋地黄(图 13-21)。

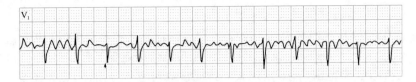

图 13-21　心房纤颤合并非阵发性交接性心动过速

　　f 波大小、形态、间距均不一致,R-R 间期规整,心室率 115/min,QRS 波群时间、形态正常

　　(3)心房纤颤合并完全性房室传导阻滞:心房纤颤时如心室率十分规整,心室率 30～45/min,提示合并了完全性房室传导阻滞。如同窦性心律合并完全性房室传导阻滞一样,QRS 波群时间、形态和心室率取决于房室传导阻滞的部位和起搏点的位置(图 13-22)。

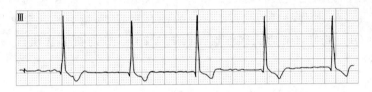

图 13-22　心房纤颤合并完全性房室传导阻滞

　　f 波较为纤细,大小、形态、间距均不一致,R-R 间期规整,心室率 50/min,QRS 波群呈宽大畸形

　　(4)心房纤颤经旁路前传:预激综合征合并心房纤颤时,若心房激动经旁路前传至心室,心室率常≥180/min,有时可高达 240/min,QRS 波群呈宽大畸形,形态多变酷似室性心动过速。(见第十六章)

　　3. 心房纤颤的室内传导　心房纤颤时室内传导可以正常,也可呈室内差传,室内差传的形成有以下两种可能。

　　(1)Ashman 现象:心房纤颤时 R-R 间期长短不一,出现于长-短周期的心搏常可发生室内差传。这是由于长周期后心室复极缓慢,不应期延长,此时如有提早出现的心房激动很容易落入束支系统的不应期,从而发生室内差传。心房纤颤伴室内差传应与室性期前收缩相鉴别,前者往往反映洋地黄量不足,而后者往往反映洋地黄过量,两者的鉴别诊断十分重要(图 13-23,图 13-24,表 11-1)。

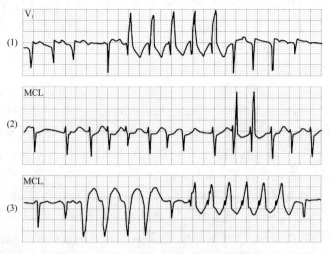

图 13-23　心房纤颤伴室内差传(一)

(1)开始室内传导正常,中间有 5 次心搏呈室内差传(rSR′型),显然由于其前长周期所诱发;(2)大部分心搏室内传导正常,第 10、11 个心搏呈 rSR′型;(3)第 3~6 个心搏呈 LBBB 型,第 8~13 个心搏呈 RBBB 型,中间仅隔一次正常心搏,此点有助于双侧束支差异性传导的诊断

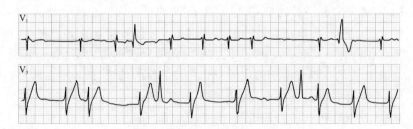

图 13-24　心房纤颤伴室内差传(二)

f 波大小、形态、间距均不一致。基础心律的 QRS 波群呈不完全性右束支传导阻滞型。V₁ 导联第 4、10 个心搏,V₃ 导联第 5、9 个心搏均呈宽大畸形,呈完全性右束支传导阻滞型。注意 V₁ 导联第 10 个心搏畸形程度比第 4 个心搏明显,这是由于第 10 个心搏长/短周期比值大于第 4 个心搏

（2）频率依赖性束支阻滞：当 R-R 间期缩短至一定程度时出现束支阻滞图形，以右束支阻滞居多，也可出现左束支阻滞，当 R-R 间期长于此临界长度时，室内传导转为正常。有时两种束支阻滞图形交替出现，中间仅间隔一次正常传导的心搏，此种改变有力支持其为双侧束支差传，而非双侧室性心动过速。

4. **局灶起源性心房纤颤**　是指由激动方式恒定的单个或多个房性期前收缩诱发的房颤，在房性期前收缩起源部位（多数位于肺静脉口附近和其入口内 1～4cm 处）成功地消融房性期前收缩后，房颤不再复发。本型房颤的临床特点是患者多无器质性心脏病，房颤呈阵发性；心电图特点为单个、多个或一连串的房性期前收缩（短阵房速）诱发房颤发作，诱发房颤的房性期前收缩往往落在前一个心搏的 T 波上（P on T 现象）。24h 动态心电图往往显示房颤反复出现，持续时间数秒、数分至数小时，频发的房性期前收缩、短暂房速与房颤同时存在，其形态与诱发房颤的房性期前收缩一致。确诊依靠心内电生理检查。体表心电图常可提供重要诊断线索。

（1）肺静脉起源的房性异位搏动的识别：肺静脉位于后方，除极向量向前，起源于肺静脉的 P′波在 $V_1 \sim V_6$ 导联均呈正向。起源于左肺静脉的 P′波在 V_1 及下壁导联宽阔而有切迹，Ⅰ、aVL 导联呈负向，起源于右肺静脉的 P′波 Ⅰ、aVL 导联均呈正向。左肺静脉的 P′波宽阔，在 V_1 导联正向波的时限＞80ms，而右肺静脉的 P′波在 V_1 导联正向时限＜80ms。根据 P′波的时限有助于两者的鉴别。下壁导联 P′波的振幅有助于确定异位灶在肺静脉的位置，如位于上肺静脉，下壁导联 P′波振幅较高（Ⅱ导联 P′波振幅＞0.1mV），位于下肺静脉，下壁导联 P′波振幅较低（图 13-25）。

图 13-26 为起源于肺静脉的房性期前收缩触发房颤。根据Ⅰ导联 P＋T 低平，aVL 导联 P′波负向，提示 P′波起源于左肺静脉，V_1 导联 P′波宽阔，正向波时限＞80ms，更支持 P′波起源于左肺静脉。下壁导联 P′波振幅较高，反映 P′波起源于左上肺静脉。由此可见，体表心电图可对肺静脉起源的异位 P′波做出初步诊断。

（2）起源于上腔静脉的房颤：上腔静脉靠近窦房结，f 波的特

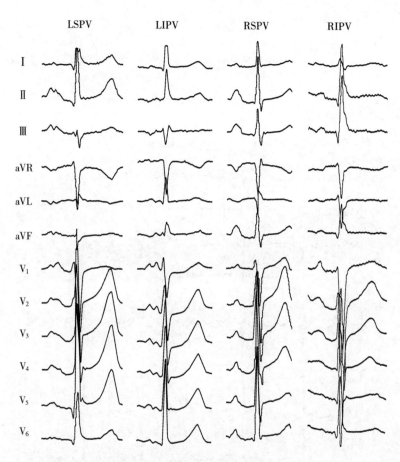

图 13-25　起源于肺静脉的异位 P′波

LSPV—左上肺静脉；LIPV—左下肺静脉；RSPV—右上肺静脉；RIPV—右下肺静脉（引自参考文献 8）

性与窦性 P 波相似，在 Ⅱ、Ⅲ、aVF 导联 f 波直立，在 aVR 导联 f 波倒置（图 13-27）。认识到上腔静脉起源的房颤，在消融时先隔离上腔静脉，从而减少不必要的检测和消融，并能有效地根治房颤发作。

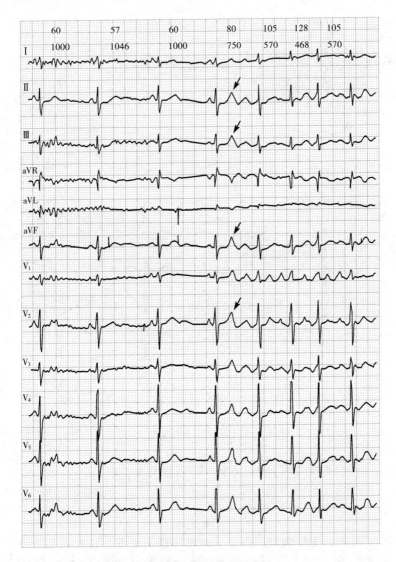

图 13-26　肺静脉局灶性房颤

　　左起第 4 个心搏后出现房性期前收缩(箭头指示)呈现"P on T"现象,引发房颤发作(引自参考文献 10)

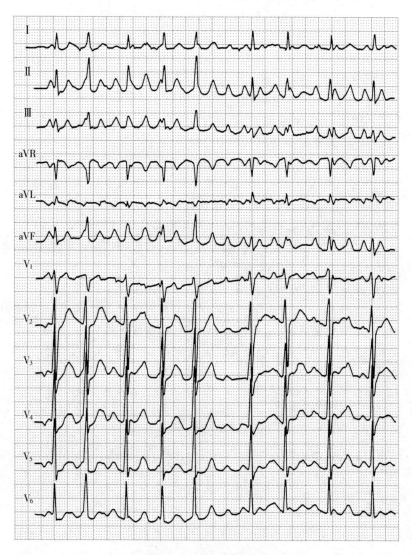

图 13-27　上腔静脉起源的房颤

（引自参考文献 10）

(二)临床意义及治疗原则

90％以上的房颤见于病理状态如风湿性心脏病二尖瓣病变,心肌病、高血压病及甲状腺功能亢进等,10％左右的房颤无病因可寻称为特发性房颤。未经治疗的房颤多伴有较快的心室率,可加重原有的心脏病变,诱发心肌缺血及心力衰竭。房颤持续 48h 以上左心房内便可形成血栓,随时脱落引起血栓栓塞并发症。

房颤的治疗策略如下:①房颤心室率增速者应采用 β 受体阻滞药、钙离子通道阻滞药及(或)洋地黄(合并心力衰竭者)控制心室率;②房颤持续发作＞48h 者应服用抗凝药;③房颤持续时间较短者应尽量争取恢复窦性心律,直流电击复律仍是最有效的治疗措施,也可采用普罗帕酮、胺碘酮、伊布利特复律;④房颤持续时间 1 年以上者复律十分困难,可采用钙离子通道阻滞药、β 受体阻滞药及(或)洋地黄(合并心力衰竭者)控制心室率,同时服用抗凝药;⑤消除可能纠正的病因:如二尖瓣狭窄、甲状腺功能亢进、慢性缩窄性心包炎等,去除病因后,房颤可能终止发作;⑥消融治疗:目前消融治疗仍处于二线地位。消融治疗对无器质性心脏病的阵发性房颤(如肺静脉、上腔静脉起源)成功率较高;对伴有器质性心脏病、心功能不全的持续性房颤,消融治疗尚有较大的困难,有待于进一步地研究和探索。

(张文博　马　慧)

参 考 文 献

[1] 张文博,李跃荣.心电图诊断手册.3 版.北京:人民军医出版社,2006:327-348.

[2] 林治湖.房性心动过速.见郭继鸿.心电图学.北京:人民卫生出版社,2002:487-506.

[3] 郭继鸿.新概念心电图,2 版.北京:北京医科大学出版社,2002:246-249,309-317.

[4] Wellens HJ.Electrocardiography of arrhythmias.In Topol EJ.Textbook of Cardiovascular Medicine. 2nd ed. Philadelphia: Lippincott Williams & Wilkins,2002:1365-1382.

［5］ Chauhan VS，Krahn AD，Klein GJ，et al.Supraventricular tachycardia. Med Clin Nor Am，2001，85：193-203.

［6］ Lee KW，Yang Y，Scheinman MM.Atrial flutter：a review of its history，me-chanisms，clinical feature，and current therapy.Curr Probl Cardiol，2005：30(3)：115-168.

［7］ 张文博.心电图诊断的线索和误区.北京：人民军医出版社，2010：215-231.

［8］ Lee KW，Yang Y，Scheinman MM.Supraveatricular tachycardia.Part Ⅰ. Curr Probl Cardiol，2008，33(9)：459-546.

［9］ 方丕华，李晓枫.心房纤颤心电图的新认识.心电学杂志，2009，28(3)：189-192.

［10］ 马长生.心房纤颤消融最佳适应证的心电图特征.临床心电学杂志，2008，17(4)：274-276.

［11］ 龚仁泰，张松文，心电图P波形态诊断学.合肥：安徽科学技术出版社，2009：130-141.

第十四章 房室交接性心律失常

第一节 概　述

　　房室交接区简称交接区,包括房-结区(A-N 区)、结区(N 区)和结-希区(N-H 区)。一般认为结区无起搏细胞,起源于房-结区或结-希区的激动无法区分,统称为交接性心律。

　　起源于交接区的激动以逆向传导的方式传至心房,故其产生的 P⁻波为逆传型,在 Ⅱ、Ⅲ、aVF 导联倒置,在 aVR、V₁ 导联直立。交接区激动通过希氏束-浦肯野纤维(简称希-浦系统)传至心室,故其产生的 QRS 波群时间、形态正常,与窦性心搏相似,属室上性。P⁻波与 QRS 波群的关系取决于激动逆传至心房和下传至心室的传导时间,如逆传快于下传,则 P⁻波位于 QRS 波群之前,如下传快于逆传,则 P⁻波位于 QRS 波群之后,如逆传与下传速度相等,则 P⁻波埋没于 QRS 波群之中(图 14-1,图 14-2)。除了交接区激动逆传速度和下传速度外,起搏点在交接区的位置也可能影响逆行 P⁻波与QRS 波群的关系。如起搏点位于交接区上部,则逆传快于下传,P⁻波可能位于 QRS 波群之前;如起搏点位于交接区中部,则逆传与下传速度相等,P⁻波可能与 QRS 波群重叠;如起搏点位于交接区下部,P⁻波可能位于 QRS 波群之后。

　　交接区起搏点属于窦房结以下的次级起搏点,因其自律性较低(固有频率 40～60/min),正常情况下,处于“潜在状态”。当窦房结受抑制或交接区起搏点近侧发生阻滞时,交接区起搏点便有机会发生逸搏,如连续发生,便形成交接性逸搏心律。病理情况下,交接区起搏点自律性增高,频率可增加至 70～130/min,称为加速的交接性自主心律或非阵发性交接性心动过速。有时交接区起搏点自律性

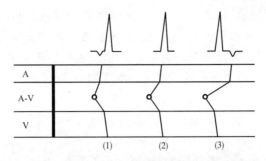

图 14-1 交接性心律 P⁻ 波与 QRS 波群的关系梯形图

(1)逆传速度快于下传速度,P⁻ 波位于 QRS 波群之前;(2)逆传速度与下传速度相等,P⁻ 波埋没于 QRS 波群之内;(3)逆传速度慢于下传速度,P⁻ 波位于 QRS 波群之后

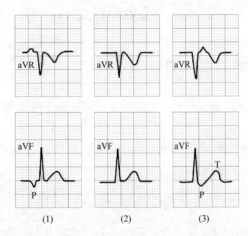

图 14-2 交接性心律 P⁻ 波与 QRS 波群的关系

(1)逆传型 P⁻ 波位于 QRS 波群之前;(2)逆传型 P⁻ 波埋没于 QRS 波群之中;(3)逆传型 P⁻ 波位于 QRS 波群之后

明显增高,心动过速的频率可达 130～200/min,此种心动过速与房室结折返性心动过速很难区分,惟一不同点为前者对颈动脉窦按摩无效,后者可能有效。

房室结折返性心动过速(AVNRT)是由于激动折返于房室结内

形成的心动过速,频率 160～220/min,此种心动过速折返激动局限于房室结内,故称小折返。预激综合征患者并发的房室折返性心动过速(AVRT),激动折返于房室交接区与旁路之间,折返环圈较大,称为大折返。房室折返性心动过速留待第 16 章讨论。

第二节　交接性逸搏心律

交接性逸搏心律是一种被动的异位心律,由于窦房结受到抑制(窦性心动过缓、窦性停搏或窦房阻滞)或交接区起搏点的近侧发生阻滞,交接区起搏点便有机会发出激动,形成交接性逸搏心律。

一、心电图特点

①心律缓慢而规整,40～60/min,开始的逸搏心律 R-R 间期略长,经过"温醒阶段"而达到稳定频率,频率<40/min 称为交接性心动过缓。

②QRS 波群为室上性,P 波为逆传型,两者的关系有 3 种可能(见概述)。

③有时窦性激动仍控制心房,交接性激动只控制心室,形成房室分离(图 14-3,图 14-4)。

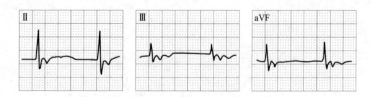

图 14-3　交接性逸搏心律

QRS 波群为室上性,心率 65/min,逆传型 P⁻ 波位于 QRS 波群之后

④有时交接性逸搏心律 QRS 波群形态不同于窦性心搏,但 QRS 时间<0.11s,称为非时相性室内差传。

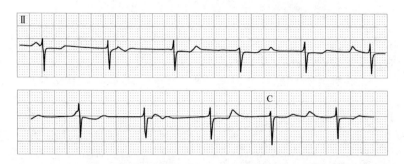

图 14-4　窦性心动过缓、不齐和交接性逸搏心律

　　QRS 波群为室上性,心室率 58/min。P 波为窦性,心房率 45～50/min,P-P 间期不甚匀齐。窦性 P 波控制心房,交接性激动控制心室,形成房室分离。下图第 4 个心搏(C)提早出现,其 P-R 间期达到可传导的水平,为心室夺获

二、临床意义

　　交接性逸搏心律是一种被动性异位心律,其临床意义视基础病因而定。正常人由于窦性心动过缓可能并发交接性逸搏心律,有时可形成房室分离,心电图形比较复杂,但无临床意义。若基础病因由于窦房结病变(病态窦房结综合征)或房室传导阻滞,则情况比较严重,若交接性逸搏心律缓慢而不稳定,则需安放人工起搏器。

第三节　交接性期前收缩和 交接性并行心律

一、交接性期前收缩

(一)心电图特点

　　①提早出现的 QRS 波群,时间、形态正常,有时因室内差传也可呈宽大畸形。

②逆传型 P⁻波可能位于期前收缩的 QRS 波群之前(P⁻-R 间期<0.12s),也可能位于 QRS 波群之后(R-P⁻ 间期<0.16s),也可能埋没于 QRS 波群之中而不得见。

③有时窦性 P 波可见于期前收缩 QRS 波群之前,P-R 间期<0.12s(参见图 10-14)。

④代偿间歇完全或不完全(图 14-5)。

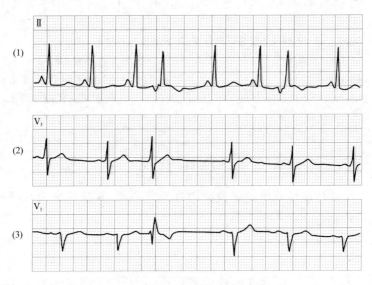

图 14-5　交接性期前收缩

(1)第 4、7 个 QRS 波群为交接性期前收缩,逆传型 P⁻波位于 QRS 波群之前,QRS 波群时间、形态基本正常;(2)第 3 个 QRS 波群为交接期前收缩,QRS 波群时间、形态基本正常,其前后均无逆传型 P⁻波;(3)第 3 个 QRS 波群提早出现,呈 rSR′型,其前后均无逆传型 P⁻波,考虑为交接性期前收缩合并室内差传

(二)临床意义

交接性期前收缩比较少见,可见于正常人,也可见于器质性心脏病患者,治疗原则是治疗基础病因。

二、交接性并行心律

交接性并行心律比较少见,有时与起源于心房下部的并行心律不易鉴别。

(一)心电图特点

①出现偶联间期明显不等的异位 QRS 波群,异位 QRS 波群为室上性,50%的病例在 QRS 波群之前可见逆传型 P⁻ 波,P⁻-R 间期一般<0.12s。

②异位 QRS 波群之间周期相等,或长的心动周期为短的心动周期整倍数。

③出现房性或室性融合波。

(二)临床意义

交接性并行心律十分少见,可见于正常人,也可见于病理状态如器质性心脏病、低血钾、洋地黄中毒等,应搜寻有无可纠正的病因,予以去除。

第四节　非阵发性交接性心动过速

非阵发性交接性心动过速或称加速的交接性自主心律,是由于交接区起搏点自律性增高引起的一种心律失常。

一、心电图特点

①QRS 波群为室上性,类似窦性心搏,逆传型 P⁻ 波可能位于 QRS 波群之前、之后或埋没于其中。

②心室率 70~100/min 者居多,有时也可达 120~130/min。

③有时交接区起搏点只控制心室,窦性激动控制心房,两者之间形成房室分离。

④由于交接区起搏点的频率与窦性心律相近,故窦性激动常可下传心室,产生心室夺获。

⑤有时频率较快的交接区起搏点可对窦房结产生正性变时

作用,使后者的频率与其接近(钩拢现象),形成等频性房室分离。

　　⑥不同于并行心律,交接区起搏点周围无保护性阻滞,窦性激动增快时,可消除非阵发性交接性心动过速,重新控制整个心脏;窦性激动也可侵入交接区起搏点,进行节律重整。

　　⑦心房纤颤患者服用过量洋地黄后可出现非阵发性交接性心动过速,f 波仍然存在,但 R-R 间期规整;有时由于并发起搏点-交接区文氏型传出阻滞,R-R 间期可出现"渐短突长"或"短-长周期",如不仔细分析,可误认为心房纤颤本身引起的 R-R 间期不整,漏掉了非阵发性交接性心动过速的诊断(图 14-6~图14-9)。

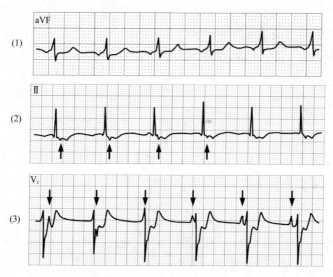

图 14-6　非阵发性交接性心动过速(一)

　　(1)QRS 波群为室上性,逆传型 P⁻ 波位于 QRS 波群之前,心率 88/min;(2)QRS 波群为室上性,逆传型 P⁻ 波位于 QRS 波群之后,心率 68/min;(3)P 波可能为窦性(箭头所指),频率 68/min,QRS 波群为室上性,频率 65/min,呈房室分离

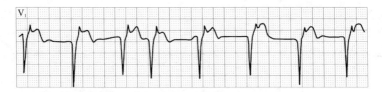

图 14-7　非阵发性交接性心动过速(二)

QRS 波群为室上性,R-R 间期基本匀齐,心率 68/min,P⁻ 波为逆传型,位于 QRS 波群之后,第 4 个心搏为交接性期前收缩,无代偿间歇

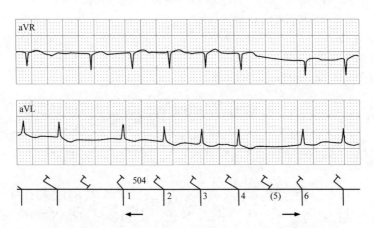

图 14-8　非阵发性交接性心动过速伴文氏型传出阻滞

基础心律为心房颤动,QRS 波群为室上性,R-R 间期长短不一。aVL 导联中间 R-R 间期渐短突长(580→530→520→890ms),长周期短于 2 个最短周期之和,反映有文氏型传出阻滞。心室周期 =

$$\frac{580+530+520+890}{4+1}=\frac{2\,520}{4+1}=504\text{ms},相当于\ 117/\text{min},为非阵发$$

性交接性心动过速

二、临 床 意 义

非阵发性交接性心动过速多见于病理状态,最常见的病因为急性心肌梗死、心肌炎和洋地黄中毒。1/3 无房室分离的非阵发性交接性心动过速病例为正常人。本型心动过速很少引起血流动力学

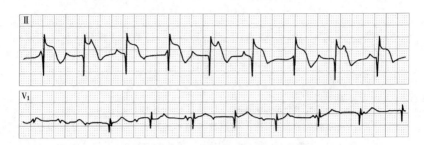

图 14-9　急性下壁心肌梗死合并加速的交接性自主心律

　　Ⅱ导联出现病理性 Q 波,ST 段呈弓背状抬高。P 波为窦性,频率 133/min。QRS 波群为室上性,频率 79/min,呈完全性房室分离。房室传导仅有轻度损害,由于心房率和心室率均较快,影响 P 波下传心室,形成了完全性房室分离,而非完全性房室传导阻滞

障碍,一般不需治疗,主要治疗基础病因。

第五节　无休止性交接性心动过速

　　无休止性交接性心动过速可分为以下 3 种类型:①持续性反复性交接性心动过速(PJRT);②无休止性快-慢型房室结折返性心动过速;③自律性交接性无休止性心动过速。

一、持续性反复性交接性心动过速(PJRT)

　　本型心动过速为慢旁路(具有递减性传导、传导速度较慢)参与的房室折返性心动过速(AVRT)。多于儿童期发病,心动过速呈无休止性,常可诱发心肌病及心力衰竭。心动过速的心率波动于 $130\sim260/min$,P 波多为逆传型,QRS 波群为室上性,$RP^- > P^-R$,偶可伴发功能性束支阻滞,QRS 呈宽大畸形。抗心律失常药物可能抑制发作,射频消融术可使多数病例得到根治。

二、无休止性快-慢型房室结折返性心动过速

　　本型心动过速临床特点和心电图表现与 PJRT 极为相似,鉴别

依靠心内电生理检查。治疗原则与 PJRT 一致。

三、自律性交接性无休止性心动过速

本型心动过速发生机制多为自律性增高,异位起搏点多位于希氏束,故也称为希氏束心动过速。发病常见于婴幼儿,偶见于成人,属先天性,50% 有家族史,也可见于婴幼儿心脏手术后。心动过速心率 140～370/min,心律可不规整,如 P⁻ 波不明显,可被误诊为房颤。QRS 波群为室上性,激动逆传心房受阻,可出现房室分离。临床症状明显,常可引起心力衰竭。抗心律失常药物疗效差。严重病例可经导管消融或外科手术破坏房室结,然后植入起搏器。本病预后差,死亡率高。

第六节　房室结折返性心动过速

一、发 生 机 制

房室结折返性心动过速(AVNRT)患者房室结中存在双径路,一条径路传导速度慢,不应期短,另一条径路传导速度快,但不应期长。当一个房性期前收缩抵达房室结时,慢径路已脱离不应期,而快径路处于不应期中,激动沿慢径路下传,到达交接区远侧时,快径路可能已脱离不应期,激动便可沿快径路逆传至心房,这样便产生一个心房回波(反复心搏);如激动能反复地由慢径路下传,快径路逆传,心房回波连续发生,就形成房室结折返性心动过速。上述的由慢径路下传,快径路逆传形成的心动过速为慢-快型,或称为典型的房室结折返性心动过速,90% 的房室结折返性心动过速属于此种类型;另有不足 10% 的病例激动由快径路下传,慢径路逆传,称为快-慢型,或不典型的房室结折返性心动过速(图 14-10)。

二、心电图特点

①心动过速骤发骤停,QRS 波群为室上性(除非并发室内差

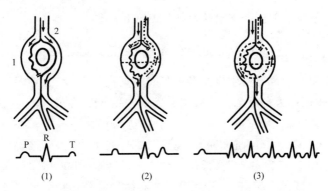

1—慢径路;2—快径路

图 14-10   房室结折返性心动过速的发生机制

(1)窦性激动在慢径路受阻,经快径路下传至心室;(2)早期激动在快径路受阻,经慢径路下传至心室,引起 P-R 间期延长及心房回搏(波),心房回搏系激动经快径路逆传至心房所产生;(3)激动反复地经慢径路下传,快径路逆传,心房回搏连续发生,形成房室结折返性心动过速

传),心室率 160～220/min。

②P 波为逆传型,在慢-快型房室结折返性心动过速,半数左右的病例 P^- 波埋没于 QRS 波群而不得见,另有半数左右病例 P^- 波紧接 QRS 波群之后出现,在Ⅱ、Ⅲ、aVF 导联类似 S 波,在 V_1 导联类似 r′波,如无窦性心律对比,不易确定。极少数的病例 P^- 波可能位于 QRS 波群之前类似 q 波。在快-慢型房室结折返性心动过速,P^- 波明确可见,R-P^- 间期＞ P^--R 间期(图 14-11～图 14-15,表 14-1)。

③心动过速发作时描记到心电图,可看到诱发心动过速的房性期前收缩 P′-R 间期有明显延长。

④按摩颈动脉窦可能终止心动过速发作,偶可引起房室传导阻滞,多为一过性。

⑤利用 ATP 诊断房室结双径路。房室结双径路需用心内电生理检查予以证实。Belhassen 利用 ATP 诊断房室结双径路并经心内电生理检查证实其可靠性。试验方法为,开放静脉通道,记录 12

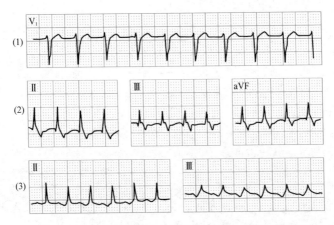

图 14-11　房室结折返性心动过速 P⁻波与 QRS 波群的关系

(1)P⁻波埋没于 QRS 波群之中;(2)P⁻波紧接 QRS 波群之后发生,类似 S 波;(3)P⁻波明确可见,R-P⁻＞P⁻-R。(1)、(2)为慢-快型 AVNRT,(3)为快-慢型 AVNRT

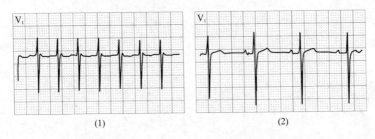

图 14-12　典型房室结折返性心动过速(V₁导联)

(1)发作心动过速时描记,逆传型 P⁻波类似 r′波位于 QRS 终末部分;(2)窦性心律时描记,无 r′波,故可肯定心动过速时的"r′"波为逆传型 P⁻波

导联心电图,一边连续记录心电图,一边快速静脉注射 ATP 2.5～5mg;然后逐渐增加 ATP 的用量,每次 2.5～5mg。如果相邻的两个心动周期 P-R 间期突然延长相差 50ms 以上,并持续数个心搏后突然缩短或出现文氏型二度房室传导阻滞,应判为阳性,反映房室结双径路的存在。如相邻的两个心动周期 P-R 间期延长相差＜50ms,仅出现文氏型二度房室传导阻滞,应判为阴性,反映房室结无双径路。

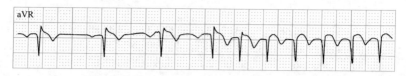

图 14-13 房室结折返性心动过速(慢-快型)(一)

前 4 个心搏为窦性心搏,R-R 间期逐渐缩短,P-R 间期逐渐延长,R_4 的 P-R 间期最长,其后出现心动过速发作,QRS 波群为室上性,心率 158/min,R-R 间期匀齐,无 P 波可见

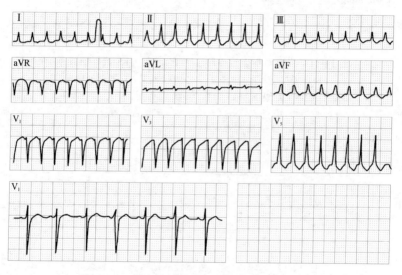

图 14-14 房室结折返性心动过速(慢-快型)(二)

QRS 波群为室上性,心室率 204/min,R-R 间期匀齐,无 P 波可见。下图 V_1 导联示窦性心律,与心动过速的 QRS 形态完全一致

表 14-1 慢-快型与快-慢型房室结折返性心动过速的不同点

	慢-快型	快-慢型
发作方式	阵发性	多为持久性
诱发心动过速的 P′-R 间期	延长	正常
发病年龄	成人常见	多见于儿童

续表

	慢-快型	快-慢型
诱发因素	房性期前收缩	自发；房性期前收缩、室性期前收缩
P⁻波与R波的关系	R-P⁻＜P⁻-R或P⁻波埋没于R波之中	R-P⁻＞P⁻-R

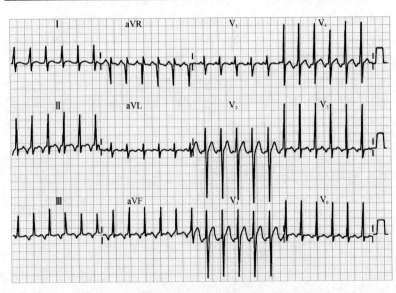

图 14-15　非典型房室结折返性心动过速（快-慢型）

QRS 波群为室上性，R-R 间期匀齐，心室率 144/min，P′波为逆传型，在 Ⅱ、Ⅲ、aVF 导联倒置，aVR 导联直立，R-P′间期＞P′-R 间期

三、临床意义及治疗原则

房室结折返性心动过速多见于正常人，少见于病理情况，若偶然发作，无需处理，若频繁发作，影响患者生活和工作，则需采用药物预防，如药物无效，可考虑采用射频消融。控制急性发作可采用维拉帕米、普罗帕酮或腺苷静脉注射，有效率＞85%，预防复发可采

用地高辛、维拉帕米、普罗帕酮等,有效率<50%。

(张文博 王云文)

参 考 文 献

[1] 张文博,李跃荣.心电图诊断手册.3 版.北京:人民军医出版社,2006:349-362.

[2] 郭继鸿.新概念心电图.2 版.北京:北京医科大学出版社,2002:249-257.

[3] Chauhan VS,Krahn AD,Klein GJ,et al. Supraventricular tachycardia. Med Clin Nor Am,2001,85:193-203.

[4] 龚仁泰,张松文,心电图 P 波形态诊断学.合肥:安徽科学技术出版社,2009:220-221.

[5] Lee KW,Badwar N,Scheinman MM.Supraveatricular tachycardia.Part Ⅰ. Curr Probl Cardiol,2008,33(9):459-549.

第十五章　室性心律失常

室性心律失常包括室性期前收缩、室性心动过速、心室扑动和心室纤颤等。室性心律失常虽可见于正常人,但更多见于器质性心脏病及其他病理状态,有时需要做紧急处理。体表心电图迄今仍是诊断室性心律失常最重要的检测手段,因其可在患者床旁进行,数分钟内做出诊断,对急诊患者最为实用。

第一节　室性期前收缩

室性期前收缩(ventricular premature beats,VPBs)是临床最常见的心律失常之一,它可以发生于窦性心律,也可并发于各种心律失常如心房纤颤、心房扑动、房性心动过速、交接性心律等。室性期前收缩也可与房性期前收缩、交接性期前收缩并存。

一、心电图特点

室性期前收缩是起源于心室内的过早搏动,因其起源于一侧心室(左心室或右心室),故两侧心室不能同步除极,其心电图表现具有两个最重要的特点:①与基础心律相比,提早出现;②QRS 波群畸形,QRS 时间≥0.12s,其前无相关的 P 波或 P′波。

室性期前收缩有一些特点,具有较大临床意义,下面予以讨论。

(一)提早出现的程度

室性期前收缩与基础心律相比是提早出现的,它可以发生于一个窦性心搏的舒张期内任何时间,从前一个心搏的 T 波至下一个窦性心搏预期出现的时间。

1. R on T 型室性期前收缩　室性期前收缩落于前一个心搏的 T 波顶部或降支上称为 R on T 型室性期前收缩。既往认为此种期

前收缩易于诱发心室纤颤,近年来的临床观察已否定此种看法。本
型室性期前收缩多见于严重器质性心脏病患者,少见于正常人(图
15-1)。

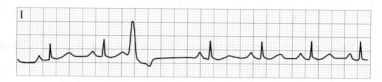

图 15-1　R on T 型室性期前收缩

第 3 个 QRS 波群提早出现,呈宽大畸形,落于前一个心搏 T 波降
支上,注意窦性 P 波落于期前收缩的 ST 段上,代偿间歇完全

2. 舒张晚期室性期前收缩(R on P 型)　室性期前收缩发生于
舒张晚期,在窦性 P 波之后出现,但 P-R 间期明显短于窦性心搏。
反映窦性 P 波与室性期前收缩无关(图 15-2)。

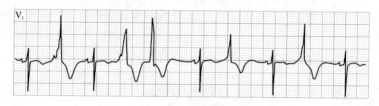

图 15-2　舒张晚期室性期前收缩

第 2、4、5、7、9 个 QRS 波群宽大畸形,提早出现;第 2、4 个 QRS 波
群起始部分可见到按时出现的窦性 P 波,P-R 间期极短,为典型的舒
张晚期室性期前收缩

(二)偶联间期和室早指数

室性期前收缩与前一个心搏的间距称为偶联间期(联律间距)。
在单形性室性期前收缩(室性期前收缩单一起源,在同一导联内
QRS 波群形态一致),偶联间期相对恒定,即使基础心律为心房纤
颤,偶联间期也不受影响。偶联间期之间的差距一般不应>0.04s。
偶联间期差异性很大的期前收缩多见于并行心律,也可能由于基础
心律心动周期的变化及期前收缩分布方式改变所致。

　　室早指数(PI)是指 VPBs 的偶联间期与前一个心搏 QT 间值的比值,即 R-R′/QT。当 PI<0.85 时,有诱发室速、室颤的危险。这是因为 VPBs 落入相对不应期的较早期(易颤期),故易形成多发性折返,触发室速、室颤。

　　图 15-3,(1)图 PI=0.95,没有诱发室速/室颤。(2)图 PI=0.83(<0.85),诱发尖端扭转型室速。

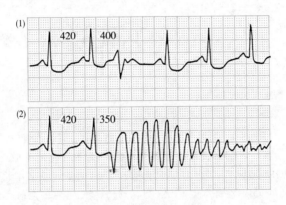

图 15-3　室早指数的测量

(1)PI=400/420=0.95;(2)PI=350/420=0.83

(三)QRS 波群形态

　　由于期前收缩起源于一侧心室,同侧心室先除极,对侧心室延迟除极,故其 QRS 波类似束支阻滞图形,但与典型的束支阻滞有所不同(图 15-4)。起源于左侧心室的期前收缩类似右束支阻滞型(RBBB),起源于右心室的期前收缩则类似左束支阻滞型(LBBB),起源于室间隔顶部的期前收缩,由于左右心室几乎同步除极,故其 QRS 波形类似正常窦性心搏。基础心律为束支阻滞时,起源于高位室间隔束支阻滞部位以下的期前收缩,如与左右束支等距离,能同时激动左右心室产生 QRS 时间正常的期前收缩(参见图 6-8)。一般地说,功能性室性期前收缩多起源于右心室,病理性室性期前收缩多起源于左心室。新近又有人提出分支型期前收缩的概念,期前收缩起源于左前分支分布区域,则左心室前上壁先除极,激动可逆传至右束支,前传至左后分支分布区域,故其期前收缩 QRS 波形类似 RBBB+LPFB;同理,如激动起源于左后分支分布区域,其期前收缩 QRS 波形又类似 RBBB+LAFB。分支型期前收缩 QRS 时间≤0.12s。室性期前收缩 QRS 时间>0.14s,振幅较低(矮宽型),并出现多个切迹,多为病理性。

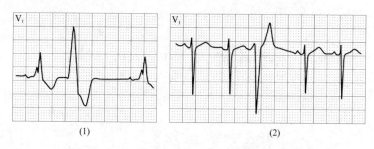

图 15-4 起源于左心室和右心室的室性期前收缩

(1)第 2 个 QRS 波群类似 RBBB 型,为起源于左心室的期前收缩,其 QRS 波群呈 R 型,与呈 RBBB(rsR′型)的基础心律有所不同;(2)第 3 个 QRS 波群类似 LBBB 型,为起源于右心室的期前收缩,注意其 r 波较宽,r 波起点至 S 波底端间距>70ms

(四)单形性或多形性

室性期前收缩可能为单形性,也可能为多形性。单形性室性期前收缩起源于单一个异位节律点,而多形性室性期前收缩多起源于多个异位节律点。单形性室性期前收缩既可能为病理性,也可能为功能性,而多形性室性期前收缩通常为病理性。

1. **单形性** 室性期前收缩的 QRS 波群形态在同一导联内完全一致,偶联间期也相对恒定。

2. **多形性** 室性期前收缩在同一导联内呈两种或两种以上截然不同的 QRS 波群形态,偶联间期也不一致(图 15-5),有的教科书称为多源性。

(五)继发性 ST-T 改变

室性期前收缩均伴有 ST 段和 T 波的改变。在以 R 波占优势的导联出现 ST 段压低和 T 波倒置,在以 S 波占优势的导联出现 ST

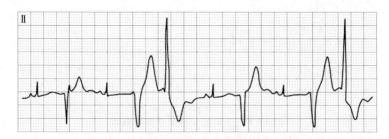

图 15-5　多形性室性期前收缩

基础心律为窦性,室性期前收缩呈二联律,有时室性期前收缩成对出现,呈两种截然不同的形态

段抬高和 T 波高耸。此种 ST-T 改变为继发性改变,如同束支阻滞的 ST-T 改变一样,由于室内传导异常所引起。室性期前收缩的 ST-T 方向与 QRS 主波方向一致多为病理性。

(六)期前收缩的频度

室性期前收缩可以偶发,也可以频发,目前的诊断标准为期前收缩次数>30/h 为频发。

1. 二联律或三联律　每一个窦性心搏之后出现一个室性期前收缩称为二联律,每两个窦性心搏之后出现一个室性期前收缩称为三联律。洋地黄中毒常可引起室性期前收缩二联律(图 15-6)。

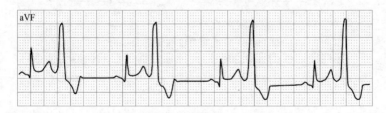

图 15-6　室性期前收缩二联律

2. 成对或连发的室性期前收缩　室性期前收缩可成对出现或 2 个以上连续发生,连发性室性期前收缩较易演变成室性心动过速(图 15-7)。

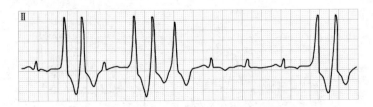

图 15-7　连续发生的室性期前收缩

室性期前收缩有时 2 个连发,有时 3 个连发

3. 非持续性室性心动过速　3 个或 3 个以上的室性期前收缩连续发生,持续时间<30s,可自动停止,称为非持续性室性心动过速。

(七)传导顺序

1. 逆传至心房　室性期前收缩的激动可逆传至心房并到达窦房结提早释放它,此种情况多见于窦性心动过缓或室性期前收缩出现得很早,在下一个窦性激动未发出之前即逆传至心房,在室性期前收缩之后可见提早出现的逆传型 P⁻ 波,多落于期前收缩的 ST 段和 T 波上(图 15-8)。

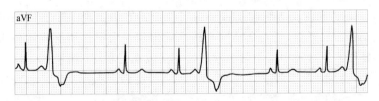

图 15-8　室性期前收缩逆传至心房

第 2、5、8 个 QRS 波群宽大畸形,提早出现,为室性期前收缩,注意其 T 波底端均有逆传型 P⁻ 波,反映期前收缩逆传至心房

2. 房室交接区干扰　有时,室性期前收缩的激动可逆传至房室交接区,与前传的窦性激动产生干扰。窦性 P 波与室性期前收缩的关系有三种可能:①窦性 P 波埋没于期前收缩 QRS 波群中;②窦性 P 波落于期前收缩 ST 段上;③窦性 P 波位于期前收缩 QRS 波群之前,但 P-R 间期明显短于窦性心搏。

3. 间插性室性期前收缩　有时,室性期前收缩夹杂于 2 个前传的窦性心搏之间称为间插性室性期前收缩。其特点为：①基础心律多为窦性心动过缓；②无代偿间歇；③室性期前收缩逆传至房室交接区使其处于相对不应期，故期前收缩之后的窦性心搏 P-R 间期明显延长（图 15-9）。

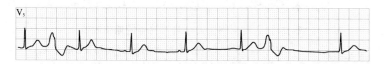

图 15-9　间插性室性期前收缩

第 1、2 个窦性心搏之间夹杂一个室性期前收缩，包含期前收缩的 R-R 间期与窦性周期相近，第 7 个 QRS 波群为室性期前收缩非间插性，注意间插性期前收缩之后的窦性心搏 P-R 间期明显延长

（八）代偿间歇

室性期前收缩提早出现，其后有一较长的间歇，称为代偿间歇。代偿间歇可能是完全的，也可能是不完全的。既往认为，代偿间歇完全是室性期前收缩的特点，借此可与室上性期前收缩相鉴别，现知此点并非完全可靠，不能作为鉴别诊断的依据。

1. 代偿间歇完全　包含室性期前收缩的 R-R 间期等于 2 个窦性周期之和，代偿间歇完全。这是因为室性期前收缩的激动未能逆传至心房（逆传受阻或房室交接区干扰），窦性周期未发生节律重整，故包含室性期前收缩的 R-R 间期正好等于 2 个窦性周期之和（图 15-10）。

2. 代偿间歇不完全　包含室性期前收缩的 R-R 间期短于或长于 2 个窦性周期之和，代偿间歇不完全。这是因为室性期前收缩的激动逆传至窦房结并释放它，窦性周期发生节律重整，下一个窦性激动按时或延迟出现，因而包含室性期前收缩的 R-R 间期短于或长于 2 个窦性周期之和。

3. 间插性室性期前收缩　2 个窦性心搏之间夹杂 1 个室性期前收缩，无代偿间歇。

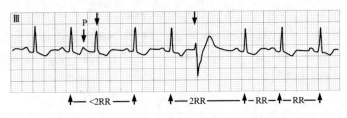

图 15-10　代偿间歇完全与不完全的期前收缩

第 6 个 QRS 波群提早出现,呈宽大畸形,为室性期前收缩,
包含室性期前收缩的 R-R 间期=2RR(2×R-R 间期),代偿间歇
完全。第 3 个 QRS 波群为房性期前收缩,包含房性期前收缩的
R-R 间期<2RR,代偿间歇不完全

(九)室性期前收缩对某些疾病的辅助诊断价值

①室性期前收缩之后第一个窦性心搏 T 波低平、倒置,U 波倒
置,反映冠状动脉供血不足,被称为节约的心电图负荷试验(图
15-11),室性期前收缩之后的窦性心搏 T 波明显变形反映复极状态
不稳定,有诱发室性心动过速的可能。

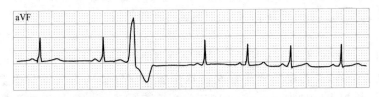

图 15-11　室性期前收缩后窦性心搏 T 波低平

第 3 个 QRS 波群宽大畸形,为室性期前收缩,其后的窦性心搏 T
波低平

②有些急性心肌梗死患者窦性心搏未显示出心肌梗死图形或
图形不够典型,但室性期前收缩可显示明确的或典型的心肌梗死图
形,对诊断很有价值。此种情况特异性较强,但敏感性差,阳性有诊
断价值,阴性不能排除心肌梗死的存在。产生机制不十分明确,可
能由于室性期前收缩起源于梗死区附近,较易显示心肌梗死的心电
图改变(图 15-12)。

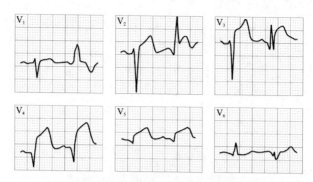

图 15-12　室性期前收缩显示心肌梗死图形

患者为急性前壁心肌梗死,每个导联第 2 个 QRS 波群均
为室性期前收缩。可以看出,室性期前收缩能更明确地显示
心肌梗死图形,在 V_2、V_3、V_6 导联最为明显

③病理性室性期前收缩提示心肌病变具有某些特点的 VPBs
(图 15-13,表 15-1)称为病理性 VPBs。此型期前收缩多起源于病变
的心室肌,提示心肌病变的存在。

图 15-13(1)图录自健康人,VPB QRS 波群高大,升支、降支与
顶部均光滑锐利,ST 段起始部分下垂轻度凸面向上,与倒置的 T 波
相融合。除 QRS 时间略宽(≥0.14s)外,具有 Rosenbaum 型 VPB
的全部特点。图 15-13(2)~(5)图均为病理性 VPB。图 15-13(2)图
QRS 振幅低,低于窦性心搏,QRS 时间 0.14s,QRS 升支与顶部有
顿挫,ST 段呈下垂型压低,T 波低钝。图 15-13(3)图 VPB 振幅低
于窦性心搏,QRS 时间 0.16s,QRS 波形不规则,降支出现顿挫,ST
段处于等电位线,T 波深倒置,双支对称。图 15-13(4)图 VPB 振幅
5mm,时限 0.13s,ST 段呈下垂型压低,T 波起始部分倒置,终末转
为正向。图 15-13(5)图 VPB 振幅 12mm,时限 0.14s,QRS 波形不
规则,ST 段起始部分处于等电位线,T 波双支趋向于对称。

综上所述,心电图对鉴别病理性室性期前收缩和功能性室性期
前收缩有一定参考价值。总结如下(表 15-1)。

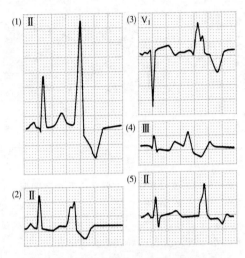

图 15-13 病理性与功能性 VPBs

表 15-1 病理性室性期前收缩与功能性室性期前收缩的鉴别

	病理性 VPBs	功能性 VPBs
VPBs 的 QRS 时间、振幅和形态	QRS 时间通常>0.14s, 振幅低于窦性心搏, QRS 升支和降支可能出现切迹, 顶部出现挫折	QRS 时间 0.12s 左右, 振幅高于窦性心搏, QRS 升支和降支光滑锐利
ST 段	起始部分变直、凹面向上, 也可能处于等电位线	不处于等电位线, 起始部分即下垂, 轻度凸面向上
T 波	双支可能对称, 与 QRS 主波方向一致, 也可能深倒置	双支不对称, 与 QRS 主波方向相反
出现的时间	可能 R on T 或 R on P	舒张期内
出现的频度	频发、连发	偶发或频发
单形性或多形性	可能为多形性、多源性	多为单形性
与其他类型期前收缩并存	常见	常无

二、临 床 意 义

室性期前收缩可见于正常人,但更多见于病理状态。无器质性心脏病的健康人有时可能出现室性期前收缩,特别在饮酒、过度劳累或情绪激动后易于出现。心肌梗死、心肌缺血、心肌病、心肌炎、高血压性心脏病、二尖瓣脱垂、任何类型心脏病并发充血性心力衰竭、电解质紊乱和药物作用是室性期前收缩常见的病因。不能将室性期前收缩作为诊断心脏病的依据,但对出现室性期前收缩者,应进一步检查其有无器质性心脏病及其他病理情况。

对室性期前收缩临床意义的判断,既往强调室性期前收缩本身的特点直接影响预后。著名的 Lown 分级法(表 15-2)就是根据室性期前收缩的表现分为 5 级,并认为级别愈高,临床意义愈严重。近年来的临床观察表明,室性期前收缩的临床意义主要取决于患者有无器质性心脏病及心功能状态。同样级别的室性期前收缩若发生于健康人,临床意义不大,若发生于器质性心脏病伴心功能不全者则有可能演变成为室性心动过速,甚至心室纤颤。然而,复杂性室性期前收缩(Lown 分级 2 级以上的期前收缩)确实多见于病理状态,对出现此类室性期前收缩者,必须进行全面检查。

表 15-2　室性期前收缩的 Lown 分级

级别	表　　现
1	偶发,<30/h
2	频发,>30/h
3	多形性
4	成对出现,3 个或 3 个以上连发
5	R on T 型

第二节　室性逸搏和室性逸搏心律

当窦性激动前传受阻而且交接区不能及时发出逸搏时,心室可发出一次或多次的逸搏,连续 3 次以上的逸搏形成逸搏心律。

一、心电图特点

①与室性期前收缩不同,室性逸搏延迟出现。室性逸搏心律的频率一般为 30~40/min,有时也可能超过 40/min。

②室性逸搏的 QRS 波群宽大畸形,一般为单形性,有时在心室内有 2 个或 2 个以上逸搏起搏点,QRS 波群可呈两种或两种以上的形态,还可见到介乎两种形态之间的室性融合波。

③室性逸搏心律的 R-R 间期一般是规整的,但也可不规整,多源性室性逸搏的 R-R 间期通常是不规整的。

④室性逸搏心律时,可看到窦性 P 波按规律出现(完全性房室传导阻滞),P 波与 QRS 波群无传导关系;也可能看不到 P 波(窦性静止或心房静止)(图 15-14)。

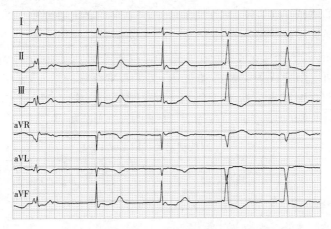

图 15-14　窦性心动过缓,室性逸搏心律

P 波为窦性,房率约为 40/min,QRS 波群宽大畸形或时间正常,室率约 37~38/min,前 4 个心搏呈房室分离。与胸导联相对照,第 1 个 QRS 波群呈 RBBB 型(起源于左心室),后 2 个 QRS 波群呈 LBBB 型(起源于右心室),中间 2 个 QRS 波群时间正常,为左右心室起搏点共同激动心室形成的室性融合波。最后 1 个 QRS 波群之前有窦性 P 波,P-R 间期>0.12s,QRS 振幅较低,可能为窦性激动与右心室起搏点形成的室性融合波

二、临床意义

室性逸搏心律是一种严重的心律失常,多见于严重窦性心动过缓或窦房传导阻滞、完全性房室传导阻滞或临终前心律。室性逸搏心律看不到心房活动而且心率非常缓慢,往往为临终前的心律。

第三节　室性并行心律

除窦房结外,低位起搏点也具有自律性,但以窦房结自律性最高,当低位起搏点的激动尚未"成熟"之前。窦房结激动就进入低位起搏点,提前使其除极,因而这些起搏点没有机会发放自己的激动,均处于"潜在状态"。假若低位起搏点周围存在保护性阻滞,窦房结的激动不能进入低位起搏点,这样心脏就存在 2 个起搏点,按各自固有的频率并行地发放激动,竞相控制心脏,称为并行心律。任何一个起搏点的激动传至周围心肌时,如心肌已脱离不应期,就能引起整个或部分心脏除极。并行心律中最多见的为室性并行心律。

一、心电图特点

(一)基本特点

①偶联间期不固定,偶联间期之间的差距常>0.08s。因并行心律的激动是由于异位起搏点自动发出,与窦性心律无关,故与窦性心律之间无固定的偶联间期,此点不同于一般的室性期前收缩,后者多由于窦性激动引起折返激动所致,故有固定的偶联间期。

②异位心搏之间可找出最大公约数。由于并行心律灶周围存在保护性阻滞(单向阻滞),室性异位起搏点可不受干扰地按固有频率不断发放激动,当激动传至周围心肌时,如后者已脱离不应期,就可产生异位 QRS 波群,称为显示性激动;若激动传至周围心肌,后者尚处于不应期中,激动就不能传播,称为隐匿性激动。这样异位 QRS 波群(显示性激动)之间包含着不同数量的隐匿性激动,故长的异位心搏间距为短的异位心搏间距的整倍数,或者在长短不同的异

位心搏间距之间可找到最大公约数,这最大公约数可能就是异位起搏点的心动周期。

③室性融合波。室性异位起搏点的频率与窦性频率相接近,故两者的激动有时可同时进入心室形成室性融合波。

以上 3 个基本特点均具备,并行心律的诊断可以肯定。有时由于并发某些情况,3 个基本特点可能缺少 1 个,此时并行心律的诊断仍可考虑。例如:由于窦性心律与异位心律的频率相接近,偶联间期可能固定;由于异位起搏点节律不稳定,并发传出阻滞等,异位心搏间距可能有相当程度的波动,一般允许的波动范围为 0.04～0.18s。如图 15-15,异位心搏偶联间期不固定,多次出现室性融合波,虽异位心搏间距波动于 1.30～1.48s,室性并行心律的诊断仍可考虑。

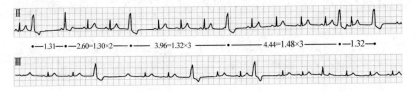

图 15-15　室性并行心律

Ⅱ导联第 2、3、6、10、15、17 个 QRS 波群呈宽大畸形,偶联间期不固定,第 3 个 QRS 波群为室性融合波,异位心搏间距的最大公约数为1.30～1.48s

(二)不同频率的室性并行心律

1. 缓慢频率的室性并行心律　大多数的室性并行心律异位心搏周期为 1.50～2.00s,反映其频率为 30～40/min,此即室性异位起搏点的固有频率。此型室性并行心律心电图表现为单发的或连发的室性异位心搏,可以提早出现,类似室性期前收缩,但有时偶联间期长于窦性周期。具备上述的 3 个基本特点提示其为室性并行心律,而非一般的室性期前收缩(图 15-16)。

2. 并行心律性室性心动过速　当室性并行心律的频率超过 60/min,反映异位起搏点自律性增高,称为并行心律性室性心动过速。本型心动过速的频率一般不超过 100/min,但有时也可高达

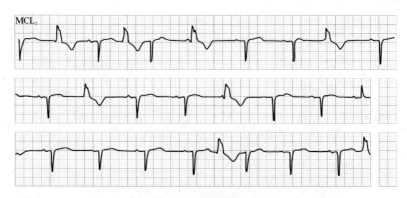

图 15-16　室性并行心律

基础心律为窦性,室性异位心搏频繁出现,偶联间期明显不等,异位心搏间距长短不一,但均为 1.5s 的整倍数,中排心电图最后一个心搏为室性融合波

200/min,其与下述的非阵发性室性心动过速十分相似,惟一不同点为后者无保护性阻滞,窦房结的激动可以进入心室异位起搏点,消除异位心律。假若心动过速持续发作,与一般的室性心动过速无法鉴别。只有当其呈短阵发作,而且在一份心电图上有 2 次以上的短阵发作,才能做出诊断。心动过速发作间歇期,即异位心搏之间的长间歇若为异位心搏周期的整倍数,反映室性异位起搏点周围存在着保护性阻滞,在窦性激动控制心脏时,室性异位起搏点仍不受干扰地按时发放激动,但由于并发传出阻滞而不能传出。这是诊断并行心律性室性心动过速的最重要依据。此外,偶联间期不固定和室性融合波也是并行心律性室性心动过速的常见表现(图 15-17)。

二、临 床 意 义

室性并行心律罕见于健康人,多发生于患有器质性心脏病的老年人,因此,遇到室性并行心律患者,应仔细查寻有无器质性心脏病。因其间歇性短暂发作,一般不引起血流动力学障碍,常见的症状为心悸、胸闷等。因异位起搏点周围存在保护性阻滞,治疗比较困难,抗心律失常药物很难奏效,直流电击复律对并行心律性室性

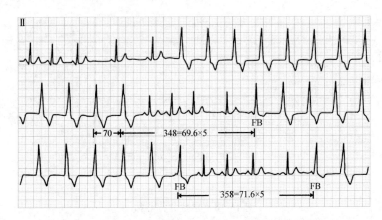

图 15-17 并行心律性室性心动过速(Ⅱ导联连续描记)

　　基础心律为窦性心律不齐,60~97/min。宽大畸形 QRS 波群一连串地间歇出现,R-R 间期 0.70s,相当于 86/min。异位心搏之间的间距为 0.70s 整倍数,反映异位起搏点不受干扰地持续释放激动,但由于传出阻滞而不能传出,有时窦性激动与异位激动共同使心室除极,形成室性融合波(FB)

心动过速效果也不满意。并行心律性室性心动过速不同于期前收缩性室性心动过速,很少演变成心室纤颤。

第四节　非阵发性室性心动过速

　　3 个或 3 个以上快速的室性异位心搏连续发生形成室性心动过速。室性心动过速大体可分为两大类:非阵发性室性心动过速(加速的室性自主心律)和阵发性室性心动过速(期前收缩性室性心动过速)。

　　正常情况下,室性异位起搏点的自律性明显低于窦房结,故处于潜在状态。当室性异位起搏点自律性轻度增高,接近或超过窦房结的频率时,就可与窦房结竞相控制心脏,形成非阵发性室性心动过速。

一、心电图特点

①QRS 波群呈宽大畸形，频率 60～100/min，一般为 70～80/min。

②出现房室分离和室性融合波。这是因为心室异位起搏点的频率和窦性心律相接近，两种节律可同时发生，窦房结的激动控制心房，室性异位起搏点控制心室，形成房室分离；不仅如此，因室性异位起搏点的频率相对较慢，故窦房结的激动有可能前传夺获心室，产生完全性或不完全性心室夺获。不完全性心室夺获即室性融合波（图 15-18，图 15-19）。

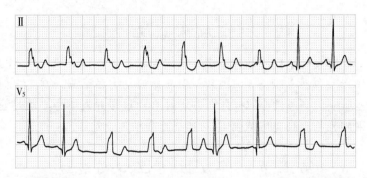

图 15-18　非阵发性室性心动过速和窦性心律形成房室分离

窦性心律 70～94/min，室性心律频率 83～88/min，两者不甚匀齐，形成房室分离。Ⅱ导联开始及中间部分窦性 P 波位于室性 QRS 波群 ST-T 波段上，到第 7 个心搏位于 QRS 波群之前，形成室性融合波，最后 2 个心搏为窦性心搏。V₅导联室性异位心搏与窦性心搏交替出现

③心动过速多以连续数个室性融合波开始，终止发作时往往也连续出现数个室性融合波。

④室性异位起搏点无保护性阻滞，窦房结频率增速时就可侵入室性异位起搏点，消除异位心律。

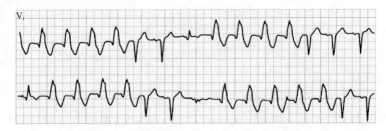

图 15-19　非阵发性室性心动过速和窦性心律

室性 QRS 波群与窦性心搏交替出现。室性 QRS 波群呈 qR 型,频率 94/min。上图第 6、14 个心搏,下图第 7、15 个心搏为窦性心搏。上图第 5、7、12、13 个心搏,下图第 1、6、8、14 个心搏为室性融合波

二、临 床 意 义

非阵发性室性心动过速多见于病理状态如急性心肌梗死、洋地黄中毒和急性心肌炎等。因其不引起血流动力学障碍,治疗主要针对基础病因。急性心肌梗死合并窦性心动过缓并发本型心动过速,注射阿托品提高窦房结频率,可能终止心动过速发作。

第五节　阵发性室性心动过速

阵发性室速是临床常见的一种严重心律失常,约占宽 QRS 心动过速 80% 以上。阵发性室速具有骤发骤停的特点,心室率 100～300/min,一般<200/min,持续时间从数分钟、数小时到数日不等,常可伴有血流动力学障碍。阵发性室速若按其形态可分为单形性和多形性室速,按其有无基础心脏病又分为器质性心脏病室速和特发性室速。

一、心电图特点

(一)单形性室性心动过速

单形性室速可能与其他类型宽 QRS 心动过速相混淆,是体表心电图的一个诊断难题。长时间以来,临床医生依靠房室分离、心

室夺获和室性融合波诊断室速,因而大多数的室速被漏诊。直到Wellens(1978)、Kindwall(1988)根据室速体表心电图与心内电生理检查对比,提出了根据心动过速 QRS 时间、电轴、波形特点诊断室速,才将室性心动过速的心电图诊断提高到一个崭新的水平。近年来学者们又提出了宽 QRS 心动过速诊断流程图,使心电图诊断室性心动过速的水平又有进一步的提高。心电图诊断室性心动过速的进展充分体现了心电图学与时俱进、不断完善的过程。

1. 心电图诊断室性心动过速的指标

(1)房室分离、心室夺获和室性融合波:这些指标早在半个多世纪以前已被提出,至今还是诊断室性心动过速最可靠的依据。见到宽 QRS 心动过速,应努力搜寻 P 波,注意 P 波和 QRS 波群之间有无传导关系,有无心室夺获和室性融合波。遗憾的是这些指标的检出率不过 20%～30%,特别当心室率>150～160/min 时难以发现。如果仅依靠这些指标诊断室性心动过速,则大多数病例被漏诊和误诊(图 15-20～图 15-22)。

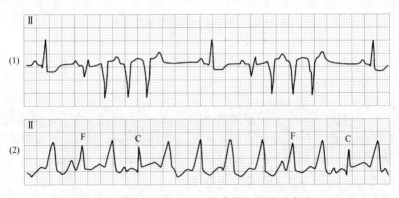

图 15-20 室性心动过速伴心室夺获和室性融合波(一)

(1)窦性心律伴 2 次短阵室速发作,每次室速发作均以室性融合波(第2、7 心搏)开始;(2)QRS 波群宽大畸形,心室率 125/min。C 为心室夺获,稍提早出现,QRS 时间正常,其前有窦性 P 波,P-R 间期>0.12s。F 为室性融合波,其形态介于室性异位心搏和心室夺获之间,其前有窦性 P 波,P-R 间期缩短

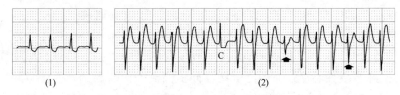

图 15-21　室性心动过速伴心室夺获和室性融合波(二)

(1)为基础心律;(2)为发作心动过速描记,C 表示心室夺获,箭头所指为室性融合波

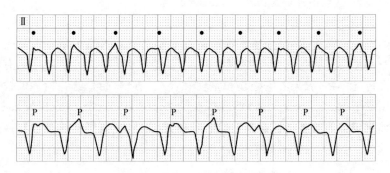

图 15-22　室性心动过速伴房室分离

QRS 波群宽大畸形,P 波(上图用圆点指示)与 QRS 波群无固定的时间关系,呈房室分离。有时 P 波完全看不清,在预期出现的部位用圆点或 P 标记

(2)QRS 时间:心动过速呈 RBBB 型,QRS 时间>0.14s 提示室性心动过速。心动过速呈 LBBB 型,QRS 时间>0.16s 提示室性心动过速。QRS 时间>0.20s 几乎均为室性心动过速,值得注意的是分支型室性心动过速的 QRS 时间可能≤0.12s。

(3)QRS 电轴:RBBB 型心动过速 QRS 电轴偏向左上提示室性心动过速;LBBB 型心动过速电轴偏向右下也提示室性心动过速。QRS 电轴位于无人区(-90°~±180°)高度提示室性心动过速,绝不会见于室上性心动过速合并室内差传。判断 QRS 电轴位于“无人区”,仅凭目测即可。Ⅰ、Ⅱ、Ⅲ、aVF 导联 QRS 主波均向下或Ⅰ、aVF 导联 QRS 主波向下即可肯定“无人区电轴”。但不适用以下情况：①窦性心律时 QRS 电轴已位于无人区；②逆向型 AVRT。

（4）QRS 波群形态：为诊断室性心动过速比较可靠的依据。心动过速呈 LBBB 型时出现以下改变提示室性心动过速：V_1 导联 r 波肥大，＞0.03s，S 波下降支出现粗顿、切迹，rS 间期＞0.06s，V_5、V_6 导联出现 Q 波（qR 型或 QR 型）；心动过速呈 RBBB 型时出现以下改变提示室性心动过速：V_1 导联呈 R 型、qR 型或 Rr' 型（第一波峰高于第二波峰），V_5、V_6 导联呈 rS 型或 QS 型（图 15-23，图 15-24）。

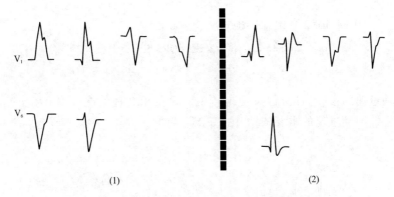

图 15-23 室性异位心搏与室内差传的鉴别

（1）图为室性异位心搏，V_1 导联呈 Rr' 型、rS 型，r 波肥大，S 波降支出现切迹，V_6 导联呈 QS 型、rS 型；（2）图为室上性心搏合并室内差传，V_1 导联呈 rSR' 型、rSr' 型三相波、rS 型，r 波窄小，S 波升支出现切迹，V_6 导联呈 qRs 型

以上 QRS 波形改变在右胸导联出现 3 项，左胸导联出现 1 项，故有人提出"右 3 左 1"的口诀，便于记忆。

（5）QRS 节律：单形性室速 QRS 节律通常是匀齐的，R-R 间期互差＜0.03s，但在心动过速开始发作及终止时节律可能不匀齐，可能被误认为房颤。

（6）室房逆传阻滞：心内电生理检查显示，50% 的室速可发生室房逆传。室房逆传还可见于其他类型的心动过速，不能作为室性心

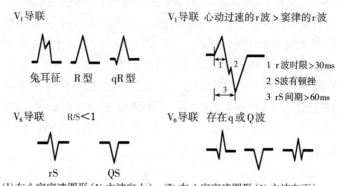

(1)左心室室速图形（V₁主波向上）　(2)右心室室速图形（V₁主波向下）

图 15-24　诊断室速的 QRS 波形标准

（引自参考文献 7）

动过速的诊断标准，但室房逆传阻滞罕见于其他情况，可作为诊断室性心动过速的重要依据（图 15-25）。

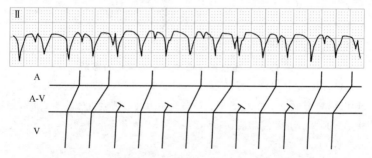

图 15-25　室性心动过速伴 2：1 及 3：2 室房逆传阻滞

QRS 波群宽大畸形，P 波呈逆传型，位于 QRS 波群之后，室房传导 2：1 与 3：2 交替出现，当其为 3：2 传导时，R-P⁻ 间期逐搏延长，反映其为文氏型传出阻滞

（7）胸导联 QRS 波同向性：V₁～V₆ 导联 QRS 波群主波均呈负向或均呈正向称为同向性，为室性心动过速的重要诊断指标。胸导联 QRS 波群主波均呈正向还可见于 A 型预激综合征，胸导联 QRS

波群主波均呈负向除室性心动过速外,偶见于慢性肺气肿(参见图15-26)。

(8)胸导联有一个或一个以上的导联 R-S 间期>100ms 提示室速:如有多个导联有 R-S 间期,以最宽的为准。服用Ⅰ、Ⅲ类抗心律失常药物,原有左束支阻滞可能影响这一指标的诊断价值(图15-26)。

(9)Ⅱ导联 QRS 波第一峰时限(RWPT)> 50ms:为 Luis(2010)提出的新诊断指标。QRS第一峰是指Ⅱ导联的 QRS 波起点与第一波峰转折点之间的间期(图 15-27)。当其>50ms 时,多

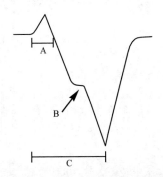

图 15-26 胸导联 R-S 间期的测量

考虑室性心动过速,当其<50ms 时考虑室上性心动过速。Ⅱ导联 RWPT>50ms,作为室性心动过速的诊断标准,敏感性 93%,特异性 99%,阳性预测价值 98%,阴性预测价值 83%。当心率较快,测量有困难,应将纸速调至 50mm/s 或将图形放大。

2. 诊断流程 Brugada、Vereckie 等先后提出了鉴别宽 QRS 心动过速的诊断流程图,致使宽 QRS 心动过速的鉴别诊断、室性心动过速的诊断水平有进一步的提高,诊断正确率>90%。

(1)1991 年 Brugada 提出宽 QRS 心动过速的 4 步法及 3 步法诊断流程图。

①4 步法(图 15-28)。

第 1 步:$V_1 \sim V_6$ 导联均无 RS 型(包括 rS 型、Rs 型),但不包括单相波(R 型、QS 型)、双相波(QR 型、qR 型),也不包括三相波(rsR′型、qRs 型)。此项标准诊断室性心动过速的准确性可达100%。但有时不易掌控,如 r 波过小不易识别,或 T 波尖耸位于QS 波之前,可能误认为 r 波(图 15-29)。

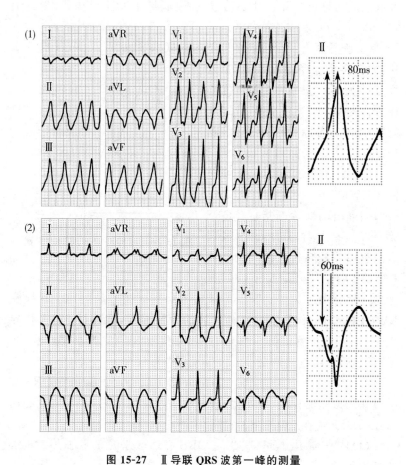

图 15-27 Ⅱ 导联 QRS 波第一峰的测量

(1)Ⅱ 导联呈正向波;(2)Ⅱ 导联呈负向波(引自参考文献 8)

第 2 步:任何一个胸导联 R-S 间期>100ms 也可确定室性心动过速。此项标准受一些因素的影响。诊断室性心动过速特异性为 98%。

第 3 步:如果以上两步均为阴性,应注意有无房室分离,此项诊断标准特异性为 100%。

第1步 V₁～V₆导联均无RS型

是 否

第2步 室速 V₁～V₆有一个导联R-S间期>100ms

是 否

第3步 室性心动过速 房室分离

是 否

第4步 室性心动过速 V₁、V₂、与V₆呈室性异位心搏特点

是 否

室性心动过速 室上性心动过速合并室内差传

图 15-28 **Brugada 4 步法诊断流程图**

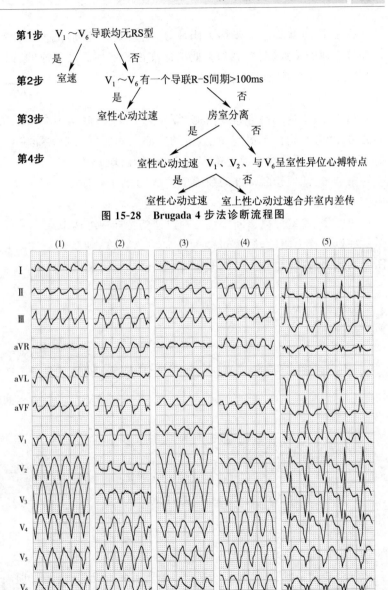

图 15-29 **(1)、(2)、(3)、(4)、(5) 图胸前导联均不呈 RS 型**
(引自参考文献 12)

第 4 步：如果以上 3 步均为阴性，应注意 QRS 波形是否符合室性异位心搏的特点（图 15-24）。此项标准诊断室性心动过速的特异性高达 97%，敏感性也高达 99%。

②3 步法（图 15-30）。

第 1 步：不论左侧旁路或右侧旁路，$V_4 \sim V_6$ 导联均不会出现负向波，因为旁路均位于房室环上，激动由心室基底部向心尖部传导。但 Mahaim 型预激性心动过速 $V_4 \sim V_6$ 可能出现 rS 型。

第 2 步：此项诊断标准的前提条件是，窦性心律时 $V_2 \sim V_6$ 导联原无 QR 型波。

第 3 步：房室分离诊断室性心动过速的特异性可达 100%。

如以上均为阴性，则很可能为逆向型 AVRT，如窦性心律心电图见到预激波，且与心动过速 QRS 波形一致，则诊断更为可靠。

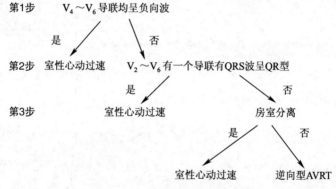

图 15-30　Brugada 3 步法诊断流程图

（2）Vereckei 诊断流程图

①Vereckei 诊断新流程图（2007）（图 15-31）。

前 3 步容易理解，第 4 步 Vi/Vt<1 是一个新概念，也是一项新的诊断标准，下面进行讨论。

②仅根据 aVR 导联鉴别宽 QRS 心动过速（图 15-32）。

Vi 值是指心室初始除极向量，选用初始除极后 40ms 内 QRS

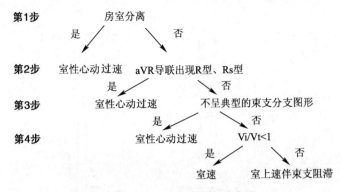

图 15-31 Vereckie 诊断新流程图

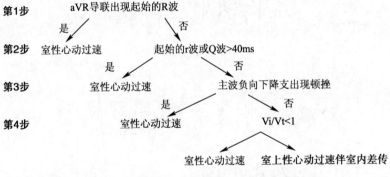

图 15-32 仅根据 aVR 导联鉴别宽 QRS 心动过速

振幅,Vt 是指心室终末向量,选用除极结束前 40ms 内 QRS 振幅。Vi 和 Vt 值取绝对值,不分正负(图 15-33)。这个指标的提出是由于室速开始除极时通过心室肌传导,速度较慢,故 Vi 振幅小,而终末除极到达希浦系统进行,速度较快,故 Vt 值较大,结果 Vi/Vt<1。与其相反,室上性心动过速合并束支阻滞时,开始除极通过希浦系统进行,速度较快,Vi 值较大,而中段与终末段通过心室肌进行,速度较慢,故 Vt 值较小,故 Vi/Vt>1。

图 15-33 (1)图室性心动过速:Vi 值 0.4mV,Vt 值 0.8mV,Vi/Vt<1。(2)图室上性心动过速合并束支阻滞:Vi 值 0.6mV,Vt 值

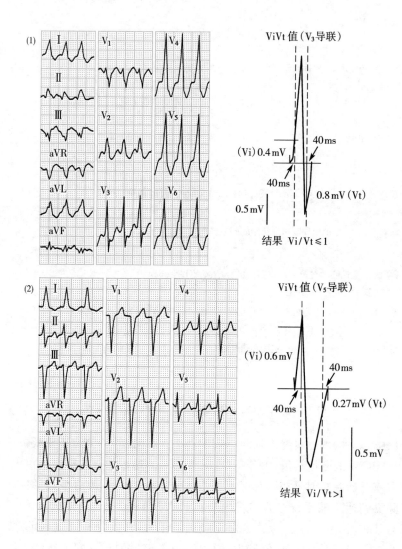

图 15-33   Vi/Vt 的测量

（1）室速：Vi/Vt＝0.4/0.8＜1；（2）室上速合并束支阻滞：Vi/Vt＝0.6/0.27＞1

$0.27mV,Vi/Vt>1$。

3. 心电图诊断室性心动过速小结　见表 15-3。

表 15-3　高度提示室性心动过速的心电图诊断指标

1. QRS 时间:RBBB 型心动过速 QRS 时间$>0.14s$,LBBB 型心动过速 QRS 时间$>0.16s$(未服用过抗心律失常药物)
2. RBBB 型心动过速 QRS 电轴偏向左上,LBBB 型心动过速 QRS 电轴偏向右下。QRS 电轴位于"无人区"
3. QRS 波形:RBBB 型心动过速右胸导联出现 R 型、qR 型或 Rr′型,左胸导联出现 rS 型或 QS 型;LBBB 型心动过速右胸导联 r 波肥大$>30ms$,S 波降支出现粗顿,R-S 间期$>60ms$,左胸导联出现 q 波或 Q 波,不呈典型的束支分支阻滞图形(图 15-34)
4. 房室分离、心室夺获、室性融合波
5. 其他诊断线索:$V_1 \sim V_6$ 导联 QRS 波群呈同向性,$V_1 \sim V_6$ 导联均不呈 RS 型、胸导联 R-S 间期$>100ms$,aVR 导联呈 R 型、Rs 型,aVR 导联呈 qR 型、rS 型,起始的 q 波或 r 波$>40ms$,aVR 导联呈 QS 型,降支出现顿挫,Ⅱ导联 QRS 波第一峰$>50ms$,$Vi/Vt<1$

　　以上介绍了一系列心电图诊断室速的指标,初学者可能感到内容烦琐,不便记忆。这些指标除房室分离、心室夺获和室性融合波外,没有一项是绝对可靠的。笔者认为,对一例血流动力学比较稳定的宽 QRS 心动过速患者,心电图分析应按 QRS 时间、电轴、波形等内容进行,并应全面观察搜寻 P 波,以求发现房室分离、心室夺获及室性融合波的证据。如能掌握表 15-3 前 4 项,对大多数室性心动过速可能做出正确诊断,第 5 项诊断线索可作为辅助条件。应该强调的是,见到宽 QRS 心动过速患者,一定要简单地询问一下病史,如果患者患有心肌梗死或严重器质性心脏病,则室性心动过速可能性明显大于室上性心动过速。

　　下面用学过的诊断指标分析 3 例单形性室性心动过速:

　　图 15-35 QRS 宽大畸形,心室率 $214/min$,R-R 间期基本匀齐。诊断室性心动过速的根据为:①心动过速呈 RBBB 型 QRS 时间$>0.14s$;②QRS 电轴明显偏左上;③Ⅱ导联 QRS 波第一峰$>50ms$;

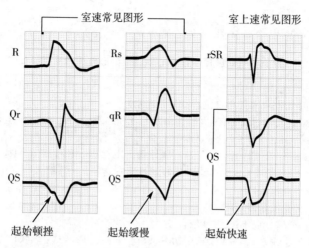

图 15-34　宽 QRS 心动过速时室性心动过速及室上性心动过速在 aVR 导联的常见图形

（引自参考文献 7）

④aVR 导联呈宽 R 型；⑤V_5 导联呈 RS 型，R/S＜1。

图 15-36 QRS 宽大畸形，心室率 150/min，R-R 间期基本匀齐。Ⅰ、aVL 导联有明显的 Q 波。本图诊断室速的根据是：①V_1～V_6 导联均以负向波为主；②aVR 导联呈 R 型；③Ⅱ导联 QRS 波第一峰＞50ms；④V_1 导联 r 波≥30ms，S 波降支出现顿挫，R-S 间期＞60ms。另外，Ⅰ、aVL 导联出现病理性 Q 波，反映心肌内有瘢痕组织存在，对诊断室性心动过速也是有力的支持。

图 15-37 63 岁男性，因心悸、头晕急性发作 9h 入院。1 年前曾做过冠状动脉造影示左前降支狭窄 70%～80%，并置入支架。心电图示 QRS 波群宽大畸形，心室率 186/min，R-R 间期基本匀齐。本图诊断室性心动过速的根据是：①LBBB 型心动过速 QRS 时间＞0.16s；②QRS 电轴明显左偏；③V_1 导联 r 波肥大＞30ms，R-S 间期＞60ms；④胸导联有多个导联 R-S 间期＞100ms；⑤aVR 导联呈宽 R 型；⑥Ⅱ导联 QRS 波第一峰＞50ms；⑦长Ⅱ导联可见到与 QRS 波群无关的 P 波，呈房室分离。

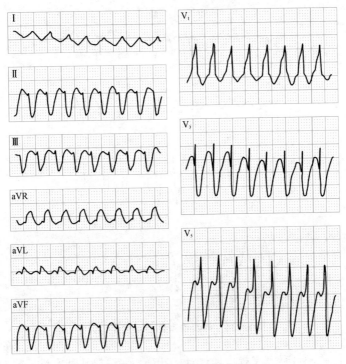

图 15-35 单形性室性心动过速(一)

(二)多形性室性心动过速

多形性室速是指 QRS 波群形态不断变化(5 个连续的心搏无固定的 QRS 形态),无明确的等电位线,且节律不规则的室性心动过速,频率常在 150~250/min,可自动终止(自限性),也可演变成心室纤颤(图 15-38)。目前的观点认为,应以 Q-T 间期是否延长对其进行分类:①Q-T 间期延长的多形性室速,不论 QRS 形态是否符合典型的尖端扭转型室速(TdP)的特点,均应称为尖端扭转型室速;②Q-T 间期正常的多形性室性心动过速,不论其病因如何,QRS 波群形态是否符合 TdP 的特点均称为多形性室性心动过速。下面重点讨论尖端扭转型室性心动过速及双向性心动过速(严格说双向性心动过速不属于多形性室性心动过速的范畴)。

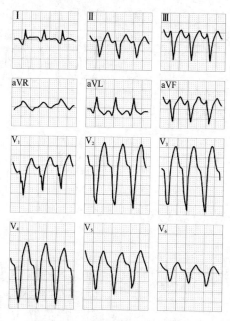

图 15-36　单形性室性心动过速(二)

1. **尖端扭转型室性心动过速(TdP)**　尖端扭转型室性心动过速可分为两种不同的类型,尽管其心电图改变是一致的,但治疗原则明显不同。因此,遇到尖端扭转型室性心动过速,应进一步区别其属于哪一种类型。根据 Jackman 的建议,本型心动过速可分为以下两型:

(1)依赖于长间歇(长心动周期)型:心率明显减慢时发作心动过速,心动过速发生于长的心动周期之后,如室性期前收缩的代偿间歇、窦性停搏或二度以上的房室传导阻滞。常见的病因为药物作用(Ⅰ类抗心律失常药物、三环类抗抑郁药),电解质紊乱(低血钾、低血镁)、心动过缓等引起的长 QT 综合征,也称为获得性 QT 综合征。主要治疗措施为安放暂时性人工心脏起搏器、静滴异丙肾上腺素提高心率,对药物所致者可静注硫酸镁,对电解质紊乱所致者应补钾、补镁。

(2)依赖于肾上腺素能型:发作心动过速与心率减慢无关。常见的病因为特发性长 QT 综合征,多呈家族性发病,有青年猝死家族

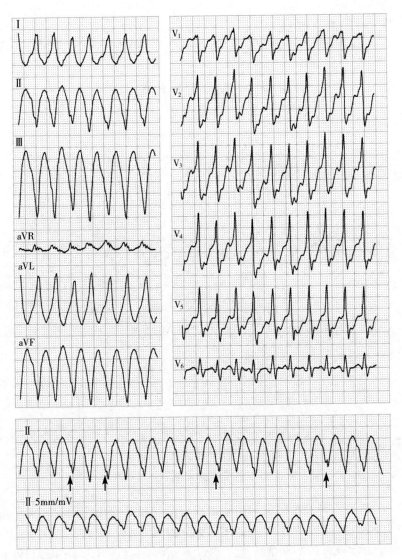

图 15-37　单形性室性心动过速(三)

史,发作心动过速多有明显诱因如情绪刺激、过度劳累等。治疗主
要措施为应用 β 受体阻滞药特别是普萘洛尔(心得安)。

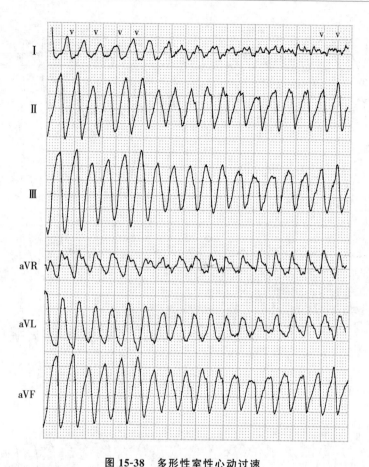

图 15-38 多形性室性心动过速

QRS 波群宽大畸形,形态多变,R-R 间期不甚匀齐,心室率约 230/min

以上两种类型的尖端扭转型室性心动过速心电图改变并无明显不同,典型的改变为:①QRS 波群形态多变,每隔 3～20 个心搏,QRS 波群尖端逐渐地或突然转变方向,电轴可有 180°的偏移;②心动过速由 R on T 或 R on U 的室性期前收缩所诱发;③心室率160～280/min(平均 220/min);④R-R 间期极不匀齐;⑤心动过速发作常呈自限性(非持续性),也可能演变成心室纤颤;⑥基础心律 Q-T 间期明显延长,U 波明显增大,称为"大慢波"(图 15-39,图

15-40)。

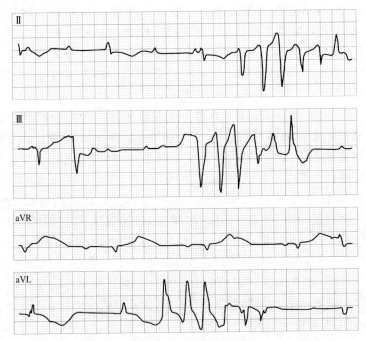

图 15-39　完全性房室传导阻滞合并尖端扭转型室性心动过速

基础心律为室性逸搏心律,注意 T 波深倒置,TU 波融合,QTU 间期明显延长,达 0.80s(aVL 导联最明显),Ⅱ、Ⅲ 导联末尾,aVL 导联中间均出现短阵心动过速,QRS 波群宽大畸形,QRS 尖端围绕基线而扭转

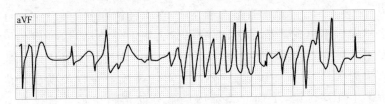

图 15-40　尖端扭转型室性心动过速

基础心律为交接性,Q-T 间期正常。由 R on T 型室性期前收缩诱发心动过速,QRS 波群宽大畸形,R-R 间期不规整,心室率平均 260/min。注意心动过速的 QRS 波群由负向波转为正向波,后又转为负向波,QRS 波群尖端围绕基线而扭转

从治疗的角度来看,Q-T 间期改变远比 QRS 波形变化更为重要,故有的学者主张将多形性室性心动过速分为 Q-T 间期正常和 Q-T 间期延长两大类,前者的治疗原则如同一般的单形性室性心动过速,而后者则与尖端扭转型室性心动过速属于同一范畴,不论其 QRS 波形变化是否符合尖端扭转型室性心动过速的特点。

2. 双向性心动过速　本型心动过速的特点为,两种形态、方向或振幅不同的畸形 QRS 波群交替出现,逐次出现的心搏之间 QRS 电轴常呈 $180°$ 的转向,多见于洋地黄中毒,也可见于某些严重器质性心脏病。心电图表现为:①心率 $140\sim200/min$;②R-R 间期基本匀齐或长短交替;③QRS 时间 $>0.12s$ 或 $<0.12s$;④心动过速由两种类型 QRS 波群组成,不仅有形态不同,也可能方向相反,或振幅高低不同的 ORS 波交替出现;⑤典型的双向性心动过速胸导联呈 RBBB 型,而额面 QRS 电轴波动于 $-60°$ 与 $+120°$,也有的病例胸导联 RBBB 与 LBBB 型交替出现。至于此型心动过速发生机制可能是多元的,激动可能交替起源于两侧心室,也可能起源于室上,伴有持久性 RBBB 及交替性 LAFB 及 LPFB (图 15-41)。

(三)特发性室性心动过速

特发性室性心动过速是指心脏无结构异常者发生的室性心动过速,约占室性心动过速总病例数 10% 左右,可分为单形性和多形性(表 15-4)。单形性特发性室性心动过速症状一般轻微,可多年发作不出现严重症状,常被误诊为室上性心动过速,但偶可发生晕厥或者猝死。多形性特发性室性心动过速多属于遗传性心律失常,常可发生晕厥、猝死。多形性特发性室性心动过速留待第十九章讨论,下面介绍临床最常见的两种单形性特发性室性心动过速——右心室流出道室性心动过速和左心室间隔室性心动过速(分支型室性心动过速)。

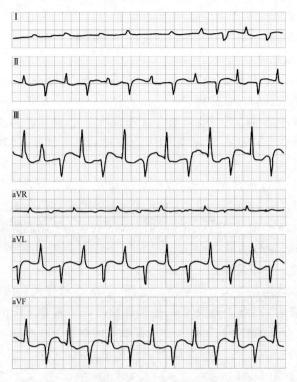

图 15-41 双向性心动过速

QRS 波群宽大畸形,两种方向不同的 QRS 波群交替出现,
R-R 间期基本规整,心率平均 125/min。患者为风湿性心脏病
二尖瓣病变合并心力衰竭,临床有服用洋地黄过量史

表 15-4 特发性室性心动过速的分类

单形性室性心动过速	多形性室性心动过速
1. 流出道室性心动过速:右心室流出道室性心动过速,左心室流出道室性心动过速,冠状窦室性心动过速 2. 分支型室性心动过速:左后分支室性心动过速,左前分支室性心动过速,左心室间隔室性心动过速 3. 肾上腺素单形性室性心动过速 4. 瓣环性室性心动过速:二尖瓣环、三尖瓣环	1. 长 QT 综合征 2. Brugada 综合征 3. 短 QT 综合征 4. 儿茶酚胺敏感性室性心动过速 5. 特发性室颤、室速

1. 右心室流出道室性心动过速(RVOT-VT) 右心室流出道室性心动过速占流出道室性心动过速 90%以上。

(1)临床及心电图表现

①患者多为无器质性心脏病的中青年人,女性多见,心动过速发作间期无任何自觉症状。

②本型室性心动过速对腺苷有较高的疗效,提示其与儿茶酚胺介导的延迟后除极有关,普罗帕酮的有效率可达 80%,射频消融成功率>90%。

③心动过速多呈阵发性,也可能呈反复发作性,心动过速呈 LBBB 型,QRS 时间 0.14～0.16s,激动起源靠近间隔部 QRS 较窄,靠近游离壁 QRS 较宽。QRS 电轴右偏者居多。激动起源偏上近间隔部,QRS 电轴明显右偏,Ⅱ、Ⅲ、aVF 导联呈高大的 R 波,Ⅰ 导联呈负向波。激动起源近三尖瓣环,Ⅰ 导联可呈正向波,QRS 电轴正常。当激动起源于以上两个部位之间,QRS 电轴轻度右偏或正常。aVL 导联的 QS 波>aVR 导联提示激动起源于右心室流出道前侧壁,aVR 导联的 QS 波>aVL 导联提示激动起源于右心室流出道后侧壁。胸前导联 V_4～V_6 导联 R 波逐渐增大,移行带(R/S)位于 V_3 导联之后(图 15-42)。

(2)本型心动过速可能与起源于病变右心室的器质性心脏病室性心动过速和致心律失常性右心室心肌病相混淆。其不同点及鉴别诊断见下述及表 15-5。

①与器质性心脏病室性心动过速的鉴别。心肌梗死后、心肌病患者也可能发作 LBBB 型室速,其与右心室流出道室性心动过速的不同点为:a. 右心室流出道室性心动过速无器质性心脏病临床表现及病理性心电图改变,器质性心脏病室性心动过速多有器质性心脏病的临床表现及病理性心电图改变;b. 右心室流出道室性心动过速电轴右偏或正常,而器质性心脏病室性心动过速电轴可能左偏;c. 右心室流出道室性心动过速除 aVR 导联外,只有 aVL 导联可呈 QS 型,而器质性心脏病室性心动过速其他导联可能出现 QS 型;d. 右心室流出道室性心动过速Ⅱ、Ⅲ、aVF 及 V_5、V_6 导联 R 波振幅多>

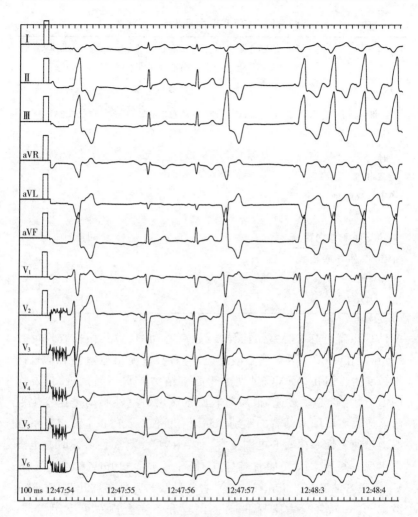

图 15-42　右心室流出道室性心动过速

1.5mV,器质性心脏病室性心动过速上述导联 R 波振幅多＜1.5mV;e. 右心室流出道室性心动过速各肢体导联 R 波振幅之和多＞4.0mV,而器质性心脏病室性心动过速＜4.0mV。

②与致心律失常性右心室心肌病(ARVC)的鉴别。典型的

表 15-5　3 种 LBBB 型室速的鉴别诊断

	右心室流出道 室性心动过速	致心律失常性 右心室心肌病	心肌梗死 后患者
QRS 电轴	右偏或正常	左偏或正常	左偏或正常
Ⅱ、Ⅲ、aVF 及 V_5、 V_6 导联 R 波振幅	>1.5mV	<1.5mV	<1.5mV
肢体导联 R 波振幅 之和	>4.0mV	<4.0mV	<4.0mV
aVL 呈 QS 型	有	无	有或无
Epsilon 波	无	有	无
右胸导联 T 波倒置	无	有	可能有
aVR 以外导联出现 QR 波	无	无	有
心室晚电位	阴性	阳性	阳性

ARVC 患者患有右心室结构异常（超声心动图、磁共振检查均可发现）和发作 LBBB 型室性心动过速，与右心室流出道室性心动过速不易混淆。但在 ARVC 早期由于心脏结构异常不易发现，仅发作 LBBB 型室性心动过速，很易与右心室流出道室性心动过速发生混淆。体表心电图对两者的鉴别诊断颇有价值：a. 右心室流出道室性心动过速窦性心律时心电图正常，而 ARVC 患者窦性心律时心电图常出现一些异常改变如右胸导联 QRS 时限≥110ms（80%）、V_1～V_3 导联 S 波升支>55ms（60%）、右胸导联与其他导联出现 Epsilon 波（47%～77%）、右胸导联 T 波倒置和不完全性右束支阻滞等；b. 右心室流出道室性心动过速 aVL 导联可能呈 QS 型，而 ARVC 患者的 aVL 导联一般不出现 QS 型；c. 右心室流出道室性心动过速心室晚电位多呈阴性，而 ARVC 心室晚电位多呈阳性。

　　图 15-42 29 岁女性因反复发作心悸 2 年入院。心电图示 LBBB 型心动过速，QRS 时间>0.14s，Ⅱ、Ⅲ、aVF 导联呈高 R 波，Ⅰ 导联呈 QS 型，振幅较低。aVL 导联呈 QS 型，胸导联移行带在

V_3 导联之后。心内电生理检查确定室速起源于右心室流出道近间隔部。

2. **左心室间隔室性心动过速(分支型室性心动过速)** 本型室性心动过速 90% 起源于左侧室间隔左后分支分布区,10% 起源于左前分支分布区。多见于无器质性心脏病的年轻人,发作多年可不出现严重症状,偶尔可能发生晕厥,发作间期无任何自觉症状。本型室性心动过速极易与室上性心动过速合并室内差传相混淆,仔细观察心电图可发现一些提示室性心动过速的诊断线索如 QRS 电轴位于无人区,aVR 导联呈 R 型,V_5、V_6 导联 R/S<1 等,有时还可能发现房室分离、心室融合波等。分支型室性心动过速对维拉帕米有明显疗效,射频消融成功率可高达 100%。

(1)左后分支室性心动过速:激动起源于左后分支分布区,左心室后下壁先激动,然后传至左前分支及右束支,故心动过速呈 RBBB 型合并电轴左偏,有时电轴可极度左偏,位于无人区。aVR 导联常呈 R 型,V_5、V_6 导联呈 rS 或 RS 型,R/S<1(图 15-43~图 15-45)。

图 15-43 QRS 波宽大畸形,呈 RBBB 型,QRS 时间>0.14s,心室率约 162/min,R-R 间期基本匀齐。QRS 电轴极度左偏,位于无人区。aVR 导联呈 R 型。V_5、V_6 导联 R/S<1。本例患者未进行心内电生理检查,推测激动起源于左后分支。

图 15-44 39 岁男性因反复发作心悸 1 年入院。心电图示 QRS 宽大畸形呈 RBBB 型,QRS 时间≥0.14s,QRS 电轴极度左偏,位于无人区。aVR 导联呈 R 型。V_5、V_6 导联 rS 型,r/S<1。心内电生理检查确定室性心动过速起源于左后间隔前中 1/3 交界处,行射频消融治疗。

(2)左前分支室性心动过速:激动起源于左前分支分布区,左心室前上壁先除极,然后传至左后分支分布区,并逆传至右束支,故心动过速呈 RBBB 型合并电轴右偏。

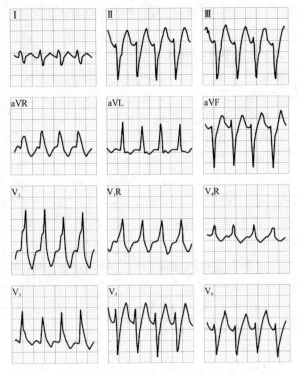

图 15-43　分支型室性心动过速

二、临床意义

阵发性室性心动过速包括多形性室性心动过速,单形性室性心动过速和特发性室性心动过速,其中以多形性室性心动过速最为严重,常可引起血流动力学障碍,演变成心室纤颤;器质性心脏病引起的单形性室性心动过速次之,如果心室率过快或发生于严重病理状态的心脏,也可引起血流动力学障碍,演变成心室纤颤;特发性单形性室性心动过速一般症状轻微,偶尔也可诱发晕厥、猝死。

临床见到宽 QRS 心动过速患者,尤其是心室率过快(＞200/min),原有心肌梗死或严重心肌病者,简单的分析一下心电图改变,立即采用相应的治疗措施。如果患者出现血流动力学障碍,血压过

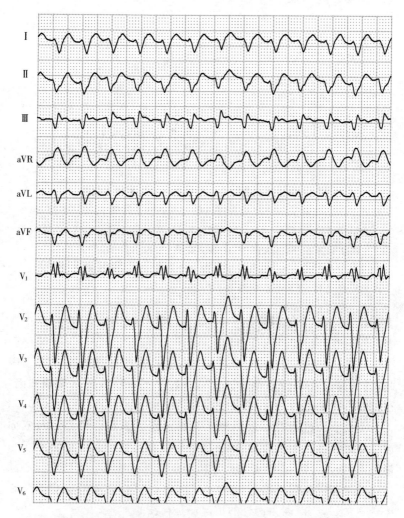

图 15-44 左心室间隔室性心动过速(左后分支分布区)

低或发生急性左心衰竭,应立即进行电复律。复律后再仔细观察心电图改变,采取进一步治疗措施。

90%的阵发性室性心动过速为病理性,常见的病因有:①各种器质性心脏病尤其是心肌梗死、心肌缺血、心肌病、高血压病、肺心

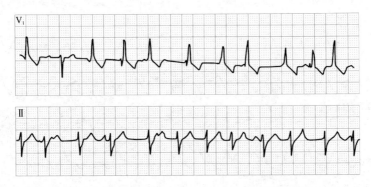

图 15-45 分支型室性心动过速伴文氏型传出阻滞

QRS 波群呈 RBBB 型合并电轴左偏，QRS 时间 0.10s，窦性 P 波隐约可见，呈房室分离。V₁导联出现一次心室夺获，呈 rS 型。R-R 间期长短不一，似无规律，仔细观察，V₁导联 $R_3 \sim R_6$ 和 $R_6 \sim R_9$ 出现 R-R 间期渐短突长，Ⅱ导联出现 3 个短-长周期，长周期短于 2 个短周期之和，推算心室率约为 140/min

病等；②电解质及酸碱平衡紊乱，如低血钾、高血钾、低血镁、酸中毒等；③药物中毒，如洋地黄中毒、抗心律失常药物和三环类抗抑郁药物作用等；④低氧血症；⑤麻醉、手术过程及各种意外事故等。因此，遇到阵发性室性心动过速，必须做进一步检查，找出基础病因，在控制心律失常的同时，必须去除病因。

室性心动过速的心电图特点有提示病因诊断价值，例如，双向性心动过速多见于洋地黄中毒；尖端扭转型室性心动过速多见于药物中毒（如 I_A 类抗心律失常药物）、低血钾、低血镁；分支型室性心动过速多见于无器质性心脏病的年轻人等。但心电图特点必须与临床资料密切结合，因为例外的情况还是存在的。

讨论室性心动过速的治疗超出本书的范围，在此只强调的是，一旦做出室性心动过速的诊断，除非十分肯定其为分支型特发性室性心动过速，否则不应采用维拉帕米（异搏定）静脉注射，其他类型的室性心动过速对异搏定不仅无效，而且可能引起血压降低，甚至诱发心室纤颤。普罗帕酮、胺碘酮对室性心动过速比较有效，对其他类型宽

QRS心动过速也相当有效,且无明显不良反应,值得选用。

第六节　心室纤颤及其他濒死性心律失常

濒死性心律失常包括心室纤颤、电-机械分离和心脏停搏,其中90%以上为心室纤颤,三者可互相转变,但最后的结局为心脏停搏。

一、心室扑动、颤动

心室扑动为室性心动过速和心室纤颤之间的一种过渡型心律失常,持续时间短暂。不论心室扑动或心室纤颤,心室均失去协调性收缩能力,泵功能丧失,临床出现意识丧失、心跳呼吸停止,如不能及时除颤,数分钟内即可发生死亡。个别患者心室纤颤呈阵发性,持续数秒钟后可自动恢复,即所谓阿-斯(Adams-Stokes)综合征。

(一)病因学及前驱心电图改变

1. 病因学及分类　心室纤颤的常见病因为各种器质性心脏病如急性心肌梗死、急性心肌缺血、心肌病、心瓣膜病等,手术麻醉过程,意外事故如触电、药物(如洋地黄、奎尼丁)中毒,严重电解质紊乱如低血钾、高血钾等;少见的病因为原发性电紊乱综合征如特发性长 QT 综合征、预激综合征伴旁路前传型心房纤颤等。心室纤颤大体上可分为原发性和继发性两类,前者发生心室纤颤之前无明显低血压及充血性心力衰竭;后者发生心室纤颤之前已出现明显低血压及充血性心力衰竭。原发性心室纤颤预后较好,及时电除颤后复苏可能成功,继发性心室纤颤预后差,复苏很难成功。

2. 前驱心电图改变　心室纤颤可突然发生,无预警性心律失常,但有不少患者发生心室纤颤之前可出现一些前驱心电图改变,如频发性多形性室性期前收缩,非常快速的室性心动过速,旁路前传型心房纤颤或逆向型房室折返性心动过速心室率明显增速。遇到上述的心电图改变,应及时采取有效的治疗措施,以免其演变成心室纤颤。

(二)心电图特点

①心室扑动表现为快速高大的扑动波,无法区分 P 波、QRS 波

群、ST 段和 T 波,扑动波基本规整.频率 $180\sim250/\min$,其顶端和底端均呈钝圆状,因此无法区分正向波或负向波。扑动波高大反映心功能略好,扑动波振幅降低时,预告即将发生心室纤颤(图 15-46)。

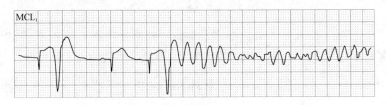

图 15-46　R on T 型室性期前收缩诱发心室纤颤

②心室纤颤表现为基线呈不规则地波动,颤动波大小、形态、间距均不一致,频率 $150\sim500/\min$,正常的 P 波、QRS 波群、ST 段和 T 波均无法辨认。颤动波高大者称为粗颤,颤动波细微者称为细颤,粗颤比细颤较易除颤,故临床上对细颤患者常采用肾上腺素静脉注射,促其变为粗颤,以争取除颤机会,但不一定能成功。有时心室纤颤波在某些导联极为纤细而类似心脏停搏,改用与原导联相垂直的导联进行描记,可发现明显的心室纤颤波(图 15-47)。

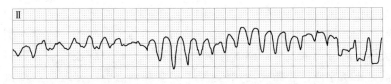

图 15-47　心室纤颤
图中间颤动波粗大,后段出现室性心动过速

二、电-机械分离

电-机械分离是指心电图上出现比较规则的心电活动,但泵功能完全丧失,临床表现与心室纤颤无法区分。

(一)病因学及前驱心电图改变

1. 病因学及分类　电-机械分离可分为原发性与继发性两类,其病因、发生机制和治疗原则不同,预后也大不相同。原发性电-机械分离是指心肌不能对正常的电激动产生有效的收缩反应,多见于有严重病变的心脏如各种器质性心脏病的终末期、急性心肌梗死和缺血,也可出现于心室纤颤、心脏停搏抢救过程中。继发性电-机械分离患者心肌本身病变并不严重,由于心脏前负荷突然降低,或左心室流入或排出受阻,临床常见的病因为大出血引起的血容量不足、大量心包积液引起的心包压塞和张力性气胸。原发性电-机械分离治疗十分困难,电除颤和人工心脏起搏器均无效,复苏成功者极为罕见。继发性电-机械分离如能找到病因并及时予以去除可望获救。

2. 前驱心电图改变 曾有文献报道,交接性逸搏心律频率逐渐降低及(或)QRS波群逐渐加宽时,预告可能演变成电-机械分离,应引起警惕。

(二)心电图特点

心电图上出现宽大畸形的 QRST 波群,频率 $20\sim40/\min$,节律相对规整,有时可看到无规律出现的 P 波,QRS 波群逐渐增宽,频率逐渐减慢,最后发生心脏停搏(图 15-48,图 15-49)。

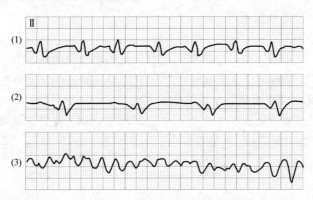

图 15-48 电-机械分离,心室纤颤

(1)QRS波群宽大畸形,R-R 间期不甚匀齐,频率平均 86/min;(2) QRS波群增宽,频率降至 46/min,呈典型的电-机械分离;(3)转为心室颤动

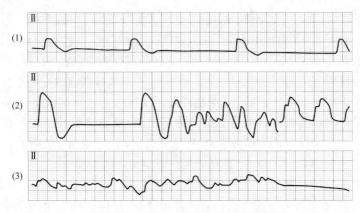

图 15-49　电-机械分离,心室纤颤

(1)示宽大畸形 QRST 波群,频率 33/min;(2)前半段 QRS 波群加宽,频率减慢,后半段出现心室颤动;(3)前中段示心室颤动,后段示心脏停搏

三、心脏停搏

心脏停搏可能于心搏骤停开始时即出现,也可能由心室纤颤、电-机械分离演变而来。

(一)病因学及前驱心电图改变

1. 病因学　心脏停搏可见于各种器质性心脏病终末期,缓慢性心律失常如病窦综合征或完全性房室传导阻滞。偶见于麻醉、手术过程,高血钾患者最后也可发生心脏停搏。

2. 前驱心电图改变　当心率逐渐减慢,QRS 波群逐渐增宽,应警惕发生心脏停搏,在某些场合,静脉注射阿托品提高心率可能防止心脏停搏出现。

(二)心电图改变

心电图呈直线而无任何电活动。心室纤颤波在某些导联可极为纤细而不易辨认,酷似心脏停搏。有的学者主张,对心脏骤停患者,即使心电图呈直线状,也可盲目除颤 2~3 次,以免漏掉不典型的心室纤颤(图 15-50)。

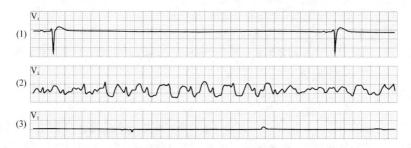

图 15-50　临终前心律失常

(1)高度窦性停搏,在 8s 之内只出现 2 次窦性心搏;(2)室性心动过速及心室颤动;(3)心脏停搏

(张文博　马　慧)

参 考 文 献

[1]　张文博,李跃荣.心电图诊断手册.3 版.北京:人民军医出版社,2006:363-396.

[2]　张文博,刘肖林,路方红.心血管病的当今问题.北京:科学技术文献出版社,1999:130-144.

[3]　Saliba WI, Natale A. Ventricular tachycardia syndrome. Med Clin Nor Am,2001,83:267-280.

[4]　Wellens HJ. Electrocardiography of arrhythmias. in Topol EJ (ed). Textbook of Cardiovascular Medicine. 2nd ed. Philadelphia: Lippincott Williams & Wilkins,2002:1365-1382.

[5]　陈琪.室早指数.临床心电学杂志,2008,17(2):157.

[6]　张文博.心电图诊断的线索和误区.北京:人民军医出版社,2010:244-268.

[7]　郭继鸿.宽 QRS 心动过速诊断流程。临床心电学杂志,2009,18(6):457-469.

[8]　陈琪.鉴别宽 QRS 心动过速新方法:Ⅱ导联 QRS 波第一峰时限.临床心电学杂志,2010,19(4):314.

[9]　Pelleqrini CN,Scheinman MM.Clinical management of Ventricalar tachy-cardia.Curr Probl Cardiol,2010,35(9):447-504.

[10] 林治湖.阵发性室上性心动过速,室性心动过速.见郭继鸿主编.心电图学.北京:人民卫生出版社,2002:455-486,545-594.

[11] 林治湖,洪丽.心律失常心电图的分析方法.见吴祥主编.心律失常梯形图解法.杭州:浙江大学出版社,2006:555-579.

[12] 吴晔良,龚仁泰.危重症心电图及临床处理.合肥:安徽科学技术出版社,2003:22-140.

[13] 黄元铸,邹建刚.宽QRS心动过速的诊断与鉴别诊断.北京:人民卫生出版社,2009:104-113.

[14] Vereckie A,Duray G,Sze na si G,et al.New algorithm only lead aVR for differential diagnosis of wide QRS complex tachycardia.Heart Rhythm,2008,5:89-98.

第十六章　预激综合征

　　预激综合征是指通过房室结、希-浦系统前传的激动抵达心室之前，心室已预先和提早除极。这是因为在正常房室传导途径之外，心房和心室之间还存在着一支或多支的附加传导途径，称为旁路或旁道。旁路前向传导速度快于正常房室传导途径，故激动通过旁路前传可使心室提早除极。旁路为房室环先天性发育异常所形成，一些遗留的散在的连接房室之间的肌束在出生后未完全凋亡，成为具有传导功能的肌束。由于旁路附着心室的部位提早除极，心室除极顺序不同于激动在心室内的正常传播，故心电图可出现一些特殊的表现，即心室预激图形。心室预激图形可类似一些其他心脏病的心电图表现，常可造成误诊。另外，旁路可形成折返环路的一环，诱发折返性心动过速（顺向型或逆向型）。如果预激综合征患者发生心房扑动、心房纤颤，心房激动沿旁路前传，由于旁路传导速度快，可引起极为快速的心室反应（心室率可高达 240/min），导致血流动力学障碍甚至猝死。由于以上原因，预激综合征引起临床高度重视。

　　心室预激图形（预激征）在正常人的检出率为 $0.15\%\sim0.31\%$。约 50% 出现预激图形的患者伴发心动过速，应称为预激综合征，另有 50% 患者仅有心电图改变而无症状，应称为具有预激图形者。

第一节　预激综合征的心电图表现

一、预激综合征的分类

　　根据旁路部位不同可分为以下 3 类（图 16-1，表 16-1）。

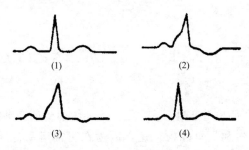

图 16-1   预激综合征的分型

(1)正常房室传导,P-QRST 波群正常;(2)W-P-W
综合征,P-R 间期缩短,出现预激波;(3)Mahaim 型预
激,P-R 间期正常,出现预激波;(4)L-G-L 综合征,P-R
间期缩短,QRS 正常

表 16-1   预激综合征的心电图分类

项 目	典型的预激综合征 (W-P-W 综合征)	短 P-R、正常 QRS 综 合征(L-G-L 综合征)	Mahaim 型预 激综合征
P-R 间期	<0.12s	<0.12s	正常
QRS 时间	>0.11s	正常	>0.11s
继发性 ST-T 改变	有	无	有
δ 波	有	无	有
类似心肌缺血	是	否	是
类似心室肥大	是	否	是

(一)典型的预激综合征

典型的预激综合征(Wolf-Parkinson-White,W-P-W 综合征)患
者的旁路直接连接心房和心室组织,位于左右心房和心室的游离壁
或室间隔。激动可通过以下 3 条途径传至心室:①激动完全由旁路
前传至心室,心室肌比正常提早除极,心电图表现为 P-R 间期缩短,
QRS 波群起始部分出现预激波(δ 波)和 QRS 时间增宽(>0.11s);
②激动完全由房室结、希-浦系统前传,心电图表现为 P-R 间期正常,
QRS 时间正常;③激动由旁路和正常房室传导途径同时前传至心

室,两者各自控制一部分心室,形成"室性融合波"。室性融合波的P-R间期短于正常,QRS时间有不同程度增宽,并出现δ波。由于通过旁路或正常房室传导途径前传的激动控制心室范围不同,室性融合波的时间、形态也不相同(图16-2)。

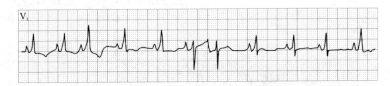

图 16-2 不同程度的预激图形

基础心律为窦性,第3、7个P波为房性期前收缩,第6、7个心搏为正常传导的心搏,第3个心搏预激图形最明显,其他心搏均具有不同程度的预激图形,系室性融合波

(二)短 P-R、正常 QRS 综合征

目前认为短P-R、正常QRS综合征(Lown-Ganong-Levine,L-G-L综合征)实际上是一种房室结加速传导。关于其解剖生理机制,目前趋向于房室结快径路的极端表现是最可能的机制,其次,房室结发育短小、房室结内"旁路"也是可能的机制。

(三)Mahaim 型预激综合征

既往用结-室旁路、束-室旁路解释 Mahaim 型预激综合征。电生理研究证实本型预激是由于房-束旁路形成的,旁路起自右心房三尖瓣环侧壁上方,终止于右束支或右束支附近的心室肌。房-束旁路的不应期短于房室结,传导速度慢于房室结,具有递减性传导的特点。房-束旁路仅能前向传导而不能逆向传导,故其参与诱发的房室折返性心动过速均为逆向传导型。

二、预激综合征与其他心脏疾患的鉴别诊断

W-P-W综合征的心电图改变可酷似心室肥大、束支阻滞、心肌缺血和心肌梗死。注意到P-R间期缩短,δ波的出现和QRS增宽三联征,不难识别 W-P-W 综合征的存在(图16-3)。

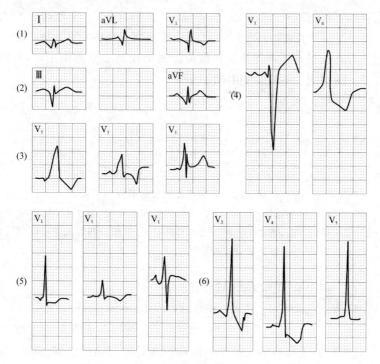

图 16-3 W-P-W 综合征类似多种心脏病变

（1）Ⅰ、aVL、V₁ 导联出现负向预激波,酷似前壁心肌梗死;（2）Ⅲ、aVF 导联出现负向预激波,酷似下壁心肌梗死;（3）V₁ 导联出现 R 型、Rs 型或 RSR′ 型,酷似右束支传导阻滞;（4）V₁ 导联呈 rS 型,V₆ 导联呈宽 R 型,酷似左束支传导阻滞;（5）V₁ 导联出现明显 R 波,酷似右心室肥大;（6）V₅ 导联出现高 R 波,并伴有 ST-T 改变,酷似左心室肥大

（一）类似心室肥大

W-P-W 综合征由于心室除极过程变化,可引起 R 波电压明显增高和继发性 ST-T 改变,可酷似右心室肥大和左心室肥大。

1. **右心室肥大** "A 型"预激综合征可酷似右心室肥大,但无右心房肥大、电轴右偏等改变。

2. **左心室肥大** "B 型"预激综合征可酷似左心室肥大,除预激综合征的三联征外,与左心室肥大无明显不同。

(二)类似束支传导阻滞

W-P-W 综合征可类似左束支传导阻滞或右束支传导阻滞,除预激综合征的三联征外 P-J 间期≤0.26s,而束支传导阻滞 P-J 间期>0.27s。此外,右束支传导阻滞在 V$_1$ 导联出现 rSR′三相波,左束支传导阻滞在 V$_5$、V$_6$ 导联 R 波顶端出现切迹,预激综合征除 QRS 波群起始部分出现顿挫外,很少出现三相波,也不在 R 波顶部出现切迹。

(三)类似心肌缺血

预激综合征可引起继发性 ST-T 改变,易误诊为心肌缺血,特别在心电监护时,预激综合征间歇出现,酷似一过性心肌缺血。注意到预激综合征三联征的特点,不难进行鉴别。此外,预激综合征引起的 ST-T 改变为继发性,即在 QRS 主波向上的导联出现 ST 段压低和 T 波倒置,而心肌缺血的 ST-T 改变为原发性,与 QRS 主波方向无关。T 波改变的形态对鉴别诊断也很有价值,"冠状 T"只见于心肌缺血,罕见于无并发症的预激综合征。

(四)类似心肌梗死或掩盖心肌梗死

由于预激波向量波动于-70°～+120°,可在许多导联产生负性波折,类似病理性 Q 波,酷似不同部位的心肌梗死。例如,当预激波向量位于-70°时,除极波朝向Ⅱ、Ⅲ、aVF 导联的负极,故在这些导联产生类似病理性 Q 波的负性波折,酷似下壁心肌梗死;当预激波向量位于+120°时,可在Ⅰ、aVL 导联产生负向波折类似病理性 Q 波,又酷似高侧壁心肌梗死。此外,预激综合征可类似正后壁心肌梗死、前间壁心肌梗死等。以下两点有助于预激综合征与心肌梗死的鉴别:①仔细观察各个导联,预激综合征在某些导联可看到正向预激波;②预激综合征的 ST-T 改变为继发性,且不会出现弓背向上 ST 段抬高与"冠状 T"。

当预激波向量与心肌梗死向量方向相反时,可抵消梗死向量,从而掩盖心肌梗死的心电图改变。预激综合征患者疑有心肌梗死时,应采用药物阻断旁路传导,消除预激图形,以求作出明确诊断。

(五)Mahaim 型预激综合征类似频率性左束支传导阻滞

Mahaim 型预激综合征的主要心电图表现为频率性左束支传导阻滞,当窦性心律增速时出现左束支传导阻滞,而窦性心律减慢时室内传导恢复正常。不同于一般的左束支传导阻滞,患者年龄轻,无器质性心脏病证据。心电图出现左束支传导阻滞时电轴明显左偏,Ⅱ、Ⅲ、aVF 导联呈 QS 型,Ⅰ、aVL 导联呈 R 型,V_1 导联 r 波短小,其后 S 波急速下降。

(六)不典型预激综合征被漏诊或误诊

典型的预激综合征由于"三联征"的存在,不难诊断,但有些预激综合征心电图表现不够典型可能被漏诊,也可能被误诊为其他疾患。文献报道 Mahaim 型预激综合征由于心电图表现不典型,运动负荷试验出现 ST 段明显压低而被误诊为冠心病。预激综合征心电图表现受许多因素影响。对 δ 波不明显疑为预激综合征的患者应注意以下问题。

1. 加强旁路前传和增加心室预激成分 采用药物如腺苷等兴奋迷走神经抑制房室结传导,可加强旁路前传,使心室预激图形变得明显。

2. 注意一些细微的诊断线索 Bogun 等提出预激综合征患者由于心室除极由后基底部朝向心尖部,改变了室间隔的正常除极向量,因而掩盖了间隔性 Q 波。因此,当 QRS 起始 δ 波不明显时而 V_6 导联间隔性 Q 波消失,提示预激征的存在。使用此项诊断标准时应注意两点:① Ⅰ、aVL、V_6 导联均无间隔性 Q 波,V_6 导联记录不到 Q 波,应继续向侧胸部描记,直至腋后线;②左侧旁路有时在 V_6 导联产生 rSR′型。不要将 S 波误认为 Q 波。作者观察了 37 例预激综合征患者(左侧旁路 33 例,右侧旁路 4 例),射频消融前无 1 例出现间隔性 Q 波,消融后 31 例(84%)出现间隔性 Q 波。

三、W-P-W 综合征的分型

(一)根据预激图形的有无及是否持续存在分型

1. 持续性预激 每次描记心电图均出现预激图形,动态心电图监测可见预激图形持续存在,但预激程度可不完全相同,此型患者旁路不应期较短。

2. 间歇性预激 预激图形间歇出现,有时心电图可完全恢复正常,P-R 间期和 QRS 时间恢复正常,δ 波和继发性 ST-T 改变均消失。旁路传导功能的改变多与心率变化、自主神经张力改变有关。此型患者旁路不应期较长。

3. 隐匿性预激 旁路存在着永久性前向传导阻滞,故窦性心律时从不出现预激图形,心内电生理检查可证实旁路的存在,旁路有逆传能力,故可作为逆传支参与房室折返性心动过速的形成。临床观察表明,隐匿性预激并发房室折返性心动过速者远比显性预激多见。

4. 潜隐性(latent)预激 旁路多位于左侧游离壁,如再合并心房扩大,房内传导时间延迟等因素,窦房结发出的激动通过正常房室传导途径前传至心室,比激动沿旁路前传至心室者快,故窦性心律时心电图不出现预激图形,如出现异位心律,正常房室传导途径与旁路前向传导平衡发生改变,可能出现预激图形。Robinson 曾报道 3 例左侧游离壁旁路,窦性心律时不出现预激图形,1 例于房性期前收缩时出现预激图形,另 2 例于心房纤颤发作时出现预激图形,心室率高达 240/min 和 280/min。

(二)根据旁路定位分型

1. 传统的分型方法 传统的分型方法将 W-P-W 综合征分为以下 3 型。

(1)A 型预激:旁路位于左心室后基底部,预激波平均向量指向前方,$V_1 \sim V_5$ 导联预激波均为正向,QRS 主波全部向上。

(2)B 型预激:旁路位于右心室前侧壁,预激波平均向量指向左前,$V_1 \sim V_3$ 导联 QRS 主波向下,V_4、V_5 导联 QRS 主波向上。

(3)C 型预激:旁路位于左心室前侧壁,预激波平均向量指向右前,V_5 导联 QRS 主波向下,V_1、V_2 导联 QRS 主波向上。

2. 新的分型方法(步骤法定位) 传统的分型方法过于简单,下述的步骤定位法将旁路分为 10 个区域(图 16-4,图 16-5),与心内生理检查的符合率约为 83%。

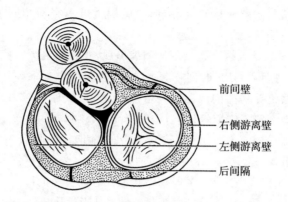

房室旁道 4 个区域示意图

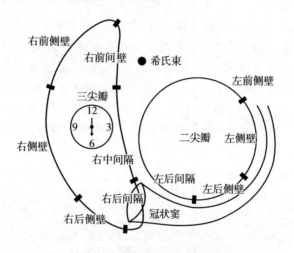

图 16-4 房室旁路 10 个区域示意图

从 X 线影像、心内膜标测、成功消融等方面总结，
将旁路分成 10 个区域

(1)根据 V_1 导联预激波的极性及 R/S 定左右。

①V_1 导联预激波呈正向,QRS 形态呈 R 型或 Rs(R/S>1),旁
路位于左侧。

②V_1 导联预激波呈负向,QRS 形态呈 rS、QS 或 RS 型(R/S<

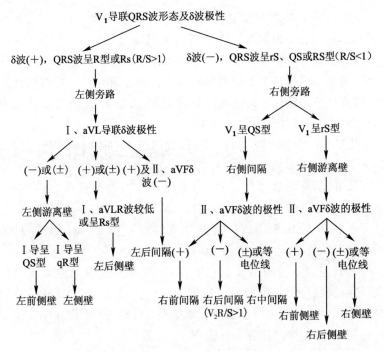

图 16-5 旁路步骤定位法

1），旁路位于右侧，少数右后旁路 V_1 导联 δ 波也可呈正向，但R/S>1 出现在 V_2 导联。

（2）根据Ⅱ、aVF 导联预激波极性定前后。

①Ⅱ、aVF 导联 δ 波呈负向，旁路位于后方。

②Ⅱ、aVF 导联 δ 波呈正向，旁路位于前方。

根据上述的分类，可初步分为左前、左后、右前和右后。

（3）根据Ⅰ、aVL 导联预激波的极性，进一步细分左侧旁路，左侧旁路相对简单，除了左后间隔外均位于左侧游离壁。

①Ⅰ、aVL 导联 δ 波呈正向或等电位线，R 波较低或呈 Rs 型，反映旁路位于左后侧壁。

②Ⅰ、aVL 导联 δ 波呈负向或正负双向，反映旁路位于左侧游离壁，Ⅰ导联呈 QS 型时，位于左前侧壁，QS 越深，越偏向左前。

③Ⅰ、aVL 导联 δ 波呈正向,结合Ⅱ、aVF 导联 δ 波负向,旁路位于左后间隔(需根据 V_1、V_2 排除右后间隔)。

(4)根据 V_1、Ⅱ、aVF 导联 QRS 形态及 δ 波极性变化细分右侧旁路;右侧旁路包括 3 个间隔部和 3 个游离壁部位。确定右侧旁路后,需先区分旁路位于间隔部还是游离壁,再根据Ⅱ、aVF 导联 δ 波的极性分出前后(图 16-5)。

①V_1 导联 QRS 波呈 QS 型时,旁路位于右侧间隔,呈 rS 型或 R/S<1 时位于右侧游离壁。

②Ⅱ、aVF 导联 δ 波呈正向,旁路位于右前间隔或右前侧壁。Ⅱ、aVF 导联 δ 波呈负向时,旁路位于右后间隔或右后侧壁。

③V_1 导联 R/S<1,但 V_2 导联立即转为 R、Rs 型,R/S>1,为右后间隔的特点,可区别于左后间隔。

④右侧间隔旁路的 δ 波在Ⅱ、aVF 导联呈正负双向或等电位线,提示旁路位于右中间隔。右侧游离壁旁路Ⅱ、aVF 导联的 δ 波呈正负双向或等电位线提示为右侧壁旁路(图 16-6~图 16-10)。

(5)上述的旁路步骤定位法,有几点应予补充。

①当 δ 波极性不易判断或与 QRS 主波方向不一致时,应以 QRS 主波方向为准。

②判断旁路位置时,应结合胸导联及肢体导联 QRS 波形进行分析,如两者有矛盾时,应以肢体导联判断的方向为准。比如,根据 V_1 导联 δ 波极性与 QRS 波形不易判断旁路位置时,应分析Ⅰ、aVL 导联 QRS 波形,如Ⅰ、aVL 导联 QRS 主波向上,则为右侧旁路,如Ⅰ、aVL 导联 QRS 波形主波向下,则为左侧旁路。

③V_1 导联呈 rS 型,δ 波在等电位线,有两种可能:a. V_1 导联 r 波细小,δ 波在等电位线,旁路位于左间隔部;b. V_1 导联 r 波宽大,δ 波正向,则旁路位于右侧游离壁。

3. 多支旁路的心电图表现 预激综合征患者存在 2 支或 2 支以上旁路者称为多支旁路,其发病率为 10%~30%。多支旁路可分为同侧(左侧或右侧)多旁路,或左右侧多旁路。据统计,2 支旁路最多见,约占 80%,3 支旁路约占 15%,4 支或以上旁路<5%。

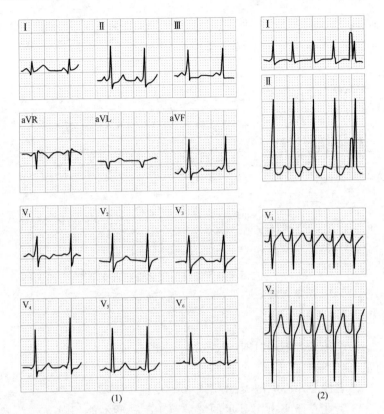

图 16-6　左侧游离壁旁路和顺向型房室折返性心动过速

(1)窦性心律时描记,Ⅱ、Ⅲ、aVF 导联的 δ 波呈正向,Ⅰ、aVL 导联的 δ 波呈负向,V₁、V₂ 导联均呈 Rs 型;(2)发作心动过速时描记,QRS 时间<0.10s,P 波无法分辨,QRS 波形与窦性心律相似

多支旁路的存在有重要的临床意义。因旁路与旁路之间,旁路与正常房室传导途径之间可构成不同的折返环路,这样既造成了体表心电图与心电生理表现的复杂性,又增加了射频消融的难度。另外,多支旁路易于形成逆向型 AVRT 和旁路前传型房颤,导致严重临床后果。

　　多支旁路的确切诊断依靠心内电生理检查,但体表心电图可能提供一些重要诊断线索。

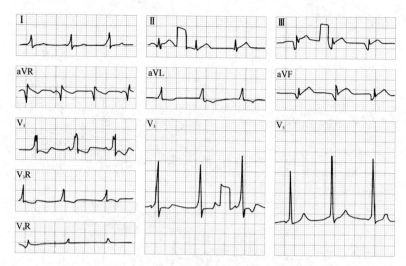

图 16-7　左后间隔旁路伴不完全性右束支阻滞

Ⅰ、aVL 导联 δ 波正向，Ⅱ、Ⅲ、aVF 导联 δ 波负向，V₁～V₃ 导联呈 Rs 型，R 波呈双峰，R′＞R

①同一患者不同时期窦性心律心电图显示的 δ 波、QRS 波形及向量明显不同。

②窦性心律心电图 V₁ 导联呈 qrS 型或 RR′型。

③窦性心律心电图显示的 δ 波、QRS 波形不能用单支旁路解释。比如，V₁ 导联 δ 波和 QRS 主波均呈负向，反映右侧旁路，此时如果Ⅰ、aVL 导联 δ 波及 QRS 主波均呈负向，则提示并存左侧旁路；V₁ 导联 δ 波和 QRS 主波均呈正向，Ⅰ、aVL 导联 δ 波为正向，可能为左后间隔旁路，此时Ⅱ、Ⅲ、aVF 导联主波应为负向，如相反呈正向，则单纯左后间隔旁路不能解释，很可能并存左前壁或前间隔旁路。

④发作宽 QRS 心动过速时，自发地或应用抗心律失常药物后，QRS 波形发生明显转变，比如由左束支阻滞型转为右束支阻滞型。

⑤同一患者发作逆向型 AVRT 和顺向型 AVRT，提示旁路位置不一致。

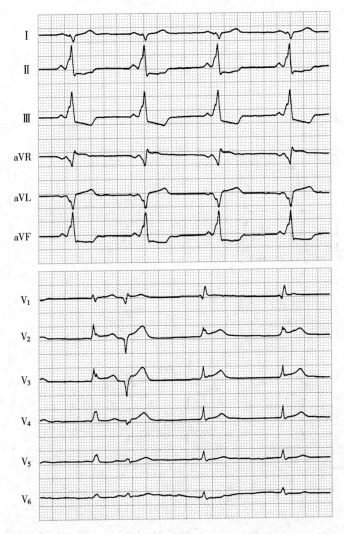

图 16-8　左前侧壁旁路合并右束支阻滞

V_1 导联呈 rSR′型，QRS 时间 0.12s，V_2 导联呈 R 型。Ⅱ、Ⅲ、aVF 导联 δ 波呈正向，Ⅰ、aVL 导联 δ 波呈负向，Ⅰ 导联呈 rS 型，aVL 导联呈 QS 型。胸导联第 2 个心搏可能为室性期前收缩

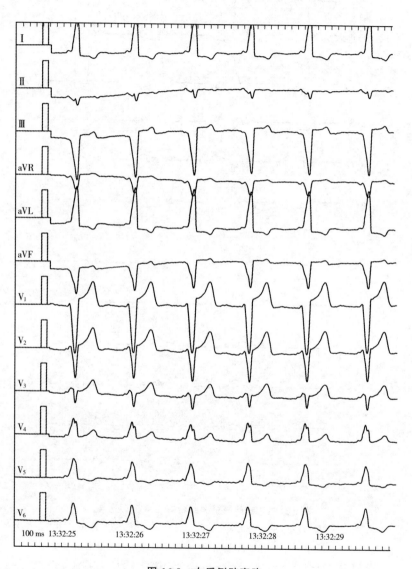

图 16-9 右后侧壁旁路

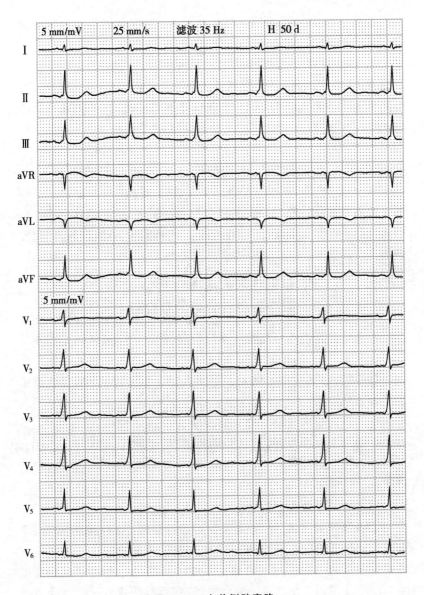

图 16-10 左前侧壁旁路

⑥顺向型 AVRT 的逆行 P⁻ 波形态多变,提示不同位置旁路存在。

图 16-9 28 岁男性患者,发作心悸 4h 入院。体表心电图 V₁、V₂ 导联呈 rS 型,Ⅱ、Ⅲ、aVF 导联 δ 波负向,初步定位右后侧壁旁路。心内电生理检查三尖瓣环 7～8 点处标测 AV 融合,V 波比体表心电图 δ 波提前 26ms 出现,在该处消融后,δ 波消失,AV 分离,定位右后侧壁旁路。

图 6-10 55 岁男性因反复发作心悸 10 余年,加重 20d 入院。V₁、V₂ 导联 R＞S,Ⅱ、Ⅲ、aVF 导联 δ 波呈正向,初步定位左前侧壁。心内电生理检查 CSm3、CSd 处标测 AV 融合,V 波比体表心电图 δ 波提前 20ms 出现,在该处消融后,δ 波消失,AV 分离,定位左前侧壁旁路。

四、根据体表心电图判断 W-P-W 综合征患者猝死的危险性

预激综合征患者可能发生猝死,猝死的原因一般认为是由于发作心房纤颤时,心房激动沿旁路快速前传至心室,如落入心室易颤期,可能诱发心室纤颤。体表心电图有助于测定 W-P-W 综合征患者猝死的危险性。

(一)测定心房纤颤时的 R-R 间期

心房纤颤发作时,测定 R-R 间期,如最短的 R-R 间期≤250ms,反映患者猝死危险性较大,但 1min 心电图难以反映全面情况,可能产生取样错误。

(二)预激征是否间歇出现

大多数间歇性预激征患者发作心房纤颤时心室率相对较慢,猝死危险性较低,因此,间歇性预激可作为反映预激综合征患者猝死危险性较低的一项指标。间歇性预激的要求是心电图完全恢复正常。在室性期前收缩之后 δ 波消失,或在交接性或希氏束性期前收缩不出现 δ 波,均不属于间歇性预激征。因为在室性期前收缩之后,由于室性期前收缩的激动隐匿性逆传至旁路阻滞其传导,尽管旁路

有快速传导能力,仍引起δ波消失;交接性激动起源接近心室除极部位,故其发出的激动早于旁路前传。此外,δ波逐渐消失(多见于运动后)也不意味着间歇性预激,这是因为运动后交感神经兴奋,正常房室传导途径传导加强,此时旁路并未发生传导阻滞,但由于激动通过正常房室传导途径控制心室的范围逐渐加大,因而引起QRS波逐渐正常化,此时P-R间期并未发生改变。

(三)采用抗心律失常药物阻断旁路传导

Wellens(1980)提出采用阿义吗林(ajmalin)50mg静脉注射,如能阻断旁路传导,反映旁路的有效不应期>270ms,发作心房纤颤时心室率较慢,因而猝死危险性较低;双异丙吡胺2mg/kg静脉注射或普鲁卡因胺10mg/kg(静脉滴注30min)可取得同样的效果。有的学者对本试验方法提出异议,认为其有假阳性。Fananapizar等发现发作心房纤颤时心室率快速的患者,在不服用任何药物条件下静脉滴注普鲁卡因胺10~20mg/kg,可阻断旁路传导。因此,药物的标准用量及本试验方法的最后评价有待于进一步的研究。

(四)应用房性期前收缩判断旁路的有效不应期

自发性房性期前收缩可用于判断旁路的有效不应期。当心电图出现持续性预激时,如果偶联期≤270ms的房性期前收缩不出现δ波,反映旁路有效不应期>270ms,发作心房纤颤时心室率相对较慢,猝死危险性较低。

第二节 预激综合征并发的心律失常

一、预激综合征并发的室上性快速性心律失常

预激综合征并发的室上性快速性心律失常有房室折返性心动过速、阵发性心房纤颤和阵发性心房扑动(图16-11)。

(一)房室折返性心动过速

房室折返性心动过速(AVRT)是最常见的预激综合征并发的心律失常,占阵发性室上性心动过速的20%~30%。患者多为年轻

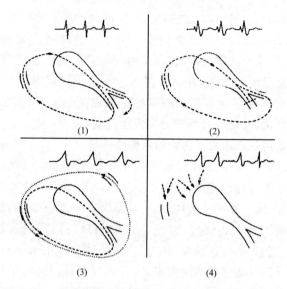

图 16-11　预激综合征并发各种类型心动过速的发生机制

(1)顺向型房室折返性心动过速,激动经正常房室传导途径下传,旁路逆传;(2)顺向型房室折返性心动过速伴功能性右束支传导阻滞;(3)逆向型房室折返性心动过速,激动经旁路下传,正常房室传导途径逆传;或激动经一支旁路下传,另一支旁路逆传;(4)心房颤动激动经旁路下传

人,无器质性心脏病,心动过速骤发骤停,临床症状取决于心动过速发作的频度及持续时间,如偶尔发作,不构成临床问题,如频繁发作且持续时间较长,可影响患者生活及工作。目前对房室折返性心动过速的治疗措施除药物、外科手术外,近年来发展起来的射频消融术阻断旁路传导的成功率达 90% 以上。

如图 16-11(1)、(3)所示,房室折返性心动过速可分为顺向型和逆向型两类。

1. 顺向型房室折返性心动过速(O-AVRT)　约占预激综合征并发快速性心律失常的 84%。激动经由正常房室传导途径前传,旁路逆传,其心电图特点如下:

①心动过速频率 160～220/min。

②QRS 时间＜0.10s,如并发室内差传(功能性束支阻滞),QRS 波群呈宽大畸形,可呈 LBBB 型室内差传或 RBBB 型室内差传。

③多数 AVRT 可看到逆行 P^- 波,R-P^- 间期＞70ms(多＞110ms),借此可与 AVNRT 相鉴别。但有一些 AVRT 看不到逆行 P^- 波,造成鉴别诊断困难。AVRT 的 P^- 波形态取决于旁路的位置及旁路房端附着位置。左侧旁路逆传产生的 P^- 波在 I、V_6 导联倒置,V_1 导联直立。右侧旁路逆传的 P^- 波在 I、V_6 导联直立,V_1 导联倒置。不论左侧旁路或右侧旁路,多数逆传的 P^- 波在 II、III、aVF 导联倒置,aVR 导联直立。少数 AVRT 旁路房端附着于心房前上部,心房除极顺序如窦性 P 波,由上而下,P^- 波在 II、III、aVF 导联直立,aVR 导联倒置。

④AVRT 发作时,多数导联 ST 段压低＞2mm,其敏感性为 42％,特异性为 79％,可作为与 AVNRT 鉴别的一个条件(图 16-12~图 16-14)。

⑤左侧旁路逆行 P^- 波可导致 aVR 导联 ST 段抬高(图 16-13,图 16-14),其敏感性为 70.8％,特异性为 78.7％。

⑥QRS 电交替相对多见,QRS 电交替的诊断标准为 QRS 振幅相差 1mm 以上,持续时间＞10s。

⑦如心动过速并发室内差传(功能性束支阻滞)时心率减慢,R-R 间期比无室内差传时延长 35ms 以上,提示旁路与阻滞的束支同侧,为 O-AVRT 的确证。这一现象由 Coumel 1973 年首先发现,故称为 Coumel 定律(图 16-15,图 16-16)。

⑧如出现二度房室传导阻滞,心动过速立即停止发作,因正常房室传导途径为折返环圈中的不可分割的一环。

⑨按摩颈动脉窦可能终止发作。

顺向型 AVRT 与 AVNRT 的鉴别诊断除 R-P^- 间期外,还有一些其他条件可资鉴别,见表 16-2。

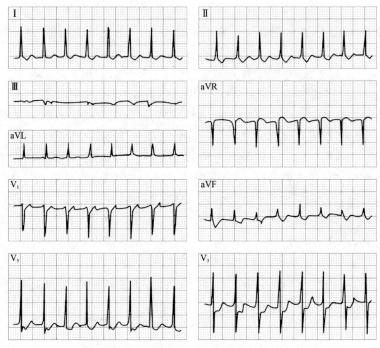

图 16-12　顺向型房室折返性心动过速(一)

　　QRS 时间＜0.10s,R-R 间期规整,心率 158/min,P 波呈逆传型,位于 QRS 波群之后,在Ⅰ、Ⅱ、aVF 导联酷似 S 波,在 V₁ 导联酷似 r′波,R-P⁻ 间期＞70ms。可见到 QRS 电交替

表 16-2　体表心电图一些表现对鉴别 AVRT 与 AVNRT 的价值

	敏感性(%)	特异性(%)	阳性预测价值(%)
AVRT			
见到 P⁻ 波	95	58	71
RP⁻≥100ms	84	91	91
RP⁻≥80ms	95	70	78
ST 段压低＞2mm	49	79	71
aVR ST 段抬高①	70.8	78.7	78
AVNRT			
V₁ 出现假 r′波	55	100	100
Ⅱ、Ⅲ、aVF 导联	20	100	100
出现假 S 波			

　　①仅见于左侧旁路。

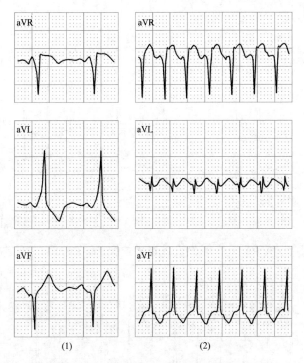

图 16-13　顺向型房室折返性心动过速(二)

(1)图为窦性心律描记,P-R间期缩短,出现δ波;(2)图为发作心动过速时描记,与预激图形明显不同,QRS时间<0.10s,心率214/min,逆传型P^-波隐约可见,在aVR导联酷似r'波并导致ST段抬高,aVF导联ST段上有小的突起,另外,aVF导联ST段压低>2mm

2.逆向型房室折返性心动过速(A-AVRT)　约占预激综合征合并快速性心律失常的5%。激动经旁路前传,正常房室传导途径逆传,或由一支旁路前传,另一支旁路逆传。A-AVRT的心电图特点如下:

①心动过速频率160~220/min,常可>200/min。

②QRS波群宽大畸形,当其经左侧旁路前传时,QRS波群呈RBBB型,当其经右侧旁路前传时,QRS波群呈LBBB型。如窦性心律时出现预激图形,可见心动过速预激程度更加完全,有时在

QRS 波群起始部分可见到 δ 波。

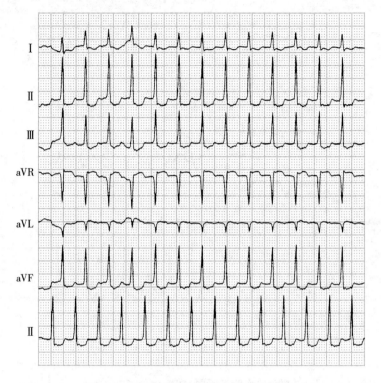

图 16-14 顺向型房室折返性心动过速（三）

本图为图 16-8 患者发作心动过速时描记，QRS 时间＜0.10s，心率约为 150/min，R-R 间期匀齐，P⁻波在 Ⅰ、V₆ 倒置，V₁ 导联直立，(胸导联未刊出)，Ⅱ、Ⅲ、aVF 导联 R-P⁻ 间期＞70ms，Ⅱ、aVF 导联 ST 段压低＞2mm，aVR 导联 ST 段明显抬高

③P⁻波一般难以辨认。食管导联可明确显示 P⁻波及 R-P⁻间期。

④按摩颈动脉窦可能终止发作(图 16-17)。

⑤逆向型 AVRT 是宽 QRS 心动过速鉴别诊断的难题之一，幸好发病率仅占宽 QRS 心动过速的 1%。Brugada 三步法诊断流程图对其与室速的鉴别有一定的帮助，必要时描记食管导联心电图(图

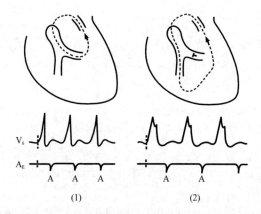

图 16-15 O-AVRT 合并功能性束支阻滞心率减慢的机制

(1)无功能性束支阻滞的 AVRT;(2)并发功能性左束支阻滞(旁路同侧),激动由对侧束支跨隔逆传至左心室,再通过旁路逆传至心房,R-P⁻(V-A)间期加大,心率减慢

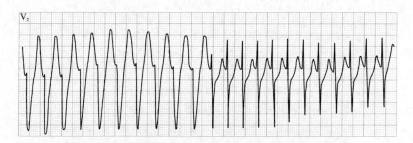

图 16-16 预激综合征伴 O-AVRT 合并功能性束支阻滞

心电图开始部分心动过速并发功能性左束支阻滞,R-R 间期 360ms,自第 11 个心搏开始,束支阻滞消失,QRS 波形变为正常,R-R 间期 280ms,心率增速。两者的心动周期相差 80ms,符合 Coumel 定律。本例患者经射频消融术证实旁路位于左侧游离壁

16-18),可能做出明确诊断。

3. Mahaim 型预激引起的房室折返性心动过速 房-束旁路仅能前传而不能逆传,故本型预激并发的房室折返性心动过速均为逆向型,即由旁路前传、正常房室传导途径逆传。心电图改变具有以

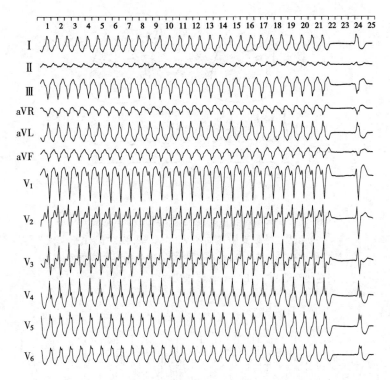

图 16-17 逆向型房室折返性心动过速

  左侧心电图为心动过速发作时描记,QRS 波群宽大畸形,呈 LBBB 型,心室率 208/min,R-R 间期绝对规整,QRS 起始部分可见预激波,提示其为逆向型 AVRT。右侧心电图窦性心律时描记,为 B 型预激综合征,QRS 形态与心动过速形态基本一致。心内电生理检查证实其为经右侧旁路前传(左侧旁路逆传)的逆向型 AVRT(引自参考文献 14)

下特点(图 16-19):

  ①心动过速呈左束支阻滞型(房-束旁路一般均位于右侧)。

  ②心率 130~260/min。

  ③QRS 电轴 0°~-75°(由于心尖部先除极,除极方向由下向上)。

  ④QRS 时间>0.12s,<0.15s。

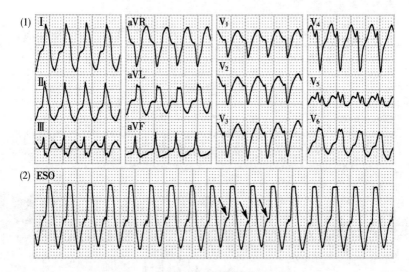

图 16-18 食管导联心电图诊断逆向型 AVRT

(1)图 QRS 波群呈宽大畸形,QRS 时限 0.16s,心室率 220/min,P 波看不清,难以确定诊断;(2)图食管导联显示逆行 P⁻波位于 QRS 波群之前(箭头所指),P⁻-R 间期极短,提示逆向型 AVRT(引自参考文献 8)

⑤Ⅰ导联呈 R 型,V_1 导联呈 rS 型。

⑥胸导联 R 波为主的导联在 V_4 以左。

⑦若能见到 P 波,房室传导为 1:1,无房室分离。

4. L-G-L 综合征并发的心动过速 L-G-L 综合征并发的阵发性心动过速并非单一机制,最多见的是房室结折返性心动过速,其次为房室折返性心动过速、阵发性心房扑动、心房纤颤。不论并发何种心动过速,由于房室结传导加快(增加心房频率至 200/min 时,房室传导仍能保持 1:1),心室率都会明显增速,可能引起血流动力学改变。

(二)阵发性心房纤颤

心房纤颤也是常见的预激综合征并发的心律失常,发病率仅次于房室折返性心动过速,居第二位,约占预激综合征并发快速性心律失常的 10%。心房纤颤可"自发"发生,也可能由房室折返性心动

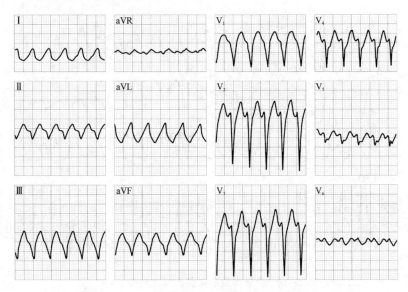

图 16-19　Mahaim 型预激综合征并发的房室折返性心动过速

心动过速呈 LBBB 型，Ⅰ、aVL 导联呈 R 型，Ⅱ、Ⅲ、aVF 以负向波为主，电轴明显左偏。V₁ 导联呈 rS 型，r 波十分微小，急速下行形成大 S 波，胸导联 QRS 移行延迟，V₅、V₆ 导联 R 波矮小（引自：Podrid EJ. Cardiac arrhythmias：mechanisms，diagnosis and management. 1995）

过速演变而来，因患者多不伴有心房扩大，因此，心房纤颤多为阵发性，很少持续存在。

1. 发病机制　预激伴心房纤颤者虽可合并器质性心脏病如风湿性心脏病二尖瓣病变、心肌病等，但多数患者不伴有器质性心脏病。一般认为，心房纤颤的形成与旁路传导有关，室上性激动通过旁路逆传至心房，如心房处于易颤期，则可能诱发心房纤颤。外科手术切断旁路或射频消融阻断旁路传导后，可消除心房纤颤发作，也提示旁路参与了心房纤颤的形成。预激伴心房纤颤者心房激动多由旁路前传至心室，也可能沿正常房室传导途径前传至心室或同时沿正常房室传导途径和旁路前传至心室。由于传导途径不同，产生的 QRS 波群时间、形态也不一致。

2. 心电图特点

①如同其他病因引起的心房纤颤一样,R-R 间期极不规整,相差可>100~130ms,R 波之间可见 f 波。

②心室率常>180/min,有时高达 240/min。

③QRS 波群宽度(时间)形态多变。由于心房激动通过不同传导途径传至心室,QRS 波群时间形态可大相径庭:当其通过旁路前传至心室时,QRS 波群呈宽大畸形且多变,相邻的心搏 QRS 形态常有变化,QRS 起始部位可能见到 δ 波;当其通过正常传导途径传至心室时,QRS 时间形态正常(与室速时的心室夺获不同,时间形态正常的 QRS 波群常延迟出现)(表 16-3);另外,还可见到同时经旁路和正常传导途径传至心室产生的室性融合波。由于经旁路或正常传导途径前传的心房激动控制的心室范围不同,室性融合波的时间形态也不一致。

表 16-3　预激伴房颤与室速的鉴别

	预激伴房颤	室速
心室率	常>180/min	100~200/min,很少>180/min
f 波	长 R-R 间期中可见到	无
δ 波	畸形特别明显的 QRS 波可见到 δ 波	无
时限正常 QRS 波	延迟出现,其前无 P 波	提前出现,其前可能见到相关的 P 波
R-R 间期	极不规则,互差常>100~130ms	相对规整,互差一般<30ms
QRS 形态	多变,可呈多种形态,相邻心搏 QRS 波形常出现明显变化	比较固定,可出现 QRS 时间较窄的心室夺获、室性融合波

④静脉注射洋地黄或维拉帕米(Verapamil)不仅无效,有时由于其可缩短旁路不应期,使心室率进一步加快,使用其他可能抑制房室结传导的药物如地尔硫草可使更多的心房激动由旁路前传,也可使心室率进一步加速,甚至诱发心室纤颤(图 16-20~图 16-22)。

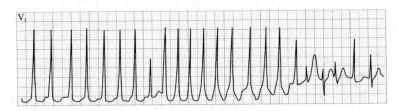

图 16-20　预激综合征伴心房纤颤（一）

　　QRS 波群宽大畸形，起始部分可以看到预激波，R-R 间期相差＞0.13s，心室律不整，图最后部分出现一次正常室内传导的心搏及多次不同程度的室性融合波，第 8 个 QRS 波群也为"室性融合波"。心室率 180/min 左右

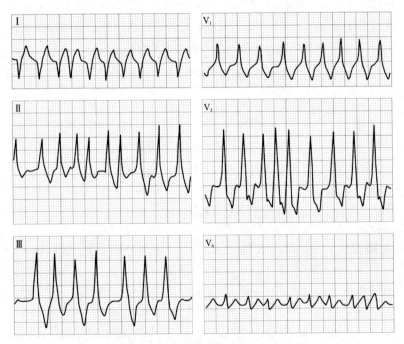

图 16-21　预激综合征伴心房纤颤（二）

　　QRS 波群宽大畸形，R-R 间期长短不一，相差＞0.13s，最短的 R-R 间期 0.20s，平均心室率 200/min

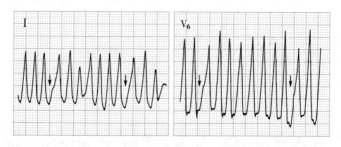

图 16-22　预激综合征合并心房纤颤(三)

QRS 波群宽大畸形,形态不完全一致,R-R 间期不匀齐,最短的 R-R 间期为 200ms,相当于 300/min,有的 QRS 波群特别宽大(完全性心室预激图形),可见到明显的 δ 波(箭头指示)

(三)阵发性心房扑动

预激综合征并发心房扑动者比较少见,但远比 A-AVRT 多见,如同心房纤颤一样,心房扑动也多为阵发性,很少持续存在。

1. 发病机制　心房扑动的发病机制大体上同心房纤颤,也是由于折返性机制所致。室上性激动通过旁路逆传至心房,如心房处于易颤期,可能诱发心房内环行运动,形成心房扑动。心房激动多半由旁路前传至心室,偶尔心房激动可沿正常房室传导途径前传。

2. 心电图特点

①发现 F 波是诊断的关键。下壁导联或其他肢体导联出现锯齿样波提示其为 F 波。当房室传导比例为 1:1 时,F 波被 QRST 掩盖,很难辨认。当房室比例为 2:1 时,一个 F 波被掩盖,另一个 F 波可能显露,有时 F 波位于两个 QRS 波群的正中(图 16-23),根据 Bix 法则,可以推测看到的心房波很可能为实际数目的 1/2。心房激动沿旁路前传时,QRS 起始部位可能看到 δ 波。当心室率 150～160/min 疑为房扑时,静脉注射普罗帕酮或胺碘酮,可抑制旁路传导,传导比例可变为 3:1、4:1,有助于发现 F 波(图 16-24～图 16-26)。

②当房室传导比例为 1:1 时,心室率常见高达 250/min,引起血流动力学障碍,此时应立即电复律。

③若患者病情允许,描记食管导联心电图常可做出确诊。

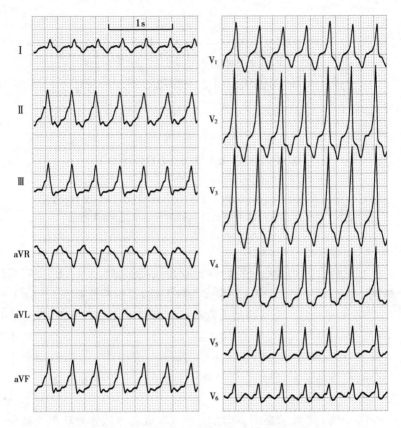

图 16-23 预激伴房扑、房室传导 2 : 1(旁路前传)
(引自参考文献 7)

图 16-23QRS 波群宽大畸形,多数导联 QRS 起始部分可见到 δ 波,Ⅱ、aVF、V_4 导联可见到 F 波位于两 R 波之间。

图 16-25 Ⅱ、Ⅲ、aVF 导联基线呈波浪形,V_1 导联可见正向的小 F 波,频率约为 230/min,$C_1 \sim C_6$(相当于 $V_1 \sim V_6$)QRS 波群宽大畸形,QRS 起始部分多可见到 δ 波,C_4 R 波高大,电压高达 10mV,室率约为 78/min,Ⅰ、aVL 导联 δ 波正向,Ⅱ、Ⅲ、aVF 导联 δ 波负向,推测旁路位于左后间隔。QRS 波群呈典型预激图形,说明心房激动经旁路前传,心房率<250/min,可能为慢房扑,但房速不能完全

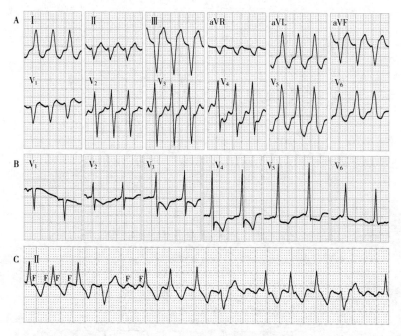

图 16-24 预激伴房扑、静脉注射普罗帕酮显露 F 波

A QRS 波宽大畸形,心室率 150/min,P 波不易分辨,V_1 导联 T 波上有切迹,似为 P 波。患者 1 年前心电图:B 示窦性心律,QRS 起始部分可见到 δ 波。此次心动过速图形与窦性心律相似,考虑为逆向型 AVRT,静脉注射普罗帕酮后描记心电图;C 出现明显的 F 波,QRS 波群有两种形态,一种与心动过速相同(旁路前传),一种呈窄 R 型(正常房室途径前传)。给予电复律后心电图与图 B 相同。事后分析 V_1 导联的 r 波,可能与 F 波重叠,故时限加宽(引自参考文献 6)

排除。

二、预激综合征合并房室传导阻滞

(一)合并一度房室传导阻滞

由于房室结传导延迟,心室大部分被旁路前传的激动所除极,故呈完全性心室预激图形,P-R 间期缩短,PJ 间期延长。若房室结与旁路均发生一度房室传导阻滞,则出现完全性心室预激图形,P-R

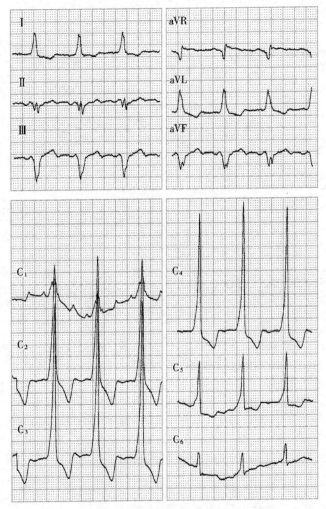

图 16-25 预激伴房扑、3∶1 旁路前传

间期与 PJ 间期均呈延长。

(二)合并二度房室传导阻滞

若房室结发生二度房室传导阻滞,当激动不能从房室结前传,则完全由旁路前传,呈完全性心室预激图形,P-R 间期缩短,PJ 间期延长;若

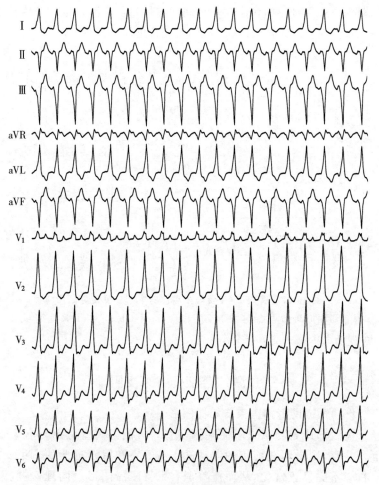

图 16-26　房扑经左侧旁路前传

　　各导联无 P 波,aVR 导联呈锯齿样,提示其为房扑。QRS 波群宽大畸形,呈 RBBB＋LAFB 型,心室率 170/min,R-R 间期规整,多数导联 QRS 起始部分可见预激波。心内电生理检查证实其为房扑经左侧旁路前传(引自参考文献 14)

旁路与房室结同步发生二度房室传导阻滞,则间歇出现 QRS 脱漏;若仅旁路发生二度房室传导阻滞,则间歇出现正常 QRS 波群(伴有正常 P-R

间期)或心室预激图形(伴有 P-R 间期缩短);若旁路发生2:1传导阻滞,则正常 QRS 波群和心室预激图形交替出现(图 16-27)。

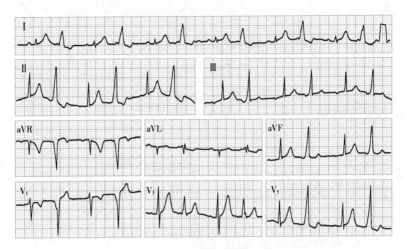

图 16-27　旁路 2:1 传导阻滞伴房室结一度传导阻滞

预激图形与正常 QRS 波形交替出现,正常 QRS 波群 P-R 间期 0.20s (正常高限 0.17s)(引自参考文献 7)

三、预激综合征合并束支阻滞

(一)预激图形掩盖束支阻滞图形

预激部位若与束支阻滞同侧,例如,右侧游离壁旁路与右束支阻滞并存,则沿旁路前传的激动进入右心室和阻滞远侧的右束支,使右心室除极正常化,从而掩盖了右束支阻滞图形。同理,左侧游离壁旁路与左束支阻滞并存,也会掩盖或改变左束支阻滞的典型图形(图 16-28)。

(二)预激图形与束支阻滞图形同时出现

预激部位不与束支阻滞同侧,则可同时出现 P-R 间期缩短、δ 波和束支阻滞的图形。图 16-29 预激图形与左束支阻滞同时存在,Ⅰ、Ⅱ、Ⅲ、aVL、aVF 导联 δ 波均呈正向,提示旁路位于右前间隔。

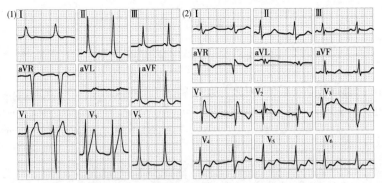

图 16-28　B 型预激综合征合并右束支阻滞

（1）图 B 型预激综合征出现时，RBBB 图形完全被其掩盖；（2）图预激间歇期示 RBBB 图形（引参考文献 12）

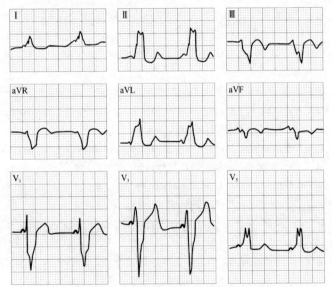

图 16-29　左束支阻滞合并预激综合征

各导联 QRS 时间均＞0.12s。Ⅰ、aVL、V_5 导联均出现宽钝的 R 波，V_1 导联出现宽阔有切迹的 S 波，Ⅰ、Ⅱ、Ⅲ、aVL 和 aVF 导联均出现正向预激波，P-R 间期缩短，左束支传导阻滞与预激图形同时出现，提示旁路位于右前间隔

（张文博　杨黎明）

参 考 文 献

[1] 张文博,李跃荣.心电图诊断手册.3 版.北京:人民军医出版社,2006:397-421.

[2] 郭继鸿.新概念心电图.2 版.北京:北京医科大学出版社,2002:258-263.

[3] Wellens HJ.Electrocardiography of arrhythmias.2nd.ed.In Topol EJ(ed).Textbook of Cardiovascular Medicine.Philadelphia:Lippincott Williams & Wilkins,2002:1365-1382.

[4] 张文博.心电图诊断的线索和误区.北京:人民军医出版社,2010:269-296.

[5] 李忠杰.房室旁道电生理与心电图定位.临床心电学杂志,2008,17(2):174-177.

[6] 刘仁光.预激性心动过速心电图精读.临床心电学杂志,2007,16(1):69-73.

[7] 吴晔良,龚仁泰.危重症心电图及临床处理.合肥:安徽科学技术出版社,2003:22-140.

[8] 许原.食管导联心电图.临床心电学杂志,2008,17(2):89-94.

[9] Lee KW,Badwar N,Scheinman MM.Supraventricular tachycardia-Part I.Curr Probl Cardiol,2008,33(9):459-546.

[10] Lee KW,Badwar N,Scheinman MM.Supraventricular tachycardia-Part II.Curr Probl Cardiol,2008,33(10):547-622.

[11] Bogun F.Septal Q wave in surface ECG lead V6 exclude minimal ventricular preexcitation.Am J of Cardiol,1999,84(1):101-104.

[12] 刘仁光.预激综合征合并束支阻滞.临床心电学杂志,2008,17(6):467-471.

[13] 胡大一,马长生.心律失常射频消融图谱.2 版,北京:人民卫生出版社,2002:1-12.

[14] 黄元铸,邹建纲.宽 QRS 心动过速的诊断与治疗.北京:人民卫生出版社,2009:83-103.

第十七章　心脏传导阻滞

心脏传导阻滞包括窦房传导阻滞、房内阻滞、房室传导阻滞和室内传导阻滞。室内传导阻滞已在第 6 章讨论了,下面重点讨论前三种心脏传导阻滞。

第一节　窦房传导阻滞

窦房结发出的激动不能通过窦房结-心房交界至心房肌使其除极,称为窦房传导阻滞。窦房传导阻滞实际上是一种传出阻滞。从理论上讲,窦房传导阻滞也可分为一度、二度和三度,但体表心电图能够作出确切诊断的只有二度窦房传导阻滞。二度窦房传导阻滞可分为 Ⅰ 型(文氏型)和 Ⅱ 型(莫氏型),下面简称为 Ⅰ 型和Ⅱ 型。

一、二度 Ⅰ 型窦房传导阻滞

(一)心电图特点

窦房传导时间逐渐延长,但增量逐渐减少,最后窦房结的激动传出受阻,心电图表现为:

①P-P 间期逐渐缩短,最后出现一长 P-P 间期(渐短突长)。

②长 P-P 间期短于 2 个最短的 P-P 间期之和。

③长 P-P 间期前一个 P-P 间期短于长 P-P 间期后第一个 P-P间期。

④长 P-P 间期后第一个 P-P 间期大体相等。

⑤窦房传导比例常为 3∶2、4∶3、5∶4,可固定,也可不固定(图17-1～图 17-3)。

典型的二度 Ⅰ 型窦房传导阻滞呈"渐短突长",不难诊断,不典

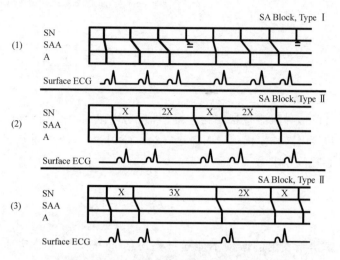

图 17-1　二度窦房传导阻滞的梯形示意

（1）二度Ⅰ型窦房传导阻滞,窦房传导比例 4∶3;(2)二度Ⅱ型
窦房传导阻滞,窦房传导比例 3∶2;(3)二度Ⅱ型窦房传导阻滞,长
P-P 间期为基础心律 P-P 间期的 3 倍或 2 倍

SN—窦房结;SAA—窦房结-心房交界区;A—心房

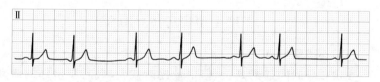

图 17-2　二度Ⅰ型窦房传导阻滞(3∶2 文氏周期)

短 P-P 间期与长 P-P 间期交替出现,长 P-P 间期短于 2 个短 P-P
间期之和

型的二度Ⅰ型窦房传导阻滞则与窦性心律不齐不易鉴别。

(二)临床意义

二度Ⅰ型窦房传导阻滞可见于健康青年人,迷走神经张力增高
者,但常见于病理情况如低血钾、下壁心肌梗死或服用洋地黄者,有
时与窦性心动过缓、窦性静止同时出现于病窦综合征患者。

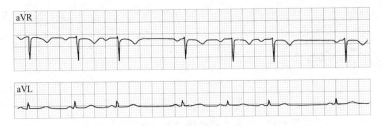

图 17-3　二度Ⅰ型窦房传导阻滞和二度Ⅰ型房室传导阻滞

基础心律为窦性,P-P 间期呈进行性缩短,然后出现一长 P-P 间期,长 P-P 间期短于最短 P-P 间期的 2 倍。P-R 间期进行性延长,R-R 间期进行性缩短,然后出现一长 R-R 间期,长 R-R 间期短于最短 R-R 间期的 2 倍,长 R-R 间期中无按规律出现的 P 波,反映窦房传导阻滞与房室传导阻滞同时存在

二、二度Ⅱ型窦房传导阻滞

(一)心电图特点

①心电图偶尔或反复有规律地出现长 P-P 间期,长 P-P 间期为基础心律 P-P 间期的整倍数,窦房传导比例可为 3∶2、4∶3、5∶4 不等。

②持续性 2∶1 窦房传导阻滞酷似窦性心动过缓,但 P 波频率一般<40/min,运动或注射阿托品可使心率突然加倍(图 17-4,图 17-5)。

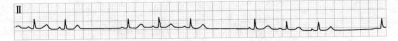

图 17-4　二度Ⅱ型(4∶3)窦房传导阻滞

基础心律为窦性,P-P 间期匀齐,每 3 个窦性 P 波之后出现一长 P-P 间期,长 P-P 间期为基础心律 P-P 间期的 2 倍

(二)临床意义

同二度Ⅰ型窦房传导阻滞。

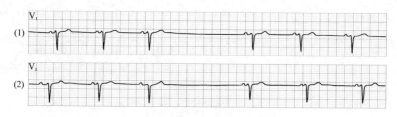

图 17-5　二度Ⅱ型窦房传导阻滞或窦性静止

(1)(2)两图均出现长 P-P 间期,(1)图的长 P-P 间期不是基础心律 P-P 间期的整倍数;(2)图长 P-P 间期为部分基础心律 P-P 间期的整倍数,因基本心律的 P-P 间期不甚匀齐,因此,难以肯定长 P-P 间期为二度窦房传导阻滞或窦性静止

三、窦性静止(窦性停搏)

(一)心电图特点

①窦性静止若偶尔出现或反复出现,如同二度Ⅱ型窦房传导阻滞,不同点为长 P-P 间期不是基础心律 P-P 间期的整倍数。

②窦性静止如持续出现,则与三度窦房传导阻滞相似,不同点为其从不出现房性逸搏,反映窦房结与心房同时受累,但可出现交接性或室性逸搏(图 17-5)。

(二)临床意义

窦性静止多为病理性,见于窦房结受抑制的疾患如病窦综合征。

第二节　房 内 阻 滞

房内阻滞的心电图表现如同左心房肥大,Ⅰ、Ⅱ 等导联 P 波呈双峰,双峰间距离>0.04s,P 波时间>0.12s,V₁ 导联 P 波呈双向,PTF-V₁ 绝对值增大。房内阻滞与左心房肥大的鉴别要点为,前者临床无引起左心房肥大的病因,X 线和超声心动图检查均无左心房肥大的表现。房内阻滞多见于病理情况如冠心病、高血压性心脏病等。

第三节 房室传导阻滞

房室传导阻滞又称房室阻滞,是指心房激动通过房室结和希-浦系统时发生传导延迟和阻滞,可分为一度、二度和三度房室传导阻滞。传导阻滞可发生于房室结、希氏束和浦肯野纤维(双侧束支)。希氏束阻滞十分少见。从临床角度来看,房室传导阻滞分为房室结和希氏束下阻滞(双侧束支)比较实用,因其病变发展情况、治疗原则和预后均不相同。

一、一度房室传导阻滞

(一)心电图特点

所有的心房激动均能前传至心室,但房室传导时间延长,心电图表现为:

①每个 P 波之后都跟随出现一个 QRS 波群。

②P-R 间期固定,在正常范围心率时,P-R 间期≥0.21s(14 岁以下儿童 P-R 间期正常高限为 0.18s)。有时可出现 P-R 间期逐渐延长或长短不一,但 P 波均能前传心室。偶尔,P-R 间期长短交替,反映房室结双径路,或因旁路传导所致。

③心率过快时,P 波可与其前的 T 波相重叠而不易辨认,按摩颈动脉窦后可使 P 波与 T 波分开(图 17-6,图 17-7)。

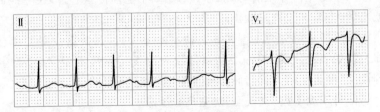

图 17-6 窦性心动过速伴一度房室传导阻滞
P-P 间期和 R-R 间期均呈匀齐,心率 120/min,P-R 间期 0.22s

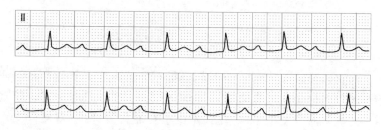

图 17-7 一度房室传导阻滞

P 波与 QRS 波群顺序发生，P-R 间期 0.40s

(二)临床意义

一过性 P-R 间期延长，可见于正常人迷走神经兴奋时，持续性 P-R 间期延长多为病理状态，可见于心肌炎（特别是急性风湿性心肌炎）、心肌梗死、服用洋地黄或 β 受体阻滞药。一度房室传导阻滞多因房室结内传导延缓所致，也可能由于希氏束或双侧束支传导延缓所致，体表心电图难以区分。如 P-R 间期延长>400ms，注射阿托品后缩短，提示房室结内传导延缓。如患者有左束支阻滞、右束支阻滞合并左前或左后分支阻滞伴发 P-R 间期延长，反映另一分支也可能发生传导延缓，预后比较严重，应进行电生理检查，必要时安放人工心脏起搏器。

二、二度房室传导阻滞

二度房室传导阻滞时，部分心房激动不能前传至心室，在一些 P 波之后无 QRS 波群跟随出现，称为心室漏搏或 QRS 脱漏。二度房室传导阻滞也可分为Ⅰ型和Ⅱ型两类。应指出，在快速性室上性心律失常如心房扑动、房性心动过速出现二度房室传导阻滞，多为生理性反应（房室结干扰），而不意味传导系统有病变。

(一)二度Ⅰ型(文氏型)房室传导阻滞

二度Ⅰ型房室传导阻滞多发生于房室结内。房室结相对不应期较长，随着 R-P 间期（R-R 间期）逐渐缩短，P-R 间期逐渐延长，两者成反比关系。这反映心房激动逐渐落入房室结相对不应期的更早期，最后落入房室结有效不应期内而发生传导阻滞（QRS 脱漏）。

房室结经过"休息"恢复了传导能力,又开始新的周期性活动。

1. 心电图特点

①在 QRS 脱漏前,P-R 间期逐渐延长,QRS 脱漏后第一个 P-R 间期可能延长或正常。

②随着 P-R 间期逐渐延长,P-R 间期增量逐渐减少,R-R 间期逐渐缩短。

③包含未前传 P 波的 R-R 间期短于其前 R-R 间期(最短的 R-R 间期)的两倍。

④QRS 波群时间、形态多呈正常。

⑤房室传导比例多为 3∶2、4∶3,也可为 8∶7、7∶6 等,任何程度的房室传导比例均称为文氏周期。

⑥当文氏周期过长,房室传导比例为 8∶7、7∶6 时,心电图改变可不典型,例如,P-R 间期不是逐渐延长,R-R 间期也不是逐渐缩短,但各个心搏 P-R 间期不固定,而且文氏周期第一个 P-R 间期总是短于文氏周期最后一个 P-R 间期,差值>30ms(图 17-8~图 17-10)。

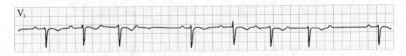

图 17-8 典型的二度 I 型房室传导阻滞

本图出现 2 个文氏周期,房室传导比例为 4∶3、5∶4

2. 临床意义 二度 I 型房室传导阻滞可能为生理性,如见于运动员心脏、快速性房性心律失常,但多为病理性,如风湿性心肌炎、下壁心肌梗死、洋地黄过量等。病变部位在房室结,恢复可能性大,很少演变成完全性房室传导阻滞,预后相对较好,以药物治疗为主,多不需安放人工心脏起搏器。

(二)二度 II 型房室传导阻滞

二度 II 型房室传导阻滞多发生于希氏束下双侧束支系统。由于浦肯野纤维相对不应期极短,对激动传导呈"全"或"无"的特点,

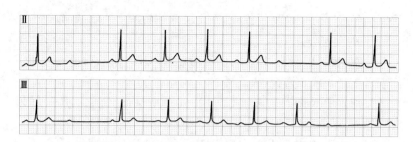

图17-9 典型的和不典型的二度Ⅰ型房室传导阻滞

Ⅱ导联房室传导比例5：4,呈典型的文氏现象;Ⅲ导联房室传导比例6：5,文氏现象不甚典型,表现在R_4-R_5和R_5-R_6不呈进行性缩短,这显然是由于R_5和R_6的P-R间期递增量无变化所致

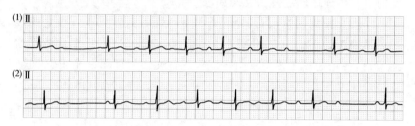

图17-10 不典型的二度Ⅰ型房室传导阻滞

(1)图房室传导比例为6：5,下图房室传导比例为7：6。文氏现象不甚典型,表现为R-R间期不呈进行性缩短;(2)图R_6-R_7反较R_5-R_6延长,这显然是由于P-R间期递增量不是逐渐减小,甚至有时增加所致

或者以一定的时间传导,或者完全阻滞。P-R间期不随R-P间期而变化,尽管R-P间期可能有变化,P-R间期固定不变。

1. 心电图特点

①房室传导比例多为3：1、2：1、3：2等,很少为6：5、7：6等。

②QRS脱漏前P-R间期固定不变。

③QRS波群可呈束支阻滞图形,反映希-浦系统远侧受累(图17-11,图17-12)。

2. 临床意义 二度Ⅱ型房室传导阻滞多为病理性,可见于前壁

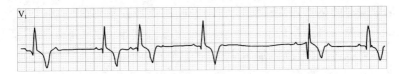

图 17-11　二度Ⅱ型房室传导阻滞伴窦性静止

P-P 间期不甚匀齐,心房率 75～80/min。房室传导比例为 2∶1、3∶2,当其为 3∶2 时,QRS 脱漏前 P-R 间期无进行性延长。QRS 波群呈右束支传导阻滞型。出现一次长的 P-P 间期,由于基础心律 P-P 间期不匀齐,难以鉴别其为窦性静止或二度窦房传导阻滞

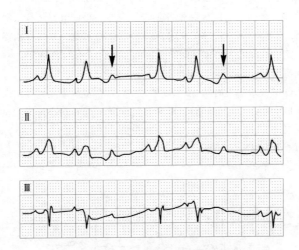

图 17-12　二度Ⅱ型房室传导阻滞

P 波为窦性,房室传导比例 3∶2,P-R 间期正常而且恒定,长 R-R 间期为短 R-R 间期的 2 倍。QRS 波群呈 LBBB 型,文氏周期第 2 个心搏畸变程度比第 1 个心搏明显,反映左束支呈文氏型传导阻滞

心肌梗死、心肌病和传导系统退行性变等。病变部位在传导系统远侧,可演变成完全性房室传导阻滞,常需安放人工心脏起搏器。

(三)2∶1 房室传导阻滞

1. 心电图特点　Ⅰ型与Ⅱ型二度房室传导阻滞均可发生 2∶1 房室传导阻滞。即每两个 P 波之后脱漏一个 QRS 波群。两型房室

传导阻滞的临床意义和预后大不相同,故应加以鉴别(表 17-1)。按摩颈动脉窦可抑制房室结传导,且可使窦性频率减慢,到达希-浦系统激动数目减少,故可加重Ⅰ型房室传导阻滞,改善Ⅱ型房室传导阻滞,阿托品的作用正相反,故可产生相反效应(图 17-13,图 17-14)。

表 17-1　Ⅰ型和Ⅱ型 2∶1 房室传导阻滞的鉴别诊断

	Ⅰ型 2∶1 房室传导阻滞	Ⅱ型 2∶1 房室传导阻滞
阻滞部位	房室结	希-浦系统
按摩颈动脉窦	传导阻滞加重	可能改善传导阻滞
注射阿托品	传导阻滞改善	可能加重传导阻滞
变为 3∶2、4∶3 房室传导阻滞时	P-R 间期逐渐延长	P-R 间期固定
前传心搏 QRS 波形	时间、形态正常	多呈束支传导阻滞图形
夺获心搏 P-R 间期	与其前心搏 R-P 间期成反比关系	与其前心搏 R-P 间期无关
前传心搏 P-R 间期	可能延长	多呈正常

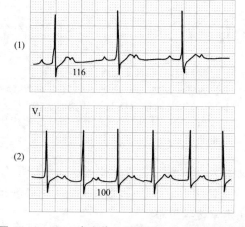

图 17-13　2∶1 房室传导阻滞及一度房室传导阻滞

　　(1)心房率 116/min,出现 2∶1 房室传导阻滞;

　　(2)心房率降至 100/min,仅见 P-R 间期延长

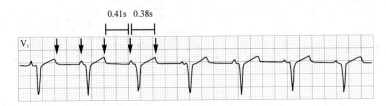

图 17-14 房性心动过速伴 2∶1 房室传导阻滞,并发钩拢现象

P′波呈直立型,房室传导 2∶1,P′-P′间期长短交替出现,心房率平均 154/min,包含 QRS 波群的 P′-P′间期短于不包含 QRS 波群的 P-P 间期,提示其并发钩拢现象

2. 临床意义 2∶1 房室传导阻滞的临床意义取决于心房率,如心房率十分快速(例如心房扑动),则 2∶1 房室传导阻滞系房室结生理性干扰,而非病理性传导阻滞。如图 17-13,心房率 116/min 出现 2∶1 房室传导阻滞,而当心房率减慢至 100/min,即恢复 1∶1 房室传导,仅 P-R 间期延长,反映患者传导系统损害轻微。如心房率在正常范围出现 2∶1 房室传导阻滞则反映传导系统损害较重。

三、高度房室传导阻滞

3∶1 或 3∶1 以上房室传导阻滞一般称为高度房室传导阻滞。

(一)心电图特点

①房室传导比例 3∶1 或 3∶1 以上,前传心搏 P-R 间期>0.12s,且恒定(图 17-15)。

②可能出现交接性或室性逸搏心律。

③出现心室夺获,也可能出现心室融合波。

④包含 QRS 波群的 P-P 间期短于不包含 QRS 波群的 P-P 间期,致使 P-P 间期不等,称为时相性窦性心律不齐,实际上属于钩拢现象。

⑤必须排除干扰性因素,有时心房率增速合并一度房室传导阻滞,可产生类似高度房室传导阻滞的假象(图 17-16,图 17-17)。

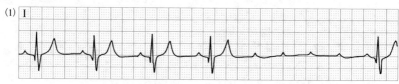

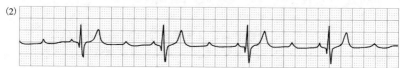

图 17-15　高度房室传导阻滞

　　P 波为窦性,频率 130/min。(1)图开始为 2∶1 房室传导阻滞(注意每 2 个 P 波中有 1 个 P 波与 T 波重叠)。随后连续 5 个 P 波未获得下传,(2)图又呈 3∶1 房室传导阻滞,P-R 间期恒定

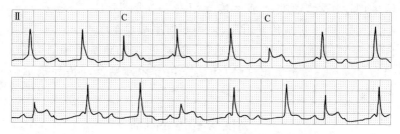

图 17-16　阻滞/干扰性房室分离类似高度房室传导阻滞(Ⅱ导联连续记录)

　　P 波为窦性,心房率 108/min,QRS 波群时间≥0.12s,心室率 60/min。本图 26 个 P 波中仅 5 个 P 波获得下传,产生心室夺获(上图第 3、6 个心搏,下图第 1、4、7 个心搏),类似高度房室传导阻滞。心室夺获的 R-P 间期为 0.56s,P-R 间期为 0.24s,R-P 间期＋P-R 间期＝0.80s,相当于心率 75/min。由此可见,当心房率 75/min 左右时,房室传导可呈 1∶1,仅 P-R 间期延长。因此,本例为一度房室传导阻滞,因心房率较快,合并房室结干扰引起的房室分离,而非高度房室传导阻滞

(二)临床意义

　　若能排除干扰因素,高度房室传导阻滞反映传导系统有严重病变,很可能演变成为完全性房室传导阻滞。临床意义见完全性房室传导阻滞。

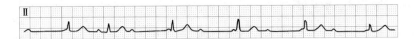

图 17-17　阻滞/干扰性因素引起的房室分离

P 波为窦性,P-P 间期基本匀齐,心房率 94/min。QRS 波群为室上性,R-R 间期基本匀齐,心室率 48/min。本图共有 11 个 P 波,其中仅 1 个 P 波下传至心室,产生心室夺获,初看之下,酷似高度房室传导阻滞。心室夺获(第 2 个心搏)R-P 间期 0.56s,P-R 间期 0.22s,R-P 间期＋P-R 间期＝0.78s,相当于心率 77/min。因此,当心房率 77/min 时,全部心房激动均可下传至心室,仅 P-R 间期延长。此外,本例患者的心室率为心房率的 1/2,每 2 个 P 波中有 1 个 P 波与交接性 QRS 波群发生干扰,也阻止了 P 波的下传

四、三度或完全性房室传导阻滞

(一)心电图特点

所有的心房激动均不能前传至心室,心房由窦房结或心房异位起搏点所控制,心室由交接区或心室异位起搏点所控制。心电图表现为:

①P 波与 QRS 波群无固定的间距(无传导关系),呈完全性房室分离。

②QRS 波群时间正常或呈宽大畸形,心室率 30～50/min。由于阻滞部位和逸搏起搏点位置不同,QRS 时间、心室率可不相同(表 17-2)。

表 17-2　不同部位所致完全性房室传导阻滞的心电图改变

项目	房室结内	希氏束内	束支系统
QRS 波形	室上性,QRS 时间正常	室上性,QRS 时间正常	QRS 时间＞0.12s,呈束支阻滞图形
心室率	40～50/min,注射阿托品可使心室率增速	略慢,对阿托品无反应	30～40/min,对阿托品无反应
逸搏起搏点位置	结-希氏区、希氏束	希氏束分叉部	束支系统
逸搏节律	R-R 间期匀齐,比较稳定	有时 R-R 间期稍不匀齐和不稳定	有时 R-R 间期稍不匀齐和不稳定

③时相性窦性心律不齐(钩拢现象)。

④如同高度房室传导阻滞一样,必须排除干扰性因素,心室率愈慢,干扰因素的可能性愈小,一般说,心室率<40/min,干扰因素可能性很小,而当心室率>50/min难以排除干扰因素(图17-18～图17-20)。另外,诊断完全性房室传导阻滞应同时注意心房率,心房率应快于心室率,但一般不应>135/min,因心房率过快可使房室结不应期延长,影响心房激动传导。另外,还应注意逸搏周期的长度。如逸搏周期<2倍P-P间期,则可能影响P波前传,使2∶1房室传导阻滞形成完全性房室分离,如同完全性房室传导阻滞(图17-20,图17-21)。

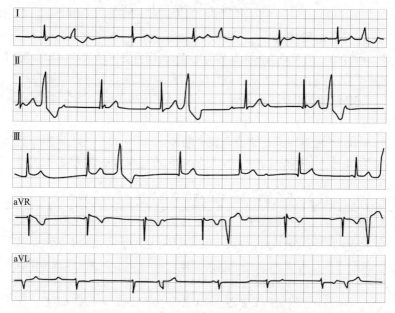

图 17-18　完全性房室传导阻滞合并频发性室性期前收缩

P波为窦性(Ⅱ导联比较清晰),P-P间期不甚匀齐,心房率 63～75/min。QRS波群为室上性,心室率 45/min,P波与 QRS波群无固定的间距,反映完全性房室分离,室性期前收缩在同一导联形态一致,偶联间期固定,无代偿间歇,反映室性激动进入交接区,重建交接性周期

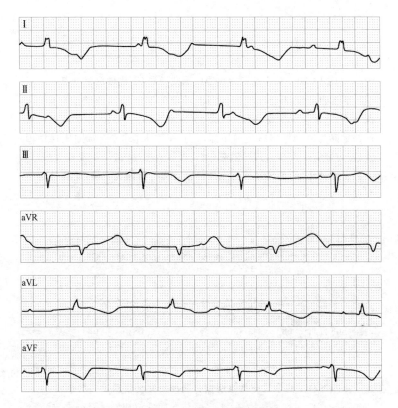

图 17-19　完全性房室传导阻滞

P 波为窦性,P-P 间期不甚匀齐,心房率 58～68/min,QRS 波群呈左束支传导阻滞图形,QRS 时间 0.12s,R-R 间期基本匀齐,心室率 38/min。P 波与 QRS 波群无固定的间距,呈完全性房室分离。根据完全性房室分离及心室率＜40/min,完全性房室传导阻滞的的诊断可以肯定

⑤有时 2 个或 2 个以上室性起搏点竞相控制心室,QRS 波群可由一种形态转变成为另一种形态,频率也不相同,中间还可出现过渡型,即两种室性起搏点的激动形成的室性融合波。

(二)临床意义

完全性房室传导阻滞反映传导系统严重病变。突然发生的完全性房室传导阻滞多见于急性心肌炎(白喉性心肌炎、病毒性心肌

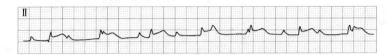

图 17-20 完全性房室传导阻滞或阻滞/干扰性房室分离

P 波为窦性,频率 93/min,QRS 波群为室上性,心室率 68/min,P 波与 QRS 波群无固定的时间关系,呈完全性房室分离。本帧心电图可能被诊断为完全性房室传导阻滞,但心室率太快,难以排除干扰性因素,很可能有一度房室传导阻滞存在,再加干扰性因素(心室率太快)影响心房激动传导,因而造成完全性房室分离。诊断为阻滞/干扰性房室分离更为恰当

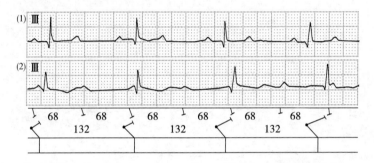

图 17-21 完全性干扰性房室分离酷似完全性房室传导阻滞

(1)图为窦性心律伴 2∶1 房室传导阻滞,QRS 时限正常,推测阻滞部位位于房室结,可能为二度Ⅰ型房室传导阻滞;(2)图窦性心率进一步减慢,出现交接性逸搏心律,逸搏周期<2 倍 P-P 间期,故造成干扰性房室分离。本例心电图似乎符合完全性房室传导阻滞的诊断条件;①完全性房室分离;②心室率 45/min。但逸搏周期<2 倍 P-P 间期,逸搏干扰影响心房激动下传,故使 2∶1 房室传导阻滞形成完全性房室分离。如果窦性心率稍增速一些,逸搏周期>2 倍 P-P 间期,又可能恢复 2∶1 房室传导(引自参考文献 7)

炎)、心脏外科手术、急性心肌梗死和洋地黄中毒等,发展比较缓慢的完全性房室传导阻滞多见于传导系统退行性变如 Lev 病、Lengre 病、先天性心脏病等。不论何种病因引起的完全性房室传导阻滞,

均需安放人工心脏起搏器,安放永久性或暂时性起搏器视引起完全性房室传导阻滞的病因性质而定,如病变为可逆性,安放暂时性人工心脏起搏器即可;如病变系不可逆转的,则需安放永久性人工心脏起搏器。完全性房室传导阻滞特别是阻滞部位位于希-浦系统远侧,逸搏心律缓慢而不稳定者,极易发生阿-斯综合征,其心律为心室停搏或心室纤颤,多数患者可多次发作,发作过后出现 T 波深倒置,Q-T 间期明显延长,呈尼加拉瀑布样 T 波心电图改变,也有的患者一次发作即引起死亡。

五、阵发性房室传导阻滞(PAVB)

阵发性房室传导阻滞往往发生于原来房室传导正常者,可能是由于期前收缩之后长代偿间歇所诱发,也可能由心率减慢或加速引起。在出现逸搏或恢复正常房室传导之前往往有一段时间心室陷于停搏,在此期间常可发作晕厥甚至猝死。

(一)发生机制

PAVB 发生阻滞的机制迄今不十分明确,可能与以下因素有关:

①4 相除极化增强期前收缩之后的较长代偿间歇期,有病变的希浦系统舒张期去除极化增强,当膜电位负值减少到一定程度时,传导性减低以至于发生阻滞。

②膜反应性降低 动作电位 0 相除极化速度反映膜反应性,决定兴奋的传导速度。当 0 相除极化速度降低到一定程度时,传导延缓甚至发生阻滞。

③房室结和希浦系统反复发生隐匿性传导(夺获)。

至于传导恢复的机制也不十分明确,可能有逸搏心律引起的超常传导:韦金斯基易化作用和逆向传导引起的剥脱作用有关。

(二)发生阻滞的部位

根据电生理研究,PAVB 传导阻滞多发生于希氏束内,如发病前已有束支或分支阻滞,则阻滞很可能发生于双侧束支。

(三)心电图表现

①基础心电图 P-R 间期,QRS 波形正常,也可能有束支和(或)

分支阻滞图形。

②房室传导阻滞呈阵发性,多出现于 P-P 间期延长后,如房性期前收缩、交接性期前收缩之后的代偿间歇,也可见于房速停止发作后的长间歇、窦性心律减慢时(图 17-22,图 17-23)。

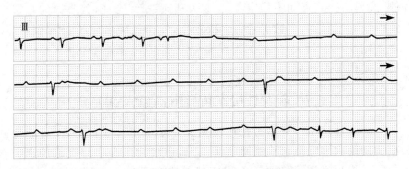

图 17-22　房性期前收缩引起阵发性房室传导阻滞

3 行心电图连续记录。上行第 5 个心搏为房性期前收缩,之后 P 波连续下传受阻,出现交接性逸搏心律,极为缓慢,4 次逸搏心律后恢复正常房室传导,恢复机制可能为交接性逸搏逆行传导引起"剥脱现象"(引自参考文献 6)

③多个 P 波前传受阻之后出现缓慢的逸搏心律,逸搏心律的 QRS 波群形态常与基础心律一致。逸搏心律持续一段时间后可能恢复正常窦性心律。

(四)鉴别诊断

迷走神经介导的阵发性房室传导阻滞和慢频率依赖性房室传导阻滞表现与 PAVB 极为相似,需加以鉴别。

1. 迷走神经介导的阵发性房室传导阻滞　患者无器质性心脏病,因咳嗽、呃逆、吞咽、呕吐或排尿等迷走神经反射增强引起一过性房室传导阻滞,可能为一度、二度房室传导阻滞,少数为完全性房室传导阻滞。基础心律为窦性心动过缓、窦性心律不齐。窦性心律加速后房室传导可恢复正常。

2. 慢频率依赖性房室传导阻滞　患者可能患有心肌炎、心肌病、Lev 病等。当心率减慢至一定程度时出现房室传导阻滞,多有固定的临界心率。阻滞部位多位于束支、分支。

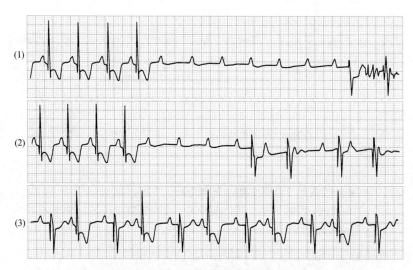

图 17-23　阵发性房室传导阻滞

　　基础心律为窦性，P-P 间期 720ms，P-R 间期恒定(160ms)，QRS 时限正常。(1)(2)图在心率无改变条件下出现阵发性房室传导阻滞。(3)图每 2 个 P 波中有 1 个下传受阻，回归周期被起搏刺激终止，引起逸搏-夺获二联律。本图 QRS 时限正常，提示阻滞部位位于希氏束内(引自参考文献 6)

(五)临床意义

　　PAVB 患者多患有冠心病、心肌病、心肌炎等，发病可能有一定的诱因如急性心肌缺血、迷走神经兴奋等。虽然发作房室传导阻滞后可能自动恢复，但在房室传导阻滞心室停搏期间可能发作晕厥甚至猝死，另外，也有患者发生房室传导阻滞后不能自动恢复。故临床见到此类患者，应进行心电生理检查，及时置入人工起搏器。

(张文博　马　慧)

参 考 文 献

[1]　张文博,李跃荣.心电图诊断手册.3 版.北京:人民军医出版社,2006:
　　　422-438.

[2]　张文博,林德萍.体表心电图.//陈国伟,郑宗锷主编.现代心脏内科学.长

沙:湖南科学技术出版社,2002:63-135.

[3] 杨钧国.房室阻滞.//郭继鸿主编.心电图学.北京:人民卫生出版社,
2002:617-642.

[4] Wellens HJ.Electrocardiography of arrhythmias.2nd.ed.in Topol EJ(ed).
Textbook of Cardiovascular Medicine.Philadelphia:Lippincott Williams
&Wilkins,2002:p1365-1382.

[5] 吴祥.房室阻滞的心电图诊断热点.临床心电学杂志,2005,14(2):79-80.

[6] Fisch C.Electrocardiography of Arrhythmia.Philadelphia Lee &Fehiger,
1990:86-88.

[7] 赵易.心室内传导阻滞.心电学杂志,2008,27(4):298-304.

[8] 吴祥,张斌,李娜,等.希氏束阵发性完全性房室阻滞新概念.中华心律失
常学杂志,2011,15(4):315-318.

第十八章　人工心脏起搏器

　　人工心脏起搏器(以下简称起搏器)是 20 世纪的一个重大医学成就,在临床应用已有 40 多年时间。20 世纪 60 年代固定频率型起搏器问世之后,开创了一个治疗缓慢型心律失常的新纪元。70 年代前后,发明了按需型起搏器,解决了心室律竞争的问题。70 年代后期,随着电池和导线的改进,起搏器的寿命得以延长,可在体内工作 5 年。80 年代中期至 90 年代,双腔起搏器的临床应用越来越广泛,寿命亦延长到 5 年以上,体积也与单腔起搏器相似。随着电子学和工程物理学的发展和引入,起搏器的种类和功能日渐增多。由最初的固定频率起搏,发展为按需起搏、双腔起搏、频率应答、抗心动过速起搏、三腔起搏以及四腔起搏等模式。现在所用的起搏器实际上是一台微处理器,功能多且复杂,其电池寿命已延长到 10 年左右,不仅用于治疗心脏传导阻滞、病态窦房结综合征等缓慢性心律失常,而且用于制止某些快速性心律失常如阵发性室上性心动过速、阵发性室性心动过速、心房颤动等。对梗阻型心肌病以及充血性心力衰竭等疾病已有了进一步的临床应用。对起搏器不断的研究和开发应用,不仅降低了心律失常患者的病死率,改善了患者的生活质量,而且促进了心脏电生理学的发展。起搏器主要由脉冲发生器(带电源)、电极和导线三部分组成。脉冲发生器周期性发放一定频率的电脉冲,通过导线和电极刺激心脏,引起心肌兴奋和收缩。

第一节　起搏器的类型

一、起搏器命名编码

　　随着起搏技术的不断发展和改进,起搏器的功能日臻完善。已往的 3 位编码描述已经不能满足日益复杂的起搏器功能的需要,为此,1981 年提出了 5 位编码。1987 年北美起搏电生理学会(NASPE)和英国起搏电生理学会(BPEG)对 5 位编码进行了修改、补充,简称 NBG 编码。2001 年 4 月,在 NASPE 组委会主席 David 和 Layes 的倡导下又进行了修订,见表 18-1。

表 18-1 NBG 起搏器编码

位置	I	II	III	IV	V
功能	起搏心腔	感知心腔	反应方式	程序控制功能	抗心动过速功能
编码字母	V	V	T	P	P
	A	A	I	M	S
	D	D	D	C	D
	O	O	O	R	O
	S	S	O		

I 起搏心腔

A=心房起搏;V=心室起搏;D=心房、心室顺序起搏;S=特定的心房或心室起搏;O=不起搏

II 感知心腔

A=心房感知;V=心室感知;D=心房、心室双腔感知;S=特定的心房或心室感知;O=不感知

III 反应方式

T=感知后触发;I=感知后抑制;D=触发+抑制;O=不感知

IV 程序控制功能

P=单一程控方式;M=多程控功能;R=频率应答功能;C=遥测功能

V 抗心动过速功能

P=起搏抗心动过速;S=电击;D=P+S;O=None

例如 VOO 表示心室起搏、无感知功能即非同步型心室起搏器;VVI 表示心室起搏、心室感知,R 波抑制型即心室同步抑制型起搏器;AAI 为心房起搏、心房感知,P 波抑制型;DDD 为房室均可起搏,房室均可感知,P 及 R 波抑制型;VVIR 除具有 VVI 起搏器功能外,其起搏的频率可以随病人的活动和休息状态自动调整,以满足机体

的生理代谢需要。DVI 表示双腔起搏、心室感知抑制型即房室顺序心室按需型起搏器。

二、起搏器的类型

尽管目前临床上应用最多的起搏器是以表 18-1 中前 3 位字母代码命名，但随着起搏工程技术的发展，多功能起搏器适应证的不断扩大，越来越多的具有复杂功能的起搏器被用于临床，例如 VVIR、AAIR、DDDR、VVIRV、DDDRA、DDDOV、DDDRD 等，具体见表 18-2。

表 18-2　起搏器的类型

编码	意　义
VOO	非同步心室起搏，无感知、频率应答
VVI	心室同步抑制型起搏
VAT	P 波触发心室型起搏
VVT	QRS 触发型起搏
VVIR	心室同步抑制型起搏，有频率应答功能
VVIRV	在 VVI 起搏功能基础上加有多部位心室起搏（包括双心室起搏，或单室多部位起搏），常用于心力衰竭、房颤或室内传导延迟的患者
AOO	非同步心房起搏，无感知、频率应答
AAI	心房同步抑制型起搏
DDD	房室起搏，房室感知，P 及 R 波抑制型
DDDR	在 DDD 起搏功能基础上加有频率应答功能
DDDRA	在 DDDR 起搏功能基础上加有多部位心房起搏（包括双房起搏或单房多部位起搏）
DDDRD	在 DDD 起搏基础上有频率应答和心房、心室多部位起搏

(一)非同步型起搏器(固定频率起搏器)

非同步型起搏器无感知功能，仅能按固定的频率发放脉冲，不能与患者自身心律保持同步。根据起搏心腔不同又可分为 VOO、AOO 和 DOO 3 种。此类起搏器发放的脉冲可能与患者自身心脏激动形成"竞争心律"（医源性并行心律），当起搏器发放的脉冲落入心室易颤期，还可能诱发心室颤动。VOO 起搏器是起搏器研制生产的初期产品，临床上已不再使用。在置入的脉冲发生器部位安放一块磁铁，可以发生非同步型起搏，从而评估起搏器功能（图 18-1）。

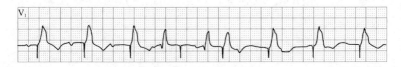

图 18-1　固定频率（VOO）起搏器

　　开始 3 个心搏与最后 4 个心搏均为起搏心搏，注意起搏刺激信号（钉样标记）位于 QRS 波群之前，图中间出现 2 次自发心搏，起搏器仍按固有的频率发放脉冲，刺激信号位于 2 个自发心搏之间

（二）同步型起搏器

　　同步型起搏器较非同步型起搏器增加了感知电路，因此具有感知与起搏双重功能，可以感知患者自身心脏激动，与患者自身心律保持同步，故较少引起竞争心律，更不会诱发心室颤动。目前临床上应用比较广泛的单腔按需型起搏器即 VVI 或 AAI 起搏器。SSI 起搏器等于 VVI 或 AAI。其中 VVI 起搏器由于心室起搏失去了正常房室顺序收缩的生理功能，使心室舒张期充盈减少，因此属于非生理性起搏。而 AAI 起搏器由于心房起搏，激动沿正常的房室交接区下传激动心室，故没有影响正常的房室收缩顺序，属于生理性起搏。

　　1. VVI 起搏器　　VVI 型起搏器是一种标准的按需型起搏器，临床应用广泛。其不仅能按预定的频率发放脉冲，且能感知患者自身的心室电活动，患者自身的 R 波可抑制起搏器发放脉冲。当患者自身心率低于起搏频率时，起搏器发放脉冲；而当患者自身心率快于起搏频率时，则可抑制起搏器发放脉冲，故可避免形成"竞争心

律"。此型起搏器适用于房室传导阻滞、病窦综合征患者(图 18-2,
图18-3)。

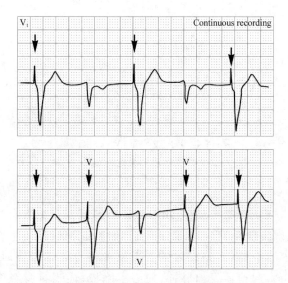

图 18-2　按需型(VVI)起搏器(一)

起搏器预定频率 75/min(起搏刺激间距＝0.8s),自
发心搏(V)0.8s 之后出现脉冲,如无自发心搏,起搏器按
预定频率发放脉冲

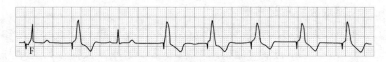

图 18-3　按需型(VVI)起搏器(二)

第 3 个心搏为自发心搏,抑制起搏心搏一个周期;第 2、4、5、6、7、8
个心搏均为起搏心搏。第 1 个心搏为窦性心搏与起搏心搏形成的室性
融合波

2. VAT 起搏器　此种起搏器可以感知患者自身心房激动,经
过适当"耽搁"(延时 0.12s,相当于 P-R 间期),向心室电极发放脉
冲。该类起搏器可保持房室顺序地进行起搏,还可以根据患者活动

情况增快心率,比较合乎生理功能。当患者心房不能发生激动时,起搏器可根据需要,按预定的频率发放脉冲使心室起搏。当心房频率过快时,可出现 2:1 起搏阻滞(图 18-4)。

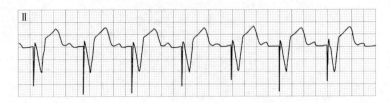

图 18-4 P-触发心室(VAT)起搏器

心房频率 72/min,P 波至起搏刺激之间间距为 0.28s,反映感知心房激动 0.28s 后,始向心室发放脉冲,引起起搏刺激

3. VVT 起搏器 属于 QRS 触发型起搏器。患者自身发出的 R 波可以触发脉冲发生器,使其发放脉冲,起搏脉冲发生在患者自身的 QRS 波中,因而是无效的。当患者自身心率过慢时(R-R 间期>0.86s),起搏器发出脉冲,使心室除极;而当自身心率超过一定限度(R-R 间期<0.86s)时,起搏器发出同步脉冲。此种起搏器适合于房室传导阻滞、病窦综合征患者。缺点为易受外界电干扰,引起起搏停搏。近年来,新型 VVT 起搏器已克服"过度感知"的缺点(图 18-5)。

(三)双腔按需起搏器

此型起搏器为一种特殊类型起搏器,在心房和心室各安放一组双极电极,心房和心室均能根据"需要"发放脉冲。按需型房室顺序型(DVI)起搏器仅心室有感知功能,心房无感知功能,可能形成房性竞争心律。全自动型(DDD)起搏器心房和心室均有感知功能(图 18-6)。此型起搏器可以保持激动由心房至心室正常顺序传导,心房、心室顺序地进行除极,合乎生理功能,从而增加心房辅助泵排血功能。此型起搏器既适用于病窦综合征患者,也适用于房室传导阻滞患者。

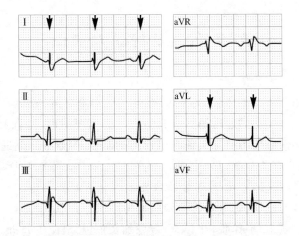

图 18-5　QRS-触发心室(VVT)起搏器

QRS波群为自发性,由其前的窦性 P 波所激发,在自发 QRS 波群发生 0.04s 后,可见到起搏刺激信号(钉样标记),起搏刺激与心室除极无关

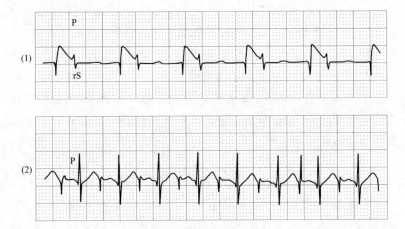

图 18-6　双腔(DDD)起搏器

DDD 型起搏器,心房起搏之后继之以正常传导的 QRS 波群,因而抑制心室起搏

第二节 起搏器心电图

安置心脏起搏器后可以改变患者原来的自身心电图形态,而且由于起搏器类型的不同,起搏的心电图图形亦各异,使其变得较为复杂。某一类型的起搏器具有其特有的心电图图形,这就要求在阅读分析起搏心电图时应具备心脏起搏的基本知识,要了解患者起搏器的类型、有关参数以及起搏电极的极性和有无程控功能等,结合未起搏时的基础心电图进行综合分析。分析起搏心电图除了可以确定起搏方式外,更重要的是判断起搏器的工作状态。起搏心电图应描记常规 12 个导联,Ⅱ 和 V$_1$ 导联加长描记,以便于分析。

一、心 房 起 搏

心房起搏的波形为起搏信号(钉样标记)之后出现 P 波,经房室交接区下传至心室,心室激动即产生与自身心律相同的 QRS 波群。心电图表现为 S(脉冲)-P-QRS-T 波群(图 18-7)。由于电极安放部位不同,P 波可有多种形态。在右心房上外侧起搏靠近窦房结时,起搏的 P 波形态与窦性 P 波相似;在右心房下部、房间隔或左心房等部位起搏时,起搏的 P 波形态与窦性 P 波形态不同。有时受某些因素影响 P 波可显示不清。心房起搏常用于临时起搏、永久起搏以及心内电生理检查等,也常用于终止某些快速性心律失常如室上性及室性心动过速等。

二、心 室 起 搏

心室起搏的波形为起搏信号(钉样标记)之后出现 QRS 波群,QRS 波群形态取决于起搏部位。右心室起搏(心内膜或心外膜)的 QRS 波群呈左束支传导阻滞图形,这是因为右心室早于左心室除极;左心室起搏时,产生右束支传导阻滞图形,这是因为左心室早于右心室除极。起搏心搏 QRS 时间通常为 0.12~0.18s,如明显延长反映心肌病变。有时高位室间隔起搏可产生不定型室内传导阻滞

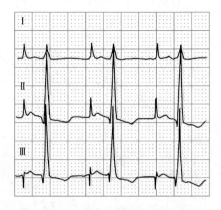

图 18-7 心房起搏(AAI)图形

图形或 QRS 时间比较正常的搏动。佩戴起搏器患者自发性 QRS 波群常出现 T 波深倒置,机制不明,通常不反映心肌病变。

(一)右心室起搏

1. 右心室心尖部起搏　右心室心尖部起搏时,激动通过心尖局部心肌细胞间兴奋扩布的方式进行,传导速度慢,导致 QRS 波群宽大畸形,且左心室晚于右心室除极。同时由于心尖部首先激动,后沿室间隔向上扩布,并先后激动右心室游离壁、左心室游离壁、基底部,最后终止于左心室基底部,与窦性心律时相反,故其起搏心电图与正常窦性心律图形大相径庭。由于起搏时右心室先除极,左心室基底部最后除极,产生一个大的向左向上的综合向量,因此起搏心电图可呈左束支传导阻滞合并电轴偏上(左)图形,电轴多在 $-30°\sim-90°$,I、aVL 导联主波向上,II、III、aVF 导联主波向下。但胸导联的 QRS 波群形态有两种:①V_1 导联主波向下,V_5、V_6 导联呈宽大向上的波,时间$>0.12s$,T 波与主波方向相反,与左束支传导阻滞图形相同;②$V_1\sim V_6$ 主波均向下,呈宽 QRS 波,以 S 波为主,此种图形的发生率稍多于前者,说明心室除极的后半部分是自前向后的。

前已述及,右心室心尖部起搏产生左束支传导阻滞加电轴左偏的图形特征是由于心尖部先于心脏基底部除极之故(图 18-8)。另外,在急性期起搏后的心内心电图可表现为 ST 段、T 波明显抬高,呈损伤电流的改变(图 18-9)。

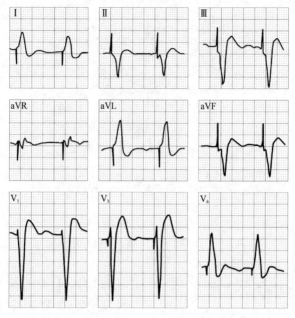

图 18-8　右心室心尖起搏
QRS 波群之前均可见到起搏刺激信号(钉样标记),
QRS 波群呈左束支传导阻滞合并电轴左偏,反映起搏位于
右心室心尖部

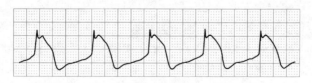

图 18-9　急性期右心室起搏心腔内心电图

2. **右心室流出道起搏**　右心室流出道起搏是将起搏电极主
动固定于右心室的间隔部,由于起搏的部位贴近希-浦传导系统,
因此可以最大程度地接近生理性激动顺序,但不能解决心室间
的不同步和左心室激动延迟。起搏心电图可呈左束支传导阻滞

形态,电轴可正常或偏下(右)。这是由于心脏基底部先于心尖部除极之故。

(二)左心室起搏

左心室心外膜起搏产生右束支传导阻滞图形,电轴则取决于心外膜电极之间的相对部位(双极系统)或与脉冲发生器之间的相对部位(单极系统)。

三、频率应答起搏心电图

频率应答起搏器的起搏心电图与普通起搏心电图图形相同,不同的是起搏频率可以随着患者的运动而增加,休息时减慢。因为起搏器设有上限频率和下限频率,因此起搏频率的变化范围处于上下限频率之间。人体在剧烈运动的情况下,起搏器感知到体内某些生理、生化指标变化或肌肉噪声从而判断机体对心排血量的需要而自动调节起搏频率,以提高机体的运动耐量。

第三节　起搏器功能障碍

一、感 知 失 灵

起搏器的感知功能是指起搏器对心脏自身P波或R波的识别能力。起搏器感知失灵表现为自发性心搏不能抑制或触发起搏搏动。按需型起搏器失去感知功能后变为固定频率型起搏器。感知失灵多为间歇性(图18-10),也可能为持续性。感知失灵多由于心内膜电极位置改变或电极与心肌之间形成瘢痕所致。有时由于某些病理改变如急性心肌梗死、药物中毒或电解质紊乱等,心脏自身电激动强度不够,因而起搏电极不能感知。起搏器感知失灵可引起竞争心律,偶可诱发心室颤动。

感知失灵应与假性感知失灵相鉴别。原有右束支传导阻滞者进行右心室起搏,下传的自发激动通过左束支下传,然后通过室间隔才能传至右心室,感知起搏电极,此段"路程"约需0.08s,因而起搏信号在 QRS 波群开始 0.08s 后方出现;同理,原有左束支传导阻滞者进行左心室起搏也可出现同样现象(图 18-11,图 18-12)。

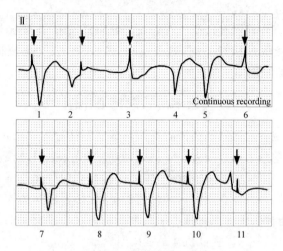

图 18-10 起搏器感知失灵

第 2、3、6、11 个心搏为自发心搏,QRS 波群之后或其内可见到起搏刺激信号,反映起搏器间歇性感知失灵,变为固定频率型

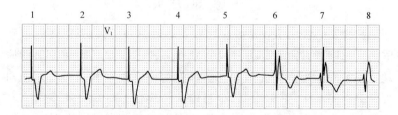

图 18-11 原有右束支传导阻滞者进行右心室起搏

患者原有右束支传导阻滞,进行右心室心尖起搏,第 1~5 个心搏为起搏心搏,钉样标记位于 QRS 波群之前;第 6~8 个心搏为自发心搏,呈 RBBB 型。注意钉样标记位于第 6、7 个 QRS 波群内,反映其未被感知,系假性感知失灵

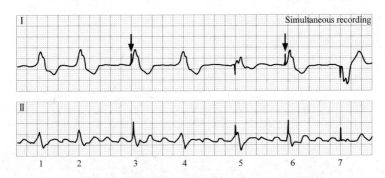

图 18-12　原有左束支传导阻滞者进行左心室起搏

　　患者原有左束支传导阻滞,进行左心室外膜起搏(VVI)。Ⅰ导联第 1～6 个心搏为自发心搏,第 5 个心搏为融合波,第 7 个心搏为起搏心搏。第 3、6 个 QRS 波群内均有起搏刺激信号,反映其未被感知,系假性感知失灵

二、起搏障碍

　　起搏刺激不能使心肌除极称为起搏障碍,表现为起搏信号之后不立即跟随出现 P 波或 QRS 波群。发生原因多由于电极位置不当、脉冲发生器输出降低,或由心肌起搏阈值增高(急性心肌梗死、电解质紊乱、药物中毒)等。起搏障碍可引起心室停搏,危及生命(图 18-13)。

三、过度感知

　　起搏器对不应被感知的信号进行感知称为过度感知。起搏器发生过度感知时,可以感知 T 波、外界的一些电干扰如电烙、微波炉等,甚至可感知肌肉活动引起的电位变化,表现为起搏周期明显延长,在无 P 波(心房起搏)或无 QRS 波群(心室起搏)的场合,无起搏信号出现。

四、频 率 改 变

　　起搏器脉冲频率变慢,变快或不规则,往往提示起搏器电子元

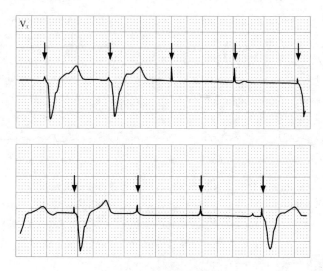

图 18-13 间歇性起搏障碍

图中看到多次起搏刺激信号（钉样标记），但未引起
QRS 波群，反映间歇性起搏障碍

件失灵、线路故障或电池耗竭。在随访中若发现起搏频率比原来设
定的频率减慢、增快 10% 或明显不规则时，仔细检查排除电极故障
等原因后应立即更换起搏器。此外，以前常提到的"起搏脱缰"现象
鉴于旧型号的起搏器，起搏频率可突然加快，偶尔可达 400/min 以
上，可引起致命的室性心动过速。一旦出现，应立即切断电极导线，
更换起搏器（图 18-14）。

五、起搏器介导的快速性心律失常

起搏器介导性心动过速（pacemaker-mediated tachycardia,
PMT），又称环形运动型心动过速（end-less loop tachycardia），既往
此种心动过速多见于固定频率型起搏器，当前多见于双腔起搏器，
如 DDD、DDDR、VDD 等。此类心动过速通常发生在有室房逆传
的患者，其频率一般低于 150/min。发生的机制为，心室起搏心搏
（或室性早搏）可逆传至心房，心房电极感知后，发放脉冲至心室，

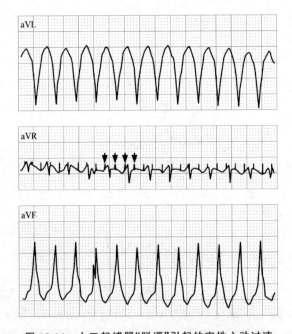

图 18-14　人工起搏器"脱缰"引起的室性心动过速

aVL 及 aVF 导联 QRS 宽大畸形,心室率 230/min,酷似
一般的室性心动过速,仔细观察 aVR 导联,可见起搏器的尖头
信号(箭头所指)460/min,以 2∶1 传至心室

使心室起搏,起搏激动又可逆传至心房,形成"恶性循环"。在心动过速形成中,起搏器扮演了心房与心室之间的旁路作用(图18-15,图 18-16),因此这种心动过速和房室旁路参与的房室折返性心动过速很相似。心电图特点为:①心动过速发作可由室性早搏或心室起搏所诱发;②在Ⅱ、Ⅲ、aVF 导联可见逆传 P 波;③心动过速时的 PR 间期与窦性心律下的 PR 间期一致,即起搏器程控的房室间期;④心动过速时 QRS 波与完全心室起搏时QRS 波形态一致。

心脏电生理研究发现大约 80% 的病窦综合征患者和 35% 的房室传导阻滞者都有室房逆传现象,此类患者安置双腔起搏器后,50% 以上的患者容易发生 PMT。目前在一些新型的双腔起搏器中,通过对一些参数的精确程控,已使大多数患者防止了心动过速的发生。

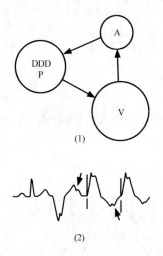

图 18-15　起搏器介导的心动过速形成图解

(1)图示双腔起搏器(DDD)感知心房活动后,触发心室,心室激动可逆传至心房,心房电极感知后,再次发放脉冲至心室,形成"恶性循环"。起搏器扮演了旁路作用;(2)图第 1 个心搏为窦性心搏,第 2 个心搏为室性期前收缩,逆传至心房(箭头所指),被感知后发放脉冲至心室,心室除极后又可逆传至心房

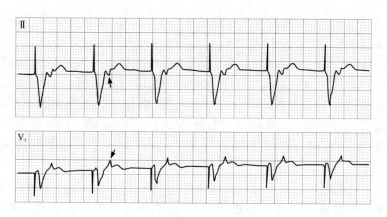

图 18-16　心室起搏的逆向心房传导

第四节　动态心电图在起搏器置入后随访的应用

随着起搏器置入患者的逐渐增多,起搏器的术后随访显得尤为重要。除了常规的术后随访手段以外,24h甚至更长时间的动态心电图记录能够发现更多的甚至是无症状的起搏器起搏与感知功能异常,以及其他诸如心房纤颤、心房扑动等快速心律失常,从而指导起搏器有关参数的调控。

动态心电图对起搏功能异常不仅可作出定性及定量诊断,更重要的是对于那些间断或偶尔出现的起搏功能异常具有很好的捕捉作用。患者可能因某些不适症状如阵发性头晕、胸闷、发作性心悸甚至晕厥来就诊,常规心电图常常很难发现问题。动态心电图可以连续记录24h甚至48h的心电活动,并且可在患者不同状态下检测,这样就明显提高了诊断率。动态心电图检出的起搏功能障碍最常见的原因为起搏器置入时间长,电池耗竭。术后早期起搏阈值升高和电极脱位为少见原因。感知功能不良亦较常见,如心房电极微脱位等。感知过度大多是由于肌电干扰或误感知T波造成。在置入起搏器的患者中,动态心电图可以检测到常规心电图所不能发现的各种心律失常。如不规则的心律恰是正常的起搏心律和患者自身心律交织而成,需要仔细分辨。病态窦房结综合征的患者在置入起搏器后常常检测到心房纤颤或扑动,导致起搏周期不等长,此时可将起搏器程控为模式自动转换,即当房颤时自动将DDD工作模式转为VVI工作模式即可,同时可给予胺碘酮等抗心律失常药物治疗。起搏器介导的心动过速可发生在DDD工作模式,可以程控减低起搏频率、开启起搏器滞后功能解决。另外,自身心律失常如房性早搏、室性早搏、房性心动过速以及不同程度的房室传导阻滞也常有检出,对指导临床处理有重要参考价值。

第五节　心室起搏对心肌缺血及梗死心电图的影响

心室起搏可导致电张力调整性 T 波改变,因此可影响心肌缺血和心肌梗死的心电图的正确判断。

一、起搏对心肌缺血心电图的影响

慢性缺血心电图的改变常见为 ST 段压低以及 T 波倒置。心室起搏后改变了心室的除极和复极顺序,造成相应导联的 ST-T 改变。例如右心室起搏时,可使某些缺血导联深倒置的 T 波变浅、低平甚或直立,并不表示心肌供血的改善。但心室起搏后由于心率的提高,心排血量增加,在一定程度上改善了心肌缺血,可使压低的 ST 段恢复。另外需要注意的是,心肌缺血 T 波的变化常常是动态的,这对于心肌缺血的诊断非常有帮助。而心室起搏导致的电张力调整性 T 波的改变无动态变化,T 波倒置的程度为固定性,多进行起搏前后心电图变化的对比可对诊断提供很大帮助。

二、起搏对心肌梗死图形的影响

右心室心尖部起搏者发生心肌梗死时的心电图可见 ST 段抬高,T 波高耸直立,Ⅱ、Ⅲ、aVF 导联主波仍呈 QS 型。右心室流出道起搏者心肌梗死后 Ⅱ、Ⅲ、aVF 导联 R 波仍向上,ST 段可抬高,T 波倒置,但不出现 q 波。前间壁及前壁心肌梗死时起搏心律多呈 qrS 型,r 波自 V_1 至 V_4 导联逐渐降低,ST 段及 T 波符合心肌梗死的演变规律。下壁心肌梗死右心室尖部起搏时坏死型 Q(r)波可被掩盖,应注意甄别。

总之,起搏患者发生心肌梗死时心电图诊断比较困难,在诊断时应密切结合临床。典型的胸痛症状,心电图 ST-T 的动态演变,血清心肌生化标志物的变化等均是重要的参考指标。

第六节 分析起搏心电图应注意的问题

限于本书的篇幅,不可能把正常和异常起搏的心电图全部描述。很多时候分析起搏心电图不比体表心电图简单,因此熟悉起搏心电图的分析步骤和需要注意的问题是很有必要的。为了准确分析和诊断,应遵循以下步骤和注意事项。

①在分析一份起搏心电图之前,首先要明确起搏器生产厂家、置入起搏器的型号、类型、技术参数设置、工作特点以及程控方式等,有些型号起搏器附加了新的功能参数,需要格外留意。

②注意起搏导线的极性、型号、置入的位置等。起搏电极分为单极导线和双极导线,目前使用的电极导线多为双极。

③注意参照没有伪差的标准体表心电图,同时要确定起搏心电图清晰且无干扰。仔细寻找确定起搏器的脉冲信号,分析脉冲信号与 P 波或 QRS 波群的关系,观察自身和起搏图形的形态,以便确定起搏方式、起搏部位、感知方式以及感知后的反应方式。例如起搏心电图的 QRS 波群形态呈左束支传导阻滞图形,说明为右心室起搏。

④对于心房起搏,要注意分析脉冲信号与自身 P 波之间的关系。如果脉冲与 P 波无关或不能保持 1∶1 传导,提示心房起搏功能障碍;若自身 P 波后仍有脉冲发放形成竞争心律,提示感知功能不良;如果在较长的间期内(多为逸搏间期)既无自身 P 波又无脉冲出现,可考虑是否为过度感知,常见原因为肌电干扰、电磁信号、自身的 R 波或 T 波等。此外,还要注意房室结的传导功能,如果出现 P-R 间期延长甚或二度以上房室传导阻滞,提示房室结病变,可考虑更换起搏器如 VVI 或 DDD。

⑤对于心室起搏,要注意脉冲信号与 QRS 波群之间的关系。如果脉冲后无起搏的 QRS 波群,提示起搏功能障碍,常见于电极导线移位、起搏阈值升高、导线故障等;若在 QRS 波群后不应发放脉冲时提前发放脉冲,提示感知不良;较长的间期内无自身心律,也无

起搏脉冲,应考虑过度感知现象。

　　⑥目前新型的起搏器可通过专用的程控仪输出详细的起搏、感知、计时周期等起搏心电图的资料及其他重要的信息,在分析起搏心电图时应充分利用这些资料,结合患者的具体心律情况综合分析才能得出正确的诊断结果。

(李跃荣　张文博)

参 考 文 献

[1]　张文博,李跃荣.心电图诊断手册.3版.北京:人民军医出版社,2006:439-455.

[2]　Wagner GS.Marriot's Practical Electrocardiography.9th ed.Baltimore:Williams & Wilkins,1994:399-415.

[3]　耿仁义,朱中林,华伟.实用心脏起搏技术.北京:人民军医出版社,2004:297-316.

[4]　郭继鸿,李鼎主译.急诊心电图决策(2版).北京:北京大学医学出版社,2008:231-232.

[5]　方彩英,周国宝.实用心电学杂志,2008,11(2):119-120.

第十九章　具有预测猝死价值的心电图改变

　　95％左右的心脏性猝死者患有严重器质性心脏病,另有5％左右的心脏性猝死者心脏结构无改变,而仅有电生理异常,称为原发性电疾患(primary electrical disorders),多为遗传性心律失常,呈家族性发病。多数原发性电疾患出现一些心电图改变,可作为预测猝死的指标及防治的参考;另有一些心电图波形与恶性室性心律失常的发生有密切的联系,在此一并讨论。

第一节　Brugada 综合征

　　本综合征为 Brugada 兄弟于1992年首次报道,国内1998年首次报道,笔者近一年遇到2例典型的 Brugada 综合征,相信本综合征并不罕见。

一、心电图改变的发生机制

　　本综合征很可能是由于基因突变引起的离子通道缺陷,其主要改变为动作电位1相末 I_{to} (短暂性钾外流)增强,引起动作电位时程缩短及2相平台期消失。此种改变主要发生于右心室外膜,故引起右心室内外膜之间复极电梯度,导致右胸导联 ST 段抬高;此外,右心室外膜一些心肌细胞动作电位时程缩短及平台期消失,而另一些心肌细胞仍保持正常的动作电位时程及平台期,这样平台期丢失与未丢失的心外膜之间复极离散度加大,电压梯度加大,形成局部电流,由平台期存在部位流向平台期丢失部位,形成2相折返,诱发室性心律失常,临床可出现晕厥,猝死。

二、心电图改变

①V$_1$~V$_3$ 导联 ST 段抬高,其他导联 ST 段改变不明显,也无对应性 ST 段压低。

②V$_1$~V$_3$ 导联可出现典型的右束支阻滞图形(rSR$'$型);也可仅出现 J 波或 r$'$波,类似右束支阻滞,V$_5$、V$_6$ 导联无宽 S 波。

③V$_1$~V$_3$ 导联 T 波倒置。

④Brugada 综合征的分型诊断 ESC(2002)将 Brugada 波的心电图改变分为以下 3 型(表 19-1)。

表 19-1 Brugada 综合征的分型诊断

	1 型	2 型	3 型
J 点抬高	>2mm	>2mm	>2mm
T 波	负向	正向或双向	正向
ST-T 形态	穹窿型(下斜型)	马鞍型	马鞍型
ST 段终末部分	逐渐下降	抬高≥1mm	抬高<1mm

1 型心电图改变有较强的诊断意义,2 型和 3 型心电图改变则不能作为 Brugada 综合征的确诊依据,需做进一步检查。同一病例在不同的时间可出现 3 种不同类型的心电图改变。对出现 2 型、3 型心电图改变者应详询病史,注意有无晕厥及夜间濒死呼吸发作,家族成员有无 45 岁以下猝死者和家族成员有无 1 型 Brugada 综合征心电图改变。提高 1~2 肋间描记 V$_1$~V$_3$ 导联可提高 1 型 Brugada 综合征检出率,必要时可做药物激发试验,以阿义吗林(缓脉灵)1mg/kg(静脉注射 5min 以上)的特异性和敏感性最高。普罗帕酮 70~140mg 静脉注射也有激发作用。

⑤上述的心电图改变时隐时现,于发作心室纤颤前后特别明显。迷走神经刺激、使用 I 类抗心律失常药物如普鲁卡因胺可促使 ST 段抬高明显,交感神经刺激、静脉滴注异丙肾上腺素可使 ST 段抬高减轻(图 19-1~图 19-3)。

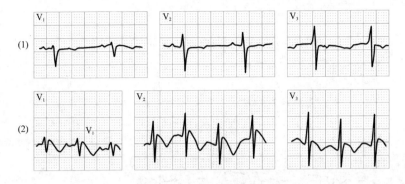

图 19-1 Brugada 综合征(一)

(1)发作间期描记;(2)发作晕厥后 1h 描记

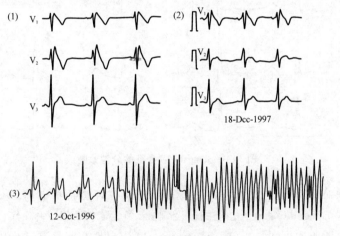

图 19-2 Brugada 综合征(二)

(1)V_1、V_2 导联 ST 段呈下斜型抬高;(2)V_1~V_3 导联 ST 段呈动态变化;(3)发作心室颤动

三、Brugada 波与 Brugada 综合征

近年来,临床发现一些疾病,如电解质紊乱(高血钾、高血钙)、低温、高温、右心室受到机械性压迫(如纵隔肿瘤、心包积液)、右心

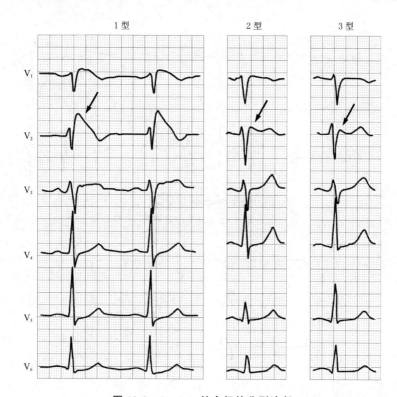

图 19-3 Brugada 综合征的分型诊断

室缺血、损伤和药物作用(钠通道阻滞药、三环类抗抑郁药)均可能
引起 Brugada 综合征心电图改变,临床多无晕厥发作,去除病因后,
心电图改变可恢复正常。Hurst(2001)认为具有明显基础病因、心
电图出现 Brugada 综合征改变者应称为 Brugada 波。因此,临床上
见到有 Brugada 波心电图改变者,必须进一步检查有无基础病因,
不要简单地诊断为 Brugada 综合征。另外,另有一些患者既无病因
可寻,也无任何症状,心电图出现 Brugada 波。

(一)常见的引起 Brugada 波的病因

1. 右心室病变

(1)ARVC:少数 ARVC 患者可出现 Brugada 波。据一组 136

例 ARVC 心电图分析,有 5 例出现 Brugada 波。

图 19-4 为双侧心室发育不全,V_1、V_2 导联 ST 段呈下斜型抬高,其后 T 波倒置,符合 1 型 Brugada 波。另外,多数导联可见到 Epsilon 波,尤以 V_2 导联明显,从 ST 段到 T 波降支均出现多发性小棘波。

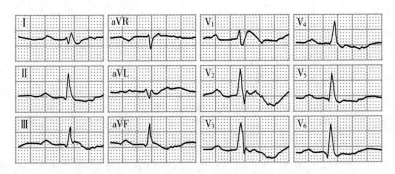

图 19-4　双侧心室发育不全引起的 Brugada 波及 Epsilon 波

(引自参考文献 12)

(2)急性心肌缺血、损伤、右心室梗死、肺栓塞、冠脉介入术后。

(3)右心室受到机械性压迫:如纵隔肿瘤、心包积液压迫右心室可引起 Brugada 波,也有报道漏斗胸、胸壁挫伤、胸外心脏按压引起一过性 Brugada 波。

2. 电解质紊乱　高钾血症、高钙血症均可引起 Brugada 波(参见图 7-38)。

3. 低温与高温　文献报道低温、高温均可引起一过性 Brugada 波,体温恢复正常后可逐渐消失。

4. 药物作用　Ⅰ类抗心律失常药物、三环类抗抑郁药等均可能引起 Brugada 波。据观察,药物诱发 Brugada 波者心律失常事件发生率明显低于自发出现 Brugada 波者。

(二)既无特殊病因也无任何症状心电图出现 Brugada 波

近年来也发现不少人心电图出现典型的 Brugada 波,从无晕厥发作,也无猝死家族史,临床检查也无特殊病因可解释 Brugada 波的产生。对此类患者应追问其有无东南亚血统,动员其直系亲属描记心电图,如家族中也有人出现 Brugada 波者则提示 Brugada 综合征可能,必要时进行心内电生理检查,如能诱发出 VT/VF,则应安放 ICD。如直系亲属心电图均无异常发现,也无晕厥发作病史,则只能对患者进行随访观察,有条件者可进行基因检测等,仔细分析患者心电图,注意有无一些高危指标(如碎裂 QRS 波、aVR 导联 R 波增高等),描记信号平均心电图对判断预后也有一定的价值。Brugada(1998)报道 27% 初诊无症状者最终发生恶性心律失常。因此,对此类患者也不能掉以轻心。

四、鉴 别 诊 断

许多疾患如急性心包炎、右心室心肌梗死、肺栓塞等均可引起右胸导联 ST 段抬高,这些疾患均有明显的临床症状及其他心电图改变,一般不难鉴别,比较容易混淆者为早期复极综合征和致心律失常性右心室心肌病。

1. 早期复极综合征　早期复极综合征和 Brugada 综合征的鉴别见表 19-2。

表 19-2　Brugada 综合征与早期复极综合征的鉴别

	Brugada 综合征	早期复极综合征
ST 段抬高		
出现的导联	$V_1 \sim V_3$	$V_2 \sim V_5$,肢体导联也可出现
形态	穹窿型(下斜型)	凹面向上
其后 T 波	倒置	多呈正向
J 点	不明显	明显,有顿挫
J 波	J 波与 ST 段分界不明显	J 波与 ST 段分界明显
发作晕厥	常有	罕见

2. 致心律失常性右心室心肌病(ARVC)　本病也多见于年轻

患者,可能发生致命性心律失常,心电图改变集中在 $V_1 \sim V_3$ 导联,应与 Brugada 综合征进行鉴别(表 19-3)。

表 19-3　Brugada 综合征与 ARVC 的鉴别

	Brugada 综合征	ARVC
心电图改变		
Epsilon 波	—	+
ST 段抬高	+	—
T 波倒置	+	+
稳定性	多变	固定
HV 间期	2/3 延长	—
室速的类型	多形性	单形性
Ⅰ类药物诱发	ST 段抬高	无影响
异丙肾上腺素	抬高 ST 段正常化	无影响
超声心动图	正常	右心室扩张或室壁瘤

五、临床意义及治疗对策

综上所述,Brugada 综合征的临床谱十分广泛,既包括了由于基因突变引起的 Brugada 综合征,也包括了一些特殊病因引起的 Brugada 波,还有一些既无症状,也无特殊病因引起的 Brugada 波者。因此,临床上见到心电图出现 Brugada 波者,不要草率地诊断为 Brugada 综合征。应仔细询问病史,注意有无晕厥发作,有无夜间濒死呼吸发作,有无青年猝死家族史,有无东南亚血统等。对有青年猝死家族史、东南亚血统,或发作过晕厥者,应进行心电生理检查,如能诱发出 VT/VF 者,ICD 是唯一选择,药物迄今无肯定的疗效。对无晕厥发作、无家族史的患者特别是住院或重病患者,应仔细询问服药史,进行全面的检查注意有无引起 Brugada 的基础病因,尽可能予以去除。对既无症状,也无病因可寻心电图出现 Brugada 波者处理比较困难,前已述及,此处不再赘述。

第二节　特发性长 QT 综合征

特发性(先天性、遗传性)长 QT 综合征多呈家族性发病,也有散发型,国内报道的病例多为 Romano-Ward 型(仅有心脏改变而无耳聋)。自 1980 年以来,笔者遇到一个典型的家族及 2 例散发病例。

一、心电图改变的发生机制

本综合征也是由于基因突变引起的离子通道缺陷,主要改变为复极晚期钠内流增多和延迟整流钾外流减少,引起内向电流增多和复极延迟,动作电位时程延长,心室复极不一致,导致后除极的形成,诱发室性心动过速(多为尖端扭转型室性心动过速,TdP)及心室纤颤。

二、心电图改变

(一)静息心电图

1. Q-T 间期延长　为本综合征最重要的诊断依据。Q-Tc≥0.48s 伴有晕厥发作可确诊为本征(图 19-5)。

2. Q-T 间期离散度(QTd)加大　为本综合征的重要辅助诊断指标。QTc≥0.45s 伴有 QTd 明显加大高度提示本征。

3. T 波形态变化　常见的改变为双向 T 波、双峰 T 波、T 波出现切迹,T 波形态变化在胸导联特别明显,反映心室不同部位复极不一致,有较大诊断价值。本征患者运动试验恢复期出现 T 波形态改变者为 85%,而健康人仅为 3%($P<0.0001$),故运动试验恢复期 T 波变化也有助于诊断(图 19-6)。

4. T 波交替性变化　多见于情绪激动、运动和发作室性心动过速之前。

5. 窦性停搏　有一些患者心电图可出现长间歇,长间歇之后 T

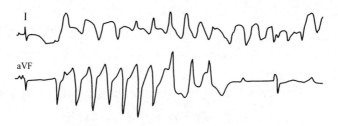

图 19-5 特发性长 QT 综合征合并 TdP

患者为男孩,12 岁,因发作晕厥入院,心电图示 Q-T 间期延长,Ⅰ导联 T 波倒置、宽阔,其内可能隐藏 U 波,第 1 个窦性心搏之后出现 TdP

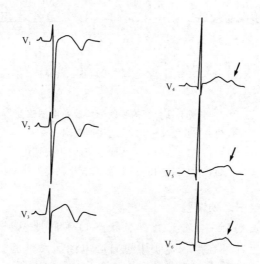

图 19-6 特发性长 QT 综合征的 T 波变化

本图描自同一患者,$V_1 \sim V_3$ 导联 T 波双向,$V_4 \sim V_6$ 导联 T 波出现切迹(箭头所指),可能有 U 波参与

波特别宽大,其内可能隐藏 U 波,称为慢波,在该心搏后可出现室性异位搏动,有时可诱发 TdP。

6. **心率** 本综合征患者心率低于年龄、性别相同的健康人,运动试验时心率增加也低于健康人,运动试验恢复期 Q-T 间期延长特别明显。

7. 张莉等根据长 QT 综合征患者的心电图特征与基因分型对比研究,提出根据心电图改变可判断其基因类型,可靠性可达68%～100%。主要分型如下

(1)LQT$_1$:心电图 ST 段缩短,与 T 波融合,形成宽大的 T 波。

(2)LQT$_2$:心电图多导联 T 波呈双峰,出现切迹。

(3)LQT$_3$:心电图 ST 段延长,T 波延迟出现(图 19-7)。

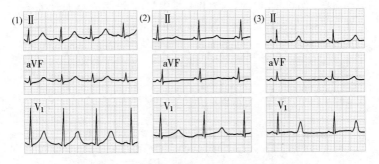

图 19-7　长 QT 综合征的基因分型及心电图改变
(1)LQT$_1$ ST 段缩短,T 波基底部宽阔
(2)LQT$_2$ ST 段延长,T 波低平,有时出现切迹
(3)LQT$_3$ ST 段延长,T 波高尖,起止都突然

(二)心电图运动试验

约 1/3 长 QT 综合征患者静息状态 Q-T 间期位于正常范围。对疑为本病患者可在严密监护下进行心电图运动试验。本病患者运动试验期间可出现频率适应不良现象:①随着前 R-R 间期缩短,Q-T 间期无变化;②随着前 R-R 间期缩短,Q-T 间期反而延长。另外,在运动试验恢复期可看到颇具诊断价值的 T 波形态变化(参见图 19-7)。

(三)Holter 心电图

24h Holter 心电图监测可发现频率适应不良现象,T 波形态变化,有时可能发现室性心律失常。

三、鉴 别 诊 断

特发性长 QT 综合征主要应与获得性(继发性)长 QT 综合征相鉴别,后者多有明确的病因,如服用某些药物(抗心律失常药物、三环类抗抑郁药等)、电解质紊乱等。婴幼儿期发病、青年猝死家族史则对前者的诊断为有力的支持。

四、临床意义及治疗对策

本综合征一旦确诊,应立即进行治疗,因为每次发作都有致命的危险。除 LQT_3(基因座定位于 3 号染色体)外,多数患者(特别是 LQT_1)对 β 受体阻滞药有良好的疗效。LQT_3 患者多于睡眠、休息时发病,美西律可使 Q-T 间期缩短,可能有效。β 受体阻滞药无效者可考虑施行左侧交感神经切除(LSCD)。若因心动过缓或长间歇诱发 TdP 发作,安放人工心脏起搏器(PM)可能有效。β+LSCD+PM 均无效者可考虑安放 ICD。

第三节　　预激综合征

预激综合征具有前向传导旁路者占总人口的 0.1% ~ 0.3%,其中有一些病例旁路前向传导不应期≤250ms,发作心房纤颤时,可引起心室率明显增速,诱发心室纤颤、猝死。多数患者猝死前有明显的症状及血流动力学改变,少数患者症状轻微或无症状。此种并发症每年约有 1% 患者发生。高危因素包括:①旁路前向传导不应期≤250ms(详见第 16 章预激综合征);②多支旁路;③合并先心病 Ebstein 畸形;④误用维拉帕米(异搏定)、洋地黄。

对预激综合征伴有高危因素之一者或频繁发作心动过速、心房纤颤者均应及早对旁路进行射频消融等消除其传导能力。

第四节　特发性 J 波

1994 年 Bierregard 等报道特发性心室纤颤患者心电图出现明显 J 波,临床发作室性心动过速、心室纤颤、甚至猝死,认为室性心动过速、心室纤颤发作与 J 波有关。家族性早期复极综合征可能属于特发性 J 波的范畴。至于本征与 Brugada 综合征之间的关系尚不十分明确。

一、心电图改变的发生机制

本病的发生机制可能由于心外膜层及 M 肌层心肌细胞动作电位时程缩短,2 相平台期消失,3 相快速复极期提早出现,由于心室复极提早,除极复极重叠时间加宽,因而出现明显 J 波;由于不同区域心肌细胞复极之间的差异,导致 2 相折返激动与恶性室性心律失常的形成。上述改变的离子机制可能由于 2 相钙内流加快,细胞膜内电位升高,使平坦的 ST 段形成一个向上的 J 波。J 波明显时多伴有 ST 段缩短、消失,ST 段抬高,Q-T 间期缩短,T 波多无变化。

二、心电图改变

①QRS 波群末出现明显的 J 波,多见于胸导联,在长间歇后 J 波特别明显,发作室性心动过速前后特别明显(图 19-8)。

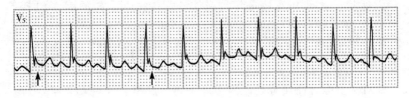

图 19-8　特发性 J 波
(引自参考文献 10)

②出现右束支阻滞（可能为慢频率依赖性）的心电图改变。

③心内电生理检查 H-V 间期延长。

④可发作室性心动过速、心室纤颤。

⑤心率变异可显示，白天迷走神经张力增高，夜间交感神经占优势。

图 19-8 特发性 J 波心电图。患者无器质性心脏病，反复发作晕厥（心电图示 VT/VF），窦性心律时可见到 J 波，并不十分巨大。

三、鉴 别 诊 断

首先应识别 J 点与 J 波，多数正常心电图可看到 J 点，振幅低，持续时间短暂，而 J 波振幅较高，持续一定的时限（参见图 3-10）。除特发性 J 波外，J 波还可见于低温、高血钙，早期复极综合征等，其心电图改变特点前已述及，此处不再重复。应指出，心电图上出现 J 波具有猝死危险者仅局限于特发性 J 波及家族性早期复极综合征。因此，遇到心电图出现 J 波者应进一步检查，注意其有无晕厥、室性心动过速发作史，有无猝死家族史。

四、临床意义及治疗对策

早期复极综合征在临床上十分常见，既往一直认为是一种良性心电图改变，属于正常变异，无明显临床意义。近年国内有人报道家族性早期复极综合征家族中有 3 例青年夜间发生猝死，认为其可能属于特发性 J 波的范畴。对疑为特发性 J 波和家族性早期复极综合征患者可试用钙离子通道阻滞药治疗，因本病的发生机制是由于2 相钙内流增多，故钙离子通道阻滞药对消除 J 波及防止恶性室性心律失常的发生均可能有效。对发作过室性心动过速、心室纤颤者应安放 ICD。新近文献报道缺血性 J 波可能是急性心肌梗死的最早期心电图改变，值得注意。

第五节　T波电交替

近年研究表明,T波电交替与恶性室性心律失常的发生有密切联系,可作为预测猝死的一种无创性指标。目前应用计算机技术发展而成的频谱-时间标测技术,可明显提高 T 波电交替的检出率。

一、发 生 机 制

T波电交替的发生机制迄今尚不十分明确,因其多发生于心肌缺血,故认为心肌缺血时动作电位时程和形态的变化、复极不一致性,导致单向阻滞和折返是产生 T 波电交替的电生理基础;其离子机制与一过性钙离子流变化有关。此外,自主神经张力的变化与 T 波电交替的发生也有关系。交感神经兴奋可能促使其发生,而迷走神经则可抑制其发生。

二、心电图改变

T波的振幅及(或)形态发生交替性变化,最多见的情况还是 2∶1电交替。有时 TU 波均发生交替性变化,与心率变化无明显相关性(图 19-9,图 19-10)。多数的 T 波电交替属于微伏级(μV),用肉眼很难看出,采用数字化信号处理技术可检出常规心电图不能发现的 T 波电交替。另外,有人提出测定运动试验和情绪波动时的 T 波电交替,可能揭示潜在的心电活动不稳定性。

三、临床意义及对策

变异型心绞痛、心肌梗死、冠状动脉旁路移植术、先天性长 QT 综合征、多种电解质紊乱等发生 T 波电交替预告可能发生恶性心律失常。据报道,T 波电交替对预测电生理检查诱发室性心律失常的敏感性为81％,特异性84％,阳性预测值76％,阴性预测值88％。T 波电交替测定预测发生恶性室性心律失常和猝死的危险性,几乎与电生理检查有相同的价值。对缺血性心脏病特别是变异型心绞

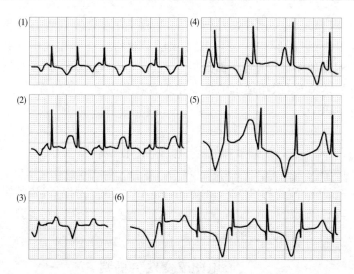

图 19-9 特发性长 QT 综合征的 T 波电交替

(1)～(6)图描自 6 例特发性长 QT 综合征患者;(1)图仅显示 T 波振幅发生交替性变化,其他 5 图 T 波形态(极性)与振幅均发生交替性变化

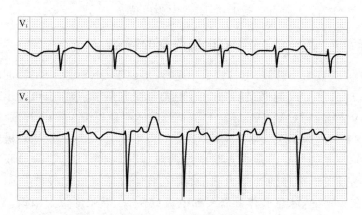

图 19-10 TU 波电交替

患者为高血压、高钾血症、低钙血症,发生心搏骤停前描记,
TU 波均发生交替性变化

痛、心肌梗死、冠状动脉旁路移植术后患者、已确诊室性心律失常出现晕厥或近似晕厥者或不明原因的晕厥均应进行 T 波电交替测定。如出现阳性结果,应加强随访,进行电生理检查,加强对基础心脏病的治疗,服用适宜的抗心律失常药物及 β 受体阻滞药,必要时置入 ICD。

第六节　Epsilon 波

Epsilon 波简称"E"波,由 Fontaine 1977 年首先报道,该波见于 30％致心律失常性右心室心肌病(ARVC)患者,对具有发生猝死危险的 ARVC 有相当高的诊断价值。

一、心电图改变发生机制

"E"波是因右心室延迟除极产生的。ARVC 患者的右心室心肌细胞萎缩,被脂肪组织和纤维组织所取代,部分残存的心肌细胞被脂肪组织所包绕,故其除极延迟至左心室及右心室大部分心肌除极之后,"E"波又称为后激电位、右心室晚电位。

二、心电图改变的特点

"E"波为小棘波,可持续数十毫秒,出现于 QRS 波后 ST 段起始部位,在 V_1、V_2 导联最明显,于窦性心律时显示最清楚,也可能出现于 V_3、V_4 导联,V_1、V_2 导联 E 波持续时间明显长于 V_3、V_4 导联(图 19-11～图 19-13)。为了提高"E"波的检出率,Fontaine 设计双极胸导联。方法为应用常规导联系统的肢体导联线,红色肢体导联线的电极置于胸骨柄处作为阴极,黄色肢体导联线的电极作为阳极放在剑突处,绿色肢体导联线的电极放在 V_4 导联部位为阳极。上述 3 个电极组成了 3 个双极胸导联,分别称为 F_I、F_{II}、F_{III} 导联。导联放置好后,将心电图记录装置在 I、II、III 导联的位置,则可记录出 F_I、F_{II}、F_{III} 导联心电图。将心电图机增益增加 2 倍后,可使"E"波显示更为清楚(图 19-12)。ARVC 患者除了 Epsilon 波外,还可以见到以下心电图改变：①右胸导联 T 波倒置（＞12 岁，不伴有右束支阻滞）：约见于 85％的病例；②局限性右胸导联 QRS 时间延长（≥110ms）：约见于 80％的病例；③V₁～V₃ 导联 S 波升支＞55ms：约见于 60％病例；④碎裂 QRS 波：约见于 85％的病例。见到心电图出现可疑 Epsilon 波而不易肯定时，如同时发现上述心电图改变，则增加了 Epsilon 波的可能性（图 19-14）。

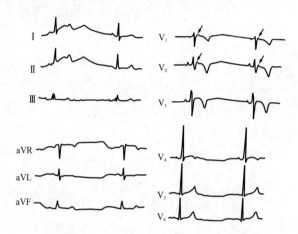

图 19-11　ARVC 患者的 Epsilon 波

V₁、V₂导联 QRS 终末部分可见向上的小波（箭头所指）

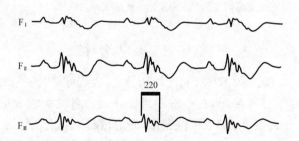

图 19-12　Fontaine 双极胸导联记录的"E"波

患者为弥漫性 ARVC，记录的心电图 QRS 时间220ms，并有多个电位形成"E"波

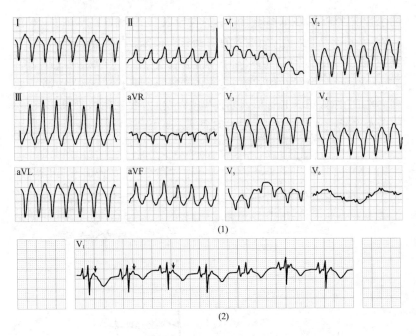

图 19-13 ARVC 心电图

(1)发作心动过速时描记,QRS 宽大畸形,呈左束支阻滞型,心率 160/min,电轴明显右偏;(2)窦性心律时加大增益(10mm＝0.5mV)描记,V$_1$ 导联出现明显"E"波(箭头所指)。患者为女性,40 岁,发作心动过速 10 余年,超声心动图检查右心室流出道瘤样扩张,右心室室壁运动减弱

三、临床意义及防治对策

心电图描记出"E"波,高度提示 ARVC 的可能,此外,E 波还可能见于后壁心肌梗死、右心室心肌梗死等。对此类患者应追问病史,注意有无心动过速及晕厥发作,并应做超声心动图检查,注意右心室有无扩张(弥漫性或局限性)、室壁运动有无减弱。ARVC 患者经常发作室性心动过速(左束支阻滞型,电轴多呈左偏,偶呈右偏),可引起晕厥发作,甚至猝死。"E"波的检出对 ARVC 的诊断及防止室性心动过速、心室纤颤的发生有很大的价值。

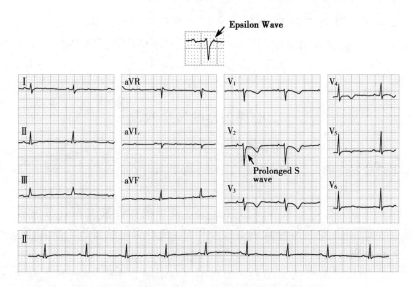

图 19-14　ARVC/D 的典型心电图改变

$V_1 \sim V_3$ 导联 T 波倒置，QRS 时限增宽，S 波升支延长（箭头指示），并可见到 Epsilon 波。V_4、V_5 导联 T 波浅倒置（引自参考文献 13）

第七节　特发性短 QT 综合征

　　2000 年 Gussak 等报道 4 例患者心电图 Q-T 间期缩短（<300ms），其中 3 例为同一家系成员，先证者为 17 岁女孩患阵发性心房纤颤；另 1 例非同一家系成员为 37 岁女性，发生心脏性猝死前反复晕厥。他们首次提出短 QT 综合征（SQTS）的诊断名称。2004 年 Brugada 等利用候选基因方法阐明了两个 SQTS 家系短 QT 现象的分子机制。

一、发病机制

　　现已肯定，SQTS 如同 LQTS 一样，也是由于编码心肌细胞膜离子通道蛋白质基因突变，导致离子通道功能异常所致。不同点为 SQTS 复极期离子外流增加和（或）离子内流减少，导致动作电位时程、不应期和

体表心电图 Q-T 间期均呈缩短。根据研究,SQTS 可分为 3 型:
①SQT$_1$:突变基因位点 HERG(KCNH$_2$);②SQT$_2$:突变基因位点 Kv-
LQT$_1$(KCNQ$_1$);③SQT$_3$:突变基因位点 KCNJ$_2$。与 LQTS 不同,
SQTS 的基因分型与体表心电图和临床表现之间均无明显的联系。

二、心律失常的发生机制

SQTS 经常伴发房性和室性心律失常,可能引起猝死,至于其心
律失常发生的机制尚不肯定,主要有以下两种意见:

①一些学者认为 SQTS 患者虽然复极期缩短,但是非均质的,
因而导致心肌细胞复极离散度加大。复极离散度加大再合并有效
不应期缩短,很容易导致折返激动形成,在心房可能诱发心房纤颤,
在心室则可能诱发室性心动过速/心室纤颤。

②Gussak 等认为 SQTS 患者不应期不随心率而调整,其本身就
是强力的致心律失常因素,可促发纤颤。QT 间期缩短在心率减慢
时最明显,快速性心律失常也可在心率减慢时发作。此外,房内或
室内传导障碍也可能参与了心律失常的形成。

三、SQTS 的诊断标准

SQTS 如同其他综合征一样,必须兼有心电图改变和临床表现
方能确诊,心电图改变是 Q-T 间期缩短,临床表现主要为阵发性房
性或室性快速性心律失常。

1. Q-T 间期缩短　生理状态下,Q-T 间期随心率而变化,当心率
位于正常范围(60~100/min),Q-T 间期为 320~440ms。为了排除心
率对 Q-T 间期的影响,有许多纠正心率对 Q-T 间期影响的方法,临床
应用最广的为 Bazett 公式,即 Q-Tc = 实测的 Q-T 间期/$\sqrt{\text{R-R 间期}}$。
不久前俄罗斯学者 Rautaharju 等根据 14 379 例健康人的 Q-T 间期测
定,提出了 Q-T 间期的心率预测值(QTp)。QTp(ms) = 656/(1 + 心
率/100)。Gussak 等认为实测的 Q-T 间期<350ms(QT/QTp<88%)
即为 Q-T 间期缩短,Q-T 间期<320ms(QT/QTp<80%)为 Q-T 间期
异常缩短。至于 Q-T 间期缩短的诊断标准存在着分歧意见。有的学

者认为 QTc 的概念不适用于 SQTS 患者,因此类患者 Q-T 间期与心率无关,其 Q-T 值不仅不随心率增快而缩短,甚至随心率减慢而矛盾性缩短。鉴于临床报道的 SQTS 病例无一例>340ms,故 Antonnen 等提出,QTc<340ms 为短 Q-T 间期,<320ms 为 Q-T 间期异常缩短,这一标准已经为多数学者接受。

　　SQTS 的心电图改变除 Q-T 间期缩短外,还可伴有以下改变:①Q-T 间期与心率、心动周期无关;②ST 段缩短甚至缺如;③T 波通常高耸,双支对称;④偶可出现房室传导阻滞(图 19-15)。

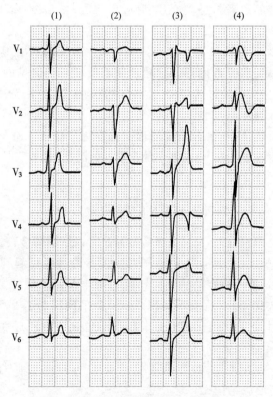

图 19-15　短 QT 综合征的 4 个类型
4 种类型患者均出现 ST 段缩短及 Q-T 间期缩短,T 波可能高耸、宽阔、出现切迹或双向,也可能呈正常形态

2. **伴发的心律失常**　SQTS患者除Q-T间期缩短外,经常伴发各种心律失常。常见的心律失常为阵发性心房纤颤,约占报道病例数的50%。心房纤颤为特发性,临床查不到任何可能的病因如高血压、心瓣膜病、甲状腺功能亢进等。心房纤颤可伴有快速心室率,也可能由于房室传导阻滞引起的心室率减慢。其他类型阵发性室上性心动过速也可能发生。除房性快速性心律失常外,还可并发室性快速性心律失常,以室性心动过速最为多见,室性心动过速可呈单形性、多形性或TdP,有时可演变成心室纤颤引起猝死。伴发快速性心律失常的患者常感到心悸、呼吸困难、头晕、发作晕厥等,有时也可无明显症状。

3. **排除获得性短QT综合征的疾病**　常见的病因为洋地黄中毒、高钙血症、高钾血症、高温、超急期心肌梗死。少见的病因为甲状腺功能亢进、心动过速、变异性心绞痛、脑血管意外、酸中毒、有机磷农药中毒等。

综上所述,特发性SQTS的诊断标准为①QTc<320～340ms;②排除获得性短Q-T期间缩短的疾病;③伴发房性或室性快速性心律失常。

四、SQTS的辅助检查

除心电图检查外,SQTS患者常需进行以下辅助检查。

1. **动态心电图**　动态心电图对SQTS的诊断可起到很大的作用,特别对诊断不肯定的病例,24h动态心电图监测常可发现SQTS的特征性改变:频率适应不良现象——Q-T间期与心率无关,甚至心率减慢时Q-T间期仍然缩短。此外,还可能发现一过性心律失常如心房纤颤、室性心动过速等。

2. **超声心动图、磁共振成像检查**　可排除器质性心脏病。SQTS患者心脏结构无异常改变。

3. **心脏电生理检查**　对SQTS患者有确诊价值。测定心房、心室不应期,注意其是否明显缩短,进行程序电刺激能否诱发出心房纤颤、室性心动过速/心室纤颤,对判断预后和治疗选择都有很大的价值。

五、临床意义及对策

对不明原因晕厥、发作室性心动过速、心室纤颤的患者应注意其有无 Q-T 间期缩短。儿童 SQTS 常易被漏诊，因为儿童心率偏快，如用 QTc 纠正 Q-T 间期，可能位于正常范围。因此，对短 SQTS 儿童，不能用 QTc 的方法纠正 Q-T 间期，如 Q-T 间期缩短，且出现频率不适应现象即可确诊。对发作过晕厥、有猝死家族史的短 QT 患者，ICD 是首选的治疗措施，奎尼丁、维拉帕米和钾通道阻滞药的疗效有待确定。

（张文博　张寿涛）

参 考 文 献

[1] 张文博,李跃荣.心电图诊断手册.3 版.北京:人民军医出版社,2006:457-472.

[2] 杨钧国.长 QT 综合征的分子生物学及其与心电图的关系.//郭继鸿主编.新概念心电图.2 版.北京:北京医科大学出版社,2002:19-23.

[3] 黄芸.T 波电交替与恶性室性心律失常.//郭继鸿主编.新概念心电图.2 版.北京:北京医科大学出版社,2002:360-365.

[4] 苏海,陈静,洪葵等.Brugada 综合征合并短 QT 间期.临床心电学杂志.2005,14(3):227-229.

[5] Gussak I,Brugada P,Brugada J,et al.Idiopathic short QT interval:a new clinical syndrome? Cardiology,2000,94:99-102.

[6] Antezelevitch C,Brugada P,Brugada J,et al.Brugada syndrome:from cell to bedside.Curr Pral Cardiol,2005,30(1):1-45.

[7] 张文博.心电图诊断的线索和误区.北京:人民军医出版社,2010:94-131.

[8] 张萍.遗传性心律失常.临床心电图杂志,2009,18(5):324.

[9] 张莉.21 世纪心电图在临床与科研中的应用.临床心电图杂志,2008,17(6):405-412.

[10] 汪康平.心电图 J 波.//郭继鸿主编.心电图学进展.北京:北京大学出版社,2002:123-128.

[11] 鲁瑞.短 QT 综合征与继发性短 QT 综合征.心电学杂志,2008,27(2):

180-185.

[12]　Littman L，Monroe MH，Kerns WP，et al. Brugada syndrome and "Brugada sign".Clnical spectrum with guide for the clinicians.Am Heart J,2003,145:76-84.

[13]　Muthapran P,Calkins H.Arrhythmogenic right ventricular cardiomyopathy.Progr Cardiovasc Dis,2008,51(1):31-40.

[14]　Gussak I,Bjerregarrd P.Short QT syndrome—5 year of progress.J of Electrocardiol,2005,38(4):340-373.

第二十章 心律失常的鉴别诊断

心律失常的心电图改变虽然形形色色,但可归纳为以下 8 种基本类型(表 20-1)。遇到任何一种类型心律失常,首先应了解引起此类心律失常的病因,然后才能根据不同病因的特点进行分析及鉴别诊断。本章对 8 种基本类型心律失常的病因及诊断步骤做一简要的总结和复习。

表 20-1　心律失常的 8 种基本类型

(1)宽 QRS 心动过速	(5)缓慢性心律失常
(2)窄 QRS 心动过速	(6)完全不规则的心律
(3)提早出现的心搏	(7)室性二联律
(4)心搏间歇	(8)成组出现的心搏

第一节　宽 QRS 心动过速

QRS 时间≥0.12s,心率>100/min 者称为宽 QRS 心动过速,它包括了数种发病机制及治疗原则均不相同的心动过速,故其鉴别诊断有重要的临床意义。

一、分类及病因

(一)室性心动过速

80%左右的宽 QRS 心动过速为室性心动过速,可分为以下几种:

①单形性室性心动过速(参见图 15-35～图 15-37)。

②多形性室性心动过速(参见图 15-38)。

③尖端扭转型室性心动过速(参见图 15-39,图 15-40)。

(二)室上性心动过速

室上性心动过速可分为以下几种:

①室上性心动过速合并室内差传(参见图 11-17,图 11-18)。

②原有束支传导阻滞伴发室上性心动过速。

③室上性心动过速伴非特异性 QRS 增宽(服用过抗心律失常药物、高血钾、陈旧性心肌梗死)。

(三)预激性宽 QRS 心动过速

预激性宽 QRS 心动过速可分为以下几种:

①预激综合征伴心房纤颤(参见图 16-20～图 16-22)。

②预激综合征伴心房扑动(参见图 16-23～图 16-26)。

③顺向型房室折返性心动过速并室内差传(参见图 16-16)。

④逆向型房室折返性心动过速(参见图 16-17)。

二、诊 断 步 骤

除病史、体格检查外,大部分心律失常诊断依靠体表心电图分析,必要时采用食管导联描记。

(一)病史及体格检查

1. 病史　病史对宽 QRS 心动过速的鉴别诊断很有价值。心肌梗死患者出现宽 QRS 心动过速,严重器质性心脏病如心肌病患者出现宽 QRS 心动过速绝大多数为室性心动过速。正在进行治疗的充血性心力衰竭患者如出现宽 QRS 心动过速,应排除高钾血症的可能。因为此类患者肾功能较差,又服用多种保钾药物如 ACEI、ARBs、螺内酯及钾盐等,如发作室上性心动过速,肾血流量进一步减少,极易发生高钾血症。心电图表现为 P 波振幅降低,甚至 P 波消失,再加 QRS 波群加宽,酷似室性心动过速。此时 T 波往往高耸,呈帐篷状,提示高钾血症的可能。确诊依靠测定血钾。

2. 体格检查　体格检查发现房室分离的征象,对室性心动过速的诊断是一个有力的支持,有时体表心电图不能发现房室分离而于体格检查时发现。房室分离的体征为颈静脉出现不规则的炮波(半坐位观察)、心音分裂及第一心音强度每搏发生变化(屏住呼吸易于听取)。

(二)心电图分析

①首先测定 R-R 间期,注意心动过速的频率和节律。室性心动过速和大部分室上性心动过速心率<200/min,心率>200/min 的心动过速应考虑心房扑动伴 1∶1 房室传导、预激伴心房纤颤或逆向型 AVRT。室性心动过速和大部分室上性心动过速心律基本规整。室性心动过速的 R-R 间期相差≤0.03s,R-R 间期相差>0.10~0.13s 的心动过速为不规则的心动过速,多为心房纤颤,或为多形性室性心动过速。

②寻找 P 波。如Ⅱ导联及 V_1 导联 P 波不够清楚,应描记 S_5 导联,注意有无房室分离、室性融合波及室房逆向传导阻滞。如有上述心电图改变之一,室性心动过速可以确诊。

③如 P 波不清楚,也可先分析 QRS 波群,注意 QRS 时间、电轴、波形特点,与以往心电图比较。

④借助 Brugada、Vereckie 流程图协助诊断(见第十五章)。

⑤若诊断仍有怀疑,可按摩颈动脉窦及采用其他兴奋迷走神经措施(老年人慎用)。如为室上性心动过速,可能终止发作;如为心房扑动伴 2∶1 或 1∶1 房室传导,可转变为 4∶1 房室传导等,从而显示被掩盖的 F 波;如为室性心动过速,通常无改变。

⑥若诊断还不能肯定,应描记食管导联,观察 P 波与 QRS 波群的关系,注意有无房室分离及室房逆向传导阻滞等。若患者病情危重,应避免采用食管导联描记。可静脉注射胺碘酮或普罗帕酮。如为室性心动过速,静脉注射胺碘酮后即使不能立即终止心动过速发作,常可减慢心室率,有利于发现 P 波及房室分离。如为预激伴心房扑动,普罗帕酮可抑制旁路传导,可能显示被掩盖的 F 波。

⑦宽 QRS 心动过速有时不易鉴别,若病情危重,无法进行心内电生理检查,可采用"中性治疗"原则。如患者有明显血流动力学障碍,应立即进行电击复律。如无明显血流动力学障碍,无急性心肌梗死及急性左心衰竭,可酌情静脉注射普罗帕酮(心律平)、普鲁卡

因胺或胺碘酮。应避免采用维拉帕米(异搏定)和洋地黄,因为这两种药物对室性心动过速有害,且可缩短旁路不应期,加速预激性宽QRS心动过速的心室率。

第二节　窄 QRS 心动过速

QRS 时间≤0.10s、心率>100/min 者为窄 QRS 心动过速。绝大多数窄 QRS 心动过速为室上性心动过速,但也包括了少数的分支型室性心动过速。

一、病　因

(一)原发性房性心律失常

原发性房性心律失常分以下几种:

①窦房结折返性心动过速(SNRT)。

②心房扑动和心房纤颤。

③房内折返性心动过速(IART)。

④自律性房性心动过速(AAT)。

⑤多源性房性心动过速(MAT)。

(二)折返途径包括房室结及(或)旁路

①房室结折返性心动过速(AVNRT)。

②房室折返性心动过速(AVRT)。

二、诊断步骤

以下讨论规则的窄 QRS 心动过速心电图分析步骤:

1. 观察心房波形　注意有无 P 波及 P 波的极性。窦房结折返性心动过速可见到窦性 P 波位于 QRS 波群之前;房性心动过速常可见到直立的 P 波位于 QRS 波群之前(参见图 13-8,图 13-9);房室结折返性心动过速的 P 波为逆传型,半数埋没于 QRS 波群中而不得见,半数紧接 QRS 波群出现,在 Ⅱ、Ⅲ、aVF 导联酷似 S 波,在 V₁ 导联酷似 r′波(参见图 14-11、图 14-12);房室折返性心动过速的 P 波也多为逆传型,位于 QRS 波群后较易辨认(参见图16-12～图 16-14)。

2. 注意有无房室传导阻滞　窄 QRS 心动过速伴有房室传导阻滞者可以排除房室折返性心动过速,房室结折返性心动过速的可能性也很小,多数为房性心律失常。如心房率＞250/min,伴有房室传导阻滞,多为心房扑动(参见图 13-16)。窄 QRS 心动过速如无自发的房室传导阻滞,可按摩颈动脉窦,若为房室结折返性心动过速和房室折返性心动过速,可能终止发作;若为房性心律失常,常可引起房室传导阻滞而不影响心动过速的持续进行。

3. 注意 P 波与 QRS 波群的关系(即 R-P 间期与 P-R 间期的比例)　如能发现 P 波,应注意 P 波与 QRS 波群的关系,对鉴别诊断有一定价值(表 20-2)。食管导联可明确测定 R-P⁻间期,对鉴别房室结折返性心动过速和房室折返性心动过速很有价值,前者 R-P⁻间期＜70ms,后者＞70ms(图 20-1,表 20-2)。两者的鉴别见表 20-3。

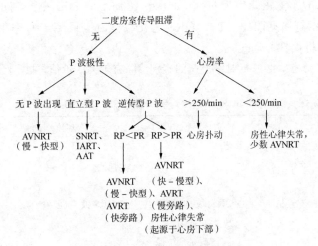

图 20-1　窄 QRS 心动过速的鉴别诊断

表 20-2   窄 QRS 心动过速 P 波与 QRS 波群的关系

(1)RP＜PR

    房室结折返性心动过速(慢-快型)

    房室折返性心动过速(快旁路)

(2)RP＞PR

    窦房结折返性心动过速

    非典型房室结折返性心动过速(快-慢型)

    房室折返性心动过速(慢旁路)

    房内折返性心动过速(IART)

    自律性房性心动过速(AAT)

    多源性房性心动过速

(3)无 P 波可见

    房室结折返性心动过速(慢-快型)

    心房扑动

    心房纤颤

4. 注意有无 QRS 电交替   无房室传导阻滞的窄 QRS 心动过速如出现 QRS 电交替,提示其为房室折返性心动过速,如心率＜180/min,预测正确率为 90%,如心率 180～200/min,则预测正确率降为 82%(参见图 16-12)。QRS 电交替有时也可见于心率很快的房室结折返性心动过速。

5. 动态心电图   对室上速的鉴别诊断有较大的价值,见第十三章。

表 20-3   AVNRT 与 AVRT 的鉴别诊断

	AVNRT(慢快型)	AVRT(顺向型)
QRS 电交替	少见	常见(可见于 1/3 病例)
心动过速第一个 P′R 间期	延长	正常
P⁻ 波的位置	在 QRS 波内或紧跟其后, 在 Ⅱ、Ⅲ、aVF 导联类似 s 波, 在 aVR、V₁ 导联类似 r′ 波	与 QRS 波有距离

续表

	AVNRT(慢快型)	AVRT(顺向型)
R-P⁻间期	＜70ms	＞70ms(常≥110ms)
室内差传	少见	常见
P⁻波极性	典型逆传型，Ⅱ、Ⅲ、aVF P⁻波倒置，aVR P⁻波直立	根据旁路位置及旁路房端附着部位不同而异，左侧旁路Ⅰ、aVL P⁻波呈负向，V₁呈正向；右侧旁路Ⅰ、aVL P⁻波呈正向，V₁呈负向。旁路房端附着于心房前上部，Ⅱ、Ⅲ、aVF P⁻波呈正向，aVR P⁻波呈负向
心动过速时 ST 段压低	＜2mm	＞2mm
aVR 出现 ST 段抬高（逆传 P⁻波造成的假象）	无	左侧旁路可能见到
室内差传与无室内差传心率比较	无变化	可能变慢（旁路与功能性束支阻滞同侧）
房室传导	通常为 1∶1，偶可出现房室传导阻滞	总是 1∶1

第三节　提早出现的心搏

一、病　因

当基础心律规整而突然出现提早的心搏，常见的病因有期前收缩、并行心律、反复心搏和心室夺获。

二、诊 断 步 骤

①分析基础心律的性质。如基础心律为交接性心律,提早出现的心搏多为反复心搏(参见图 11-47);如基础心律为规则的宽 QRS 心动过速,提早出现的心搏多为心室夺获(参见图 15-20)。当交接性逸搏心律或室性逸搏心律与窦性心律形成房室分离时,提早出现的心搏也多为心室夺获(参见图 11-43)。

②注意提早出现的心搏之前有无 P 波,P 波为窦性或异位性(包括逆传型),是否与其后的 QRS 波群有传导关系(P-R 间期≥0.12s)。如提早出现的心搏之前有相关的窦性 P 波,可肯定其为心室夺获(参见图 11-15);如有与其相关的异位 P′波(可隐藏于其前 T 波之中),则可能系房性期前收缩(参见图 13-1)。反复心搏之前多有逆行 P⁻波,交接性期前收缩之前也可能出现逆行 P⁻波(参见图 14-5)。

③观察提早出现的 QRS 波群时间、形态与基础心律是否一致,或呈宽大畸形,畸变的 QRS 波群符合室性异位心搏或室内差传的特点。心室夺获、反复心搏、房性期前收缩(包括房性并行心律)、交接性期前收缩(包括交接性并行心律)的 QRS 波群时间、形态多与基础心律一致,也可能因室内差传而呈右束支传导阻滞图形,起始向量多与基础心律一致。室性期前收缩(包括室性并行心律)的 QRS 波群时间、电轴及波形多符合室性异位心搏的特点。

④如有多发性期前收缩,应注意其偶联间期是否一致,期前收缩之间间距是否成倍数关系。单形性室性期前收缩的偶联间期多呈一致,期前收缩之间间距无倍数关系;而各种并行心律偶联间期明显不等,且异位心搏之间间距成倍数关系,或可找出最大公约数(参见图 15-15,图 15-16)。

⑤注意提早出现的心搏之后有无代偿间歇,代偿间歇是否完全。各种期前收缩之后均有代偿间歇,室上性期前收缩的代偿间歇多不完全,室性期前收缩之后的代偿间歇多半完全。

第四节　心　搏　间　歇

一、病　　因

当基础心律规整而突然出现心搏间歇时,可能的病因有二度窦房传导阻滞、二度房室传导阻滞、窦性停搏、未下传的房性期前收缩、隐匿性交接性期前收缩和隐匿性交接性夺获等。

二、诊断步骤

①首先应注意心搏间歇中有无 P 波,P 波为窦性或异位性,P 波按规律出现或提早出现。心搏间歇中有按规律出现的窦性 P 波,可肯定为二度房室传导阻滞(参见图 17-8);心搏间歇中有提早出现的异位 P′波,则可肯定为未下传的房性期前收缩(参见图 13-2);如心搏间歇中无 P 波出现,则可能系窦房传导阻滞或窦性停搏(参见图 17-5)。

②长 P-P 间期是否为基础心律 P-P 间期的整倍数。二度Ⅱ型窦房传导阻滞长 P-P 间期为基础心律 P-P 间期的 2 倍、3 倍……而窦性停搏长 P-P 间期与基本心律 P-P 间期无倍数关系(参见图 17-5)。

③注意基础心律的性质。如基础心律为交接性心律与窦性心律形成房室分离,心搏周期突然延长多半系窦性激动在交接区产生隐匿性夺获所致(参见图 11-34)。

④同一份心电图中,交接性期前收缩之后出现一度或二度房室传导阻滞改变,若出现不明原因的心搏间歇后又引起类似的房室传导阻滞改变,应考虑心搏间歇内包含隐匿性交接性期前收缩(参见图 11-29)。

第五节　缓慢性心律失常

心率<60/min 的心律称为心动过缓或缓慢性心律失常,心律多

规律也可稍不规整。除体表心电图外,常需采用动态心电图,食管调搏术协助诊断,有时还需要进行希氏束电图检查以确定房室传导阻滞的具体部位。以下重点讨论体表心电图分析。

一、病　　因

(一)窦性激动形成和传导障碍

①窦性心动过缓。

②窦房传导阻滞。

③窦性停搏。

④病态窦房结综合征。

(二)房室传导阻滞

①窦性心律伴 2:1 或高度房室传导阻滞。

②窦性心律伴完全性房室传导阻滞。

③心房扑动伴恒定的 5:1、6:1 房室传导阻滞。

④心房纤颤伴完全性房室传导阻滞。

(三)上述两种原因所致的次级起搏点逸搏心律

①交接性逸搏心律。

②室性逸搏心律。

二、诊 断 步 骤

(一)病史及体格检查

1. 病史　有头晕、黑矇、晕厥发作史提示心动过缓严重。有反复发作晕厥史的缓慢性心律失常多为病窦综合征、完全性房室传导阻滞。

2. 体格检查　应注意颈静脉搏动及第一心音强度变化。颈静脉出现不规则的炮波反映房室分离,提示完全性房室传导阻滞;心房扑动患者常可见到快速而规整的颈静脉搏动,心房纤颤患者颈静脉搏动消失。完全性房室传导阻滞患者心率缓慢(<45/min)而规整,第一心音强度经常发生变化,有时可很响称为炮轰音。

(二)体表心电图分析

①观察心房活动,注意有无 P 波及 P 波频率;若无 P 波,是否有 F 波或 f 波。窦性心动过缓 P 波频率一般不低于 45/min,低于 40/min 的窦性心律应疑有 2∶1 窦房传导阻滞。有时未下传的房性期前收缩呈二联律,P′波隐藏于 ST-T 波段内,酷似窦性心动过缓,应予以鉴别(图 20-2)。心房扑动可见到明显的 F 波,Ⅱ、Ⅲ、aVF 导联基线多呈波浪形,V₁ 导联常可看到正向的小 F 波。心房纤颤的 f 波有时极为纤细而不易辨认,需加大电压或采用食管内导联显示。心电图上看不到任何心房电活动可能为窦性停搏或完全性窦房传导阻滞(参见图 17-5)。

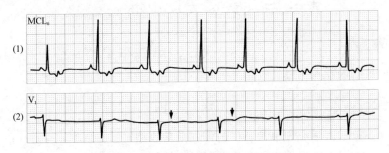

图 20-2　未下传的房性期前收缩二联律

(1)未下传的房性期前收缩位于 ST 段上;(2)未下传的房性期前收缩呈轻微的突起(箭头所指)位于 ST 段上

②分析 P 波与 QRS 波群的关系。如果 P 波与 QRS 波群完全无关,提示房室分离,为诊断完全性房室传导阻滞的重要依据之一(参见图 17-18)。当 P 波频率为心室率的 2 倍、3 倍时,可能为耦合关系,也可能有传导关系,若为后者(2∶1、3∶1 房室传导阻滞),则下传心搏的 P-R 间期应该是恒定的(参见图 17-15)。

③注意 QRS 时间、形态、频率及节律。QRS 时间、形态正常,心室率 45～60/min,提示逸搏心律起源于交接区;如果 QRS 波群呈宽大畸形,心室率 30～40/min,提示逸搏心律起源于心室。心室率愈慢,干扰因素可能性愈小,完全性房室传导阻滞的可能性愈大。交接性逸搏心

律一般是匀齐的,室性逸搏心律由于起搏点不稳定可稍不匀齐。由于隐匿性夺获,交接性或室性逸搏心律均可变得不匀齐。

④诊断高度或完全性房室传导阻滞时,应注意心房率及心室率。心房率过快可影响房室结传导,仅有轻度房室传导阻滞者由于心房率过快,可出现类似高度房室传导阻滞的心电图改变。根据心室夺获的 R-P 间期＋P-R 间期,可以推测出能够获得下传的心房率(参见图 17-16)。心室率较快时诊断完全性房室传导阻滞应该慎重,因为难以排除干扰性因素,多数学者认为,心室率低于 40～45/min,为诊断完全性房室阻滞另一重要依据。

第六节　完全不规则的心室律

完全不规则的心室律主要指心室律显著不整,当心室率较快时 R-R 间期相差仍可＞0.10～0.13s。

一、病　　因

(一)窦性心律失常及(或)伴发期前收缩

①显著的窦性心律不齐(参见图 12-2)。

②窦性心律伴发多源性期前收缩(图 20-3)。

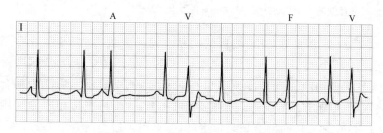

图 20-3　窦性心律并发房性期前收缩和室性期前收缩

A 为房性期前收缩;V 为室性期前收缩;F 为房性期前收缩与室性期前收缩形成的融合波,注意其偶联间期与室性期前收缩一致

③窦房结至交接区游走性节律点(图 20-4)。

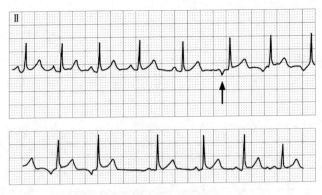

图 20-4　窦房结至交接区游走性节律点

上图开始 5 个心搏为窦性心搏,P 波直立,P-P 间期稍不匀齐,0.60~0.64s,从第 6 个心搏开始,P 波转为倒置,P⁻-P⁻ 间期 0.70s,一直到下图第 3 个心搏 P 波转为直立,倒置的 P⁻ 波可能起源于交接区,也可能起源于心房下部。下图 P₃ 可能为房性融合波

(二)房性心律失常

①房性心动过速伴不规则的房室传导阻滞。

②心房扑动伴不规则的房室传导阻滞。

③多源性房性心动过速(参见图 13-12,图 13-13)。

④心房纤颤(图 20-5,参见图 13-19)。

(三)室性心律失常

①多形性室性心动过速。

②尖端扭转型室性心动过速(参见图 15-39)。

二、诊断步骤

1. *观察心房活动*　注意其为窦性 P 波、异位 P′波、逆行 P⁻波、F 波或 f 波。窦性心律不齐时 P-P 间期和 R-R 间期不均齐,但 P 波形态、电轴无明显改变;如 P 波形态、电轴每搏发生明显变化提示房内游走性节律点,或窦房结至交接区游走性节律点(可出现逆行 P⁻波,P⁻-R 间期<0.12s)。如 P 波呈 3 种以上形态,且无一

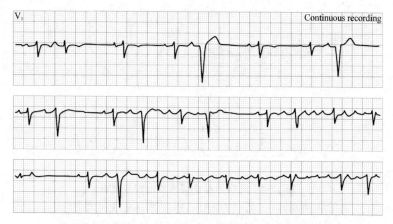

图 20-5 房性期前收缩诱发心房扑动-心房颤动(连续描记)

基础心律为窦性,频繁出现房性期前收缩,多数房性期前收缩呈室内差传(LBBB 型)。中图及下图房性期前收缩诱发心房扑动-心房颤动,中图心房扑动-心房颤动为非持续性

种 P 波占主导地位,心率>100/min,提示其为多源性房性心动过速。若能见到典型的 F 波或 f 波,心房扑动、心房纤颤可以肯定(图 20-3~图 20-5)。

2. **注意 QRS 波群形态** QRS 波群宽大畸形,呈两种以上截然不同的形态,且频率>200/min,提示其为多形性室性心动过速;如伴有 QRS 电轴 180 度变化,QRS 尖端围绕基线而扭转,且伴有窦性心律 Q-T 间期延长,则为尖端扭转型室性心动过速。窦性心律不齐、房内游走性节律点和房性心律失常的 QRS 波群时间、形态多呈正常,也可因室内差传、频率性束支传导阻滞而呈宽大畸形。心房纤颤不论经房室结前传或旁路前传,其心室律绝对不整,R-R 间期相差可>0.10~0.13s。两者不同点为:①房室结前传型心房纤颤心室率罕有>180/min 者,而旁路前传型心房纤颤心室率常>180/min,甚至>200/min;②房室结前传型心房纤颤 QRS 时间、形态正常,或因室内差传而呈宽大畸形,宽大畸形的 QRS 波群形态基本一致,也可因长-短周期不同而有差别。旁路前传型心房纤颤 QRS 波群时间、形态多变,相邻的 QRS 波群形态常可明显不同,QRS 起始部位可能见到 δ 波。

3. 注意 P 波与 QRS 波群之间传导关系　窦性心律不齐、多源性房性心动过速等 P 波与 QRS 波群的比例多为 1：1。房性心动过速、心房扑动伴有不规则的心室律均因不同程度的房室传导阻滞所致。多形性室性心动过速有时可见到窦性 P 波,多呈房室分离,偶可发生心室夺获。

4. 注意提早出现的 QRS 波群是否呈宽大畸形、形态是否一致　其前有无提早出现的 P 波,偶联间期是否相等,以区别其为多形性室性期前收缩、房早伴室内差传或室性期前收缩与房性期前收缩并存形成的融合波(参见图 20-3)。

第七节　室性二联律

当 2 个 QRS 波群接踵出现,其后有一较长的间歇称为室性二联律。

一、病　　因

(一)期前收缩
①窦性心搏与室性期前收缩交替出现(参见图 15-6)。
②窦性心搏与房性期前收缩或交接性期前收缩交替出现。
③每两个窦性心搏之后出现一次未下传的房性期前收缩。

(二)3：2 传导阻滞
①3：2 窦房传导阻滞(参见图 11-7)。
②3：2 房室传导阻滞(参见图 11-2)。
③交接性逸搏心律或非阵发性交接性心动过速伴 3：2 传出阻滞(图 20-6)。
④室性逸搏心律或室性心动过速伴 3：2 传出阻滞(图 20-7)。

(三)4：1 与 2：1 或 2：1 与 1：1 房室传导交替出现
①心房扑动 4：1 与 2：1 房室传导交替出现(参见图 11-4)。

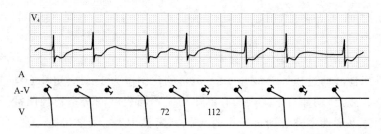

图 20-6　非阵发性交接性心动过速伴 3：2 文氏型传出阻滞

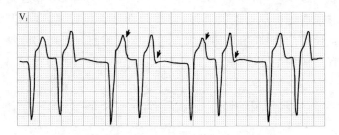

图 20-7　室性心动过速伴 3：2 文氏型传出阻滞

箭头所指为逆传型 P⁻ 波,不甚清晰

②房性心动过速 1：1 与 2：1 房室传导交替出现。

(四)其他

①交接性心律伴反复心搏(参见图 11-47)。

②室性心律伴反复心搏(图 20-8)。

③逸搏-夺获二联律(参见图 11-15,图 20-9)。

二、诊 断 步 骤

①分析基础心律的性质对鉴别诊断很有价值。基础心律为窦性心律,室性二联律多为交替出现的期前收缩、3：2 房室传导阻滞;基础心律为交接性心律,出现的室性二联律多为逸搏-夺获二联律、3：2 传出阻滞、反复心搏;基础心律为房性心动过速或心房扑动,则多为 2：1 与 1：1 或 4：1 与 2：1 房室传导交替出现;基础心律为室性异位心律,则室性二联律多为 3：2 传出阻滞。

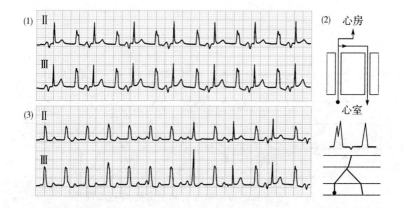

图 20-8　室性心律伴反复心搏

(1)图室性心律与反复心搏接踵出现,呈室性二联律;(2)图为室性反复心搏的图解;(3)图基础心律 QRS 宽大畸形,心室率 115/min,P 波隐约可见,呈房室分离,为室性心动过速。第 6 个心搏 QRS 略窄,其前有窦性 P 波,P-R 间期<0.12s,为室性融合波,第 8 个心搏 QRS 时间形态正常,其 P-R 间期>0.12s,为心室夺获。自第 9 个心搏开始,连续出现反复心搏,反复心搏 QRS 时间形态正常,与室性心搏之间夹有逆行 P⁻波,呈"三明治"样,R-R 间期<0.50s(引自参考文献 5)

②注意长的 R-R 间期是否为短 R-R 间期的 2 倍,长 R-R 间期中有无"多余的 P 波",P 波按规律出现或提早出现。莫氏型 3∶2 传出阻滞长 R-R 间期等于短 R-R 间期的 2 倍,而文氏型 3∶2 传出阻滞长 R-R 间期短于短 R-R 间期的 2 倍。长 R-R 间期中出现按规律出现的 P 波,反映其为 3∶2 房室传导阻滞。长 R-R 间期中出现提早出现的 P′波,提示其为未下传的房性期前收缩。

③注意相继出现的 2 个 QRS 波群中第 2 个 QRS 波群之前有无 P 波,窦性或异位性。3∶2 窦房传导阻滞、3∶2 房室传导阻滞、逸搏-夺获二联律第 2 个 QRS 波群之前均有窦性 P 波,P-R 间期正常或延长。交替出现的房性期前收缩第 2 个 QRS 波群之

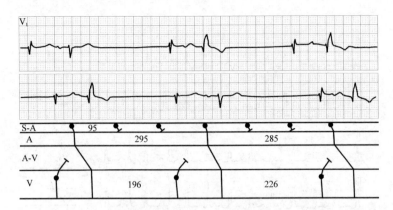

图 20-9　高度窦房传导阻滞引起的逸搏-夺获二联律

基础心律为窦性，P-P 间期 2.85s，反映有高度窦房传导阻滞。上、下图第 1、3、5 个心搏均为室性逸搏，呈 RBBB 型。窦性激动出现于室性逸搏不应期(影区)之后，故可下传夺获心室。上图第 1 个窦性激动，下图第 2 个窦性激动出现较晚，故室内传导正常，而其他窦性激动出现较早，故呈室内差传。心室夺获与室性逸搏接踵出现，形成二联律

前有提早出现的 P′波。交接性期前收缩之前可能出现逆行 P′波，P′-R 间期<0.12s，反复心搏之前多出现逆行 P′波，R-P′间期>0.20s。

④注意相继出现的 2 个 QRS 波群时间、形态是否正常，两者是否一致。2 个 QRS 波群均呈宽大畸形，符合室性异位心搏的特点，提示其为室性心律失常伴 3∶2 传出阻滞；第 1 个 QRS 波群时间、形态正常，第 2 个 QRS 波群呈宽大畸形，可能为室性期前收缩，也可能为室内差传，后者可见于任何长-短周期的心搏，如逸搏-夺获二联律的心室夺获、交接性心律的反复心搏等。第 1 个 QRS 波群宽大畸形，第 2 个 QRS 波群时间形态正常，则可能为室性心律伴反复心搏(参见图 11-48，图 20-8)。2 个 QRS 波群时间、形态正常可见于绝大多数的室性二联律，无鉴别诊断价值。

第八节　成组出现的心搏

当一连串的心搏反复出现,中间有一间歇称为成组的心搏
(group beating)。

一、病　因

(一)心动过速形成的成组心搏

①反复性室性心动过速、反复性室上性心动过速(图 20-10)。

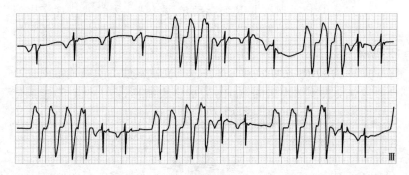

图 20-10　反复性单源性室性心动过速
窦性心律与短阵室性心动过速交替出现,室性异位心搏有时 3 个连发,
有时 4 个连发

②异位性心动过速伴有反复性文氏周期(参见图 11-9,图 11-
10)。

(二)窦性心律形成的成组心搏

①窦性心律伴文氏型房室传导阻滞(参见图 17-8,图 17-9)。
②窦性心律伴文氏型窦房传导阻滞(参见图 11-6,图 17-3)。

二、诊断步骤

1. 注意有无主导心律或两种心律并存　反复性心动过速无主
导心律,而是异位心律与窦性心律并存。反复性心动过速短阵发作

后,出现一次或数次窦性心搏,然后再发作心动过速。室性心动过速或室上性心动过速伴文氏型传出阻滞,主导心律为异位心律。窦性心律伴文氏型房室传导阻滞或窦房传导阻滞,可见窦性 P 波顺序出现或间歇脱漏。

2. 注意间歇形成的机制 反复性心动过速的"间歇"是由于心动过速发作停止后出现窦性心律形成的;异位性心动过速伴文氏周期或窦性心律伴文氏型房室传导阻滞的间歇是由于 QRS 脱漏形成的;窦性心律伴文氏型窦房传导阻滞的间歇中既无 QRS 波群,也无 P 波。

3. 注意 P-P 间期或 R-R 间期变化的规律 窦性心律伴文氏型窦房传导阻滞,P-P 间期"渐短突长";窦性心律伴文氏型房室传导阻滞,或异位性心动过速伴文氏型传出阻滞,R-R 间期"渐短突长"。

4. 注意 QRS 波群时间及形态 反复性室性心动过速或室性心动过速伴文氏型传出阻滞,QRS 波群宽大畸形,室上性心动过速伴文氏周期 QRS 时间、形态正常,但可呈室内差传。

(张文博 张兴元)

参 考 文 献

[1] 张文博,李跃荣.心电图诊断手册.3 版.北京:人民军医出版社,2006:473-492.

[2] 张文博.心电图鉴别诊断学.西安:陕西科学技术出版社,1987:230-238.

[3] 林治湖.室性心动过速.//郭继鸿主编.心电图学.北京:人民卫生出版社,2002:545-594.

[4] Wellens HJ. Electrocardiography of arrhythmias. In Topol (ed) EJ. Textbook of Cardiovascular Medicine. 2nd ed. Philadelphia:Lippincott Williams & Wilkins,2002:1365-1382.

[5] 心电图诊断能力大比武(征解 23 答案).临床心电学杂志,2010,19(6):449.

第四篇

总结与复习

第二十一章 心电图的分析步骤和诊断要点

本章对以前所讲述的内容做一简要的总结,以供快速阅读和复习。

第一节 心电图的分析步骤

拿到一份心电图后,应先阅读一下有关的临床资料,然后进行有步骤的分析,分析内容可分以下几点。

一、定 准 电 压

注意定准电压,1mV 是否等于 10mm,以免将正常心电图误诊为低电压(1mV＝5mm)或高电压(1mV＝20mm)。并应注意定准电压的方形波四角是否锐利,以评估阻尼是否适当。

二、心 率

应根据 P-P 间期或 R-R 间期测定心率。正常情况下,两者一致,不需要分别测定。二度以上房室传导阻滞或房室分离时,心房率与心室率有差别,则应分别测定心房率及心室率。心率可分为以下 3 类情况 ①正常心率:60~100/min;②心动过速:心率>100/min;③心动过缓:心率<60/min。

三、心　　律

根据 P 波电轴,可以确定其为窦性 P 波(包括起源于心房上部),起源于心房下部及交接区的逆传型 P 波。如 P 波不明显,可根据 QRS 波群时间、电轴及形态特点推测其为室上性或室性心律。有时 P 波隐藏于 ST-T 波段内,应注意辨认。应注意心律是否规则,如不规则,应注意其为有规律的不规则,或无规律的不规则。

四、P-R 间期

正常 P-R 间期 0.12~0.20s。P-R 间期持续性>0.21s 提示一度房室传导阻滞。P-R 间期<0.12s,P 电轴正常,可见于预激综合征;P-R 间期<0.12s,P 波为逆传型,通常反映激动起源于交接区。P-R 间期长短不一,P 波与 QRS 波群无固定时间关系,反映房室分离。

五、P-R 段

P-R 段是指 P 波终了与 R 波开始之间的一段间距,通常反映 P-Ta 段变化。正常情况下,P-R 段位于等电位线,或轻度压低,如 P-R 段明显压低(>0.8mm)或抬高反映心房肌损害,可见于心房梗死、急性心包炎。

六、P 波的电压和时间

P 波电压增高(>2.5mm)多见于右心房肥大,P 波时间增宽(>0.11s)多见于左心房肥大。

七、QRS 时间及形态

正常 QRS 时间≤0.10s,QRS 时间增宽(≥0.12s)可见于室内传导阻滞,也可能由于激动起源于心室,应加以鉴别。室上性 QRS 波群时间、形态正常;室性 QRS 波群及室内传导阻滞 QRS 波群宽大畸形,且具有一定的特点。

八、QRS 电压

测定肢体导联和胸导联 QRS 电压,注意有无高电压(符合左心室肥大或右心室肥大)或低电压。胸壁菲薄的健康青年人可出现左胸导联或右胸导联 QRS 高电压,应与左心室肥大或右心室肥大进行鉴别。QRS 低电压可见于肥胖患者,但更多见于病理情况,如心包积液、黏液性水肿、肺气肿或弥漫性心肌疾患。

九、QRS 电轴

测定额面 QRS 电轴。通过目测可以确定 QRS 电轴是否在正常范围、异常右偏(+100°以右)或显著左偏(−30°以左)。

十、胸导联 R 波递增情况

正常情况下,$V_1 \sim V_6$ 导联 R 波逐导增大,如 R 波递增不良或逆向递增多属病理情况,除见于前壁心肌梗死外,还可见于左束支传导阻滞、左心室肥大或慢性肺气肿等。

十一、异常 Q 波(包括 QS 型)

Q 波时间>30ms、深度>0.1mV 称为异常 Q 波。异常 Q 波(包括 QS 型)多见于心肌梗死,但也可见于一些非梗死疾患如肥厚型心肌病、心室肥大、左束支传导阻滞或左前分支阻滞等,有时还可见于正常变异,应注意鉴别。

十二、ST 段

注意 ST 段有无偏移。正常情况下,除Ⅲ导联外,ST 段压低不应>0.5mm,肢体导联 ST 段抬高可达 1mm,右胸导联的 ST 段抬高有时可达 3mm,不要误认为病理情况。

十三、T 波

注意 T 波的振幅及极性。在 R 波占优势的导联（如Ⅰ、Ⅱ、$V_4 \sim V_6$）出现 T 波低平、倒置多属异常情况。对 T 波增高的评估应持审慎态度。正常人胸导联的 T 波有时高达 10mm。对 T 波增高者应注意有无临床症状及某些病因如高血钾、心肌缺血等，ST 段有无偏移和 T 波增高的形态。

十四、Q-T 间期

Q-T 间期延长可为电解质紊乱（低血钾、低血钙）、药物作用（如奎尼丁）和心肌缺血的诊断线索。青少年不明原因的昏厥伴 Q-T 间期延长提示特发性长 Q-T 综合征。服用奎尼丁等药物前，应仔细测定 Q-T 间期，如已有 Q-T 间期延长，应避免服用。短 Q-T 间期见于高血钙和洋地黄作用、短 QT 综合征。

十五、U 波

不要忽略对 U 波的观察。U 波增高（高于 T 波）和胸导联 U 波倒置均有较大的诊断价值。

十六、QTd 测定

对 Q-T 间期明显延长者，应测定 QTd，以协助判断其临床意义。

十七、T 波峰末间期(Tp-Te)测定

Tp-Te 测定目前没有做为心电图常规的分析内容。对急性冠脉综合征、长 QT 综合征、服用对心脏有毒性药物患者测量 Tp-Te，对预测室性心律失常的发生有较大的价值。

将以上分析结果列出，总结异常改变，然后结合临床做出诊断。下举图 21-1 说明。

(1)定准电压：正常。

(2)心率：心率 97/min，心房率与心室率一致。

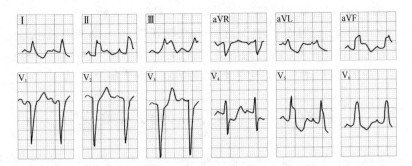

图 21-1　急性下壁心肌梗死合并左束支传导阻滞

（3）心律：正常窦性心律。

（4）P-R 间期：0.18s。

（5）P-R 段：无明显偏移。

（6）P 波：PTF-V_1 绝对值超过 0.04mm・s。

（7）QRS 时间及形态：QRS 时间 0.14～0.16s，Ⅰ、aVL、V_5、V_6 导联呈宽 R 波，V_1、V_2 导联呈 QS 型，V_3 导联呈 rS 型。

（8）Q-T 间期：0.40s。

（9）QRS 电压：$R_{V_5}+S_{V_1}=31$mm。

（10）QRS 电轴：Ⅰ、Ⅲ 导联 QRS 波群均呈正向，QRS 电轴在正常范围，约+60°。

（11）胸导联 R 波递增情况：胸导联 R 波递增不良。

（12）异常 Q 波：各导联无异常 Q 波。

（13）ST 段：Ⅱ、Ⅲ、aVF 导联 ST 段呈弓背状抬高，V_2、V_3 导联 ST 段轻度压低，Ⅰ、aVL、V_4～V_6 导联 ST 段呈下垂型压低。

（14）T 波：Ⅰ、aVL、V_5、V_6 导联 T 波倒置，V_1～V_3 导联 T 波高耸。Ⅱ、Ⅲ、aVF 导联 T 波增高与 ST 段远侧段融合。

（15）U 波：未见明显 U 波。

总结以上所见，主要异常改变为：①各导联 QRS 波群时间明显增宽，Ⅰ、aVL、V_5、V_6 导联呈宽 R 型，V_1、V_2 导联呈 QS 型，Ⅰ、aVL、V_5、V_6 导联并出现 ST 段明显压低，T 波倒置；②Ⅱ、Ⅲ、aVF

导联 ST 段弓背状抬高,V_2、V_3 导联 ST 段轻度压低。结合患者突然发作胸痛 5h,可诊断为①急性下壁心肌梗死,充分演变期;②完全性左束支传导阻滞。至于患者的 PTF-V_1 绝对值增大可能反映左心房负荷加重,提示左心室功能不全,也可在诊断中提及。

第二节 心律失常的诊断要点

以下介绍常见的心律失常诊断要点,有一些少见的心律失常没有提及,请参考有关章节。

一、窦性心律

(一)窦性心律失常

根据 V_5、V_6 导联 P 波直立,aVR 导联 P 波倒置,可以确定心房激动起源于窦房结。正常的窦性心律节律整齐,P 波与 QRS 波群顺序发生,两者频率一致,P-R 间期正常。

1. 窦性心动过缓　窦性心律,心率<60/min。

2. 窦性心动过速　窦性心律,心率>100/min。

3. 窦性心律不齐　窦性心律,P-P 间期相差>0.16s,或>P-P 间期的 10%,多与呼吸有关。

(二)房室传导阻滞

1. 一度房室传导阻滞　窦性心律,P-R 间期>0.21s。

2. 二度房室传导阻滞　P-P 间期恒定,间歇性出现 QRS 脱漏,规律性或不规律性出现。

(1)Ⅰ型(文氏型)房室传导阻滞:QRS 脱漏之前出现 P-R 间期逐搏延长,往往伴有 R-R 间期及 R-P 间期进行性缩短。房室传导比例可为 3:2、4:3、5:4……

(2)Ⅱ型房室传导阻滞:QRS 脱漏之前 P-R 间期固定不变,房室传导比例多为 2:1、3:1,也可能为 3:2、4:3。

3. 三度房室传导阻滞　出现完全性房室分离。若逸搏起搏点位于交接区,QRS 波群时间、形态正常,心室率 45～60/min;若逸搏起搏点位于心室,QRS波群呈宽大畸形,心室率30～40/min。

(三)窦性心律间歇

在P-P间期规整或稍不规整情况下,出现P-P间期突然延长,在此长P-P间期内有时可出现逸搏。其机制有以下3种:

1. Ⅰ型(文氏型)窦房传导阻滞 在长P-P间期之前出现P-P间期逐搏缩短,P-R间期恒定。

2. Ⅱ型窦房传导阻滞 P-R间期恒定,长P-P间期为短P-P间期整倍数(2倍、3倍……)。

3. 窦性停搏(静止) 短P-P间期一般恒定或不规整,长P-P间期不是短P-P间期的整倍数,常可出现交接性逸搏。

二、房性心律失常

(一)房性期前收缩

提早出现的P′波,形态与基础心律P波不同,其后多继以正常的QRS波群,也可能因室内差传而呈宽大畸形。P′波出现过早(多隐藏于其前T波之内),可在交接区受到阻滞而未获得下传。起源于心房上部的房性期前收缩P电轴正常,P-R间期与窦性心搏一致或延长;起源于心房下部的房性期前收缩P波呈逆传型,P-R间期短于窦性心搏,但>0.12s。

(二)房内游走性节律点

P波形态多呈2种以上,P-P间期和P-R间期均不一致,心率<100/min。

(三)房性心动过速

1. 自律性房性心动过速 P-P间期恒定,心房率160～220/min,P电轴多呈正常,也可能呈逆传型。房室传导多为1：1,也可能为2：1或文氏型房室传导阻滞。

2. 房内折返性心动过速 本型心动过速与自律性房性心动过速不易鉴别。

3. 多源性房性心动过速 P′波形态、电轴多变,至少有3种不同形态的P′波,无一种P′波占主导地位。P′-P′间期、P′-R间期和

R-R间期均不一致,心房率>100/min。P′波可能受到阻滞,出现QRS脱漏。QRS波群时间、形态正常,也可能呈室内差传。

(四)心房扑动

P波消失而代之以F波,F波以负向波为主,呈波浪形或锯齿状,频率250～350/min,在Ⅱ、Ⅲ、aVF导联最为明显,在V_1导联往往呈直立型。F波波形、振幅、间距均呈一致。未经治疗的心房扑动房室传导多为2:1,治疗后可转为4:1,有时2:1与4:1房室传导交替出现,形成室性二联律;也有时房室传导比例不固定,心室律可不规整。对心室率150/min左右的心动过速应注意是否为房扑。

(五)心房纤颤

P波消失而代之以f波,f波频率400～600/min,波形、振幅、间距均不一致。f波在某些导联可极为纤细,但在V_1导联比较显著,有时可高于QRS波群。R-R间期极不规整,当心室率>160/min时,粗看之下,R-R间期似乎规整,但仔细测量,最大的R-R间期相差仍>0.10s以上。QRS波群时间、形态多呈正常,有时由于长-短周期或频率性束支传导阻滞可呈室内差传。心房纤颤伴有心室律规整反映房室分离,若QRS时间、形态正常,说明控制心室的起搏点位于交接区;若QRS波群呈宽大畸形,说明控制心室的起搏点位于心室。

三、交接性心律失常

(一)交接性期前收缩

提早出现的QRS波群,其时间、形态基本正常。有时其前可能出现窦性P波,但P-R间期<0.12s,反映无传导关系;也有时在QRS波群前后见到逆传型P^-波。

(二)交接性自主心律

QRS波群时间、形态正常,R-R间期规整。可见不到P波,或见到窦性P波与QRS波群无传导关系(房室分离),或在QRS波群前后见到逆传型P^-波,此种心律可能为逸搏心律,或为加速的自主心律。前者心室率 45～60/min，后者心室率 70～130/min。

(三)交接性心动过速

心率 160～220/min，QRS 时间、形态正常，P 波呈逆传型。多由于房室结内折返所引起，称为房室结折返性心动过速(AVNRT)。绝大多数的 AVNRT 为慢-快型，逆传型 P^- 波或埋没于 QRS 波群中而无法辨识，或紧接 QRS 波群之后出现，在 Ⅱ、Ⅲ、aVF 导联类似 S 波，在 V_1 导联类似 r' 波。少数交接性心动过速由于自律性增高所引起，与 AVNRT 不易鉴别。

四、室性心律失常

(一)室性期前收缩

提早出现的 QRS 波群呈宽大畸形，其前无相关的 P 波。室性期前收缩可呈单形性，也可呈多形性，后者多为病理性。室性期前收缩若出现于前一个心搏 T 波之上，称为 R on T 型室性期前收缩。

(二)室性心动过速

3 个或 3 个以上室性期前收缩连续发生，心率 100～300/min。通常见不到 P 波，也可能见到窦性 P 波，呈房室分离，偶可见到心室夺获及室性融合波。根据 QRS 波群的时间、电轴及形态大致可确定室性心动过速的诊断。

1. 单形性室性心动过速　　QRS 波群形态一致，心室率 100～200/min，心律基本规整，R-R 间期相差<0.03s。

2. 多形性室性心动过速　　QRS 波群形态多变，心室率≥250/min，心律极不规整，Q-T 间期正常或延长。

3. 尖端扭转型室性心动过速　　为多形性室性心动过速的变异型。心动过速反复短阵发作，中间夹杂窦性心搏。基础心律 Q-T 间期延长，出现大 U 波，QRS 波群形态多变，其尖端围绕基线而扭转，QRS 电轴可有 180°的转向。

4. 分支型室性心动过速　　多数病例 QRS 波群呈 RBBB 型合并电轴左偏，少数病例合并电轴右偏，QRS 时间≥0.12s，也可<0.12s。患者无器质性心脏病。维拉帕米对心动过速有明显疗效。

(三)室性自主心律

QRS 波群宽大畸形,心室律基本规整,常可见到窦性 P 波,呈房室分离,有时可出现室性融合波。若为室性逸搏心律,心室率30~40/min;若为加速的室性自主心律,心室率 60~100/min。

(四)心室纤颤

心电图上无明确的 PQRST 波群,而代之以大小、形态和间距均不一致的颤动波,频率 150~500/min。颤动波高大者称为粗颤;颤动波细微者称为细颤,粗颤比细颤易于除颤。

(五)心室停搏

心电图上数秒钟到 1min 无 QRS 波群出现,偶可见到不规则出现的 P 波。

五、预激综合征

(一)预激综合征的分型

1. W-P-W 综合征　P 波形态、电轴正常,P-R 间期缩短,R 波起始部分出现 δ 波,QRS 时间≥0.11s。ST-T 波段与 QRS 波群主波方向相反。

2. Mahaim 型预激　P 波形态、电轴正常,P-R 间期>0.12s,R 波起始部分可见到 δ 波。QRS 时间≥0.11s。

3. 短 P-R、正常 QRS 综合征　P 波形态、电轴正常,P-R 期间<0.12s,QRST 波群正常。

(二)预激综合征并发的心律失常

1. 房室折返性心动过速(AVRT)　由于旁路作为折返环路的逆传支或前传支,故又称为旁路折返性心动过速。

(1)顺向型 AVRT:旁路作为逆传支,房室结、希-浦系统作为前传支形成的折返性心动过速。QRS 时间、形态正常,P 波多呈逆传型,位于 QRS 波群之后,R-P¯ 间期>70ms,心率 160~220/min,QRS 电交替相对多见。若并发功能性束支传导阻滞,心率可能减慢,反映旁路与阻滞的束支同侧。

(2)逆向型 AVRT:旁路作为前传支,房室结、希-浦系统作为逆传支形成的折返性心动过速。QRS波群宽大畸形,比窦性心律时的预激程度更加完全,偶可见到逆传型 P⁻ 波位于 QRS 波群之前,P⁻-R 间期极短,心率 160～220/min,QRS 电交替相对多见。

2. 预激伴心房纤颤　心室率 180～240/min,仔细观察仍可看到 f 波,R-R 期间相差>0.10～0.13s。QRS 波群呈宽大畸形,形态多变,有时可同时看到宽大畸形 QRS 波群、室内传导正常的 QRS 波群及介乎两者之间的室性融合波。

第三节　P-QRS-T 波群和 U 波异常的诊断要点

一、房 室 肥 大

(一)心房肥大

1. **左心房肥大**　I、II、aVL、V_4～V_6 导联 P 波时间增宽(>0.11s),出现双峰,峰间距>0.04s。PTF-V_1 绝对值超过 0.04mm·s。

2. **右心房肥大**　II、III、aVF 导联 P 波高而尖,>0.25mV,P 波时间正常。右胸导联可见到直立的 P 波,电压 0.15～0.20mV。

(二)心室肥大

1. **左心室肥大**

(1)QRS 电压增高:① R_1＋S_{III}>2.5mV;② R_{aVL}>1.2mV;③$R_{V5(V6)}$>2.5mV;④$R_{V5(V6)}$＋S_{V1}>4.0mV。

(2)R 波占优势的导联出现 ST 段压低、T 波倒置:舒张期负荷过重型左心室肥大,在 R 波占优势的导联出现 ST 段轻度抬高(凹面向上),T 波高耸。

(3)额面 QRS 电轴:位于-15°～-30°。

(4)QRS 时间:0.10～0.11s。

(5)PTF-V_1 绝对值:超过 0.04mm·s。

2. 右心室肥大

(1)QRS 波群变化①收缩期负荷过重型右心室肥大:V_1 导联可出现 R 型或 qR 型,R 波≥1.0mV,R/S>1;②舒张期负荷过重型右心室肥大:V_1 导联可出现 rSR' 型,QRS 时间多≤0.12s,V_1 R 波可>1.0mV;③慢性肺气肿引起的右心室肥大:V_1~V_6 导联均呈 rS 型,r/S<1。

(2)额面 QRS 电轴右偏+100°以右。

(3)V_1、V_2 导联出现 ST 段压低,T 波倒置。

(4)出现左心房肥大或右心房肥大心电图改变有助于右心室肥大的诊断。

3. 双心室肥大

(1)胸导联出现左心室肥大改变,额面 QRS 电轴右偏+90°以右。

(2)左胸导联出现左心室肥大图形,V_1 导联 R/S≥1。

(3)V_3、V_4 导联出现双相波,R+S>2.5mV。

二、室内传导阻滞

(一)束支传导阻滞

1. 右束支传导阻滞

(1)各导联 QRS 时间≥0.12s,不完全性右束支传导阻滞 QRS 时间<0.12s。

(2)V_1、V_2 导联呈 rSR' 型或 rR' 型。V_1 导联 VAT>0.05s。

(3)Ⅰ、V_5、V_6 导联出现宽 S 波,时间>0.04s。

(4)V_1、V_2(V_3)导联出现 ST 段压低,T 波倒置。

2. 左束支传导阻滞

(1)各导联 QRS 时间≥0.12s,不完全性左束支传导阻滞 QRS 时间<0.12s,偶可>0.12s。

(2)Ⅰ、V_5、V_6 导联无 Q 波。

(3)V_5、V_6 导联出现宽 R 波,顶部或降支出现切迹;不完全性左束支传导阻滞在 R 波起始部分出现切迹。V_5、V_6 导联

VAT>0.06s。

(4)V₁、V₂(V₃)导联出现 QS 型,有时可出现 rS 型,S 波宽大,有切迹。

(5)Ⅰ、V₄～V₆导联出现 ST 段压低,T 波倒置,V₁、V₂导联 ST 段抬高,T 波高耸。

(二)分支传导阻滞

1. **左前分支阻滞**

(1)额面 QRS 电轴－45°以左。

(2)Ⅰ、aVL 导联呈 qR 型,Ⅱ、Ⅲ、aVF 导联呈 rS 型。

(3)aVL 导联 VAT>0.045s。

(4)aVR 导联 R 波波峰比 aVL 导联延迟出现,Ⅱ导联 R 波波峰比Ⅲ导联延迟出现,SⅢ>SⅡ。

2. **左后分支阻滞**

(1)额面 QRS 电轴＋100°以右。

(2)Ⅰ、aVL 导联呈 rS 型,Ⅱ、Ⅲ、aVF 导联呈 qR 型。

(3)除外引起电轴右偏的其他疾患如垂位心、右心室肥厚及侧壁心肌梗死等。

(三)双分支传导阻滞

1. **右束支传导阻滞合并左前分支阻滞**　心电图改变符合右束支传导阻滞的诊断标准,合并额面 QRS 电轴左偏－45°以左。

2. **右束支传导阻滞合并左后分支阻滞**　心电图改变符合右束支传导阻滞的诊断标准,合并额面 QRS 电轴右偏＋100°以右,并能除外引起电轴右偏的一些其他疾患。

(四)三分支传导阻滞

①右束支传导阻滞加左前分支阻滞合并 P-R 间期延长或间歇性 QRS 脱漏。

②右束传导阻滞加左后分支阻滞合并 P-R 间期延长或间歇性 QRS 脱漏。

③交替性出现右束支传导阻滞、左前分支阻滞及左后分支阻滞。

④交替性出现左右束支传导阻滞。

三、心肌缺血及心肌梗死

(一)心肌缺血

慢性冠状动脉供血不足患者可能持续出现以下心电图改变,而一过性心肌缺血(心绞痛)患者可暂时出现以下心电图改变:

①2个或2个以上导联出现ST段压低,水平型或下垂型ST段压低>0.5～1mm,缓慢上升型ST段压低在J点之后0.08s处压低2mm或以上。

②R波占优势的导联出现T波倒置,可能呈"冠状T"。

③$T_{III}>T_I$,$T_{V1}>T_{V5(V6)}$。

④ST段水平延长,交接角变锐。

⑤左胸导联出现U波倒置。

⑥变异型心绞痛患者心肌缺血发作时可出现ST段抬高,反映透壁性心肌缺血。

(二)心肌梗死

1. 心肌梗死的分期

(1)超急性损伤期:心电图改变可持续数小时,通常不超过24h。①ST段拉直,呈斜直形抬高;②T波增高增宽,T波升支与ST段远侧融合。

(2)急性充分演变期:①ST段呈弓背状抬高;②出现病理性Q波;③ST段开始下降时,T波转为倒置。

(3)慢性稳定期:①ST段降至基线;②病理性Q波持续存在,可能缩小;③T波恢复直立或呈浅倒置;④可能出现碎裂QRS波。

2. 心肌梗死的定位诊断

(1)前壁心肌梗死:V_2～V_4导联。

(2)前间壁心肌梗死:V_1～V_3导联。

(3)广泛前壁心肌梗死:I、aVL、V_1～V_6导联。

(4)下壁心肌梗死:II、III、aVF导联。

(5)正后壁心肌梗死:V_1、V_2导联出现对应性改变(R波增高、增宽,ST 段压低)。$V_7 \sim V_9$ 导联出现 ST 段抬高,病理性 Q 波和 T 波倒置。

(6)高侧壁心肌梗死:Ⅰ、aVL(V_5、V_6)导联。

四、心包炎、心肌炎及心肌病

(一)心包炎

①早期大部分导联(aVR、V_1 除外)出现 ST 段呈斜形抬高,凹面向上,同时伴有 P-R 段压低。

②发病 1 周后 ST 段降至基线,T 波开始转为倒置。

(二)心肌炎

①房室传导阻滞,一度及二度Ⅰ型比较多见,偶见出现三度房室传导阻滞。

②室内传导阻滞,左右束支及分支传导阻滞均可出现,有时可出现双分支阻滞。

③ST-T 改变,2 个以上导联出现下垂型或水平型 ST 段压低≥0.5mm,或多个导联出现 ST 段抬高均有诊断意义。

④Q-T 间期延长有助于与功能性病变相鉴别。

⑤多源、成对室性期前收缩,各种房性、交接性、室性快速性心律失常均有诊断意义。

(三)心肌病

1. 肥厚型心肌病(非对称性室间隔肥厚)

①50%以上的病例在Ⅰ、aVL、Ⅱ、Ⅲ、aVF 及 V_5、V_6 导联出现深而窄的 Q 波,同导联 T 波直立。

②V_1、V_2 导联 R 波增高。

2. 扩张型心肌病

①可能出现比较特异的心电图改变,如肢体导联相对 QRS 低电压(R+S<8mm)合并胸导联 QRS 高电压($R_{V5}+S_{V1}$>35mm)。

②可能出现左心室肥大、左心房肥大等非特异性改变。

③胸导联出现 R 波递增不良或逆向递增。

五、药物作用及电解质紊乱

(一)药物作用

1. 洋地黄

(1)洋地黄作用:①在 R 波占优势的导联 ST 段下垂型压低呈鱼钩状,T 波低平或倒置;②Q-T 间期缩短;③P-R 间期轻度延长。

(2)洋地黄中毒:①自律性增高或触发活动引起的心律失常,如室性期前收缩二联律、房性心动过速伴房室传导阻滞、非阵发性交接性心动过速伴房室分离、室性心动过速等;②房室传导阻滞:二度Ⅰ型房室传导阻滞、高度房室传导阻滞。

2. I_A 类抗心律失常药物

(1)常见的作用(与血药物浓度无关):P 波增宽,ST 段压低,T波倒置,U 波明显,Q-T 间期和 QTU 间期明显延长。

(2)中毒作用(多与血药物浓度相关):QRS 时间明显延长,出现多形性室性心动过速(尖端扭转型)、窦房传导阻滞、窦性停搏和房室传导阻滞等。

(二)电解质紊乱

1. 高血钾

①轻度高血钾引起 T 波增高,基底部变窄。

②血钾继续升高引起 QRS 时间增宽,P 波逐渐变平而消失。

③严重的高血钾可引起 QRS 显著增宽,与增高的 T 波形成双相波浪形,即所谓"正弦波"。

④出现窦-室传导、室性自主心律、心室纤颤或心室停搏。

2. 低血钾

①轻度低血钾引起 U 波增高,与 T 波等高,呈驼峰状。

②血钾继续降低,U 波高于 T 波,TU 融合,ST 段压低。

③P 波振幅增高,P-R 间期延长。

④Q-T 间期及(或)QTU 间期明显延长。

⑤出现房性、室性期前收缩、房性心动过速伴房室传导阻滞、室性心动过速等。

3.高血钙

①ST 段缩短,Q-T 间期缩短。

②P-R 间期和 QRS 时间可能延长。

4.低血钙

①ST 段延长,Q-T 间期延长。

②偶可出现 T 波低平、倒置。

（石斗飞 霍红梅）

参 考 文 献

[1] 张文博,李跃荣.《心电图诊断手册》.3 版.北京:人民军医出版社,2006: 493-508.

[2] Wellens HJ.Electrocardiography of arrhythmias.2nd ed.In Topol EJ(ed). Textbook of Cardiovascular Medinicine.Philadelphia:lippinott Williams& Wilkins,2002:1365-1382.

第二十二章　如何提高对体表心电图的分析诊断能力

要想提高对心电图的分析、诊断能力，至少应从以下几个方面努力：①加强理论学习，不断更新知识；②重视实践，多读图片，不仅要读工作中见到的图片，还要多读期刊、书籍中的图片，运用理论分析图片，方能将书本上学到的间接知识变为自己有体会的直接知识；③培养认真细心的读片习惯，对较为复杂的图片，应逐导、逐波地进行分析对比；④对复杂的心律失常，学会运用电生理知识，进行有步骤的逻辑分析；⑤密切结合临床，很多心电图改变为非特异的，必须结合临床做出诊断。

读者也许会感到上述的"大道理"有些空泛。下面根据笔者50余年的一些读片心得体会和经验教训，将临床心电图诊断中容易发生的误区分门别类加以总结，供读者借鉴和参考。读者如能对这些问题"心领神会""融会贯通"，贯彻到具体工作中去，可以少走弯路，少犯错误，从而提高诊断水平。这也算是提供给读者的一条学习"捷径"吧。

第一节　由于操作失误导致诊断错误

由于操作失误常可导致诊断错误，这是初学者必须密切注意的问题。常见的操作失误如下：

①左右上肢导联线接错、上肢导联线接到下肢和胸部电极位置放置不正确都可使图形失真、导致诊断错误。详见第三章。

②人工伪差可类似心律失常图形，如心电图机走纸障碍或电极板松动造成类似P波的波形；交流电干扰、肌电波或膈肌阵挛可造成类似f波、F波或室性异位搏动的波形；体位移动和电极板一时松

脱也可产生类似室性异位搏动的波形。仔细观察和全面分析心电图不难做出判断。

③定准电压和走纸速度的改变也会影响诊断结果。一般的规定定准电压为1mV＝10mm,走纸速度为25mm/s。为了诊断需要,可能调整定准电压的增益和走纸速度,如果对此不了解,诊断也可发生失误。

第二节　由于观察不够细致导致诊断失误

认真细心地读片,必要时逐导、逐波进行分析对比是避免诊断错误的关键,这不仅对初学者至关重要,也是有经验的医师应遵循的原则。不少水平较高的医师诊断发生错误主要是由于粗心大意造成的。

观察不细致的问题是形形色色的,概括起来大概有以下几种情况:①忽略了心电图常规检查的内容如P-R段、U波等;②仅凭简单"浏览"一下心电图就做出诊断;③没有全面观察和分析对比,仅凭个别几个导联的波形即做出诊断,未能发现"隐藏"的波形。

一、忽略了一些常规检查的内容

1. 忽略了P-R段　P-R段反映P-Ta段的变化,相当于心室除极结束与复极之间的ST段。P-R段常可提供一些有价值的诊断信息如急性心包炎、心房梗死、心房损伤等。P-R段偏移可能是急性心包炎最早出现的心电图改变。

2. 忽略J波　QRS波群结束与ST段交接点称为J点,如其振幅增高并持续一定时间称为J波。J波可见于早期复极综合征、低温、高血钙等。遇到原因不明的晕厥患者,应注意心电图有无明显J波,在发作晕厥前后J波是否特别明显,以排除特发性J波。缺血性J波也可能是急性心肌梗死最早的心电图表现。

3. 忽略了U波　U波是心动周期最后出现的波,有时容易被忽视。U 波增大常见于低血钾、某些药物作用等。有学者指出,服用可能引起 Q-T 间期延长和诱发 TdP 的药物后,U 波增大的病理意义超过 Q-T 间期延长。U 波倒置也多为病理性,可见于心肌缺血、左心室舒张功能不全等。

4. 忽略了 aVR 导联　aVR 是经常容易忽略的导联。现知 aVR 导联及—aVR 导联对诊断心肌梗死、心肌缺血、室性心动过速、室上性心动过速、APE 等都非常重要、详见第二章、第七章、第九章。

二、由于"走马观花"发生的诊断失误

有些医生仅凭简单浏览一下心电图,未进行有步骤的分析就做出诊断,很容易发生诊断失误。例如:

①将 TUP 现象、多源性房性心动过速误诊为心房纤颤。

②将负向预激波误诊为心肌梗死。

③将左束支阻滞、左心室肥大引起的右胸导联改变(V_1、V_2 呈 QS 型、ST 段斜直形抬高)误诊为前间壁心肌梗死。

④将双峰 T 波误诊为二度房室阻滞。

对以上心电图改变只要进行有步骤地分析,不难做出诊断,详见有关章节,不再重复。

三、由于缺乏分析对比发生的诊断失误

对较为复杂的心电图必须逐导、逐波观察,进行分析对比,才能避免发生诊断失误和发现一些隐藏的波形。

①没有全面观察,仅凭个别导联做出诊断。Einthoven 方程式 Ⅱ导联＝Ⅰ导联＋Ⅲ导联(Ⅰ导联和Ⅲ导联 P 波、QRS 波群和 T 波的代数和等于Ⅱ导联相应的波形)。例如,Ⅱ导联和Ⅲ导联的 P 波振幅相似,Ⅰ导联的 P 波必定平坦而不易发现(图 22-1)。如不了解 Einthoven 方程式,单凭Ⅰ导联很容易误诊为交接性心律。各导联的 QRS 波时间明显不等时,应选择 QRS 时间最宽的导联进行测量,这样可排除将 QRS 波群的组成部分(Q 波或 S 波)误诊为逆传型P波(图 22-2,图 22-3)。

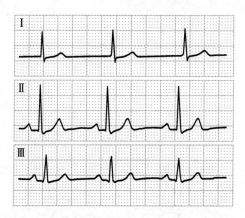

图 22-1　仅根据 I 导联无 P 波误诊为交接性心律

（引自参考文献 4）

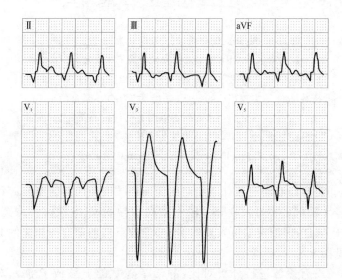

图 22-2　下侧壁心肌梗死(Q 波误认为逆传型 P 波)

　Ⅱ、Ⅲ、aVF、V₅导联均出现明显的 Q 波,粗看之下酷似逆传型 P 波。V₁、V₃导联显示 QRS 波的实际宽度,与其对比,不难确定Ⅱ、Ⅲ、aVF 拟诊的"逆传型 P 波"为 QRS 波群的组成部分,为起始的 Q 波

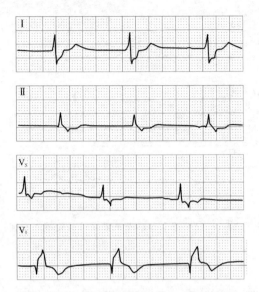

图 22-3　右束支传导阻滞（S 波误认为逆传型 P⁻ 波）

I、V₁ 导联的 QRS 波形改变完全符合右束支传导阻滞。II、V₅ 导联 R 波之后的 S 波酷似逆传型 P⁻ 波。测量I、V₁ 导联进行对比，不难发现拟诊的"逆传型 P⁻ 波"为 QRS 波群的组成部分，为终末的 S 波。由于本例心电图为交接性心律，QRS 波群之前无 P 波，更容易将 S 波误认为逆传型 P⁻ 波（引自：Marriot HJL. Pearls & Pitfalls in Electrocardiography. 1990）

　　②将窦性心动过速伴"巨 R 波形"ST 段抬高误诊为室性心动过速，多导联观察不难发现，ST 段不抬高的导联 QRS 波并不增宽，虽然 TP 融合，仔细观察可发现每个 QRS 波群之前都有一相关的 P 波（参见图 9-8）。

　　③没有逐波进行分析对比，漏诊了隐藏的 P 波或 P′波。对每一个导联的相关波形进行分析对比，发现"与众不同"的波形，对搜寻隐藏的 P 波（P′波）很有价值。QRS 波群起始和终末部分出现"结节"，ST 段出现突起，T 波出现切迹或变形，都可能是由于其内隐藏 P 波或 P′波所致。这对诊断房性期前收缩、2：1 房室传导阻滞、伴发房室分离的室性心动过速都很有价值。未下传的房性期

前收缩有时被误诊为窦房传导阻滞,观察到长间歇前的 T 波变形,
不难做出诊断(图 22-4)。正常的窦性心律合并未下传的房性期前
收缩二联律可能被误诊为窦性心动过缓,仔细观察可发现每一个
心搏的 ST 段或 T 波上都有未下传的房性期前收缩(参见图 20-
2)。对疑为室性心动过速的宽 QRS 心动过速,应描记一较长的 Ⅱ
导联(或其他可疑 P 波比较明显的导联),进行逐波分析,搜寻可疑
的 P(P′)波,测量出 2 个相距最近的"可疑 P 波"所在的间距,以此
间距测量整个导联,可能发现与其相符合的"可疑 P 波"(有时 P 波
可能埋没于 QRS 波群中而不得见),由此可计算出 P 波的频率,确
定房室分离的存在。当心室率过快时,发现个别的独立的 P 波对
诊断房室分离也很有价值(图 22-5)。另外,在相当规则的宽 QRS
心动过速中发现提早出现时间正常或接近正常的心搏(窄型 QRS
波)可确定心室夺获和室性融合波。

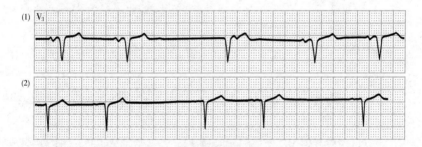

图 22-4　未下传的房性期前收缩引起长间歇

　　(1)图 2 个连续的正常窦性心搏之后出现一较长的间歇(窦性停搏),
随继出现 1 次交接性逸搏,其 ST 段上有迟到的窦性 P 波,之后恢复正常的
窦性心律;(2)图出现 2 个长间歇,似为窦性停搏。仔细观察长间歇前的 T
波比较尖耸,其内隐藏未下传的房性期前收缩,而非窦性停搏(引自参考文
献 4)

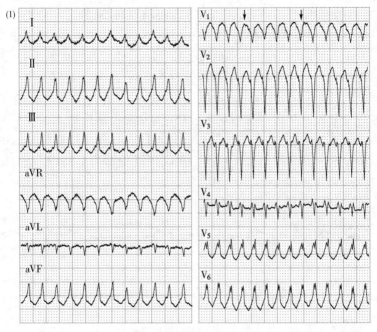

(1)图 LBBB 型心动过速伴电轴右偏。V_1 导联可见到 P 波（ST 段上的小突起，箭头指示），呈房室分离

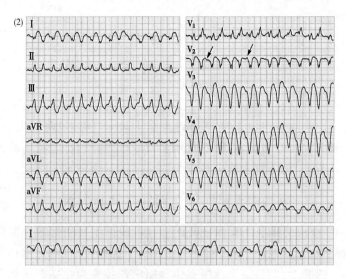

（2）图 QRS 波群宽大畸形，呈 RBBB 型，QRS 波形不一致。R-R 间期不规整，为多形性室速。V₂ 导联见到 2 个 P 波（箭头指示），1 个 P 波位于 ST 段上，另 1 个 P 波位于 QRS 起始部分，类似 r 波，对比其他心搏，均无此"r"波

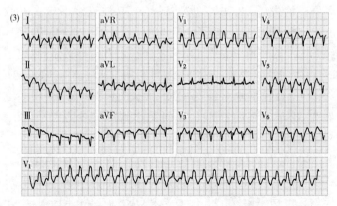

（3）图宽 QRS 心动过速呈 RBBB 型伴电轴左偏，长 V₁ 导联中间见到突然变窄的 QRS 波，为室性融合波，其他导联见到可疑的独立 P 波

图 22-5　宽 QRS 心动过速发现房室分离与室性融合波
（引自参考文献 6）

第三节　由于错误理念和知识
缺陷、"老化"导致诊断失误

　　错误理念和知识缺陷、"老化"是造成心电图诊断失误的重要原因之一。不少医生由于坚持错误理念和知识"老化"而发生误诊。要想避免上述的错误,必须不断地学习新理念、新技术,定期阅读国内外新近期刊,争取参加一些专业会议,保持与同道进行交流。

一、由于错误理念而发生诊断失误

　　1. 对房室传导阻滞的错误理念　　不少医生对房室传导阻滞存在着错误理念,忽略了心房率和心室率(干扰性因素)对房室传导的影响。表现为:①将完全性房室传导阻滞与完全性房室分离等同起来,忽略了心室率对诊断的重要性。例如,急性下壁心肌梗死合并加速的交接性自主心律,窦性 P 波与交接性 QRS 波形成房室分离,属于干扰房室分离,而非完全性房室传导阻滞,当心室率减慢后,房室分离可以消失(图 22-6)。②见到几个 P 波连续下传受阻就诊断为高度房室传导阻滞,忽略了心房率对传导的影响。③认为 P-R 间期达到 0.12s 的心搏 P 波与 QRS 波群一定有传导关系,忽略了其他心搏的 P-R 间期。基础心律 P-R 间期明显延长时,P-R 间期达到 0.12s 的心搏往往反映 P 波与 QRS 无关(图 22-7)。诊断心室夺获的条件为,提早出现的心搏 P-R 间期达到可传导的水平,仅有 P-R 间期≥0.12s 的心搏不一定是心室夺获。

　　图 22-7 上下 2 行心电图连续记录。P 波为窦性,顺序发生,P-R 间期逐渐延长。下行第 3 个 P 波传导受阻,其后 QRS 脱漏,反映其为文氏型二度房室阻滞。上行第 3 个 QRS 波群呈 RBBB 型,下行第 4 个 QRS 波群形态稍异,第 6 个 QRS 波群呈 LBBB 型。3 个 QRS 波群之前均有 P 波,P-R 间期>0.12s。乍看之下,2 个畸形的 QRS 波群似为房性期前收缩合并室内差传,下行第 4 个 QRS 波群可能为窦性心搏。综观全图,基础心律 P-R 间期均>0.38s,因此,这 3 个

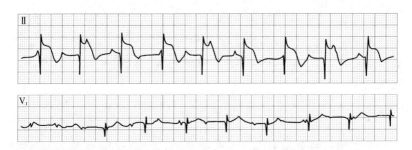

图 22-6　急性下壁心肌梗死合并加速的交接性自主心律

Ⅱ导联出现病理性 Q 波,ST 段呈弓背状抬高。P 波为窦性,频率 133/min。QRS 波群为室上性,频率 79/min,呈完全性房室分离。房室传导仅有轻度损害,由于心房率和心室率均较快,影响 P 波下传心室,形成了完全性房室分离,而非完全性房室传导阻滞

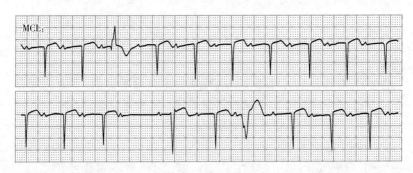

图 22-7　窦性心律合并文氏型房室传导阻滞、室性期前收缩
（引自参考文献 4）

心搏 P-R 间期虽然达到 0.12s,但未达到可传导水平,故其前的 P 波与 QRS 波群无关。上行第 3 个 QRS 波群为起源于左心室的期前收缩,下行第 6 个 QRS 波群为起源于右心室的期前收缩,下行第 4 个 QRS 波群可能为交接性逸搏合并室内轻度差传。

　　2. 对室性心动过速也存在不少错误理念　表现为:①误认为室性心动过速是一种十分不规律的心律失常,故将预激伴心房纤颤误诊为室性心动过速;②误认为室性心动过速一定伴有血流动力学障碍,故将血流动力学稳定的室性心动过速误诊为室上性心动过速合

并室内差传;③坚持用房室分离、心室夺获和室性融合波等诊断标准诊断室性心动过速,漏诊了多数的室性心动过速;④对分支型室性心动过速缺乏认识,因其 QRS 时间≤0.12s,误诊为室上性心动过速。

3. 对心房纤颤偶然出现长 R-R 间期诊断为合并二度房室阻滞 事实上心房纤颤合并房室结隐匿性传导常可引起一些长 R-R 间期。如出现数个长 R-R 间期长度相等,>2.5~3s,平均心室率<50~60/min,诊断合并二度房室阻滞才比较可靠。

二、由于知识缺陷或"老化"发生的诊断失误

①对疑为急性冠状动脉综合征患者,不知采用 15 导联或 18 导联描记心电图,对急性下壁心肌梗死患者不知及早加描右胸导联以发现右心室梗死。

②不了解左主干病变、三支病变的心电图特点,漏诊了最严重的冠状动脉病变。

③不了解心电图对急性心肌梗死的定位诊断价值,不能区别右冠状动脉或回旋支闭塞引起的急性下壁心肌梗死。

④不了解等位性 Q 波的诊断价值,漏诊了一些不典型的心肌梗死。

⑤不了解心电图诊断心肌梗死的一些新指标,如缺血心电图拇指法则、碎裂 QRS 波、缺血性 J 波等,漏诊了一些急重症患者。

⑥不了解 Bix 定律,漏诊了房性心动过速、心房扑动的诊断,不了解 Coumel 法则,漏诊了 AVRT 的诊断。

⑦不认识 Epsilon 及 ARVC 的一些其他心电图改变,漏诊了 ARVC 的诊断。

⑧不了解 $S_I Q_{III} T_{III}$ 对肺栓塞的诊断价值,完全性电交替对恶性心包积液的诊断价值和尼加拉 T 波对颅内疾病的诊断价值,因而漏诊了一些重要疾病的诊断。

⑨对一些离子通道疾病心电图改变缺乏认识,漏诊了一些可能引起猝死危险的疾病,如 Brugada 综合征、长 QT 综合征、短 QT 综合征等。

⑩对宽 QRS 心动过速的鉴别诊断不知应用 Brugada 诊断流程

图、Vereckie 诊断流程图,因而诊断水平"落后于形势"。

⑪不了解成组的心搏中可能包含文氏周期,因而未能揭示一些心律失常的真相(参见图 14-8)。

⑫不了解局灶性心房纤颤(肺静脉起源、上腔静脉起源)的心电图特点,漏诊了一些适于进行射频治疗的心房纤颤病例。

第四节　由于脱离临床而导致的诊断失误

许多心电图改变是非特异性的,只有将心电图改变与临床资料结合进行综合分析,做出的诊断才比较可靠。下举几例说明。

①不了解患者年龄、性别和临床情况误将一些正常变异诊断为病理情况。

②对疑为特发性长 QT 综合征、Brugada 综合征患者,仔细询问有无晕厥发作及有无 45 岁以下家族成员发生猝死对诊断至关重要。即使为 2 型、3 型 Brugada 波患者,如有晕厥发作及(或)猝死家族史,应进一步检查如采用药物激发试验等。

③病史对鉴别宽 QRS 心动过速很有价值,如患有心肌梗死、扩张型心肌病,则室性心动过速的可能性为 95%～98%。

④心电图可能是诊断肺栓塞的一把双刃剑,要正确发挥心电图对肺栓塞的诊断作用,必须结合患者的病史及各种辅助检查结果进行分析。

⑤T 波高耸必须结合患者的临床情况进行判断,如患者出现少尿、无尿,要警惕高血钾的可能。此类患者如伴发窦性心动过速或其他室上速,由于 P 波消失或不明显、QRS 波加宽,如不注意病史提示高血钾的可能,可误诊为室性心动过速。

⑥个别急性心包炎病例 ST 段抬高只在几个导联明显,而且呈弓背向上酷似 AMI。鉴别依靠心电图改变与病史(胸痛的性质)、心肌酶和超声心动图检查结合进行判断。

（张文博）

参 考 文 献

[1]　张文博,李跃荣.心电图诊断手册.3 版.人民军医出版社,2006:509-517.

[2]　张文博,尹兆灿,刘传木.心电图精粹.北京:科学技术文献出版社,1994: 54-132.

[3]　吴美秀,张文博.常见心律失常的诊断误区.心电学杂志,2003,3:184- 188.

[4]　Marriot HJL.Pearls & Pitfalls in Electrocardiography.London:Lea & Febiger,1990:30-34,86-72.

[5]　Fisch C.Electrocardiography of Arrhythmias.London:Lea & Febiger, 1990:354-385.

[6]　黄元铸,邹建刚.宽 QRS 波心动过速的诊断与鉴别诊断.北京:人民卫生 出版社,2009:144-214.

附录 A　本书常用专业名词英文缩略

AAT(automatic atrial tachycardia)自律性房速

ACEI(angiotensin-converting enzyme inhibitors)血管紧张素转化酶抑制药

ACS(acute coronary syndrome)急性冠脉综合征

AMI(acute myocardial infarction)急性心肌梗死

APBs(atrial premature beats)房性期前收缩

APD(action potential duration)动作电位时程

APE(acute pulmonary embolism)急性肺动脉栓塞

ARBs(angiotensin receptor blockers)血管紧张素受体阻滞药

ARVC/D(arrhythmogenic right ventricular cardiomyopathy/dysplasia)致心律失常性右室心肌病/发育不全

AT(atrial tachycardia)房性心动过速

AVNRT(atrioventricular nodal reentrant tachycardia)房室结折返性心动过速

  F-S 型 AVNRT(fast-slow AVNRT)快-慢型房室结折返性心动过速

  S-F 型 AVNRT(slow-fast AVNRT)慢-快型房室结折返性心动过速

AVRT(atrioventricular reentrant tachycardia)房室折返性心动过速

  A-AVRT(antidromic AVRT)逆向型房室折返性心动过速

  O-AVRT(orthodromic AVRT)顺向型房室折返性心动过速

CABG(coronary artery bypass graft surgery)冠脉旁路移植术

CHF(congestive heart failure)充血性心力衰竭

cTn(cardiac troponins)肌钙蛋白

  cTn I 肌钙蛋白 I

  cTn T 肌钙蛋白 T

ERP(effective refractory period)有效不应期

ERS(early repolarization syndrome)早期复极综合征

ESC(European Society of Cardiology)欧洲心脏病学会

IART(intra-atrial reentrant tachycardia)房内折返性心动过速

ICD(implantable cardioverter defibrillator)置入型心律转复除颤器

LAFB(left anterior fascicular block)左前分支阻滞

LBBB(left bundle branch block)左束支阻滞

LPFB(left posterior fascicular block)左后分支阻滞

LQTS(long QT interval syndrome)长 QT 综合征

LSFB(left septal fascicular block)左中隔支阻滞

MAT(multifocal atrial tachycardia)多源性房速

MI(myocardial infarction)心肌梗死

 NQMI(non-Q wave MI)无 Q 波型心肌梗死

 QMI(Q wave MI)Q 波型心肌梗死

 NSTEMI(non ST segment elevation MI)非 ST 段抬高型心肌梗死

 STEMI(ST segment elevation MI)ST 段抬高型心肌梗死

NSVT(non sustained ventricular tachycardia)非持续性室性心动过速

PCI(percutaneous coronary intervention)经皮冠脉介入治疗

PES(programmed electrical stimulation)程序电刺激

PJRT(persistent junctional repetative tachycardia)持续性交接区反复性心动过速

PSVT(paroxysmal supraventricular tachycardia)阵发性室上性心动过速

PTCA(percutaneous transluminal coronary angioplasty)经皮冠脉腔内成形术

RRP(relative refractory periods)相对不应期

RBBB(right bundle branch block)右束支阻滞

SNRT(sinus node reentrant tachycardia)窦房结折返性心动过速

SQTS(short QT syndrome)短 QT 综合征

TdP(Torsade de Pointes)尖端扭转型室性心动过速

VPBs(ventricular premature beats)室性期前收缩

 R on P VPB 舒张晚期室性期前收缩

 R on T VPB 舒张早期室性期前收缩

VF(ventricular fibrillation)心室纤颤

VT(ventricular tachycardia)室性心动过速

VT /VF 室速/室颤

UA(unstable angina-pectoris)不稳定型心绞痛

WHO(world hygiene organization)世界卫生组织

附录 B　根据 R-R 间期换算心率

R-R(s)	心率 (/min)	R-R(s)	心率 (/min)	R-R(s)	心率 (/min)	R-R(s)	心率 (/min)
0.13	461	0.40	150	0.67	90	1.20	50
0.14	428	0.41	146	0.68	88	1.24	48
0.15	400	0.42	143	0.69	87	1.28	47
0.16	375	0.43	139	0.70	86	1.30	46
0.17	353	0.44	136	0.71	85	1.32	45
0.18	333	0.45	133	0.72	83	1.36	44
0.19	316	0.46	130	0.73	82	1.40	43
0.20	300	0.47	128	0.74	81	1.44	42
0.21	286	0.48	125	0.75	80	1.48	41
0.22	273	0.49	122	0.76	79	1.50	40
0.23	261	0.50	120	0.77	78	1.52	39
0.24	250	0.51	118	0.78	77	1.56	38
0.25	240	0.52	115	0.80	75	1.60	38
0.26	230	0.53	113	0.82	73	1.64	37
0.27	222	0.54	111	0.84	71	1.68	36
0.28	214	0.55	109	0.86	70	1.72	35
0.29	207	0.56	107	0.88	68	0.76	34
0.30	200	0.57	105	0.90	60	1.80	33
0.31	193	0.58	103	0.92	65	1.84	33
0.32	187	0.59	102	0.94	64	1.87	32
0.33	182	0.60	100	0.96	63	1.93	31
0.34	176	0.61	98	0.98	61	2.00	30
0.35	171	0.62	97	1.00	60	2.07	29
0.36	167	0.63	95	1.04	58	2.14	28
0.37	162	0.64	94	1.08	56	2.22	27
0.38	158	0.65	92	1.12	54	2.30	26
0.39	154	0.66	91	1.16	52	2.40	25

附录 C 不同年龄组儿童 P、QRS、T 波的平均电轴

年龄	P			QRS			T		
	平均值	最小值	最大值	平均值	最小值	最大值	平均值	最小值	最大值
出生～1d	60	−30	90	137	75	190	77	−10	180
1～30d	58	0	90	116	−5	190	37	−10	130
1～6 个月	56	30	90	72	35	135	44	0	90
7～12 个月	55	30	75	64	30	135	39	−30	90
2～5 岁	50	−30	75	63	0	110	35	−10	90
6～12 岁	47	−30	75	66	−15	120	38	−20	70
3～16 岁	54	0	90	66	−15	110	41	30	90

附录 D　正常 P-R 间期的最高限度表（s）

年龄	心率（/min）					
	<70	71～90	91～110	111～130	>130
成年人（高大）	0.21	0.30	0.19	0.18	0.17
成年人（瘦小）	0.20	0.19	0.18	0.17	0.16
14～17 岁	0.19	0.18	0.17	0.16	0.15
7～13 岁	0.18	0.17	0.16	0.15	0.14
1.5～6 岁	0.17	0.165	0.155	0.145	0.135
0～1.5 岁	0.16	0.15	0.145	0.135	0.125

附录 E   根据心率推算 Q-T 间期

心率 (/min)	Q-T(s)	心率 (/min)	Q-T(s)	心率 (/min)	Q-T(s)
35	0.46~0.475	58	0.332~0.453	85	0.285~0.38
36	0.445~0.48	59	0.33~0.449	90	0.28~0.371
37	0.46~0.482	60	0.329~0.444	95	0.27~0.36
38	0.44~0.48	61	0.328~0.442	100	0.209~0.352
39	0.435~0.49	62	0.325~0.44	105	0.265~0.35
40	0.418~0.489	63	0.320~0.44	110	0.26~0.339
41	0.410~0.501	64	0.32~0.438	115	0.255~0.33
42	0.395~0.505	65	0.316~0.43	120	0.25~0.32
43	0.389~0.506	66	0.314~0.425	125	0.245~0.315
44	0.38~0.506	67	0.313~0.423	130	0.24~0.30
45	0.375~0.506	68	0.311~0.421	135	0.24~0.295
46	0.37~0.504	69	0.31~0.42	140	0.235~0.29
47	0.37~0.501	70	0.309~0.412	145	0.23~0.28
48	0.369~0.50	71	0.307~0.410	150	0.229~0.275
49	0.363~0.495	72	0.305~0.480	155	0.225~0.272
50	0.360~0.49	73	0.302~0.405	160	0.222~0.27
51	0.358~0.489	74	0.30~0.403	165	0.22~0.263
52	0.35~0.481	75	0.30~0.402	170	0.22~0.26
53	0.345~0.478	76	0.298~0.40	175	0.22~0.25
54	0.345~0.47	77	0.296~0.399	180	0.22~0.248
55	0.343~0.47	78	0.294~0.397	185	0.225~0.24
56	0.342~0.468	79	0.292~0.394	190	<0.24
57	0.338~0.456	80	0.29~0.39		

附录 B~E 转引自卢喜烈,石亚君.袖珍心电图手册.人民军医出版社,2004。

附录 F　以 I、aVF 导联 QRS 波群测量心电轴

单位:度

I aVF	-10	-9	-8	-7	-6	-5	-4	-3	-2	-1	0	+1	+2	+3	+4	+5	+6	+7	+8	+9	+10
-10	-135	-132	-129	-125	-121	-117	-112	-107	-101	-96	-90	-84	-79	-73	-68	-63	-59	-55	-51	-48	-45
-9	-138	-135	-132	-128	-124	-119	-114	-108	-103	-96	-90	-84	-77	-72	-66	-61	-56	-52	-48	-45	-42
-8	-141	-138	-135	-131	-127	-122	-117	-111	-104	-97	-90	-83	-76	-69	-63	-58	-53	-49	-45	-42	-39
-7	-145	-142	-139	-135	-131	-126	-120	-113	-106	-98	-90	-82	-74	-67	-60	-54	-49	-45	-41	-38	-35
-6	-149	-146	-143	-139	-135	-130	-124	-117	-108	-99	-90	-81	-72	-63	-56	-50	-45	-41	-37	-34	-31
-5	-153	-151	-148	-144	-140	-135	-129	-121	-112	-101	-90	-79	-68	-59	-51	-45	-40	-36	-32	-29	-27
-4	-158	-156	-153	-150	-146	-141	-135	-127	-117	-104	-90	-76	-63	-53	-45	-39	-34	-30	-27	-24	-22
-3	-163	-162	-159	-157	-153	-149	-143	-135	-124	-108	-90	-72	-56	-45	-37	-31	-27	-23	-21	-18	-17
-2	-169	-167	-166	-164	-162	-158	-153	-146	-135	-117	-90	-63	-45	-34	-27	-22	-18	-16	-14	-13	-11
-1	-174	-174	-173	-172	-171	-169	-166	-162	-153	-135	-90	-45	-27	-18	-14	-11	-9	-8	-7	-6	-6
0	+180	+180	+180	+180	+180	+180	+180	+180	+180	+180	0	0	0	0	0	0	0	0	0	0	0
+1	+174	+174	+173	+172	+171	+169	+166	+162	+153	+135	+90	+45	+27	+18	+14	+11	+9	+8	+7	+6	+6
+2	+169	+167	+166	+164	+162	+158	+153	+146	+135	+117	+90	+63	+45	+34	+27	+22	+18	+16	+14	+13	+11
+3	+163	+162	+159	+157	+153	+149	+143	+135	+124	+108	+90	+72	+56	+45	+37	+31	+27	+23	+21	+18	+17
+4	+158	+156	+153	+150	+146	+141	+135	+127	+117	+104	+90	+76	+63	+53	+45	+39	+34	+30	+27	+24	+22
+5	+153	+151	+148	+144	+140	+135	+129	+121	+112	+101	+90	+79	+68	+59	+51	+45	+40	+36	+32	+29	+27
+6	+149	+146	+143	+139	+135	+130	+124	+117	+108	+99	+90	+81	+72	+63	+56	+50	+45	+41	+37	+34	+31
+7	+145	+142	+139	+135	+131	+126	+120	+113	+106	+98	+90	+82	+74	+67	+60	+54	+49	+45	+41	+38	+35
+8	+141	+138	+135	+131	+127	+122	+117	+111	+104	+97	+90	+83	+76	+69	+63	+58	+53	+49	+45	+42	+39
+9	+138	+135	+132	+128	+124	+119	+114	+108	+103	+96	+90	+84	+77	+72	+66	+61	+56	+52	+48	+45	+42
+10	+135	+132	+129	+125	+121	+117	+112	+107	+101	+96	+90	+84	+79	+73	+68	+63	+59	+55	+51	+48	+45

横项代表 I 导联,纵项代表 aVF 导联[引自凌贤才,等.心电学杂志,1988,7(4):276]。